U0190184

实用常见病护理进展

Progress in Practical Nursing of Common Diseases

主编　王　燕　韩春梅　张　静　陶希英
　　　蒋萍萍　姜宝娟　张　敏　李香艳

中国海洋大学出版社
·青岛·

图书在版编目（CIP）数据

实用常见病护理进展 / 王燕等主编. 一青岛：中国海洋大学出版社，2022.6

ISBN 978-7-5670-3169-2

Ⅰ．①实… Ⅱ．①王… Ⅲ．①常见病－护理 Ⅳ．①R47

中国版本图书馆CIP数据核字（2022）第092783号

出版发行	中国海洋大学出版社		
社　　址	青岛市香港东路23号	**邮政编码**	266071
出 版 人	杨立敏		
网　　址	http://pub.ouc.edu.cn		
电子信箱	369839221@qq.com		
订购电话	0532-82032573（传真）		
策划编辑	韩玉堂		
责任编辑	韩玉堂	**电　　话**	0532-85902349
印　　制	朗翔印刷（天津）有限公司		
版　　次	2023年3月第1版		
印　　次	2023年3月第1次印刷		
成品尺寸	185 mm×260 mm		
印　　张	31		
字　　数	787千		
印　　数	1～1000		
定　　价	208.00元		

发现印装质量问题，请致电0535-5651533，由印刷厂负责调换。

编/委/会

前言

护理学是一门实践性和应用性很强的学科,并与人类健康密切相关。随着护理工作模式的转变,护理学的理论和临床护理服务的内容发生了相应的变化。同时,国内外护理界的广泛交流,也促进了国内护士接受和引用先进的护理技术及护理方法。加之社会经济的飞速发展,医疗科技的迅速进步,生活水平的不断提高,使得人们对护理的依赖日益明显,亦对护理工作人员提出了更高的要求。因此,护理工作人员必须不断学习,积极交流护理经验,熟悉并掌握新的护理模式,才能跟上护理学发展的脚步,更好地为患者服务,为人类健康提供可靠的保障。

为了普及和更新护理学的知识,进一步满足相关专业人员的临床需求,帮助广大护理工作人员更好地认识、了解疾病,正确进行护理诊断,并提供相应的护理措施,我们结合临床护理实践,精心编写了这本《实用常见病护理进展》,希望对护理工作人员、护理教育人员有所帮助。

本书在编写过程中坚持以实用为主,同时结合了护理学领域的新进展。内容重视全面性和系统性,论述了呼吸内科护理、心内科护理、消化内科护理、精神科护理、口腔科护理、神经外科护理、泌尿外科护理、儿科护理、产后护理、老年护理等;在讲解各种疾病护理要点的同时,还兼顾有关护理基础理论知识及操作技能的介绍。本书内容丰富,重点突出,文笔流畅,精简易懂,集科学性、先进性和实用性于一体,是一本对护理工作人员大有裨益的专业书籍。

由于护理学内容繁多,加之编者水平有限,书中不足之处在所难免,恳请读者批评指正。

《实用常见病护理进展》编委会
2022 年 3 月

目录

第一章

护理学的发展

第一节　护理学发展现状

　　随着医学模式的转变、健康观念的更新、疾病谱的变化、卫生保健体制的改革,特别是经济全球化进程的推动,国内外护理专业发展十分迅速。

一、护理学科专业化水平明显提高

　　20世纪下半叶,世界护理进入了一个加速专业化的发展阶段,其鲜明的标志是,许多国家如美国、英国、德国、加拿大、澳大利亚、日本等兴起了高级护理实践活动。这一世界性的崭新护理实践推动了护理学科的知识和技术向更加先进、复杂、综合化发展,并在一定程度上与传统的医疗技术融合;护理专业的理论体系和实践性质更加独立;社会公众清晰地看到并承认护理学科在人类健康维持和增进中的巨大功能和经济价值。这一实践活动也对护理人员的教育准备、专业化程度和终身持续学习提出了更高要求,推动了护理学研究生教育由培养护理教师、护理管理者为主转向培养临床专科护士为主。

二、护理服务逐步建立在循证的基础上

　　20世纪90年代受循证医学的影响,临床护理实践活动开始从以经验为基础的护理转向在现有最新最佳科学证据的基础上为患者提供科学的高技术、高质量的循证护理。循证护理要求护理人员在计划护理活动的过程中,将有关的科研结论与其临床经验、患者需求相结合,寻求实证,作为临床护理决策的依据,同时,它注重终末评价和质量保证,能有效地提高护理质量,节约卫生资源。以英国、加拿大、澳大利亚和美国为首的西方国家建立了循证护理研究中心,我国香港、上海也相继成立了循证护理协作中心,开展了系列专题活动,为临床护理实践提供实证,倡导循证护理的开展。

三、护理人员在卫生保健服务体制改革中承担日益重要的责任

　　自20世纪80年代起,世界许多国家开展了卫生保健服务体制的改革,其共同特征是将医疗卫生服务推向市场,强调医疗卫生服务的成本效益核算,通过加强对医疗成本的控制,便捷卫生

保健服务的输送形式,提高卫生保健服务的利用率,最终达到良好的医疗护理服务质量。而护士在这些方面发挥了至关重要的作用。在美国的医疗机构中,护士承担了卫生保健服务利用率、服务质量管理的职责;负责制定单一疾病的临床路径,并评估治疗过程是否符合临床路径进程;负责评估住院患者和院外患者的各种治疗选择的必要性和适当性的责任。

护理人员成为社区卫生保健的主要力量。随着卫生保健服务体制的改革,过去独立的医院系统与卫生保健系统形成交叉的连续体,由专注急、危重症的疾病护理转向以全民健康为目标的整体管理性护理。社区卫生保健服务设施日趋完善,服务的技术水平和服务质量不断提高,吸引更多的患者流向社区卫生保健机构。护士的职业领域有了很大扩展,整个趋势是从住院患者护理转向院外患者护理及家庭护理。护士在社区、家庭护理机构中的功能和需求迅速发展,除提供输液和注射治疗外,还将重症监护技术和一些原来不可能在家中进行的治疗(如化疗、心血管旁路移植术后的药物治疗等)带到家庭。此外,还包括非技术性服务如生活辅助等。

四、护理教育投资增加,改革不断深化

当代国际高等护理教育在社会需求日益提高的形势下发展迅速。为应对经济全球化、教育国际化和卫生保健人才国际竞争市场的形成,发达国家纷纷增加护理教育投资,开展护理教育改革。美国政府于 2005 年对护理教育的拨款达到 1.53 亿美元,主要用于发展护理高等教育、老年护理教育、护理继续教育、培养教师和改善护理教学环境等。当今世界护理教育改革的主要特点是:在人才培养目标上,强调专业核心能力的培养,特别是创新能力和适应各种卫生保健机构的专业实践能力;在课程设置上,打破分科局限,开展综合课程教学训练,加强理论与实际的联系,提高学生整体科学素养;在教学组织形式和方法上,主张以学生为主体,提倡自主性学习,开展循证教学,以培养可持续发展人才。

五、护理科学研究水平提高,学科特征明显

当前国际护理科学研究呈现三个特点:①研究范围扩大;②研究问题深化;③研究手段多样化。除自然科学常用的定量研究方法外,还采用定性研究、人种学研究、现象学研究方法等。

在研究范围上呈现六个趋势:①从研究医院内患者护理转向研究医院外患者护理,80%以上的选题是研究医院外患者,包括社区、老年护理院、家庭护理患者的问题等;②从研究身体疾病转向研究影响健康的心理和社会因素;③从研究直接护理患者的技术转向间接护理方法,如研究如何提高患者自护能力、疾病预防、社会环境、家庭关系、社会卫生保健机构、政策等;④从研究疾病治疗转向研究疾病预防,提高生活质量;⑤从仅研究患病者护理转向研究全人口健康保健;⑥从研究单一文化护理转向研究多元文化护理。

(王　燕)

第二节　护理学发展展望

一、护理教育

(一)完善课程体系设置

1.构建具有专业特色的课程体系

课程体系应与临床护理课程教学内容设置体系相同,有利于基础与临床教学的衔接。发展高等护理教育必须与社会经济的发展、医学及护理学的进步、社会医疗保健需求的增长相同步。因此,还应逐步实现几个侧重点的转变:一是实现从侧重疾病护理向侧重预防疾病的转变;二是实现从侧重医院护理向侧重社区护理的转变;三是实现从侧重专业能力培养向侧重跨文化护理能力培养的转变。

2.更加注重专业人文素养培养

随着卫生服务模式的转变及护理工作内涵的丰富,人们将更多地关注道德、情感、伦理、法律等一系列社会问题。在护理专业人才培养的过程中,除了培养专业发展能力、专业情感教育外,需更多关注专业人文素养,它应包括专业价值观、职业道德、心理素质等。因此,高等护理教育改革应着眼于人才知识结构的优化,更多关注道德伦理、健康教育、社区保健、沟通协作、护理礼仪、公共英语、计算机等跨文化护理能力的培养,使专业人文素养得以提升。课堂教学更多时候偏重于理论知识的传授,并不能在职业观的树立、情感态度的认同和内化上做足工夫。而专业人文精神的培养是"春雨润物细无声"的过程,应高度重视、将专业情感教育贯穿于教育培养的全过程,使学生已形成的人生观、价值观、思维方法及能力得到进一步的修正、巩固、发展和完善,让学生自觉在伦理、道德、法律的框架内开展职业实践,认同和接受"生物-心理-社会"医学模式,理解社会、文化、心理因素对健康、疾病和护理行为的影响,适应护士角色的多元化。

3.积极整合社区实践教学资源

目前,国内社区护理课程设置仍不成熟,实践教学安排存在诸多问题。社区护理教育中实践教学的改革与突破,不应仅仅进行课程开设时间与方式的调整,更要着眼于相关教学资源的整合。因为社区实践场所面向较广,可涉及卫生服务站、疾控中心、学校、老人院、家庭等多个机构,且多数机构建设还在逐步完善中,教学意识和教学能力还需进一步培养。因此,资源的整合与优化显得尤为重要。学校作为教学单位的主体,要处理好教学经费投入、管理队伍配置、社会资源利用的关系;各个实践教学基地,要逐步做好基本建设,建立健全教学管理制度,深刻认识"教学相长"的意义与影响;各位教师要处理好医疗、科研、教学工作精力分配的矛盾,逐步培养教学意识和教学能力。总之,只有将各类教学资源配置、优化、整合到位,才能真正推进实践教学改革,提高临床教学质量。

(二)发展高级实践护士的培养

1.建立科学的培养模式

根据我国目前临床资深护理人员的受教育水平和国际CNS教育的一般标准,建议将我国的CNS教育定位为研究生水平的教育。选择有研究生教育经验的院校和教学医院或某专科临床实践水平较高的医院作为临床教学基地。

2.严格教育过程,确保教育质量

申请入学者应具备大专以上学历水平和临床专科工作 2~3 年以上的经历,通过一定的入学考试,考试应体现对临床专科经验和经历的重视。学生必须完成一定学分量的课程学习,并通过课程考核,方可获得 CNS 结业证书。认真甄选开展 CNS 的院校和临床培养基地,确保这些院校和医院有能力、有资源完成高水平的 CNS 教学。为保证 CNS 教育成功开端,应暂限制规模,包括办学院校和入学人数。制定科学合理、专业特色突出的 CNS 课程设置和教学计划,一般应以某一专科为主轴,围绕教育目标,使每门课程的设立和实施都服务于 CNS 的定向培养方向和培养规格。学生在校学习的过程,实施导师制管理,建议每个 CNS 学生应有两名具有研究生导师资格的资深教师负责带教,其中,院校专业教师 1 名,临床专科导师 1 名;并保证相互紧密联系,经常沟通。

二、护理实践

(一)应用循证护理,指导临床实践

随着循证护理的观念日益深入,循证护理已逐步应用于护理实践。循证护理借助于循证医学的系统评价,更科学地评估患者的实际情况,指导临床护理实践,以对其采取最佳的护理方法。以"循证为基础的护理"不仅可以解决临床实践中随时遇到的难题,更可以作为制定护理常规的理论依据。各种疾病的护理常规都要以临床试验研究为证据,这些证据必须能够证明某种护理手段的有效性及成本效益比例上的合理性。目前发达国家已经把随机对照实验(RCT)研究评价作为制定护理常规的主要依据。

用循证护理指导临床实践,需要丰富的资料来源,并有实践验证过程,它构建在护理人员的临床实践基础之上,强调了临床实践中以护理问题为出发点,将科研成果与临床专业知识和经验,以及患者需求相结合,促进直接经验与间接知识在实践中的综合应用。改变了过去问题的解决常是被动接受同事或上级护士提供的知识和信息、或从教科书查寻答案的局面,使以经验为基础的传统护理转向以科学为依据、即有章可循的现代护理。在医院推行循证护理能有效提高护理人员的整体知识水平和护理质量,节约卫生资源。

(二)扩大护理实践领域,发展高级实践护士

根据我国现阶段卫生保健体制及护理实践的范畴和基本特点,社区医疗保健体系尚不发达;医院仍是人们预防、诊治疾病、恢复健康的主要机构;护理人员的主要工作场所仍然是三级医院,护理实践领域相对局限,护理实践仍然是直接的临床实践,面对的主要服务对象仍然是住院患者。目前发展和培养我国高级实践护士群体,应首先考虑从临床专科护士(CNS)起步,争取配套 CNS 资格认证制度和相应待遇。在确实保证达到研究生水平教育质量的基础上,还应向教育部、国家卫健委等有关决策部门宣传 CNS 人才培养和认证的重要意义,争取政策支持,建立权威的全国性 CNS 资格认证机构,行使 CNS 资格认证权利。同时应给予一定的政策支持,保证 CNS 在专科临床具有行使临床护理专家功能角色的权利和相应的职称及工资待遇。当然前提是 CNS 必须达到专家水平的临床实践能力。

三、护理管理

(一)进一步加强护理管理队伍建设,充分适应护理学科发展

在《中国护理事业发展规划纲要(2005－2010)年》中提出"要加强护理管理队伍建设,建立并实施护理管理人员的岗位培训制度,开展对护理管理人员的规范化培训,尽快培养一支既精通护理业务又具备科学管理知识、能力的护理管理队伍"。在十一五期间我们也取得了阶段性进展。新阶段,我们要进一步推进护理管理队伍建设,随着护理学科上升为一级学科,随着护理管理科学化程度的提高,我国更加需要能在护理管理体制、人力资源管理体制、经营理念等服务意识方面进行改革和创新的管理者,在岗经验型护理管理者应通过继续教育提高竞争力,在教育层次、管理地位、管理行为、管理内容等方面进行合理调整,建立更为适合护理学科发展的管理体系。

(二)以护理服务质量为核心,全面推进护理质量管理建设

认真贯彻落实国家卫健委《医院护理质量评价指南》,深化"以患者为中心"的服务理念。充分发挥护理质量控制中心职能,明确岗位职责,完善工作标准与技术规范,确立护理评价的内容和评价指标体系。根据三级质量管理标准并结合顾客满意度调查,设计护理质量指标体系和护理质量评价内容,实现对护理质量的全过程、全因素控制。其中,核心是通过确定患者对服务和技术满意的标准,并站在患者的立场不断了解分析其需求,将患者的需求转化为质量要求,建立医院内部质量管理与外部质量评价相结合的机制。由此建立以患者满意度为核心内容的、完善的护理质量评价指标体系,同时重视对护理行为的评价,并完善护理管理制度和质量控制体系,探索和创新护理工作机制,强化护理工作的内部管理与外部监督,逐步实现护理工作的科学化、规范化、标准化管理,促进护理管理水平和服务质量的持续改进。

(三)规范专科护士培养,扩大专科护士领域,完善专科护理体制

首先,统一专科护士的工作标准及职责,传播科学的工作理念,规范专科护士的能力评定与资格认证。第二,在现有发展较好的 ICU 专科护士、急诊急救专科护士、造口伤口专业护士、糖尿病专科护士、PICC 专科护士等的基础上进一步扩大专科护士领域,如疼痛专科护士、肿瘤专科护士、血液透析专科护士等。第三,加强规范化培训工作,医院和院校进行深度合作,根据各自的优势,借鉴国外先进经验,逐步确立培养模式,规范课程设置,建立专业的护士培训机制,确定培训基地,培养适应临床诊疗要求的护理骨干,建立和完善以岗位需求为导向的护理人才培养与使用模式,提高护士队伍的专业技术水平。第四,明确具有认证功能权限的法定部门或组织,改变承担继续教育功能的护理学会没有认证权限、而拥有认证权限的政府部门不作为的现状。第五,对专科护士的工作进行立法保护,维护专科护士权利,规范专科护士行为,重视专科护士的工作主体地位。第六,扩大建立高素质的专业学术团体,逐步争取处方权,推行专科护理经济效益分析。

(四)分工、分权、求效率,确实推进分层分级护理,合理利用人力资源

在护理人力资源不足的基础上,如何利用人力资本的不同投入来设置岗位,提高护理工作的有效性是管理者亟待解决的问题。通过设立护士等级制,分工、分权、求效率:一是,可以分清不同护士工作的名称及职责,保证各司其职;二是,鼓励在职护士不断努力学习,学以致用,且可留住人力资本投入较高的高学历护理人员;三是,能节约人力资源的成本,不同人力资本投入的护士承担不同的工作岗位,获得不同的经济收益;四是,对规范护理工作职责,稳定护理人员队伍,减少护士流失,快速发展护理学科,提高临床护理质量和效率具有深远的现实意义,以达到社会

效益和经济效益的统一。因此,应积极根据临床工作需要,将岗位职责、技术要求与护士分级管理有机结合,充分发挥各层次护士的作用,积极探索医疗机构护理人员分层分级使用管理制度,促进护士队伍建设和护理学科发展。

(五)完善政策、法规,使护士工作逐步走上法制健全的轨道

随着国家法律、法规的健全,护理管理中的法制问题已被提到护理管理议程上。我国颁布的《护士管理法》,使护士工作逐步走上法制的轨道。加强护理的法规管理,主要是对护理人员进行法制管理教育,使其遵纪守法、尽责守职。同时护理人员在法律法规保护下行使其职责,使护理管理从"人治"走向"法制",从原来的"部门管理"上升为"国家管理",从道德规范提到法律规范的高度。

(六)加强护理领域的国际交流与合作,借鉴先进理念

我国正规的护理管理体系起步较晚,要改变我们的现状,就应该充分借鉴国外发展较为成熟的护理管理模式,并充分利用和把握好各地的地理和经济优势,加强护理领域的国际交流,学习和借鉴国外的护理服务理念和模式、专业技术经验、教育管理模式,积极争取国际社会在护理人才培养、业务技术、教育管理等方面的合作,使护理水平逐步与国际接轨,促进本地护理事业的发展。

四、护理科研

护理科研承担着推动护理学发展的重任,只有把护理科研的管理做好,才能有效地开展护理科研工作。借鉴国外成功经验,结合我国现实国情,在未来的护理管理工作中需进一步努力做到以下几点。

(1)规范科研管理流程。健全科研管理意识,指导科研前进方向,保证科研流程的可持续发展。

(2)增强科研意识,提高科研素质。加强护理专业的本科生和研究生教育,注重继续教育,恰当地把科研方法融入护理教育中来。

(3)培养学科带头人,以点带面,以面带科。在由其他专业教授承担护理学科带头人的前提下,注重培养属于护理学科的带头人至关重要。这就需要在护理教育、科研、管理中有重点地培养一批有思想、有能力、有道德的护理科研骨干作为学科带头人的储备军。

(4)创造科研成果环境。减轻护理人员工作负担,提供先进信息资源,保障护理人员有时间、有资源、有地点进行科研。

(5)提高科研成果水平。采用跨学科、跨单位、跨地域的合作。

(6)建立相应的激励机制。在不同职业发展阶段,基于护理科研人员个体的需要,采取不同的激励方式。护理科研人员大都承担着临床、教学和科研工作的多重任务,应充分考虑个体差异,制定对应于职业发展不同阶段的激励政策。

(7)建立护理信息系统。利于护理科研管理小组对各科研小组的了解、管理和指挥等。

(8)成立科研项目基金。最大限度地发挥科研经费的作用,实现科学研究的社会和经济效益。

(9)注重科研成果的鉴定、转化,由科研管理者组织、指导,进行科研成果的研讨、鉴定,最终找到成果的临床契合点,实现科研的价值。

（王　燕）

第二章

护 理 理 论

第一节 系 统 理 论

系统论是研究系统的模式、性能、行为和规律的一门科学。它为人们认识各种系统的组成、结构、性能、行为和发展规律提供了一般方法论的指导。系统论的创始人是美籍奥地利理论生物学家和哲学家路德维格·贝塔朗菲。系统是由若干相互联系的基本要素构成的,它是具有确定的特性和功能的有机整体。世界上的具体系统是纷繁复杂的,必须按照一定的标准,将千差万别的系统分门别类,以便分析、研究和管理,如教育系统、医疗卫生系统、宇航系统、通信系统等。如果系统与外界或它所处的外部环境有物质、能量和信息的交流,那么,这个系统就是一个开放系统,否则就是一个封闭系统。护理专业既是一个封闭的系统,又是一个开放的系统。

一、系统论概述

系统概念中常见的关键名词有:开放系统与封闭系统;输入、输出及反馈;微观与宏观。所谓开放系统是指能与环境进行能量交换,可重建或破坏其原有组合,在过程中有输入和输出。在这种状态下,开放系统可以达到一种瞬间独立的状态,称之为稳定状态。因此,人是一个开放系统,开放系统会对环境中的外来刺激做出反应,对于环境的侵入刺激,可产生组织上的改变。封闭系统的定义是一个与环境没有任何物质、信息和能量交换之系统。人有时在行为表现上也有封闭系统的倾向。封闭系统是相对的、暂时的,绝对的封闭系统是不存在的。开放系统具有自我调控能力。

人们研究和认识系统的目的之一,就在于有效地控制和管理系统。控制论则为人们对系统的管理和控制提供了一般方法论的指导,它是数学、自动控制、电子技术、数理逻辑、生物科学等学科和技术相互渗透而形成的综合性科学。根据系统论的观点,护理的服务对象是人,是一个系统,由生理、心理、社会、精神、文化等部分组成,同时人又是自然和社会环境中的一部分。人的内部各系统之间,以及人与外部环境中各种系统间都相互作用和影响。人的健康是内环境的稳定,及内环境与外环境间的适应和平衡。系统论为护理学提供了人、环境和健康为整体的理论基础。

系统论对护理实践具有重要的指导作用,促进了整体护理思想的形成,是护理程序的理论框架,作为护理理论或模式发展的框架,为护理管理者提供理论依据。许多护理理论家应用系统论的观点,发展了护理理论或模式,如纽曼的系统模式、罗伊的适应模式等。这些理论模式又为护理实践提供了科学的理论指导,也为护理科研提供了理论框架和假设的理论依据。

医院护理管理系统是医院整体系统的一个子系统,与其他子系统(如医疗、行政、后勤等)和医院整体系统相互联系、相互作用和相互制约。因此,护理管理者在实施管理过程中应运用系统方法,调整各部门关系,不断优化系统结构,得到医院行政领导、医疗和后勤等部门的支持和配合,使之协调发展、高效运行,为病患提供高质量的护理服务。

罗杰斯在1970年根据人类学、社会学、天文学、宗教学、哲学、历史学等知识,提出了一个护理概念结构。由于人是护理的中心,其概念结构也就着眼于人,并且以一般系统理论为基础。她把人描述为一个协调的整体,人的生命过程是一个动态的过程,并且是一个持续的、有创新的、进化的、具有高度差异的和不断变换形态的过程,所以,罗杰斯护理理论被称为生命过程模式。

护理程序是一个开放系统,构成系统的要素有患者、护士、其他医务人员及医疗设备、药物等。这些要素通过相互作用和与环境的相互作用,给予护理对象计划性、系统、全面整体的护理,使其恢复或增进健康。护理程序系统运行过程包括评估、诊断、计划、实施、评价5个步骤。其中护理评估是护理程序的首要环节,而且贯穿在护理活动的全过程。护理评估的科学性直接影响护士对病情的正确判断和护理措施的制订,全面正确的评估是保证高质量护理的先决条件,所以护理评估在护理工作中起到了灵魂的作用。在护理程序中的评估部分,应收集所有个人和环境的有关情况,由于我们的测量手段和收集资料的工具有限,因此所收集的资料常是孤立或局限的,但分析资料应能反映全面情况,所以需要补提问题和从收集的资料中寻求反应。在用生命过程模式理论评估患者时,可使用动态原则做指导,以预测个体发展的性质与方向。这样可使护理工作促进人与环境间的融洽结合,加强人能量场的力量及整体性,还可以改进人和环境场的形式以实现最佳健康状态。

罗杰斯生命过程模式的主要内容如下。

(一)四个主要概念

1.人

人是一个有组织、有独特形态的能量场,在与环境能量场不断地进行物质和能量的交换中,导致人与环境不断更换形态,因而增加了人的复杂性和创新性。人的行为包括生理、心理、社会、文化和精神等属性,并按不可分割的整体性反映整个人。

2.环境

环境包括个体外界存在的全部形态,是四维能量场,与人能量场一样具有各种形态和整体性,并且是一个开放系统。

3.健康

健康不是一种静止的状态,健康是形态的不断创新和复杂性的增加。健康和疾病都是有价值的,而且是不可分离的,是生命过程的连续表达方式。

4.护理

护理是一种艺术和科学,它直接服务于整体的人。帮助个体利用各种条件加强人与环境的关系,使人的整体性得到提高。维持健康、促进健康、预防与干预疾病及康复都属护理的范畴。

（二）生命过程的四个基本特征

1.能量场

能量场是生命体和非生命体的基本单位，是对有生命的和无生命的环境因素的统一概念，具有变化的动态的内在能力，能量场是无界限的，又是不可分割的，并可延伸至无穷大。它分为人场和环境场。①人场：是指统一整体的人，是由整体所特有的形态和表现特征确定的，具备部分知识是不能对人场这个整体做出预测的；②环境场：由形态确定、且与人场进行整合，每个环境场对于每个人场来说都是特定的。人场和环境场都在不断地、创新地变化，两者没有明确的界限。

2.开放性

人场和环境场之间处于持续的相互作用过程，两者之间有能量流动，没有界限，没有障碍能阻碍能量的流动。

3.形态

形态是一个能量场的突出特征，能量场之间的交换有一定的形态，是以"单波"的形式传播。这些形态不是固定的，而是随情景需要而变化。具体来说，形态通过能量场的行为、品质和特征来表现，不断形成新的形态的动态过程称为塑型，即不断创新的过程，使能量场持续表现出各种新的形态。在护理领域，护士的主要任务是进行健康塑型，即帮助患者在知情的情况下参与治疗和护理，促进统一体向健康的方向发展。

4.全方位性

能量场的交换是一个非线性范畴，不具备空间的或时间的属性，体现了能量场的统一性和无限性。

（三）生命过程的体内动态原则

1.整体性

整体性是指人场和环境场之间的持续的、共有的、同时进行的互动过程。由于人类与其环境的不可分离性，因此在生命过程中的系列变化就是他们互动中出现的持续修正。在两个统一体之间长期进行的相互作用和相互变化中，双方也同时进行着塑造。

2.共振性

共振性是对人场与环境场之间出现的变化性质而言，而人场与环境场的形态变化则是通过波动来传播。人的生命过程可以比作各种不同频率、有节奏的波组成的交响乐，人类对环境的体验是他们在和世界进行结合时的一种共振波。共振性是人场和环境场的特征，其波动形态表现为低频长波至高频短波的持续变化。

3.螺旋性

螺旋性指的是人场与环境场之间所发生变化的方向。此原则是说明人与环境变化的性质和方向是以不断创新和必然性为特征，是沿着时间—空间连续体呈螺旋式纵轴前进的。在人场与环境场之间进行互动时，人与环境的形态差别不断增加。但其节奏不会重复，如人的形态不会重复，而是以更复杂的形式再现。因而在生命过程中出现的系列变化就成为不断进行重新定型、逐渐趋向复杂化的一个单向性现象，并对达到目的有一定必然性的过程。总之，体内动态原则是从整体来看人的一种方法。整体性体现了人场和环境场发生相互作用的可能性；共振性是指它们发生了相互作用；而螺旋性是相互作用的结果和表现形式。

二、系统论在护理实践中的应用

罗杰斯认为,个体与环境不断地互相交换物质、信息和能量,环境是指个体以外的所有因素,两者之间经常交换使双方都具有开放系统的特点。在应用生命过程模式理论对患者进行护理评估时,所收集的资料应体现体内动态原则,主要是了解在不同实践阶段,环境是如何影响人的行为形态的。护理评估是对整体的人,而不是对某一部分情况的评估,是对个人的健康与潜在健康问题的评估,而不是对疾病过程的评估。

(韩春梅)

第二节　自 理 理 论

奥瑞姆是美国著名的护理理论学家之一。她在长期的临床护理、教育、护理管理及研究工作中,形成和完善了自理模式。她强调护理的最终目标是恢复和增强人的自护能力,对护理实践有着重要的指导作用。

一、自理理论概述

奥瑞姆的自理模式主要包括自理理论、自理缺陷理论和护理系统理论。

(一)自理理论

每个人都有自理需要,而且因不同的健康状况和生长发育的阶段而不同。自理理论包括自我护理、自理能力、自理的主体、治疗性自理需要和自理需要等五个主要概念。

(1)自我护理是个体为维持自身的结构完整和功能正常,维持正常的生长发育过程,所采取的一系列自发的调节行为。人的自我护理活动是连续的、有意义的。完成自我护理活动需要智慧、经验和他人的指导与帮助。正常成人一般可以进行自我护理活动,但是婴幼儿和那些不能完全自我护理的成人则需要不同程度的帮助。

(2)自理能力是指人进行自我护理活动的能力,也就是从事自我照顾的能力。自理能力是人为了维护和促进健康及身心发展进行自理的能力,是一个趋于成熟或已成熟的人的综合能力。人为了维持其整体功能正常,根据生长发育的特点和健康状况,确定并详细叙述自理需要,进行相应的自理行为,满足其特殊需要,比如人有预防疾病和避免损伤的需要,在患病或受损伤后,有减轻疾病或损伤对身心损害的需要。奥瑞姆认为自理能力包括十个主要方面。①重视和警惕危害因素的能力:关注身心健康,有能力对危害健康的因素引起重视,建立自理的生活方式;②控制和利用体能的能力:人往往有足够的能量进行工作和日常生活,但疾病会不同程度地降低此能力,患病时人会感到乏力,无足够的能量进行肢体活动;③控制体位的能力:当感到不适时,有改变体位或减轻不适的能力;④认识疾病和预防复发的能力:患者知道引发疾病的原因、过程、治疗方法以及预后,有能力采取与疾病康复和预防复发相关的自理行为,如改善或调整原有的生活方式,避免诱发因素、遵医嘱服药等;⑤动机:是指对疾病的态度,若积极对待疾病,患者有避免各种危险因素的意向或对恢复工作回归社会有信心等;⑥对健康问题的判断能力:当身体健康出现问题时,能做出决定,及时就医;⑦学习和运用与疾病治疗和康复相关的知识和技能的能力;⑧与医护人员有效沟通,配合各项治疗和护理的能力;⑨安排自我照顾行为的能力,能解释自理活动的内容和益处,并合理安排自理活动;⑩从个人、家庭和社会各方面,寻求支持和帮助的能力。

(3)自理的主体:是指完成自我护理活动的人。在正常情况下,成人的自理主体是本身,但是儿童、患者或残疾人等的自理主体部分是自己、部分为健康服务者或是健康照顾者如护士等。

(4)治疗性自理需要:指在特定时间内,以有效的方式进行一系列相关行为以满足自理需要,包括一般生长发育的和健康不佳时的自理需要。

(5)自理需要:为了满足自理需要而采取的所有活动,包括一般的自理需要,成长发展的自理需要和健康不佳的自理需要。

一般的自理需求:与生命过程和维持人体结构和功能的整体性相关联的需求:①摄取足够的空气、水和食物;②提供与排泄有关的照料;③维持活动与休息的平衡;④维持孤独及社会交往的平衡;⑤避免对生命和健康有害因素;⑥按正常规律发展。

发展的自理需求:与人的成长发展相关的需求。不同的发展时期有不同的需求;有预防和处理在成长过程中遇到不利情况的需求。

健康不佳时的自理需求:个体在身体结构和功能、行为和日常生活习惯发生变化时出现的自理需求。它包括:①及时得到治疗;②发现和照顾疾病造成的影响;③有效地执行诊断、治疗和康复方法;④发现和照顾因医护措施引起的不适和不良反应;⑤接受并适应患病的事实;⑥学习新的生活方式。

(6)基本条件因素:反映个体特征及生活状况的一些因素,包括年龄、健康状况、发展水平、社会文化背景、健康照顾系统、家庭、生活方式、环境和资源等。

(二)自理缺陷理论

自理缺陷是奥瑞姆理论的核心,是指人在满足其自理需要方面,在质或量上出现不足。当自理需要小于或等于自理主体的自理能力时,人就能进行自理活动。当自理主体的自理能力小于自理需要时,就会出现自理缺陷。这种现象可以是现存的,也可以是潜在的。自理缺陷包括两种情况:当自理能力无法全部满足治疗性自理需求时,即出现自理缺陷;另一种是照顾者的自理能力无法满足被照顾者的自理需要。自理缺陷是护理工作的重心,护理人员应与患者及其家属进行有效沟通,保持良好的护患关系,以确定如何帮助患者,与其他医疗保健专业人士和社会教育性服务机构配合,形成一个帮助性整体,为患者及其家属提供直接帮助。

(三)护理系统理论

护理系统是在人出现自理缺陷时护理活动的体现,是依据患者的自理需要和自理主体的自理能力制订的。

护理力量是受过专业教育或培训的护士所具有的护理能力。既了解患者的自理需求及自理力量,并做出行动、帮助患者,通过执行或提高患者的自理力量来满足治疗性自理需求。

护理系统也是护士在护理实践中产生的动态的行为系统,奥瑞姆将其分为三个系统:即全补偿护理系统、部分补偿系统、辅助教育系统。各护理系统的适用范围、护士和患者在各系统中所承担的职责如下所述。

1.全补偿护理系统

患者没有能力进行自理活动;患者的神志和体力上均没有能力;神志清楚,知道自己的自理需求,但体力上不能完成;体力上具备,但存在精神障碍无法对自己的自理需求做出判断和决定,对于这些患者需要护理给予全面的帮助。

2.部分补偿护理系统

它满足治疗性自理需求,既需要护士提供护理照顾,也需要患者采取自理行动。

3.辅助-教育系统

患者能够完成自理活动,同时也要求其完成;需要学习才能完成自理,没有帮助就不能完成。护士通过对患者提供教育、支持、指导,提高患者的自理能力。

这三个系统类似于我国临床护理中一直沿用至今的分级护理制度,即特级和一级护理、二级护理和三级护理。

奥瑞姆理论的特征:其理论结构比较完善而有新意;相对简单而且易于推广;奥瑞姆的理论与其他已被证实的理论、法律和原则也是一致的;奥瑞姆还强调了护理的艺术性及护士应具有的素质和技术。

二、自理理论在护理实践中的应用

奥瑞姆的自理理论被广泛应用在护理实践中,她将自理理论与护理程序有机地联系在一起,通过设计好的评估方法和工具评估患者的自理能力及自理缺陷,以帮助患者更好地达到自理。她将护理程序分为以下三步。

(一)评估患者的自理能力和自理需要

在这一步中,护士可以通过收集资料来确定病种存在哪些自理缺陷,以及引起自理缺陷的原因,评估患者的自理能力与自理需要,从而确定患者是否需要护理帮助。

1.收集资料

护士收集的资料包括患者的健康状况、患者对自身健康的认识、医师对患者健康的意见、患者的自理能力、患者的自理需要等。

2.分析与判断

在收集自理能力资料的基础上,确定以下问题:①患者的治疗性自理需要是什么;②为满足患者的治疗性自理需求,其在自理方面存在的缺陷有哪些;③如果有缺陷,是由什么原因引起的;④患者在完成自理活动时具备的能力有哪些;⑤在未来一段时间内,患者参与自理时具备哪些潜在能力,如何制订护理目标。

(二)设计合适的护理系统

根据患者的自理需要和能力,在完全补偿系统、部分补偿系统和支持一教育系统中选择一个合适的护理系统,并依据患者智力性自理需求的内容制订出详细的护理计划,给患者提供生理和心理支持及适合于个人发展的环境,明确护士和患者的角色功能,以达到促进健康、恢复健康、提高自理能力的目的。

(三)实施护理措施

根据护理计划提供适当的护理措施,帮助和协调患者恢复和提高自理能力,满足患者的自理需求。

(韩春梅)

第三节　适应理论

卡利斯塔·罗伊是美国护理理论家,她提出了适应模式。罗伊对适应模式的研究始于 1964 年,她分析并创造性地运用了一般系统理论、行为系统模式、适应理论、压力与应激理论、压力与应对模式,以及人类基本需要理论的有关理论观点,从而构建了罗伊适应模式。

一、适应理论概述

(一)罗伊适应模式的假设
该理论主要源于系统论、整体论、人性论和 Helson 适应理论的哲学观点:人是具有生物、心理和社会属性的有机整体,是一个适应系统。在系统与环境间存在着持续的信息、物质与能量的交换;人与环境间的互动可以引起自身内在或者外部的变化,而人在这种变化环境中必须保持完整性,因此,每个人都需要适应。

(二)罗伊适应模式的主要概念
1.刺激

来自外界环境或人体内部的可以引起反应的一个信息、物质或能量单位。

(1)主要刺激:指当时面对的需要立即适应的刺激,通常是影响人的一些最大的变化。

(2)相关刺激:所有内在的或外部的、对当时情境有影响的刺激,这些刺激是可观察到的、可测量的,或是由本人主动诉说的。

(3)固有刺激:原有的、构成本人特征的刺激,这些刺激与当时的情境有一定关联,但不易观察到及客观测量到。如:某患者因在室外高温下工作引起心肌缺氧,出现胸疼。其中主要刺激:心肌缺氧;相关刺激:高温,疼痛感,患者的年龄、体重、血糖水平和冠状动脉的耐受程度等;固有刺激:吸烟史和与其职业有关的刺激。

2.适应水平

人对刺激以正常的努力进行适应性反应的范围。每个人的反应范围都是不同的;受各人应对机制的影响而不断变化。

(三)罗伊的适应模式
罗伊的适应模式是以人是一个整体性适应系统的理论观点为理论构架的。应用应对机制来说明人作为一个适应系统面临刺激时的内在控制过程。适应系统的内在控制过程,也就是应对机制,包括生理调节和心理调节。①生理调节:是遗传的,机体通过神经-化学物质-内分泌途径进行应答;②心理调节:则是后天习得的,机体通过感觉、加工、学习、判断和情感等复杂的过程进行应答。

生理调节和心理调节作用于效应器,即生理功能、自我概念、角色功能及相互依赖,形成了四种相应的适应方式。①生理功能:氧合功能、营养、排泄、活动与休息、皮肤完整性、感觉、体液、电解质与酸碱平衡、神经与内分泌功能等;②自我概念:个人在特定时间内对自己的看法与感觉,包括躯体自我与个人自我两部分;③角色功能方面:描述个人在社会中所承担角色的履行情况,分为三级:一级角色与机体的生长发育有关;二级角色来源于一级角色;三级角色由二级角色衍生出来;④相互依赖:陈述个人与其重要关系人及社会支持系统间的相互关系。

罗伊认为,护理是一门应用性学科,她强调通过促进人与环境的互动、来增进个体或人群的整体性适应。强调护理的目标:①促进适应性反应:即应用护理程序促进人在生理功能、自我概念、角色功能及相互依赖这四个方面对健康有利的反应;②减少无效性反应:护理活动是以健康为目标,对作用于人的各种刺激加以控制以促进适应反应;扩展个体的适应范围,使个人能耐受较大范围的刺激。罗伊对健康的认识为处于和成为一个完整的和全面的人的状态和过程。人的完整性则表现为有能力达到生存、成长、繁衍、主宰和自我实现;健康也使人的功能处于对刺激的持续适应状态,健康是适应的一种反映。罗伊认为环境是围绕着和作用于人的和群体的发展和行为的所有情况、事实和影响。环境主要是来自人内部和环绕于人周围的一些刺激;环境中包含主要刺激、相关刺激和固有刺激。

二、罗伊适应模式在护理中的应用

罗伊的适应模式是目前各国护理工作者广泛运用的护理学说。它从整体观点出发,着重探讨了人作为一个适应系统面对环境中各种刺激的适应层面与适应过程。为增进有效适应护理、应不失时机地对个体的适应问题,以及引起问题产生的刺激因素加以判断和干预,从而促进人在生理功能、自我概念、角色功能与社会关系方面的整体性适应,提高健康水平。

适应模式一经提出便博得护理界广为关注和极大兴趣,广泛应用于护理教育、研究和临床护理中。在护理教育中,先后被多个国家用作护理本科课程、高级文凭课程的课程设置理论框架。应用该模式为框架课程设置模式有三个优点:使学生明确护理的目的就是要促进和改善不同健康或疾病状态下的人在生理功能、自我概念、角色功能和相互依赖四个方面的适应能力与适应方法;体现了有别于医学的护理学课程特色,便于分析护理学课程与医学课程的区别与联系;有利于学生验证理论和发展对理论价值的分析和洞悉能力。

在科研方面,适应模式被用于多个护理定性和定量研究的理论框架。例如,患者及其家属对急慢性疾病适应水平及适应方式的描述性研究、吸毒妇女在寻求帮助方面的适应性反应、手术患者家属的需求、丧偶的适应过程研究等。

在临床护理实践中,适应模式在国外已用于多种急、慢性患者的护理,包括哮喘、慢性阻塞性肺部疾病、心肌梗死、肝病、肾病、癌症等。同时,此模式也用于指导康复护理、家庭和社区护理。近年来,在我国也有相关的文献报道,应用适应模式对乳腺癌患者进行护理等。

根据适应模式,罗伊将护理的工作方法分为六个步骤:一级评估、二级评估、护理诊断、制定目标、干预和评价。

(一)一级评估

一级评估是指收集与生理功能、自我概念、角色功能和相互依赖四个方面有关的行为,又称为评估。通过一级评估,护士可以确定患者的行为是适应性反应还是无效性反应。

(二)二级评估

二级评估是对影响患者行为的三种刺激因素的评估,具体内容包括以下几点。

1.主要刺激

主要刺激是对当时引起反应的主要原因的评估。

2.相关刺激

相关刺激包括吸烟、药物、饮酒、生理功能、自我概念、角色功能、相互依赖、应对机制及方式、

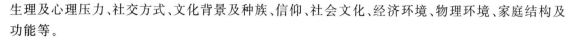

生理及心理压力、社交方式、文化背景及种族、信仰、社会文化、经济环境、物理环境、家庭结构及功能等。

3.固有刺激

固有刺激包括遗传、性别、信仰、态度、生长发育的阶段、特性及社会文化方面的其他因素。通过二级评估,可以帮助护士明确引发患者无效性反应的原因。

（三）护理诊断

护理诊断是对个体适应状态的陈述或诊断,护士通过一级和二级评估,可明确患者的无效反应及其原因,进而推断出护理问题或护理诊断。

（四）制定目标

目标是对患者经过护理干预后达到的行为结果的陈述,包括短期目标和长期目标,制定目标时护士应注意一定以患者的行为反应为中心,尽可能与患者及其家属共同制订并尊重患者的选择,并且制订可观察、可测量和可达到的目标。

（五）护理干预

干预是护理措施的制订和落实。罗伊认为,护理干预可以通过控制或改变各种作用与适应系统的刺激,使其全部作用于个体适应范围内。控制刺激的方式有消除刺激、增强刺激、减弱刺激或改变刺激。干预也可着重于提高个体的应对能力,扩大适应的范围,尽量使全部刺激作用于适应范围以内,以促进适应性反应。

（六）护理评价

在此过程中,护士应将干预后患者的行为改变与目标行为相比较,既定的护理目标是否达到,衡量其中差异,找出未达到的原因,根据评价结果再调整,并进一步制定计划和采取措施。

（韩春梅）

第 三 章

护 理 程 序

第一节 概 述

护理程序是一种系统而科学地安排护理活动的工作方法,目的是确认和解决护理对象对现存或潜在健康问题的反应。它是指在护理服务活动中,通过一系列有目的、有计划、有步骤的行动,为护理对象提供生理、心理、社会、文化及发展的整体护理。

一、护理程序的特征

护理程序作为护理人员照顾护理对象的独特工作方法,具有以下几个方面的特征。

(一)个体性

根据患者的具体情况和需求设计护理活动,满足不同的需求。

(二)目标性

以识别及解决护理对象的健康问题,以及对健康问题的反应为特定目标,全面计划及组织护理活动。

(三)系统性

以系统论为理论框架,指导护理工作的各个步骤系统而有序地进行,每一项护理活动都是系统中的一个环节,保证了护理活动的连续性。

(四)连续性

不限于某特定时间,而是随着护理对象反应的变化随时进行。

(五)科学性

综合了现代护理学的理论观点和其他学科的相关理论,如控制论、需要论等学说为理论基础。

(六)互动性

在整个过程中,护理人员与护理对象、同事、医师及其他人员密切合作,以全面满足服务对象的需要。

(七)普遍性

护理程序适合在任何场所、为任何护理服务对象安排护理活动。

二、护理程序的理论基础

护理程序在现代护理理论基础上产生,通过一系列目标明确的护理活动为服务对象的健康服务,可作为框架运用到面向个体、家庭和社区的护理工作中。相关的理论基础主要包括系统论、需要层次论、生长发展理论、应激适应理论、沟通理论等,具体见表3-1。

表 3-1　护理程序的理论基础与应用

理论	应用
一般系统理论	理论框架、思维方法、工作方法
需要层次论	指导分析资料、提出护理问题
生长发展理论	制订计划
应激适应理论	确定护理目标、评估实施效果
沟通理论	收集资料、实施计划、解决问题过程

三、护理程序的步骤

护理程序由评估、诊断、计划、实施和评价五个步骤组成。这五个步骤之间相互联系、相互影响(图 3-1)。

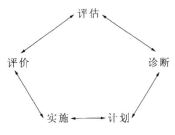

图 3-1　护理程序模式

(1)护理评估:是护理程序的第一步,收集护理对象的生理、心理、社会方面的健康资料并进行整理,以发现和确认服务对象的健康问题。

(2)护理诊断:在评估基础上确定护理诊断,以描述护理对象的健康问题。

(3)护理计划:对如何解决护理诊断涉及的健康问题做出决策,包括排列护理诊断顺序、确定预期目标、制订护理措施和书写护理计划。

(4)护理实施:即按照护理计划执行护理措施的活动。

(5)护理评价:即将护理对象对护理的反应与预期目标进行比较,根据预期目标达到与否,评定护理计划实施后的效果。必要时,应重新评估服务对象的健康状况,引入护理程序的下一个循环。

(王　燕)

第二节 护 理 评 估

护理评估是有目的、有计划、有步骤地收集有关护理对象的生理、心理、社会文化和经济等方面的资料,对此进行整理与分析,以判断服务对象的健康问题,为护理活动提供可靠的依据。具体包括收集资料、整理资料和分析资料三部分。

一、收集资料

(一)资料的来源

1.直接来源

护理对象本人,是第一资料来源,也是主要来源。

2.间接来源

(1)护理对象的重要关系人,也就是社会支持性群体,包括亲属、关系亲密的朋友、同事等。

(2)医疗活动资料,如既往实验室报告、出院小结等健康记录。

(3)其他医护人员、放射医师、化验师、药剂师、营养师、康复师等。

(4)护理学及其他相关学科的文献等。

(二)资料的内容

在收集资料的过程中,各个医院均有自己设计的收集资料表,无论依据何种框架,基本内容主要包括一般资料、生活状况及自理程度、健康检查及心理-社会状况等。

1.一般资料

包括患者的姓名、性别、出生日期、出生地、职业、民族、婚姻、文化程度、住址等。

2.现在的健康状况

包括主诉、现病史、入院方式、医疗诊断及目前用药情况。目前的饮食、睡眠、排泄、活动、健康管理等日常生活形态。

3.既往健康状况

包括既往史、创伤史、手术史、家族史、有无过敏史、有无传染病。既往的日常生活形态、烟酒嗜好,女性还包括月经史和婚育史。

4.护理体检

包括体温、脉搏、呼吸、血压、身高、体重、生命体征、各系统的生理功能及有无疼痛、眩晕、麻木、瘙痒等,有无感觉(视觉、听觉、嗅觉、味觉、触觉)异常,有无思维活动、记忆能力障碍等认知感受形态。

5.实验室及其他辅助检查结果

包括最近进行的辅助检查的客观资料,如实验室检查、X 线、病理检查等。

6.心理方面的资料

包括对疾病的认知和态度、康复的信心,病后的情绪、心理感受、应对能力等变化。

7.社会方面的资料

包括就业状态、角色问题和社交状况;有无重大生活事件,支持系统状况等;有无宗教信仰;

享受的医疗保健待遇等。

(三)资料的分类

1.按照资料的来源划分

包括主观资料和客观资料:主观资料指患者对自己健康问题的体验和认识。包括患者的知觉、情感、价值、信念、态度以及患者对个人健康状态和生活状况的感知。主观资料的来源可以是患者本人,也可以是患者家属或对患者健康有重要影响的人。客观资料指检查者通过观察、会谈、体格检查和实验等方法得到或被检测出的有关患者健康状态的资料。客观资料获取是否全面和准确主要取决于检查者是否具有敏锐的观察能力及丰富的临床经验。

当护士收集到主观资料和客观资料后,应将两方面的资料加以比较和分析,可互相证实资料的准确性。

2.按照资料的时间划分

包括既往资料和现时资料:既往资料是指与服务对象过去健康状况有关的资料,包括既往病史、治疗史、过敏史等。现时资料是指与服务对象现在发生疾病有关的状况,如现在的体温、脉搏、呼吸、血压、睡眠状况等。

护士在收集资料时,需要将既往资料和现时资料结合起来分析。

(四)收集资料的方法

1.观察

观察是指护理人员运用视、触、叩、听、嗅等感官获得患者、家属及患者所处环境的信息并进行分析判断,是收集有关服务对象护理资料的重要方法之一。观察贯穿在整个评估过程中,可以与交谈同时进行。护士应及时、敏锐、连续地对服务对象进行观察,如患者出现面容痛苦、呈强迫体位,就提示患者是否有疼痛,由此进一步询问持续时间、部位、性质等。观察作为一种技能,护理人员在实践中需要不断培养和锻炼,以期得到发展和提高。

2.交谈

护患之间的交谈是一种有目的的医疗活动,使护理人员获得有关患者的资料和信息。一般可分为两种。①正式交谈:指事先通知患者,有目的、有计划地交谈,如入院后的采集病史。②非正式交谈:指护士在日常护理工作中与患者随意自然地交谈,不明确目的,不规定主题、时间,是一种"开放式交流",以便及时了解到服务对象的真实想法和心理反应。交谈时护士应注意沟通技巧的运用,对一些敏感性话题应注意保护患者的隐私。

3.护理体检

护理人员运用体检技能,为护理对象进行系统的身体评估,获取与护理有关的生命体征、身高、体重等,以便收集与护理诊断、护理计划有关的患者方面的资料,及时了解病情变化和发现护理对象的健康问题。

4.阅读

包括查阅护理对象的医疗病历(门诊和住院)、各种护理记录及实验室和辅助检查结果,以及有关文献等。也可以用心理测量及评定量表对服务对象进行心理-社会评估。

二、整理资料

为了避免遗漏和疏忽相关和有价值的资料,得到完整全面的资料,常依据某个护理理论模式设计评估表格,护理人员依据表格全面评估,整理资料。

(一)按戈登的功能性健康形态整理分类

1.健康感知-健康管理形态

指服务对象对自己健康状态的认识和维持健康的方法。

2.营养代谢形态

包括食物的利用和摄入情况。如营养、液体、组织完整性、体温调节及生长发育等的需求。

3.排泄形态

主要指肠道、膀胱的排泄状况。

4.活动-运动形态

包括运动、活动、休闲与娱乐状况。

5.睡眠-休息形态

指睡眠、休息以及精神放松的状况。

6.认知-感受形态

包括与认知有关的记忆、思维、解决问题和决策,以及与感知有关的视、听、触、嗅等功能。

7.角色-关系形态

家庭关系、社会中角色任务及人际关系的互动情况。

8.自我感受-自我概念形态

指服务对象对于自我价值与情绪状态的信念与评价。

9.性-生殖形态

主要指性发育、生殖器官功能及对性的认识。

10.应对-压力耐受形态

指服务对象压力程度、应对与调节压力的状况。

11.价值-信念形态

指服务对象的思考与行为的价值取向和信念。

(二)按马斯洛需要层次进行整理分类

1.生理需要

体温 39 ℃,心率 120 次/分钟,呼吸 32 次/分钟,腹痛等。

2.安全的需要

对医院环境不熟悉,夜间睡眠需开灯,手术前精神紧张,走路易摔倒等。

3.爱与归属的需要

患者害怕孤独,希望有亲友来探望等。

4.尊重与被尊重的需要

如患者说"我现在什么事都不能干了""你们应该征求我的意见"等。

5.自我实现的需要

担心住院会影响工作、学习,有病不能实现自己的理想等。

(三)按北美护理诊断协会的人类反应形态分类

1.交换

包括营养、排泄、呼吸、循环、体温、组织的完整性等。

2.沟通

主要指与人沟通交往的能力。

3.关系

指社交活动、角色作用和性生活形态。

4.价值

包括个人的价值观、信念、宗教信仰、人生观及精神状况。

5.选择

包括应对能力、判断能力及寻求健康所表现的行为。

6.移动

包括活动能力、休息、睡眠、娱乐及休闲状况,日常生活自理能力等。

7.知识

包括自我概念、感知和意念;包括对健康的认知能力、学习状况及思考过程。

8.感觉

包括个人的舒适、情感和情绪状况。

三、分析资料

(一)检查有无遗漏

将资料进行整理分类之后,应仔细检查有无遗漏,并及时补充,以保证资料的完整性及准确性。

(二)与正常值比较

收集资料的目的在于发现护理对象的健康问题。因此,护士应掌握常用的正常值,将所收集到的资料与正常值进行比较,并在此基础上进行综合分析,以发现异常情况。

(三)评估危险因素

有些资料虽然目前还在正常范围,但是,由于存在危险因素,若不及时采取预防措施,以后很可能会出现异常,损害服务对象的健康。因此,护士应及时收集资料评估这些危险因素。

护理评估通过收集服务对象的健康资料,对资料进行组织、核实和分析,确认服务对象对现存的或潜在的健康问题或生命过程的反应,为做出护理诊断和进一步制订护理计划奠定了基础。

四、资料的记录

(一)原则

书写全面、整洁、简练、流畅,客观资料运用医学术语,避免使用笼统、模糊的词,主观资料尽量引用护理对象的原话。

(二)记录格式

根据资料的分类方法,根据各医院,甚至各病区的特点自行设计,多采用表格式记录。与患者第一次见面收集到的资料记录称入院评估,要求详细、全面,是制订护理计划的依据,一般要求入院后 24 h 内完成。住院期间根据患者病情天数,每天或每班记录,反映了患者的动态变化,用以指导护理计划的制订、实施、评价和修订。

（王　燕）

第三节 护 理 诊 断

护理诊断是护理程序的第二个步骤,是在评估的基础上对所收集的健康资料进行分析,从而确定服务对象的健康问题及引起健康问题的原因。护理诊断是一个人生命过程中的生理、心理、社会文化发展及精神方面健康状况或问题的一个简洁、明确的说明,这些问题都是属于护理职责范围之内、能够用护理的方法解决的问题。

一、护理诊断的概念

1990年,北美护理诊断协会(NANDA)提出并通过了护理诊断的定义:护理诊断是关于个人、家庭、社区对现存或潜在的健康问题及生命过程反应的一种临床判断,是护士为达到预期的结果选择护理措施的基础,这些预期结果应能通过护理职能达到。

二、护理诊断的组成部分

护理诊断有四个组成部分:名称、定义、诊断依据和相关因素。

(一)名称

名称是对服务对象健康状况的概括性的描述。应尽量使用NANDA认可的护理诊断名称,以有利于护士之间的交流和护理教学的规范。常用改变、受损、缺陷、无效或低效等特定描述语。例如:排便异常;便秘;有皮肤完整性受损的危险。

(二)定义

定义是对名称的一种清晰的、正确的表达,并以此与其他诊断相鉴别。一个诊断的成立必须符合其定义特征。有些护理诊断的名称虽然十分相似,但仍可从定义中发现彼此的差异。例如:"压力性尿失禁"的定义是"个人在腹内压增加时立即无意识地排尿的一种状态""反射性尿失禁"的定义是"个体在没有要排泄或膀胱满胀的感觉下可以预见的不自觉地排尿的一种状态"。虽然两者都是尿失禁,但前者的原因是腹内压增高,后者的原因是无法抑制的膀胱收缩。因此,确定诊断时必须认真区别。

(三)诊断依据

诊断依据是做出护理诊断的临床判断标准。诊断依据常常是患者所具有的一组症状和体征,以及有关病史,也可以是危险因素。对于潜在的护理诊断,其诊断依据则是原因本身(危险因素)。

诊断依据依其在特定诊断中的重要程度分为主要依据和次要依据。

1.主要依据

主要依据是指形成某一特定诊断所应具有的一组症状和体征及有关病史,是诊断成立的必要条件。

2.次要依据

次要依据是指在形成诊断时,多数情况下会出现的症状、体征及病史,对诊断的形成起支持作用,是诊断成立的辅助条件。

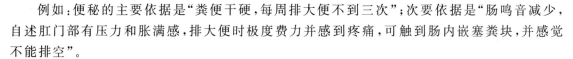

例如:便秘的主要依据是"粪便干硬,每周排大便不到三次";次要依据是"肠鸣音减少,自述肛门部有压力和胀满感,排大便时极度费力并感到疼痛,可触到肠内嵌塞粪块,并感觉不能排空"。

(四)相关因素

相关因素是指造成服务对象健康状况改变或引起问题产生的情况。常见的相关因素包括以下几个方面。

1.病理生理方面的因素

它是指与病理生理改变有关的因素。例如,"体液过多"的相关因素可能是右心衰竭。

2.心理方面的因素

它是指与服务对象的心理状况有关的因素。例如,"活动无耐力"可能是由疾病后服务对象处于较严重的抑郁状态引起。

3.治疗方面的因素

它是指与治疗措施有关的因素(用药、手术创伤等)。例如,"语言沟通障碍"的相关因素可能是使用呼吸机时行气管插管。

4.情景方面的因素

它是指环境、情景等方面的因素(陌生环境、压力刺激等)。例如,"睡眠形态紊乱"可能与住院后环境改变有关。

5.年龄因素

它是指在生长发育或成熟过程中与年龄有关的因素。如婴儿、青少年、中年、老年各有不同的生理、心理特征。

三、护理诊断与合作性问题及医疗诊断的区别

(一)合作性问题—潜在并发症

在临床护理实践中,护士常遇到一些无法完全包含在 NANDA 制订的护理诊断中的问题,而这些问题也确实需要护士提供护理措施,因此,1983 年有学者提出了合作性问题的概念。她把护士需要解决的问题分为两类:一类经护士直接采取措施可以解决,属于护理诊断;另一类需要护士与其他健康保健人员尤其是医师共同合作解决,属于合作性问题。

合作性问题需要护士承担监测职责,以及时发现服务对象身体并发症的发生和情况的变化,但并非所有并发症都是合作性问题。有些可通过护理措施预防和处理,属于护理诊断;只有护士不能预防和独立处理的并发症才是合作性问题。合作性问题的陈述方式是"潜在并发症:××××"。如"潜在并发症:脑出血"。

(二)护理诊断与合作性问题及医疗诊断的区别

1.护理诊断与合作性问题的区别

护理诊断是护士独立采取措施能够解决的问题;合作性问题需要医师、护士共同干预处理,处理决定来自医护双方。对合作性问题,护理措施的重点是监测。

2.护理诊断与医疗诊断的区别

明确护理诊断和医疗诊断的区别对区分护理和医疗两个专业、确定各自的工作范畴和应负的法律责任非常重要。两者主要区别见表 3-2。

表 3-2　护理诊断与医疗诊断的区别

项目	护理诊断	医疗诊断
临床判断的对象	对个体、家庭、社会的健康问题/生命过程反应的一种临床判断	对个体病理生理变化的一种临床判断
描述的内容	描述的是个体对健康问题的反应	描述的是一种疾病
决策者	护士	医疗人员
职责范围	在护理职责范围内进行	在医疗职责范围内进行
适应范围	适用于个体、家庭、社会的健康问题	适用于个体的疾病
数量	往往有多个	一般情况下只有一个
是否变化	随病情的变化	一旦确诊，不会改变

（王　燕）

第四节　护理计划

制订护理计划是如何解决护理问题的一个决策过程，计划是对患者进行护理活动的指南，是针对护理诊断制订具体护理措施来预防、减轻或解决有关问题。其目的是为了确认护理对象的护理目标，以及护士将要实施的护理措施，使患者得到合适的护理，保持护理工作的连续性，促进医护人员的交流和利于评价。制订计划包括四个步骤。

一、排列护理诊断的优先顺序

一般情况下，患者可以存在多个护理诊断，为了确定解决问题的优先顺序，根据问题的轻重缓急合理安排护理工作，需要对这些护理诊断包括合作性问题进行排序。

（一）排列护理诊断

一个患者可同时有多个护理问题，制订计划时应按其重要性和紧迫性排出主次，一般把威胁最大的问题放在首位，其他的依次排列，这样护士就可根据轻、重、缓、急有计划地进行工作，通常可按以下顺序排列。

1.首优问题

首优问题是指会威胁患者生命、需立即行动去解决的问题。如清理呼吸道无效、气体交换受阻等。

2.中优问题

中优问题是指虽不会威胁患者生命，但能导致身体上的不健康或情绪上变化的问题，如活动无耐力、皮肤完整性受损、便秘等。

3.次优问题

次优问题指人们在应对发展和生活中变化时所产生的问题。这些问题往往不是很紧急，如营养失调、知识缺乏等。

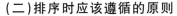

(二)排序时应该遵循的原则

(1)按马斯洛的人类基本需要层次论进行排列,优先解决生理需要。这是最常用的一种方法。生理需要是最低层次的需要,也是人类最重要的需要,一般来说,影响了生理需要满足的护理问题,对生理功能的平衡状态威胁最大的护理问题是需要优先解决的护理诊断。如与空气有关的"气体交换障碍""清理呼吸道无效"、与水有关的"体液不足"、与排泄有关的"尿失禁""潴留"等。

具体的实施步骤可以按以下方法进行:首先列出患者的所有护理诊断,将每一诊断归入五个需要层次,然后由低到高排列出护理诊断的先后顺序。

(2)考虑患者的需求。马斯洛的理论为护理诊断的排列提供了一个普遍的原则,但由于护理对象的复杂性、个体性,相同的需求对不同的人,其重要性可能不同。因此,在无原则冲突的情况下,可与患者协商,尊重患者的意愿,考虑患者认为最重要的问题予以优先解决。

(3)现存的问题优先处理,但不要忽视潜在的和有危险的问题。有时它们常常也被列为首优问题而需立即采取措施或严密监测。

二、制订预期目标

预期目标是指通过护理干预,护士期望患者达到的健康状态或在行为上的改变。其目的是指导护理措施的制订。预期目标不是护理行为,但能指导护理行为,并作为对护理效果进行评价的标准。每一个护理诊断都要有相应的目标。

(一)预期目标的制订

1.目标的陈述公式

时间状语＋主语＋(条件状语)＋谓语＋行为标准。

(1)主语:是指患者或患者身体的任何一部分,如体温、体重、皮肤等,有时在句子中省略了主语,但句子的逻辑主语一定是患者。

(2)谓语:指患者将要完成的行动,必须用行为动词来说明。

(3)行为标准:主语进行该行动所达到的程度。

(4)条件状语:指患者完成该行为时所处的特定条件。如"拄着拐杖"行走 50 m。

(5)时间状语:是指主语应在何时达到目标中陈述的结果,即何时对目标进行评价。这一部分的重要性在于限定了评价时间,可以督促护士尽心尽力地帮助患者尽快达到目标,评价时间的确定,往往需要根据临床经验和患者的情况来确定。

2.预期目标的种类

根据实现目标所需时间的长短可将护理目标分为短期目标和长期目标两大类。

(1)短期目标:指在相对较短的时间内要达到的目标(一般指一周内),适合于病情变化快、住院时间短的患者。

(2)长期目标:是指需要相对较长时间才能实现的目标(一般指一周以上甚至数月)。

长期目标是需要较长时间才能实现的,范围广泛;短期目标则是具体达到长期目标的台阶或需要解决的主要矛盾。如下肢骨折患者,其长期目标是"三个月内恢复行走功能",短期目标分别为:"第一个月借助双拐行走""第二个月借助手杖行走""第三个月逐渐独立行走"。短期目标与长期目标互相配合、呼应。

(二)制订预期目标的注意事项

(1)目标的主语一定是患者或患者的一部分,而不能是护士。目标是期望患者接受护理后发生的改变、达到的结果,而不是护理行动本身或护理措施。

(2)一个目标中只能有一个行为动词。否则在评价时,如果患者只完成了一个行为动词的行为标准,就无法判断目标是否实现。另外,行为动词应可观察和测量,避免使用含糊的不明确的词语;可运用下列动词:描述、解释、执行、能、会、增加、减少等,不可使用含糊不清、不明确的词,如了解、掌握、好、坏、尚可等。

(3)目标陈述的行为标准应具体,以便于评价:有具体的检测标准;有时间限度;由护患双方共同制订。

(4)目标必须具有现实性和可行性,要在患者的能力范围之内,要考虑其身体和心理状况、智力水平、既往经历及经济条件。目标完成期限的可行性,目标结果设定的可行性。患者认可,乐意接受。

(5)目标应在护理工作所能解决范围之内,并要注意医护协作,即与医嘱一致。

(6)目标陈述要针对护理诊断,一个护理诊断可有多个目标,但一个目标不能针对多个护理诊断。

(7)应让患者参与目标的制订,这样可使患者认识到对自己的健康负责不仅是医护人员的责任,也是患者的责任,护患双方应共同努力以保证目标的实现。

(8)关于潜在并发症的目标。潜在并发症是合作性问题,护理措施往往无法阻止其发生,护士的主要任务在于监测并发症的发生或发展。潜在并发症的目标陈述为:护士能及时发现并发症的发生并积极配合处理。如"潜在并发症:心律失常"的目标是"护士能及时发现心律失常的发生并积极配合抢救"。

三、制订护理措施

护理措施是护士为帮助患者达到预定目标而制订的具体方法和内容。规定了解决健康问题的护理活动方式与步骤。它是一份书面形式的护理计划,也可称为"护嘱"。

(一)护理措施的类型

护理措施可分为依赖性护理措施、协作性护理措施和独立性护理措施三类。

1.依赖性护理措施

即来自医嘱的护理措施,它描述了贯彻医疗措施的行为。如医嘱"每晨测血压1次""每小时巡视患者1次"。

2.协作性护理措施

协作性护理措施是护士与其他健康保健人员相互合作采取的行动。如患者出现"营养失调:高于机体的需要量"的问题时,为帮助患者达到理想体重的目标,需要和营养师一起协商、讨论、制订护理措施。

3.独立性护理措施

独立性护理措施是护士根据所收集的资料,凭借自己的知识、经验、能力,独立思考、判断后做出的决策,是在护理职责范围内。这类护理措施完全由护士设计并实施,不需要医嘱。如长期卧床患者存在的"有皮肤破损的危险",护士每天定时给患者翻身、按摩受压部位皮肤、温水擦拭等措施都是独立性护理措施。

(二)护理措施的构成

完整的护理措施计划应包括护理观察措施、行动措施、教育措施三部分。

例如,护理诊断。胸痛:与心肌缺血、缺氧致心肌坏死有关。

护理目标:24 h 内患者主诉胸痛程度减轻。

制订护理措施如下。

1.观察措施

(1)观察疼痛的程度和缓解情况。

(2)观察患者的心律、心率、血压的变化。

2.行动措施

(1)给予持续吸氧,2～4 L/min。(依赖性护理措施)

(2)遵医嘱持续静脉点滴硝酸甘油 15 滴/分钟。(依赖性护理措施)

(3)协助床上进食、洗漱、大小便。(独立性护理措施)

3.教育措施

(1)教育患者绝对卧床休息。

(2)保持情绪稳定。

(三)制订护理措施的注意事项

1.针对性

护理措施针对护理目标制订。一般一个护理目标可通过几项措施来实现,措施应针对目标制订,否则,即使护理措施没有错误,也无法促使目标实现。

2.可行性

护理措施要切实可行,措施制订时要考虑以下问题。①患者的身心问题:这也是整体护理中所强调的要为患者制订个体化的方案。措施要符合患者的年龄、体力、病情、认知情况,以及患者自己对改变目前状况的愿望等。如对老年患者进行知识缺乏的健康教育时,让患者短时间内记忆很多教育内容是困难的。护理措施必须是患者乐于接受的。②护理人员的情况:护理人员的配备及专业技术、理论知识水平和应用能力等是否能胜任所制订的护理措施。③适当的医院设施、设备。

3.科学性

护理措施应基于科学的基础上,每项护理措施都应有措施依据,措施依据来自护理科学及相关学科的理论知识。禁止将没有科学依据的措施用于患者。护理措施的前提是一定要保证患者的安全。

4.一致性

护理措施不应与其他医务人员的措施相矛盾,否则容易使患者不知所措,并造成不信任感,甚至可能威胁患者安全。制订护理措施时应参阅其他医务人员的病历记录、医嘱,意见不一致时应共同协商、达成一致。

5.指导性

护理措施应具体、有指导性,不仅使护理同一患者的其他护士很容易地执行措施,也有利于患者。如对于体液过多需低盐饮食的患者,正确的护理措施:①观察患者的饮食是否符合低盐要求;②告诉患者及其家属每天摄盐＜5 g。含钠多的食物除咸味食品外,还包括发面食品、碳酸饮料、罐头食品等。③教育患者及其家属理解低盐饮食的重要性等。

不具有指导性护理措施:①嘱患者每天摄盐量<5 g;②嘱患者不要进食含钠多的食物。

四、护理计划成文

护理计划成文是将护理诊断、目标、护理措施以一定的格式记录下来而形成的护理文件。不仅为护理程序的下一步实施提供了指导,也有利于护士之间及护士与其他医务人员之间的交流。护理计划的书写格式,因不同的医院有各自具体的条件和要求,所以书写格式也是多种多样的。大致包括日期、护理诊断、目标、措施、效果评价几项内容,见表 3-3。

表 3-3 护理计划

日期	护理诊断	护理目标	护理措施	评价	停止日期	签名
2021−02−19	气体交换受阻	1. 2.	1. 2. 3.			
2021−02−22	焦虑	1. 2.	1. 2. 3.			

护理计划应体现个体差异性,一份护理计划只对一个患者的护理活动起作用。护理计划还应具有动态发展性,随着患者病情的变化、护理的效果而调整。

（王　燕）

第五节　护理实施

实施是为达到护理目标而将计划中各项措施付诸行动的过程。实施的质量如何与护士的专业知识、操作技能和人际沟通能力三方面的水平有关。实施过程中的情况应随时用文字记录下来。

实施过程包括实施前准备、实施和实施后记录三个部分。一般来讲,实施应发生于护理计划完成之后,但在某些特殊情况下,如遇到急诊患者或病情突变的住院患者,护士只能先在头脑中迅速形成一个初步的护理计划并立即采取紧急救护措施,事后再补上完整的护理计划。

一、实施前的准备

护士在执行护理计划之前,为了保证护理效果,应思考安排以下几个问题,即"五个 W"。

(一)谁去做

对需要执行的护理措施进行分类和分工,确定护理措施是由护士做、还是由辅助护士做;哪一级别或水平的护士做;是一个护士做,还是多个护士做。

(二)做什么

进一步熟悉和理解计划。执行者对计划中每一项措施的目的、要求、方法和时间安排应了如指掌,以确保措施的落实,并使护理行为与计划一致。此外,护士还应理解各项措施的理论基础,保证科学施护。

（三）怎样做

（1）三分析所需要的护理知识和技术：护士必须分析实施这些措施所需要的护理知识和技术，如操作程序或仪器设备使用的方法。若有不足，则应复习有关书籍或资料，或向其他有关人员求教。

（2）明确可能会发生的并发症及其预防：某些护理措施的实施有可能对患者产生一定程度的损伤。护士必须充分预想可能发生的并发症，避免或减少对患者的损伤，保证患者的安全。

（3）如果患者情绪不佳，合作性差，那么，需要考虑如何使措施得以顺利进行。

（四）何时做

实施护理措施的时间选择和安排要恰当。护士应该根据患者的具体情况、要求等多方面因素来选择执行护理措施的时机。例如，健康教育的时间，应该选择在患者身体状况良好、情绪稳定的情况下进行，以达到预期的效果。

（五）何地做

确定实施护理措施的场所，以保证措施的顺利实施。在健康教育时应选择相对安静的场所；对涉及患者隐私的操作，更应该注意选择环境。

二、实施

实施是护士运用操作技术、沟通技巧、观察能力、合作能力和应变能力去执行护理措施的过程。在实施阶段，护理的重点是落实已制订的措施，执行医嘱、护嘱，帮助患者达到护理目标，解决问题。在实施中必须注意既要按护理操作常规规范化地实施每一项措施，又要注意根据每个患者的生理、心理特征个性化地实施护理。

实施是评估、诊断和计划阶段的延续，需随时注意评估患者的病情及患者对护理措施的反应及效果，努力使护理措施满足患者的生理、心理需要，促进疾病的康复。

三、实施后的记录

实施后，护士要对其所执行的各种护理措施及患者的反应进行完整、准确的文字记录，即护理病历中的护理病程记录，以反映护理效果，为评价做好准备。

记录可采用文字描述或填表方式，在相应项目上打"√"。常见的记录格式有 PIO 记录方式，PIO 即由问题（problem，P）、措施（intervention，I）、结果（outcome，O）组成。"P"的序号要与护理诊断的序号一致并写明相关因素，可分别采用 PES、PE、SE 三种记录方式。"I"是指与 P 相对应的、已实施的护理措施。即做了什么，但记录并非护理计划中所提出的全部护理措施的罗列。"O"是指实施护理措施后的结果。可出现两种情况：一种结果是当班问题已解决；另一种结果是当班问题部分解决或未解决。若措施适当，由下一班负责护士继续观察并记录；若措施不适宜，则由下一班负责护士重新修订并制订新的护理措施。

记录是一项很重要的工作，其意义在于：①可以记录患者住院期间接受护理照顾的全部经过；②有利于其他医护人员了解情况；③可作为护理质量评价的一个内容；④可为以后的护理工作提供资料；⑤它是护士辛勤工作的最好证明。

（王　燕）

第六节 护理评价

评价是有计划的、系统的将患者的健康现状与确定的预期目标进行比较的过程。评价是护理程序的第五步,但实际上它贯穿于整个护理程序的各个步骤。例如:评估阶段,需评估资料收集是否完全,收集方法是否正确;诊断阶段,需评价诊断是否正确,有无遗漏,是否是以收集到的资料为依据;计划阶段,需评价护理诊断的顺序是否合适,目标是否可行,措施是否得当;实施阶段,需评价措施是否得到准确执行,执行效果如何等。虽然评价位于程序的最后一步,但并不意味着护理程序的结束;相反,通过评价发现新问题,重新修订计划,而使护理程序循环往复地进行下去。

评价包括以下几个步骤。

一、收集资料

收集有关患者目前健康状态的资料,资料涉及的内容与方法同评估部分的相应内容。

二、评价目标是否实现

评价的方法是将患者目前健康状态的资料与计划阶段的预期目标相比较,以判断目标是否能实现。经分析可得出 3 种结果:①目标已达到;②部分达到目标;③未能达到目标。

例:预定的目标为"一个月后患者拄着拐杖行走 50 m",一个月后评价结果如下。

患者能行走 50 m——目标达到。

患者能行走 30 m——目标部分达到。

患者不能行走——目标未达到。

三、重审护理计划

对护理计划的调整包括以下几种方式。

(一)停止

重审护理计划时,对目标已经达到、问题已经解决的,停止采取措施,但应进一步评估患者可能存在的其他问题。

(二)继续

问题依然存在,计划的措施适宜,则继续执行原计划。

(三)修订

对目标部分实现或目标未实现的原因要进行探讨和分析,并重审护理计划,对诊断、目标和措施中不适当的内容加以修改,应考虑下述问题:收集的资料是否准确和全面;护理问题是否确切;所定目标是否现实;护理措施设计是否得当及执行是否有效、患者是否配合等。

护理程序作为一个开放系统,患者的健康状况是一个输入信息,通过评估、计划和实施,输出患者健康状况的信息,经过护理评价结果来证实计划是否正确。如果患者尚未达到健康目标,就需要重新收集资料、修改计划,直到患者达到预期的目标,护理程序才告停止。因此,护理程序是一个周而复始、无限循环的系统工程(图 3-2)。

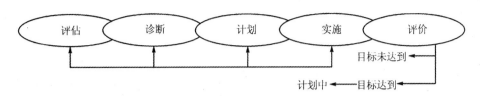

评估	诊断	计划	实施	评价

目标未达到

计划中 ← 目标达到

1.护理观的确立	1.分析、解释资料	1.排列护理诊断顺序	1.执行护理计划	1.收集资料
2.决定资料收集框架	2.找出存在的问题及原因	2.制订护理目标	2.完成护理记录	2.与护理目标比较
3.收集资料	3.确定护理诊断	3.选择护理措施		3.分析原因
4.核实资料		4.计划成文		4.修订计划

图 3-2　护理程序的循环过程

　　护理程序是一种系统的解决问题的程序,是护士为患者提供护理照顾的方法,应用护理程序可以保证护士给患者提供有计划、有目的、高质量、以患者为中心的整体护理。因此,它不仅适用于医院的临床护理、护理管理,同时还适用于其他护理实践,如社区护理、家庭护理、大众健康教育等,是护理专业化的标志之一。

（王　燕）

第 四 章

护 理 管 理

第一节 护理质量标准管理

一、护理质量标准的基本概念

(一)标准和标准化的概念

1.标准的概念

标准指的是判定事物的准则,是技术工作与管理工作的依据。标准是一种权威性规定,具有约束力,是医疗护理质量的保护性和促进性因素。

2.标准化的概念

标准化通常是指制订标准、贯彻标准及修订标准的整个过程。标准化有多种形式,如简化、系列化、统一化、组合化等。

(二)标准化管理

标准化管理指的是在护理管理中比较全面、系统地将标准化贯穿于管理全过程的一种管理手段或方法。它将标准付诸实践,并在理论与实践的过程中不断深化。因此,标准化管理的显著特点是要吸收最新的管理理论和方法,实施科学的管理,进行标准化建设。

(三)护理质量标准化管理

护理质量标准指的是在护理质量管理过程中,以标准化的形式,按照护理工作的内容及特点、流程、管理要求及护理人员及服务对象的特点,以患者满意为最高标准,制定护理人员严格遵循和掌握的护理工作准则、规定、程序和方法。要搞好护理质量标准化管理,必须制定科学的、适合本医院护理工作的质量标准。

二、护理质量标准的制定原则

(一)目的性原则

针对不同目的,制定不同种类的质量标准。标准要符合我国医院护理质量主要评价指标和等级医院标准。标准应反映患者的需求,体现以患者为中心的指导思想,无论是直接还是间接为患者服务的项目,都应当以此为原则。

（二）系统性原则

全面质量管理体现了系统性和统一性的原则。应当从整体着眼，使部分服从整体。护理质量标准必须服从于国家性标准，服从于地方性标准、省级标准、地区或市级标准、本单位标准。

（三）科学性原则

科学是反映自然、社会、思维等客观规律的分科知识体系。标准的科学性就是必须符合护理质量管理规律和发展规律，要积极地贯彻执行、检查评价的科学管理方法。

（四）实用性原则

标准的制定必须结合实践，具有实际使用的价值，各类指标要能测量和控制，符合临床实际，如果指标太高、太低或复杂、烦琐，不但浪费人力、物力，而且不能长久坚持，起不到监控的作用。

三、制定质量标准的要求和程序

（一）制定标准的基本要求

1.科学可靠

标准的内容应体现科学性、先进性和实用性。不但有利于学科发展、管理水平的提高，而且可以从客观实际出发，按照现有的人力、物力，制定通过努力能够达到的标准；标准中的技术指标、参数要科学可靠。

2.准确明了

标准的内容要通俗易懂、简洁明了，用词要准确，能用数据的标准、尽量用数据来表达。

3.符合法规

标准的内容要符合相关法律、法令和法规，标准要与现行的上级有关标准协调一致，标准中的名词和术语要规范统一。

4.相对稳定

标准一经审订，就具有严肃性和法规作用，大家都必须按照执行，所以，制定标准时必须要慎重，要有群众基础，要有相对的稳定性，不能朝令夕改。但标准要随着科学技术的发展而变化，所以需要进行适时的修订。

（二）制定标准的程序

（1）确定标准项目，成立制定小组：选择熟悉此项目护理质量要求的资深护理人员组成标准制定小组。

（2）制定标准草案：编写小组成员在充分了解本单位的情况和国内外现状的前提下制定出科学、先进、实用的标准草案。

（3）标准草案的试运行：标准草案制定后，要在部分相关科室或单位试运行，征求意见，对分歧意见要进行分析研究，协商修正草案，最后确定标准，必要时送上级主管部门审批。

（4）批准和发布：按照标准的级别和审批的权限，将标准报相应的主管部门批准后，由批准机关将标准编号发布，并明确标准的实施日期，组织各单位或各科室贯彻执行。在执行过程中发现问题，可向主管部门反映，以利修订。

四、护理质量标准的意义和重要性

（一）护理质量标准的意义

护理质量标准是衡量护理质量的准则，是质量管理的依据，没有标准就不可能有质量管理。

标准化是医院科学管理的基础,也是进行全面质量管理的重要环节。所以,应将医院护理工作各部分的质量要求及检查评定制度定出具有先进性、科学性、合理性、实用性的标准,只有形成标准化体系,才能达到真正的质量管理。

(二)护理质量标准的重要性

护理质量标准的重要性主要表现在以下 3 个方面。

(1)护理质量标准是了解护理工作正常进行的重要手段,它明确了护理人员在护理技术活动中应当遵循的技术准则和程序方法,规范了护理人员的职责,使各项护理工作有章可循,是质量管理活动的依据和准则。

(2)护理质量标准是护理服务质量的保证和促进因素。医院严格的护理质量标准对护理人员的服务提出了要求,达到标准的过程本身就是保证质量的过程。它可有效减少护理工作中的过失行为,提高工作效益,减少人力、物力等资源浪费,从而提高护理质量。

(3)护理质量标准可促进护理业务技术水平的提高,有助于护理教学和科研工作的开展,是护理教学和科研的重要依据。它明确了护理人员的业务培训目标,对于促进护理学科的发展和提高护理人员的整体素质具有重要意义。

五、常用的护理质量标准

(一)各项制度标准要求

1.值班、交接班制度

(1)护士必须实行 24 h 轮流值班制,服从护士长排班,不得私自更动班次。

(2)值班人员必须坚守岗位,遵守劳动纪律,工作中做到"四轻、十不",即说话轻、走路轻、操作轻、开关门轻;不擅自离岗外出、不违反护士仪表规范、不带私人用物入工作场所、不在工作区吃东西、不接待私人会客和打私人电话(非急事)、不做私事、不打瞌睡或闲聊、不与患者及探陪人员争吵、不接受患者礼物、不利用工作之便谋私利。

(3)勤巡视,严密观察、了解病室动态及患者的病情变化与心理状态,及时准确地完成各项治疗护理工作。

(4)必须在交班前完成本班各项工作,写好各项记录,处理好用过的物品,为下一班做好用物准备。

(5)按时交接班,接班者应提前 15 min 到科室,对患者逐个进行床旁病情交接班和用物交接班,未交接清楚,交班者不得离开岗位,接班时发现的问题由交班者负责。

(6)认真执行"十不交接":衣着穿戴不整齐不交接;危重患者抢救时不交接;患者出、入院或死亡、转科未处理好不交接;皮试结果未观察、未记录不交接;医嘱未处理不交接;床边处置未做好不交接;物品数目不清楚不交接;清洁卫生未处理好不交接;没为下班工作做好用物准备不交接;交班报告未完成不交接。

2.查对制度

(1)医嘱要做到班班查对,下一班查上一班,查对后签全名。

(2)执行一切医嘱均要严格执行"三查八对"。

(3)麻醉药用后登记并保留安瓿备查。

(4)药品使用前要检查药物标签、批号和失效期,瓶盖及药瓶有无松动与裂缝,药液有无变色与沉淀。

(5)给药前,询问患者有无过敏史。

(6)输血要有 2 人核对,并严格检查血液质量。

(7)使用无菌物品,要检查包装是否严密,无菌日期及无菌效果是否达到要求。

3.抢救制度

(1)各科室必须根据情况设有抢救室或抢救车、抢救箱。

(2)抢救室内物品齐全,严格管理,一切用物做到"四固定、三及时"。

(3)各类抢救仪器功能良好,器械完好备用,抢救用物分项配套齐全,随时处于完好备用状态。

(4)急救车上物品齐备,放置有序,无过期变质,数目相符。

(5)人人都能熟练掌握常用的抢救知识、技能、急救药物和各抢救仪器的使用。

(6)抢救患者时应指挥得力,分工明确,配合默契,有条不紊。

(7)准确执行医嘱;口头医嘱要复述核实后才能执行。

(8)各项记录清楚完善,记录及时。

(9)终末料理及消毒符合要求,一切用物及时补充与还原。

(二)护理管理工作质量标准

管理是保证质量的关键,只有严格的管理才会有高水平的质量。长期以来护理管理实行护理部主任、科护士长、护士长三级负责制,有严格的质量管理标准,最主要的标准有护理部工作质量标准、科护士长工作质量标准、病室护士长工作质量标准等。

1.护理部工作质量标准

(1)在院长领导下,负责全院的护理管理工作,严格督促执行全院各科护理常规,检查指导各科室落实各项护理工作制度,定期向主管院长汇报工作。

(2)明确各类人员职责分工,建立定期部务会议制度,研究安排检查工作。

(3)制定全院护理年工作计划、在职护士培训计划、新护士上岗培训计划,护理工作年终总结,半年工作小结。

(4)定期检查护理工作质量,每次有检查小结,有质量分析,有整改措施。

(5)组织全院护理人员业务技术培训,拟订、落实在职护士业务培训计划。专人负责和组织开展护理科研和新业务、新技术、科研立项,每年≥2 项。

(6)注意护士素质培养,开展职业道德教育,每年≥2 次;做好护士思想政治工作,关心护士生活。

(7)主持召开全院护士长会议,并形成例会制度,对科护士长工作每季度检查 1 次。

(8)制定安全防范措施,加强安全检查,定期分析安全隐患,杜绝护理差错事故的发生。

(9)落实教学任务,明确带教老师职责,保质保量完成教学、实习、进修工作。

2.科护士长工作质量标准

(1)熟悉职责,有年计划、月安排、周工作重点,并组织实施。

(2)每月召开 1 次护士长会,内容明确具体。

(3)有计划地到所负责的病室参加下列工作:每周参加晨会≥2 次;每周参加科主任查房 1 次;每季度组织业务学习 1 次;每周检查病室护理工作 3 次。

(4)亲自实践和指导危重患者的护理和新业务、新技术的开展。

(5)做好科内护理人员临时调配,协调各病室间的关系。

（6）每月检查护士长工作 1 次，每年综合考核护士长工作 1 次。

（7）经常向护理部汇报工作，做好沟通，贯彻、落实护理部各项工作。

3.病室护士长工作质量标准

（1）科室工作有年计划、月安排、周重点，每周在晨会上有工作小结。

（2）有切实可行的岗位职责，有日常检查考核办法，有奖惩措施，每月进行工作质量讲评。

（3）护理人员排班科学合理，充分满足患者需要，保证医疗护理安全。

（4）有差错疏忽及投诉登记本，无漏报、隐瞒现象，发生差错、事故及时上报，积极处理，认真进行差错分析，有处理意见，有整改措施。

（5）科室内部团结协作，科室间关系良好，关心同事，并协助解决实际问题。

（6）严格执行各项规章制度和操作规程，不断健全专科护理常规。

（7）每周深入病房了解患者及其家属的需要和征求意见 1 次，每月召开工休座谈会 1 次，针对意见有改进措施。

（8）贯彻落实上级各项指令性工作。

（9）每月定期组织科内护士业务学习和护理查房；参加危重患者病案讨论和死亡病例讨论；每年"三基"考核 2 次。

（10）妥善安排实习、进修人员带教工作。

（三）护理工作质量标准

临床护理是对患者进行直接护理最重要的内容，质量高低会直接影响到患者的康复，主要包括护士素质、护理安全、消毒隔离、基础护理、护理记录等内容。

1.护士素质质量标准

（1）尊重患者，态度和蔼，执行保护性医疗制度，患者对护理工作满意度≥95%。

（2）认真履行岗位职责，责任护士对患者做到"十知道"（床号、姓名、诊断、职业、文化程度、家庭状况、心理状况、饮食、治疗和护理）。

（3）遵守院纪院规，遵守劳动纪律。

（4）仪表端庄，举止大方，待人礼貌、热情，着装符合要求。

（5）对患者实施针对性的心理护理及健康教育。

（6）保持慎独的态度，严格执行规章制度和操作规程。

（7）积极参加业务学习、论文撰写和科研工作，完成规定的教学任务。

2.护理安全质量标准

（1）有医疗安全防范的制度和措施，护士与护士长签订安全责任状。

（2）麻醉药管理做到"五专"（专人、专柜、专锁、专处方、专登记本），有交接班记录，有使用登记。

（3）抢救车用物齐全，摆放合理，呼吸机、监护仪等抢救仪器性能良好。

（4）有青霉素过敏抢救专用盒，无过期失效药品和用物，过敏性与非过敏性药物分开放置，药物过敏患者床头挂醒目标志。

（5）严格执行护理操作规程和无菌操作原则。

（6）坚持"三查八对"，护理事故发生率为 0，护理差错发生率≤1/（年·百张床）。

（7）注意护士自身安全，出现意外纠纷，及时报警并采取防范措施。

（8）氧气、吸引等装置保持完好，有用氧"四防"标志。

（9）病房安全通道通畅，灭火器完好，做好安全知识宣教。

3.消毒隔离质量标准

（1）有预防医院感染的制度和措施，严格遵守无菌操作原则，操作前后洗手。

（2）每月定时对工作人员手、无菌物品、空气、物体表面、消毒液进行细菌学监测，超标有整改措施和复查记录。

（3）消毒、灭菌方法正确，灭菌合格率为100％。

（4）病床湿扫，一床一毛巾一消毒，床头桌抹布一桌一巾一消毒。

（5）无菌物品放置在无菌专用柜，无过期失效。

（6）实行一人一针一管一消毒，止血带每人一根，用后消毒，垫巾、隔巾一人一用一消毒。

（7）无菌溶液注明开瓶日期，并在有效期内使用，氧气湿化瓶、呼吸机管道等按规定时间更换、消毒。

（8）室内清洁整齐，定期消毒和开窗通风，严格区分无菌区、清洁区和污染区，有专用的卫生工具。

（9）感染伤口和特殊感染的器械、布类及用物等要按规定严格处理，垃圾分类按要求处理（黄色——医用垃圾、黑色——生活垃圾、红色——放射性垃圾）。

（10）出院或死亡患者，做好床单位终末消毒。

4.基础护理质量标准

（1）病房环境整洁、安静、空气新鲜无异味。

（2）患者的口腔、头发清洁无臭味，衣服和床单整洁无污迹，皮肤清洁无压痕，外阴清洁，无长胡须、长指（趾）甲。

（3）床周边物品摆放有序，无杂物。

（4）患者体位正确，症状与病情相符，情绪稳定无心理障碍。

（5）患者基本生活需要落实到位，各种管道护理正确，无护理并发症（如压疮、烫伤、冻伤、坠床、足下垂、输液外漏等）。

（6）用药准确安全，床头药物过敏标志醒目，特殊患者保护措施到位（神志不清者、小孩有护栏），床头卡与患者情况相符。

（7）经常巡视病房，了解患者动态，责任护士对患者情况要做到"十知道"。

（8）做好健康教育，患者知道护士长、负责护士、负责医师的名字，知道住院注意事项，患者对自身疾病、用药情况、卧位、饮食、休息、活动、检查的注意事项基本了解。

5.护理记录质量标准

护理记录包括体温单、医嘱单、护理记录单、病室交班本等。各项记录要做到：格式符合要求，项目填写齐全，记录及时准确，用医学术语、措辞精练，字迹端正易辨认，页面清洁、不涂改。

（1）体温单：楣栏项目逐项填写齐全、准确。手术后数天连续填写至术后第七天；测量的时间、次数符合病情规定的要求；体温单的绘制做到点圆、线直、大小粗细及颜色深浅一致，页面清洁；40 ℃～42 ℃体温线上及底栏各项目填写正确并符合要求。

（2）护理记录单：楣栏填写符合规定要求，页码准确；首页开始，应简述病情或手术情况，病情的处置及效果；按医嘱或病情需要，及时、准确地记录每个时段患者的生命体征、用药治疗效果、护理措施和病情变化，要求记录完整。交班时应做一次清楚扼要的小结，并签全名；液体出入水量按要求记录，并进行24 h总结；患者病故或出院都应有最后的护理小结；记录的时间与病情的记录要准确无误,不能与医师记录矛盾,不能有主观臆断内容,应真实、客观地反映病情,避免医疗纠纷隐患;护理记录书写合格率≥95％。

(四)特殊专科护理质量标准

特殊专科很多,常把病室之外的科室都视为特殊专科,如手术室、急诊室、供应室、产房婴儿室、重症监护病房、门诊、血液透析室等。这些科室除具备共性的护理质量要求外,还具备一些特殊的质量要求。现举例介绍手术室、急诊室、供应室特有的护理质量标准。

1.手术室护理质量标准

(1)手术室环境随时都必须做到:清洁、整齐、安静、布局合理,严格区分限制区、半限制区、非限制区。

(2)严格遵守各项手术室制度,如查对制度、接送制度、手术器械制度、敷料清点制度、标本保存制度、交接班制度、参观制度等,并有记录可查。

(3)严格执行无菌技术操作规程,无菌手术感染率≤0.5％。

(4)有严格的消毒隔离制度,并认真执行,每月对空气、无菌物品、工作人员的手和物体表面、消毒液、高压锅进行细菌学监测。

(5)无菌手术与有菌手术分室进行,在特殊情况下,应先做无菌手术后再做有菌手术,隔离手术间门口挂隔离牌,术后用物按隔离性质进行严格消毒处理。

(6)严格洗手制度,手术室人员外出必须更换外出的鞋、衣,外出的推车有清洁、消毒措施。

(7)手术室人员半年一次体检,咽拭子培养阳性及皮肤化脓感染者不进手术间。

(8)巡回护士根据手术需要,摆好患者体位,注意患者的舒适和安全,做好各项准备,主动、及时地配合手术及抢救工作。

(9)洗手护士要了解手术步骤,熟练地配合手术,并与巡回护士一起认真地查对患者、手术部位、器械敷料、手术标本等,保证术后伤口内无遗留物,确保手术安全。

2.急诊室护理质量标准

(1)具备救死扶伤的精神,责任心强,业务水平高,熟悉各科室常见急性病的治疗原则和抢救常规,严密观察病情,及时配合抢救,必要时要进行初步应急处理。

(2)做好急诊登记,分诊准确。如发现传染病应立即隔离,并做好消毒工作和疫情报告。

(3)服务态度良好,时间观念强,工作安排有序,应做到接诊患者快、治疗抢救快、医护配合好。

(4)有抢救组织,有抢救预案,如遇大批外伤或中毒患者来院时,能立即组织抢救,并向有关领导汇报。

(5)抢救物品和药品随时保持齐全、完好状态,不准外借,使抢救用品完好率达100％。

(6)做好抢救室及留观室患者的各项护理工作,无护理不当引发的并发症,做到观察室管理病室化。

3.供应室工作质量标准

(1)布局合理,符合污—净—无菌—发放路线原则,三区线路不交叉、不逆行。

(2)有健全的制度和职责,有物品洗涤、包装、灭菌、存放、质量监测、保管等质量要求,并认真执行。

(3)各类设备配置符合要求,供应品种、数量满足医院工作需要。

(4)所供应的物品均应写明灭菌日期,无过期物品,每天对消毒灭菌用物进行质量检测,灭菌

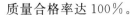

质量合格率达 100%。

(5)坚持做到下送、下收,下送、下收物品不混装,不互相污染,方便于临床。

(6)各种物品管理做到账物相符、分类放置。借物手续齐全,有统计月报制度,数据真实可靠。

(7)环境清洁、整齐有序,定时进行空气消毒,每月对空气、无菌物品、工作人员的手及物体表面、消毒液、灭菌锅进行细菌学监测,确保医疗护理安全。

六、临床科室护理质量管理流程

由于临床科室护理质量管理是医院护理质量管理的基础环节,一般情况下,由病区护士长和护理骨干组成的病区三级护理质控小组负责。主要有以下步骤。

(一)成立护理质量控制小组

质量控制小组简称质控小组,小组人员相对固定,分工明确。一般设立组长 1 人、组员 4～5 名,组长由护士长担任,组员由责任组长、护理骨干、带教组长、高年资护士组成。质控小组负责制定科室年度护理质量监控计划、监控形式及整改意见,根据要求,每天、每周或每月进行科室护理质量自我检查和考评。月底由护士长核定成绩,并结合护理部、科护士长及医院专项护理质量小组检查的结果在全科护士会上总结讲评,分析本科存在的实际问题,提出改进意见或建议,落实奖惩,以促进质量持续改进。

(二)组织学习护理质量标准

病区护士长组织全科护士认真学习医院护理质量标准,要求每位护士熟记并通过自行组织的考核。

(三)建立自查制度和奖惩制度

建立完整的自查和奖惩制度。质量小组成员按照分工定期检查各项护理质量指标的达标情况,小组成员间各自负责又相互合作,做到重点突出、标准统一、量化评分、奖惩分明。

(四)跟班检查

护士长根据跟班者情况或近期护理工作的特点,有重点地跟班。在跟班过程中,主要了解护士掌握工作的熟练程度和完成质量,指出存在问题或不足,提出改进意见,必要时进行示范教学。对于科室存在的共性问题、重点问题,应重点讲评。为便于观察分析质量发展的趋势和改进效果,科室可建立专门的"跟班登记本",记录跟班的各项检查指标及其分值,被跟班者的姓名,跟班的时间、班次、讲评意见等。

(五)不定期检查

护理部主任、质管干事和科护士长可通过跟班检查对科室护理工作质量进行检查。检查的重点是新护士长、代理护士长及工作繁忙、存在隐患多的科室等。检查内容为护士长的行政管理、业务技术、护理教学和护理查房等全面护理工作的完成质量。

(六)问卷调查和自评

护士长可通过问卷调查了解患者对科室护理质量的满意度,问卷既可以在患者住院期间即时发放,也可以在患者出院后以邮寄形式发放。问卷设计可参照护理部的满意度调查表,同时也应采纳科室医技类人员的意见或建议。护士长也可通过问卷调查对科室护理工作进行自评,由每位护士配合填写自评表。通过满意度调查和自评,护士长可以对科室的护理质量有一个全面的了解,能及时发现问题、完善管理。

(七)每月召开护士会分析讲评

护士长每月组织护士或护理骨干召开护理质量分析会,护士长在会上根据跟班检查的结果、自查的结果、护理部专项护理质量检查小组和护士长例会通报的情况等进行分析讲评,重点讲评科室护理工作的完成质量、存在问题、整改意见及奖惩情况,并布置下个月的工作任务和要求。

(八)完善科内管理制度

实施改进措施后,科室的护理质量如能改善并实现达标,护士长应当将改进措施列为科内的管理制度继续执行。

(蒋萍萍)

第二节　医院感染与护理管理

护理工作在医院感染管理中具有本身的特殊性和重要性。国内外调查结果显示,医院感染中有30%～50%与不恰当的护理操作及护理管理有关。因此,加强研究护理程序、护理技术和医院感染的发生规律,以及它们之间的相互关系,探索预防、控制感染的理论与方法,用有效的护理操作技术,最大限度地降低医院感染的发生率,是本节阐述的目的。

一、护理操作与防止感染的关系

护理管理是医院管理系统中的主要组成部分。在总系统的协调下,相关的护理部门运用科学的理论和方法,在医院内实行各种消毒灭菌和隔离措施。完善的护理管理机制通常以质量管理为核心、技术管理为重点、组织管理为保证。护理质量的核心则是医院感染控制的水平。在预防和控制医院感染的全过程中,护理指挥系统起着决定性的作用。护理人员及护理管理者,应该成为预防和控制医院感染的主力。

预防感染措施的执行常常首先涉及护理人员。要做好实质性护理,离不开消毒、灭菌和隔离技术,而且,一般来说,护理人员接受的控制感染的基本教育和训练比医师要多。在多数情况下,患者的一些病情变化首先发现的往往是护士。一旦发现患者有严重感染的危险时,当班护士有权对患者实行隔离。这种责任要求护士对一些疾病及其隔离的必要条件,必须有较全面的知识和理念,并要随着疾病谱的变化、疾病传播和流行的特点,制定出相应的隔离措施。比如,100多年前提出的"类目隔离"发展至今已有7种方法(严密隔离、呼吸道隔离、抗酸杆菌隔离、接触隔离、肠道隔离、引流物-分泌物隔离、血液-体液隔离),以后又发展为以疾病为特点的隔离;20世纪80年代末期进一步提出全面血液和体液隔离,亦称屏障护理;20世纪90年代初发展为"体内物质隔离"。在此基础上于20世纪90年代中期形成了"普遍性预防措施",到了20世纪90年代后期又迅速地发展为今天的"标准预防"。

以最简单而常做的试体温为例来说,曾有报道,由于直肠体温表擦拭不净,消毒不彻底,造成新生儿沙门菌感染迅速扩散,6周内就有25例新生儿感染。经过实行隔离患儿、彻底消毒体温计和停止直肠测温(改用腋表)等综合管理和护理措施,感染才得以控制。

点眼药这一简单而常见的护理操作,亦可能造成眼部的严重感染。国外有报道说,因点眼药造成感染的发生率可高达44%。点眼药除可导致铜绿假单胞菌传播外,还会引起黄杆菌污染。

曾有报道,给新生儿洗眼后发生脑膜炎;用无色杆菌污染的水洗眼和湿润暖箱造成 6 名早产婴儿死亡。

大量的事实充分说明,严格认真地执行消毒、灭菌、无菌操作和隔离技术,是预防医院感染的重要保证。护理人员既然是主力,在任何治疗和护理行动中都必须坚持这一观点。欧美各国多数医院管理机构都认为,没有预防感染的护士,就无法推动和贯彻防止医院感染的各种措施。因此,英国在 1958 年率先任命了医院感染监控护士。

随着人们对感染与护理关系的认识日益深入,各有关护理管理和护理教育部门相继把防止感染问题列入迫切的议事日程,作为护理质量控制的必要指标来抓。这既是摆在护理工作者面前的一个亟待解决的重要课题,也是全体护理人员的光荣任务和神圣职责。

综上所述,护理人员必然是医院感染管理中的主力。有关机构总结了感染监控工作的经验与教训,认为一个合格的感染监控护士,应该扮演着多种重要角色:专职者(掌握病原体特征及其传播途径,并有针对性地加以有效预防和控制);执行者(理论与实际并重,不仅掌握清洁、消毒、灭菌理论与方法,并能付诸实践,严格地执行无菌操作技术与隔离方法,有效地控制医院感染的发生);监察者(督促全院医护人员行动一致,互相提醒);教育者(指导卫生员、护工及探访者等非专业人员,普及有关疾病传播和预防交叉感染等知识);发现者(高度警惕、密切观察,及时发现感染者及引起感染的潜在危险因素,并尽快予以控制);研究者(研究医院感染的发生、发展规律,探讨针对感染的预防控制措施);保护者(既是患者健康的保护神,又必须保护工作人员免受感染)。集 7 个角色于一身,这充分说明监控护士的突出作用,同时也描绘出他们所担负的职责与任务的分量。

二、加强护理管理与减少医院感染

按国家卫生健康委员会 1988 年建立健全医院感染管理组织的文件精神,护理部主任(或总护士长)必须是医院感染管理委员会的主要成员之一,积极参加该委员会的组织、管理、计划和决策等各项重要活动。护理部必须将感染管理委员会的各项计划、决策列为本部门的日常基础工作,并及时付诸实施和督促执行。护理部有责任教育广大护理人员提高对医院感染危害的认识,贯彻消毒、灭菌、隔离和合理使用抗生素等各项预防措施,并担负起有关防止感染的组织、领导、培训、考核、评价、科研和调查等工作。如有必要,护理系统应该主动和独立地制定出行之有效的预防措施,并建立严格的控制感染管理制度,层层落实把关,从而最大限度地避免因护理管理失误而引发医院感染。

(一)加强组织领导与健全监督检查

医院的感染管理是一个复杂的系统工程,护理管理则是该系统的重要子系统,它的运行状况会直接影响整个医院感染管理的质量与水平。为了实现预防和控制医院感染这个大目标,必须建立健全组织,并实施科学而有效的管理。护理部要在医院感染管理委员会的指导下,组织本系统中有关人员成立预防医院感染的消毒隔离管理小组,由护理部主任或副主任(或总护士长)担任组长,成员应包括部分科护士长和病房护士长。组成感染管理的护理指挥系统,负责制定预防医院感染的近期和远期计划,并提出相应的具体要求,明确职责与任务。无论是近期计划还是远期计划,均应从实际出发,并有一定群众基础,以利实施和执行。切实可行的预防感染计划是严格护理管理的关键一步。它既是护理质量评定的标准和检查、考核、评比的依据,又是防止感染发生的保障。

护理指挥系统应当充分发挥它的组织作用及计划、处理和控制医院感染的职能,通过计划安排、定期检测、随时抽查或深入第一线等途径,了解情况,以此衡量和评定各科室的护理管理现状和质量,并根据所获得的各方面的信息及时处理存在的问题,或做出相应的调整,使医院感染的各项预防措施持续处于良好的运行状态。这个系统必须使组织中的成员都能发挥他们的聪明才智,为实现组织目标而共同努力奋斗,用有限的资源获得最大的预防控制感染的效果。

感染管理的护理系统还应对全院护理人员进行消毒、灭菌、无菌操作和隔离技术的教育,进行合理使用抗菌药物、正确配制和选择合适溶酶、观察用药后的反应,以及各种标本的正确留取及运送等有关预防感染的培训,并根据实际需要及时实施考核、检查、纠错等工作。要定期进行无菌操作的达标率和消毒灭菌合格率等的统计,了解护理人员被利器刺伤甚或遭受感染的情况,以及住院患者的感染发生率等,分析原因,及时向有关部门提出警示并做好宣传教育工作等。它还必须建立感染发生的报告制度,除法定传染病按规定报告外,其他医院感染均应由各病区护士长(或监控护士)上报护理部及医院感染管理专职人员,特别是发生多种耐药菌株,如耐甲氧西林的金黄色葡萄球菌、耐万古霉素的金黄色葡萄球菌、耐万古霉素肠球菌等感染;输血和输液反应及输血后肝炎等需要立即报告,同时应实施有效的相应隔离。一旦发生感染暴发流行,护理部的主管者应迅速到达发病现场进行调查,第一时间获得资料,并同医院感染管理专职人员协力探讨原因,采取相应的对策及改进消毒灭菌方法和隔离措施。

在医院感染暴发流行时,必须及时调整防止感染的计划。这时感染管理的惯性运行应过渡到调度运行或控制运行状态。但是,全院统一的清洁卫生、消毒隔离、监测检查和无菌操作等各种规章制度应保持相对稳定,这一点亦正是制度与计划的不同之处。切实可行的计划与严格的管理制度不但可提高质量和效率,而且是使整个护理工作处于良好状态的保证。此外,护理系统还应制定统一的消毒隔离、无菌操作等护理质量检查标准和具体要求,如对肌内注射、静脉注射、留置针、呼吸机的应用、留置尿管等操作规定统一的操作程序及质量标准,并要根据标准进行训练和强化要求,使具体操作规范化和质量标准化。每季度应进行抽查,以切实达到预防医院感染的目的。

(二)改善建筑布局与增添必要设备

医院感染管理工作的好坏与医院重点部门的建筑布局和设备的关系比较密切,所以在条件允许的情况下,应根据需要适当改造或改建不适于预防感染的旧建筑,增添必要的专用设备。例如,在无菌手术室和大面积烧伤病房及大剂量化疗、骨髓移植病房安装空气净化装置;医院中心供应室三区(污染区、清洁区与无菌区)划分清楚,区与区之间有实际屏障,人流、物流由污到洁,保证不逆行,清洗污染物品逐步由手工操作过渡到机械化操作,使之达到既保证清洗干净又不污染或损伤操作者;淘汰不合格的压力蒸汽灭菌器,应用预真空压力蒸汽灭菌器,保证灭菌质量;根据医院功能及灭菌要求,考虑购置环氧乙烷灭菌器,以保证畏热、怕湿仪器的灭菌质量;增加基础医疗设备,如持物钳、器械罐、剪刀、镊子等基础器械的备份,以保证有充足的灭菌及周转时间,确保医疗安全。在供应室的三区内部设有足够的洗手池及清洁干燥的肥皂与毛巾,以保证工作人员及时洗手。在重点病房及注射室、重症监护病房、儿科病房等部门的进出口旁安装洗手池、脚踏式的开关,以保证医务人员在护理患者前后,能充分地洗手而防止交叉感染。在综合医院设立传染病房时,应建立独立的护理单元,并按传染病医院要求合理布局,按传染病管理法严格管理;严格区分清洁区、半污染区和污染区,以及加强污物、污水的无害化处理。

(三)加强教育培训与提高人员素质

提高工作质量的原动力来自教育。不断进行针对性的教育与专业培训是搞好医院感染管理的基础。因此,护理部必须从教育入手,与感染管理专职人员密切配合,根据当时的具体情况,对各级人员进行消毒、隔离技术等的培训。只有人人都了解预防医院感染的意义、具体要求和实施方法,才能使预防感染的各项计划和措施变为群众的愿望和行动,才能切实控制或防止感染的发生。

对于从事医院感染管理人员的知识结构的要求主要有两个方面:其一是严密的消毒、隔离、无菌操作及其他预防或控制措施的技术方法,以及合理使用抗生素等,这可按照一定的规章制度,通过严格的专业培训来实现;其二是有关的微生物学、卫生学、流行病学等基础知识,这需要加强经常性的学习,不断拓宽知识面才能达到。其中,尤其重要的是提高工作人员的专业素质,使他们掌握并熟知各种感染性疾病的先兆特征及其潜伏期,早期预测和推断交叉感染发生的可能性,并采取相应的措施。早期识别对防止感染的发生最为有效,因为患者最具有传染性威胁的时间往往是患病的最初阶段,如果能及早采取必要的措施,就能迅速控制疾病传播,达到事半功倍的效果。否则,一旦感染扩散开来,就会出现不可收拾的局面。从这个意义上来讲,医院感染预防和管理教育的对象应该不仅限于传染科的医务人员,而是医院的全体,只是教育的内容和程度有所选择和区别。

定期进行在职教育或轮训和考评,是促进护理常规落实的好办法。值得一提的是,实践已反复证明,有关护士长和监控护士的思想作风、业务技术和组织管理能力与医院感染的发生率有密切关系,因此,医院感染的管理机构和护理指挥系统必须紧紧抓住对他们的教育。通常,可以通过有计划的专业培训、参观学习、经验交流及定期举办专题讨论会等形式来提高他们的业务素质和管理水平。护士长和监控护士应该善于利用组织查房、消毒和隔离操作、小讲课、定期考评等途径来指导所属护理人员的工作,从而保证医院感染预防和管理的质量。对于各级护理人员(特别是新调入的),除培养他们严格执行各项消毒隔离制度的习惯外,还必须加强个人卫生管理。如保持工作服、工作帽、口罩及各种器具等的清洁和合理使用等。

2000年国家卫生健康委员会下发的医院感染管理规范中也明确规定,各级人员均要有计划地参加医院感染专业和职业道德的培训,新调入人员每年不少于3个学时、一般工作人员每年不少于6个学时、专职人员每年不少于15个学时的培训。

(四)强化高危人群和重点部门的感染管理

医院是各种疾病患者聚集的地方,其免疫防御功能都存在不同程度的损伤或缺陷。同时,患者在住院期间又由于接受各种诊疗措施,如气管插管、动静脉插管、留置导尿、手术、放射治疗(以下简称放疗)、化疗、内镜检查和介入治疗等,进一步降低了他们的防御功能。加之医院病原菌种类繁多、人员密集,增加了患者的感染机会。因此,为了控制医院感染的发生,医护人员必须对人体的正常防御能力有一定的了解,还要熟悉降低或损伤宿主免疫功能的各种因素,以便采取相应措施,提高宿主的抵抗力。同时,还应对医院感染所涉及的各类微生物,对于常见致病菌和机会致病菌的种类、形态、耐药力、致病力及对药物的敏感性等应有一个清楚的认识,以便有针对性地对有传染性的患者进行有的放矢的隔离与治疗,对环境及医疗器械进行有效的消毒、灭菌,从而降低医院感染的发生率。

老年患者由于免疫功能低下,抗感染能力减弱,尤其是有疾病并处于卧床不起的老年人,由于呼吸系统的纤毛运动和清除功能下降、咳嗽反射减弱,导致防御功能失调,易发生坠积性肺炎。

而且,这类患者的尿道多有细菌附着,导管中铜绿假单胞菌、大肠埃希菌、肠球菌分离率高,也可能成为医院感染的起因。对于抗菌药物的应用,无论是用于治疗还是用于预防,均应持慎重态度,并坚持定期做感染菌株耐药性监测,以减少耐药菌株的产生。

对住院的老年患者,必须特别加强生活护理,做好患者口腔和会阴的卫生。协助患者进行增加肺活量的训练,促进排痰和胃肠功能恢复。用于呼吸道诊疗的各种器械要做到严格消毒。工作人员在护理老年患者前后均应认真洗手,保持室内环境清洁、空气新鲜,严格探视制度及消毒隔离制度。

幼儿处于生长发育阶段,免疫系统发育尚不成熟,对微生物的易感染性较高,尤其是葡萄球菌、克雷伯杆菌、鼠伤寒沙门菌、致病性大肠埃希菌和柯萨奇病毒等感染,较易在新生儿室暴发流行。因此,预防医院感染要针对小儿的特点,制订护理和管理计划。加强基础护理,注意小儿的皮肤清洁及饮食卫生,更主要的是从组织活动和环境改善方面进行考虑,除严格执行各种消毒、隔离的规章制度外,还要求工作人员上班前一定要做好个人卫生。进入新生儿室要换鞋,接触新生儿前一定要洗手,并做好对环境卫生的监测。工作人员出现传染性疾病时,应及时治疗、休息,传染期应调离新生儿室,以免发生交叉感染。

重症监护病房是医院感染的高发区,患者的明显特点是病情危重而复杂。①多数患者都是因其他危重疾病继发感染(包括耐药菌株的感染)后转入重症监护病房。②各种类型休克、严重的多发性创伤、多脏器功能衰竭、大出血等患者,其身心和全身营养状况均较差,抗感染能力低。严重创伤、重大手术等常导致全身应激反应,进而出现抗细菌定植能力及免疫功能下降。③患者多数较长时期使用各类抗菌药物,细菌的耐药性均较强。④强化监护所使用的各种介入性监察、治疗,如机械通气、动脉测压、血液净化、静脉高营养、留置导尿、胃肠引流等都可能为细菌侵入机体和正常菌群移位提供有利条件。⑤患者自理能力缺乏或丧失,因而十分依赖护理人员,与护理人员频繁接触往往会增多发生交叉感染的机会。

为了做好重症监护病房医院感染的预防工作,除从设计和设备上给予关注外,必须制定一系列防止感染的管理制度。此外,还应强调从业人员素质的提高,有高度责任心者才能做好重症监护病房的工作,从而降低重症监护病房患者医院感染的发生率。预防重症监护病房医院感染的原则应是提倡非介入性监护方法,尽量减少介入性血流动力学监护的使用频率。对患者施行必要的保护性医疗措施,提高患者机体的抵抗力。特别应预防下述各类型感染。

1.预防下呼吸道感染

因为这类感染易于发生,而且对危重患者威胁较大。在具体实践中应认真做好以下各项。

(1)对昏迷及气管插管的患者,必须加强口腔护理。

(2)掌握正确的吸痰技术,以免损伤呼吸道黏膜及带入感染细菌。

(3)严格按七步洗手要求,应用流动水、脚踏式或感应式开关、一次性擦手纸巾认真地洗手。根据需要定期或不定期进行手部细菌监测,切断通过手的传播途径。

(4)做好吸入性治疗器具的消毒,阻断吸入感染途径,如湿化瓶及导管要按照卫生健康委员会规范严格终末消毒、干燥保存,用时加无菌水,连续使用时每天更换无菌水;使用中的呼吸机管道系统应及时清除冷凝水,必要时定期或不定期更换、消毒。

(5)积极寻找有效手段,阻断患者的胃-口腔细菌逆向定植及误吸,不用 H_2 受体拮抗剂,慎用抗酸药,以免胃内 pH 升高,而细菌浓度增高,以致促成内源性感染的发生。可用硫糖铝保护胃黏膜,防止应激性溃疡;带有胃管的患者,应选择半卧位,并应保持胃肠通畅,若有胃液潴留,应及时吸引,防止胃液倒流而误吸;术后麻醉尚未恢复之前,应使患者处于侧卧位,严格监护,若有痰液,应及时吸出等措施防止误吸。

(6)做好病室的清洁卫生,及时消除积水和污物,铲除外环境生物储源,保持空气洁净及调节适宜的温湿度,定期清洗空调系统。

(7)加强基础护理,对患者进行有关预防下呼吸道感染的教育,指导患者进行深呼吸训练和有效咳嗽训练,鼓励患者活动,对不能自主活动的患者应协助其活动,定时翻身拍背,推广使用胸部物理治疗技术。

(8)监护室内尽量减少人员走动,隔离不必要人员入室,室内禁止养花,以防真菌感染。

(9)进入重症监护病房的人员(包括探视人员)都要严格按制度更换清洁的外衣和鞋子,洗手,必要时戴口罩,严禁有呼吸道感染者入内。

(10)建立细菌监测、感染情况的登记上报制度,定期分析细菌的检出情况,对感染部位、菌种、菌型及耐药性、感染来源和传播途径,以及医务人员的带菌情况均应做好记录,以便制定针对性的控制措施。

2.防止血管相关性感染

危重患者往往需要进行介入性的监护、治疗或诊查,而作为医护人员必须贯彻世界卫生组织的安全注射的 3 条标准,即接受注射者安全、注射操作者安全、环境安全,还应特别注意下列各点。

(1)采用各种导管应有明确指征,总的来讲要提倡非介入性方法,尽量减少介入性损伤。

(2)对患者实行保护性措施,提高其自身抵抗力,介入性操作容易破坏皮肤和黏膜屏障,能不用时应立即终止。

(3)置入时除了严格的无菌技术外,还应注意选择合适的导管,如选择口径相宜、质地柔软而光洁的导管,以及置管者具备熟练的穿刺、插管技术,从而避免发生血小板黏附及导管对腔壁的机械性损伤。

(4)加强插管部位的护理及监测,留置导管的时间不宜过长,导管入口部位保持清洁,可选用透明敷料,以便于随时监察,一旦发现局部感染或全身感染征象,应立即拔除导管,并做相应的处理。

(5)做好消毒、隔离,严格的洗手和无菌操作是预防介入性感染的最基本的重要措施。

(6)配制液体及高营养液时应在洁净环境中进行,配制抗癌药及抗菌药时应在生物洁净操作台上进行,确保患者、工作人员及环境安全。

(7)介入性操作中使用的一次性医疗用品必须有合格证件,符合卫生健康委员会的有关要求,严防使用过期、无证产品,确保患者安全等。

3.重症监护病房患者感染

重症监护病房患者多为手术后带有切口,而本身的抵抗力又很弱,伤口愈合较慢,所以要求特别注意预防手术部位及切口感染。

(1)防止切口感染的最有效对策是严格的无菌操作,不用无抗菌能力的水冲洗切口,并对疑有感染的切口做好标本留取,及时送检。

(2)缩短患者在监护室滞留的时间。

(3)选用吸附性很强的伤口敷料,敷料一旦被液体渗透要立即更换,以杜绝细菌穿透并清除有利于细菌的渗液和避免皮肤浸渍。

（4）尽量采用封闭式重力引流。

（5）更换敷料前洗手，处理不同患者之间也要洗手，即使处理同一个患者不同部位的伤口之间也应清洁双手。

（6）保持重症监护病房室内空气清洁，尽量减少人员流动，避免室内污染等。

三、护理人员感染的防护

医院的工作人员直接或间接与患者和传染性污物接触，可以从患者获得感染，也可以把所得的感染或携带的病原体传给患者，并能在患者及工作人员之间传播，甚至扩散到社会上去。因此，对工作人员进行感染管理，不仅关系到他们自身的健康，也有益于全院患者及其家属，甚至社会。

在医院众多职工中，护理人员接触患者最多，每天需要处理各种各样的感染性体液和分泌物，可以说是处于各种病原菌包围之中，时刻受到感染的威胁，因此，必须加强护理人员的自我防护与感染管理。

（一）加强对护理人员的感染管理

对护理人员感染的监测既是职业性健康服务和预防感染的重要环节，也是医院感染监控及管理系统中的重要组成部分。对护理人员应定期进行全面体格检查，建立健康状况档案，了解受感染的情况，以便采取针对性的预防措施。

在医院中，许多科室和工作环节对职工具有较高的感染危险性，尤其是护理人员在调入或调离某一部门时，都应进行健康检查，查明有无感染、感染的性质、是否获得免疫力等，并做好详细记录。在此基础上，进一步探讨这个部门的感染管理工作，明确改进目标，制定相应的预防感染措施。

（二）提高护理人员自我防护意识

护理人员在进行手术、注射、针刺、清洗器械等操作时，极易被锐利的器械刺伤。人体的皮肤黏膜稍有破损，在接触带病毒的血液、体液中就有被感染的危险性。国内有医院调查发现，外科及治疗室的护士在工作中约有70%被医疗器械损伤过。美国的一项调查报告表明，703例的医务人员的感染100%与接触感染性的血液、体液有关。这其中有95%与利器刺伤相关。因此，处置血液和血液污染的器械时应戴手套或采用不直接接触的操作技术，谨慎地处理利器，严防利器刺伤。一旦被利器刺伤必须立即处理，挤血并冲洗伤口、清创、消毒、包扎、报告和记录、跟踪监测，尽量找到可能感染的病原体种类证据，以便根据病原学的特点阻断感染。护理人员手上一旦出现伤口，就不要再接触患者的血液和体液。对于从事有可能被患者体液或血液溅入眼部及口腔黏膜内的操作者，应强调戴口罩及佩戴护目镜，在供应室的污染区还应佩带耳塞，穿防护衣、防护鞋等。在进行化学消毒时，应注意通风及戴手套，消毒器必须加盖，防止环境污染带来的危害。

（三）做好预防感染的宣传教育

护理人员在工作中双手极易被病原菌污染。有些护士往往只注意操作后洗手，而忽视了操作前同样需要洗手；有的护理人员本身就是病原携带者，或由于长期接触大量抗菌药物已经改变了鼻咽部的正常菌群，成为耐药细菌的储菌源。这些病原体可通过手或先污染环境和物品，继而导致患者感染。因此，护理人员必须养成良好的卫生习惯，尤其是要强化洗手意识，对一切未经训练的新工作人员，应给予预防感染的基本操作技术培训，并结合各种形式（如板报、壁画、警示等）的宣传教育。

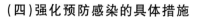

(四)强化预防感染的具体措施

患有传染性疾病的护理人员,为防止感染扩散,应在一定时期内调离直接治疗或护理患者的岗位,并在工作中做好避免交叉感染的各项措施。对从事高危操作的工作人员,如外科医师、监护病房护士及血液透析工作人员等均应进行抗乙肝的免疫接种。被抗原阳性血液污染的针头等锐利器械刺破皮肤或溅污眼部、口腔黏膜者,应立即注射高效免疫球蛋白,以防感染发生。同时,还应加强对结核病的防治,以及在传染病流行期或遭受某种传染物质污染后,及时为护理人员进行各种相应的免疫接种,如乙肝疫苗、流感疫苗等。

四、严格病房管理和做好健康教育

护理人员往往是各级医院健康教育的主要力量。为了取得患者主动配合治疗和协作,对于医院所实行的每一项制度、每一项护理操作的目的与要求,都应该做好必要的宣传教育。例如,管理好病房秩序、控制患者的陪护率、减少病房的人流量等各项措施,实际上都是为了控制病房内的洁净度,这对保护住院患者的医疗安全和减少感染机会都能收到良好的效果。在实践中,只要把问题说清楚,必然会得到患者的理解和配合。

护理人员向患者进行宣传教育的方式应该多种多样,如通过个别指导、集体讲解、电教、录像、展览、广播和画册等,向患者传播预防疾病及控制医院感染等知识。教会患者及其家属、探访者养成接触患者前洗手的习惯。对于需要隔离的患者,特别要讲清隔离的目的和意义,以及不随意串病房的好处。这样做不但能在一定程度上解除患者的心理负担,而且能促进他们主动自觉地配合医护人员遵守隔离、消毒等制度,使之安全而顺利地度过隔离期。

五、建立健全规章制度

医院感染管理工作的成功与否,在很大程度上取决于既切合实际情况又行之有效的规章制度。各种规章制度绝大多数是前人在长期实践中,经过反复验证的经验和教训的总结,是客观规律的反映,可作为各项工作的准则或检查评价的依据。

通常,与医院感染的预防和管理相关的规章制度主要有清洁卫生制度、消毒隔离制度、监测制度、无菌操作制度、探视陪住制度,以及供应室的物品消毒灭菌管理制度等。尤其是对发生感染可能因素较多的科室,如手术室、产房、婴儿室、换药室、治疗室、重症监护病房和新生儿病房等要害部门的各方面规章制度,更应认真制订和严格执行,并在执行过程中不断修正、充实和完善。另外,还必须重视患者入院、住院和出院3个阶段的工作,实施相关的各项要求,以及做好疫源的随时消毒、终末消毒和预防性消毒。这样才能通过重点管理促进整体预防措施的贯彻执行,逐步达到预防工作和管理制度规范化,确保患者和医务人员的健康和安全。

六、消毒措施的贯彻与落实

消毒是预防感染传播的基本手段之一,能否防止或控制感染的扩散往往取决于消毒工作的质量。在任何一个医疗机构里,各种消毒管理规章制度的执行和各项具体消毒措施的落实,涉及诸多方面,但其中某些环节必须予以特别关注。

(一)专人负责

每一护理单元应设医院感染监控护士,在护士长和医院感染管理专职人员的领导下,负责督促检查本病区的消毒隔离制度及无菌操作的执行情况。护士还必须完成规定的各项消毒灭菌效果的检测工作,并按要求做好记录。在本病区发生医院感染甚至暴发流行时,监控护士要及时上报护理部及医院感染管理机构,并协助感染管理部门做好感染情况调查和分析,有针对性地提出有效的控制方案及措施。

(二)定期消毒

不论有无感染发生,各类用具都应根据具体情况和实际需要设有固定的消毒灭菌时间,不能任意更改,一旦发现感染,还应增加消毒次数。除定期消毒的用具外,对某些物品还必须做好随时消毒、预防性消毒和终末消毒。例如,餐具应每餐消毒;便器一用一消毒;患者的床单每天清洁、消毒;被、褥、枕和床垫按规定进行终末消毒等。

(三)按时检查

根据不同对象,建立定期检查制度,按需要明确规定年、季、月、周、日的检查重点(全面检查或抽查)。划定感染管理机构、护理部、科护士长和病房护士长分级检查的范围、内容和要求,做到每项制度有布置必有检查。对于大多数项目的检查,如洗手的要求、口罩的带菌情况、空气的含菌量和物体表面的污染程度等,必须按卫生健康委员会颁布的《消毒管理办法》《医院消毒技术规范》中的各项规定贯彻执行。通过定期和不定期的检查和监测,得出科学的数据,说明现状或存在的感染潜在因素,找出消毒隔离等实施过程中的薄弱环节,采取针对性的改进措施,进一步完善各项规章制度。

(四)定期监测

为了确保消毒灭菌的有效性,对某些项目应定期做好监测。例如,对消毒液的有效成分与污染程度,含氯消毒剂中有效氯的性能及各种消毒液的细菌培养等,必须按时做出分析与鉴别。由于革兰氏阴性菌可能在化学消毒液中存活并繁殖,因此不能用消毒液来储存无菌器械。按常规监测消毒的效果,并根据所得结果提出需要调整消毒剂的种类、浓度及使用方法等建议。对于压力蒸汽灭菌器还必须定期进行生物化学检测。病区的治疗室、换药室、手术室、婴儿室、产房和重症监护病房等重点单位,除定期监测外,根据医院感染的流行情况,必要时应随时进行空气、物表、工作人员手等环节微生物监测,并按卫生健康委员会《医院感染管理规范(试行)》《医院消毒技术规范》中的要求对测得的结果进行分析、控制。

(蒋萍萍)

第三节　病区护理管理

一、病区的设置和布局

每个病区设有病室、危重病抢救室、治疗室、护士办公室、医师办公室、配膳室、盥洗室、浴室、库房、洗涤间、厕所及医护休息室和示教室等。有条件时应设置学习室、娱乐室、会客室和健身室。

二、病区的环境管理

医院的物理环境有以下几方面。

（一）空间

为了保证患者有适当的活动空间及方便治疗和护理,病床之间的距离不得少于 1 m。床与床之间应有围帘,必要时进行遮挡,保护患者隐私。

（二）室温

一般来说,保持 18 ℃～20 ℃ 的室温较为适宜。新生儿及老年人维持室温在 22 ℃～24 ℃ 为宜。

（三）湿度

湿度为空气中含水分的程度,一般指相对湿度。病室相对湿度一般以 50%～60% 为宜。湿度过高或过低时,均对患者不利。

（四）光线

病室采光分为自然光源及人工光源两种。充足的光线有利于观察患者、进行诊疗和护理工作。普通病室除有吊灯外,还应有床头灯、地灯装置,既能保证患者自用和夜间巡视时进行工作,又不影响患者的睡眠。此外,还应备有一定数量的鹅颈灯,以适应不同角度的照明,为特殊诊疗提供方便。

（五）音响

音响是指声音存在的情况。根据世界卫生组织规定噪声的标准,白天医院较为理想的噪声强度应维持在 35～40 dB。护理人员在说话、行走和工作时尽量做到"四轻",同时要向患者及其家属宣传保持病室安静的重要性,共同为患者创造一个良好的休养环境。在杜绝噪声的同时,也应避免绝对的寂静。

（六）通风

通风换气可使室内空气与外界空气交换,增加氧含量,降低二氧化碳在空气中的浓度,以保持室内空气新鲜,通风还能调节室内的温度和相对湿度,刺激皮肤血液循环,促进汗液的蒸发和热的散失,增加患者的舒适感。一般情况下,开窗通风 30 min 即可达到置换室内空气的目的。通风时注意保护遮挡患者,避免直接吹风导致感冒,冬季通风时要注意保暖。

（七）装饰

病室布置应以简洁美观为主,有条件的医院可以根据各病室的不同需求来设计和配备不同颜色,并应用各式图画、各种颜色的窗帘和被单等来布置病室,这样不仅使人感觉身心舒适,还可产生特殊的治疗效果。一般病室上方墙壁可涂白色,下方可涂浅蓝色。病室的走廊可适当摆放一些绿色植物以美化病室环境,增添生机。

医院是社会的一个组成部分,也是就诊患者集中的场所。患者住院后对接触的人员、院规、陈设、声音及气味等会感到陌生和不习惯,以致产生一些不良的心理反应。所以,认真评估患者的心理、社会方面的需求并予以满足,帮助患者建立和维持良好的人际关系,消除其不良的心理反应,使其尽快适应医院的社会文化环境是护士的基本职责之一。

医院常见不安全因素包括物理性损伤、化学性损伤、生物性损伤、心理性损伤、医源性损伤等,护士需随时对威胁患者安全的环境保持警觉,并及时给予妥善处理。

（蒋萍萍）

第四节 门诊护理管理

一、门诊护士服务规范

(一)护士仪表

(1)护士仪表端庄文雅,淡妆上岗,给人以亲切、纯洁、文明的形象。

(2)工作衣帽干净、整洁,勤换洗,正确佩戴胸牌(左上方)。

(3)头发保持清洁、整齐,短发前不遮眉、后不过领,长发者需盘起。

(4)保持手部清洁,不留长指甲,不涂指甲油。

(5)穿护理部、门诊部统一发放的白色鞋子和肤色袜子,并保持鞋子、袜子清洁无破损,不穿高跟鞋、响声鞋。

(6)饰物:上班期间不佩戴首饰。

(7)外出期间着便装,不穿工作服进食堂就餐或出入其他公共场所。

(二)文明服务规范

(1)仪表端庄、整洁,符合医院职业要求,挂胸牌上岗。准时到岗,不擅离工作岗位,不聚堆聊天,专心工作。

(2)接待患者态度亲切,服务热心。有问必答,使用普通话,首问负责制,主动服务,语言规范。

(3)预检护士熟悉普通、专科、专家门诊出诊时间,为患者提供正确的预检服务。

(4)巡回护士站立服务,根据就诊患者人数,及时进行引导和疏导服务,并保持两次候诊秩序良好。

(5)对政策照顾对象,按政策要求予以照顾就诊。

(6)对老、弱、残、孕等行动不便患者提供迎诊服务及搀扶服务和陪诊服务。

(7)各楼层免费提供饮用水和一次性水杯,并实行其他便民服务措施。

(8)发现问题主动联系相关部门,尽可能为患者提供方便,帮助解决问题,不推卸责任,不推诿患者,构建和谐医患关系。

(9)尊重患者的人格与权利,尊重其隐私,保守医密。

(10)注重自我修养,树立为患者服务意识,展现良好的医德、医风和精益求精的职业风范。

(11)以不同形式开展健康教育,如讲座、咨询等。

(12)接待患者和服务对象时,使用礼貌用语,语言坦诚亲切,如带有安慰性的讨论、电话热线等,为患者提供健康教育服务。

(三)护士礼貌用语

(1)护士与人交谈时要保持稳定情绪和平和心态,做到自然大方。

(2)牢记和熟练运用服务用语"十声九字",不对患者使用"四语"。①"九声":问候声、欢迎声、致谢声、征询声、应答声、称赞声、祝贺声、道歉声、送别声。②"九字":您好、欢迎、谢谢、对不起。③"四语":蔑视语、烦躁语、否定语、斗气语。

二、门诊护理工作质量标准

(1)护士岗位要求:仪表端庄,挂胸牌上岗,准时到岗,不擅离岗位。

(2)对患者态度亲切,服务热情,不生硬、不推诿。

(3)主动服务,语言规范,有问必答,首句普通话,首问负责制,无患者投诉。

(4)患者就诊服务流程为预检、挂号、候诊、就诊。

(5)预检护士挂号前10 min开始预检。护士熟悉普通、专科、专家门诊时间。正确分诊,做到"一问、二看、三检查、四分诊、五请示、六登记"。对传染病患者及时分诊隔离。

(6)巡回护士站立服务,根据就诊人数,及时进行疏导,并根据工作安排,进行健康教育。

(7)候诊区环境整洁,就诊秩序良好,有两次候诊流程。

(8)各诊室内环境整洁,秩序良好,单人诊室内一医一患;多人诊室内诊台、诊察床有遮隔设施、诊察床单位整洁,患者使用后及时更换。

(9)治疗室清洁、整洁,物品放置有序,标识清楚,严格按《医院消毒隔离质量标准》工作。医用垃圾分类正确。

(10)各楼层有便民服务措施,对政策照顾对象按政策照顾就诊。对病重、老、弱、残、孕和行动不便者提供迎诊服务、陪诊服务和搀扶服务。免费提供饮用水和一次性水杯。

三、门诊预检分诊管理

(1)预检护士由资深护士担任,同时具有高度的责任心。严格遵守卫生管理法律、法规和有关规定,认真执行临床技术操作规范及有关工作制度。

(2)患者来院就诊,预检护士严格按照"一看、二问、三检查、四分诊、五请示、六登记"原则,正确分诊。

(3)根据《中华人民共和国传染病防治法》有关规定,预检护士对来就诊的患者预先进行有关传染病方面的甄别、检查与分流。发现传染病或疑似传染病患者,通知专科医师到场鉴别,排除者到相应普通科就诊;疑似者发放口罩、隔离衣等保护用具,专人护送到特定门诊,并对接诊区进行消毒处理。由特定门诊预检护士按要求通知医务处、防保科、门诊办公室,并做好传染病登记工作。

(4)如遇患者病情突变、急需抢救时,预检护士立即联系医师就地抢救,同时联系急诊,待病情许可,由专人护送至急诊。

(5)遇突发事件,预检护士立即通知医务处、护理部、门诊办公室,按相关流程启动应急预案。

四、发热门诊管理

(1)在门诊部和急诊室设立预检分诊处,在醒目处悬挂清晰的发热预检标识。急诊室预检工作实行24 h值班制,做好患者信息登记。经预检查出体温超过37℃的发热患者,由预检处的工作人员陪送到发热门诊。

(2)发热门诊相对独立,并有明显标识,配有专用诊室、留观室、抢救设施、治疗室、放射线摄片机、检验室、厕所。

(3)发热门诊设有双通道,工作人员和患者从不同路径出入发热门诊。有明确的清洁、半污染和污染区划分,设置有效屏障,安装非接触式洗手装置。

(4)医师和护士须经过专业培训,合格后方可上岗。

(5)医务人员须准时上岗,24 h均按排班表落实。不擅自离岗,不以任何理由延误开诊。如确有特殊情况,必须提前一天向医务部及门诊部请假,由医务部安排其他人员。

(6)坚持首诊负责制,对每个发热患者必须首先进行详细的流行病学资料收集及认真检查,根据流行病学资料、症状和体征、实验室检查和肺部影像学检查综合判断进行临床诊断,避免漏诊。

(7)严格执行疫情报告制度,一旦出现可疑患者,在第一时间内进行隔离观察、治疗(一人一室一消毒),并立即向医务科报告。遇有疑难病症,及时会诊,以免延误病情。

(8)确诊或疑似病例必须立即按程序上报,6 h内报当地疾病控制中心,并同时填写传染病疫情报告卡,不得延误或漏报。

(9)严格执行交接班制度,并做好患者信息登记及转运交接记录。

(10)医务人员在岗时做好个人防护,接触患者(含疑似患者)后,及时更换全套防护物品。

(11)进入发热门诊就诊患者应在医务人员指导下做好相应防护。

(12)诊室保证通风良好和独立的空调系统,每天常规进行空气消毒、定时消毒地面、物品表面。患者离去后立即进行终末消毒处理。

(13)医务人员防护、设备消毒、污染物品处理等,按卫生健康委员会统一文件执行。

五、肠道门诊管理

(1)认真学习《中华人民共和国传染病防治法》及有关肠道传染病业务知识,按要求完成培训。

(2)认真填写门诊日志。对前来就诊的腹泻患者建立肠道门诊卡,并逐例按腹泻患者专册登记项目要求登记,每天核对。专卡、专册、登记册保存3年。

(3)做好肠道传染病的登记工作。按规定时间向防保科报出传染病报告卡,并做好交接记录。疑似或确诊甲类传染病立即电话报告防保科。

(4)每月填写肠道门诊月报表交给防保科、卫生防疫站,并留存1份。

(5)肠道门诊对就诊患者认真询问腹泻病史、流行病史及进行必须的体征、粪常规检查,做到"有泻必采,有样必检"。对可疑对象进行霍乱弧菌培养。对确诊或疑似细菌性痢疾病者及重点职业(幼托儿童保育员、饮食从业人员、水上作业人员、与粪便接触从业人员)腹泻患者需进行细菌性痢疾培养。

(6)发现食物中毒、集体性腹泻病例(3例以上,含3例),立即电话报告卫生防疫站和卫生监督所。

(7)加强肠道门诊日常消毒隔离工作,严格按消毒隔离规范及肠道门诊医院感染管理制度执行,防止医院内感染发生。对患者的呕吐物、粪便和检后标本,以及被污染物品、场所及废弃物应立即进行相应消毒隔离处理。对重症腹泻患者立即隔离,防止疾病蔓延、扩散。

六、门诊换药室、治疗室管理

(1)换药室、治疗室的布局合理,清洁区、污染区分区明确,标志清楚。

(2)环境清洁、干燥,有专用清洁工具,每天2次清洁地面。如有脓、血、体液污染,及时用2 000 mg/L含氯消毒液擦拭消毒。

(3)护士按各自岗位职责工作,无关人员不得入内。

(4)严格执行无菌技术操作规程,每次操作前后洗手。各种治疗、护理及换药操作按清洁伤口、感染伤口分区域进行,无菌物品必须一人一用,换药时要戴手套。

(5)无菌物品按消毒日期前后顺序使用,摆放整齐,有效期为2周,梅雨季节为1周。使用后的器械、换药用具等物品,统一送供应室处理。置于无菌罐中的消毒物品(如棉球、纱布等)一经打开,使用时间最长不超过24 h,提倡使用小包装。疑似过期或污染的无菌物品需重新消毒,不得使用。

(6)治疗车上物品应摆放有序,上层为清洁区,下层为污染区。车上应备有快速手消毒液或消毒手套。

(7)破伤风、气性坏疽、铜绿假单胞菌、传染性等特殊伤口应在特殊感染换药室进行。使用一次性换药器具。换药后敷料及换药器具放入带有警示标识的双层黄色垃圾袋,换药室进行紫外线空气消毒,地面用2 000 mg/L含氯消毒液擦拭。

(8)污染敷料和使用过的一次性医疗废弃物丢入黄色垃圾袋,由专人收取、处理并交接登记。

(9)换药室、治疗室每天用紫外线进行空气消毒,做好记录。

(10)每天开窗通风,保持空气流通。

七、入院处管理

入院处是医院的一个特殊窗口,是住院患者必经的中间环节,与医院其他部门有着纵横交错的联系。为确保患者的合法权利,提高入院处的服务质量,制定下列管理规范。

(一)常规工作规范

(1)每天上班即与各病区办公室护士或护士长联系当天出院情况,了解床位调整,确定收治床位。按流程为已有确定床位的患者办理全套入院手续。

(2)接受患者入院登记,填写入院须知(兼入院通知单)并交给患者。对于要办理特殊手续患者作重点指导。

(3)普通患者住院采取预约制,按照时间先后顺序处理;在入院通知单上告知住院需等待及办理入院时所需要携带的相关证件和日常生活必需品;对急诊或有紧急需求患者,优先安排入院。

(4)按照当天床位情况,尽早安排。及时通知患者入院,使患者有较充裕的准备时间。

(5)热情接待登记患者,如无床位,做好解释工作,帮助患者了解入院手续。

(6)热情接待患者的查询(来电、来人),耐心听取患者倾诉。对患者及其家属提出的疑问耐心解释,做到有问必答。

(7)加强与各科医师及病区护士联系,根据登记患者的男女比例及时调整床位。

(8)每天整理各科入院登记卡,对于登记时间较长的入院登记卡要定期处理、清理。

(二)办理登记流程

(1)患者首先在门诊或急诊挂号、就诊。

(2)医师评估患者疾病后,对于符合收治标准的患者开具入院登记卡,入院处按相关规定安排入院。

(3)核对医师在入院登记卡上填写的基本信息、科别、疾病诊断、医师签名、入院前相关内容告知等。项目无遗漏,由患者或其家属签名确认,并在入院卡上填写联系电话。

（4）入院处工作人员收下住院卡,认真填写入院须知(兼入院通知单),交给患者,并告知患者相关内容:等候入院电话通知,办理入院手续时带好相关证件、预付款、物品。

(三)办理入院流程

（1）患者接到电话通知后,持入院通知单到入院处办理入院手续,同时出示门诊就医磁卡(医保卡)、门诊病历本,患者本人必须到院。

（2）入院处收回入院通知单,电脑登录患者信息(如姓名、性别、诊断及病区等),复印患者本次入院的门诊病历,并置于住院病历中。

（3）患者到财务窗口交住院预付款,并正确填写入院凭证上的基本信息(如姓名、现住址、联系电话、联系人姓名等)。

（4）患者须出示身份证(医保卡)、入院登记卡、入院凭证,由工作人员电脑输入上述详细信息并打印病案首页、床头卡及腕带。

（5）完成入院登记手续,按照相关规定使患者安全进入病区。如行动不便、病情较重或沟通困难,由入院处工作人员护送至病区,并与病区护士做好交接手续。

八、特需门诊管理

特需门诊是医院为满足患者特殊需求而开设的门诊。除了具备普通门诊的功能之外,更着重于为患者提供优质的一条龙服务,减少就诊中间环节,缩短候诊时间。挂号、就诊、交费、取药等环节均有专人指引、陪伴,过程相对快捷、方便,为患者提供更温馨、舒适的就诊服务。

(一)严格的专家准入条件

特需门诊专家应是副高级以上卫生专业技术职称并经医院聘任的、有长期临床工作经验的医师。医院建立专家准入制,由门诊办公室和所属科室双重审核,根据专业特长、学术成就、科研成果及同行认可,确认专家资格,方可准入。

(二)特需门诊的规范管理

1.环境管理

特需门诊要有较好的环境,候诊时应有较大的空间。环境布置要人性化,候诊室有绿植、软硬候诊椅、饮水机、一次性水杯、中央空调,并设有健康教育栏和多媒体健康宣教;专家介绍栏展出专家照片、简历,公开专家技术职称、专业特长及诊治范围,有利于患者择医,为患者创造一个温馨的就医环境。

2.诊室管理

开设独立的、符合有关规定的诊室,严格一医一患,制定具体的接诊时间,由专人负责各诊室的管理。

3.挂号管理

特需门诊的挂号由计算机统一进行,登记姓名、性别、年龄、地址、就诊时间、科别等,防止专家号被倒卖,损害患者利益。同时,开展实名制预约挂号服务,可以定人、定时,使患者有计划就诊。

4.专家管理

（1）要求专家保证出诊时间,请假需提前 3 个工作日。严格执行工作制度及医疗质量控制标准,做到首诊负责制,合理检查与用药,杜绝人情方、大处方。对就诊人数实行定额管理,以保证特需门诊的诊疗质量。

（2）对违反相应规定的医务人员严肃处理，以保证患者权利。

5.护理人员管理

仪表端庄、举止优美；资深护士业务能力强，具有全科知识，准确分诊；及时解决各类问题，发现和化解矛盾，合理安排就诊，保证就诊的有序进行。

九、门诊患者及其家属健康教育规划

门诊健康教育是通过有计划、有组织、有系统的信息传播和行为干预，促使患者及其家属自觉地采纳有益于健康的行为和生活方式，消除或减轻影响健康的危险因素，预防疾病、促进健康、提高生活质量。

（一）门诊健康教育的目的

通过健康教育稳定患者情绪，维持良好医疗程序。同时让患者获得卫生保健知识，树立健康观念，自愿采纳有利于健康的行为和生活方式。

（二）门诊健康教育的服务对象

门诊患者及其家属。

（三）门诊健康教育的策略

（1）因人、因病实施健康教育，并将健康教育伴随医疗活动的全过程。在就诊过程中，护士随时与患者进行交谈，针对不同需求，进行必要而简短的解释、说明、指导、安慰。

（2）健康教育内容精练、形式多样，具有针对性和普遍性。

（四）门诊健康教育的形式

1.语言教育方法

健康咨询、专题讲座、小组座谈等。

2.文字教育方法

卫生标语、卫生传单、卫生小册子、卫生报刊、卫生墙报、卫生专栏、卫生宣传画等。

3.形象化教育方法

图片、照片、标本、模型、示范、演示等。

4.电化教育方法

广播、投影、多媒体等。

（五）门诊健康教育的方法

1.接诊教育

在分诊过程中通过与患者交流，了解心理、识别病情的轻重缓急，安排患者就诊科室。

2.候诊教育

护士对候诊患者进行健康知识宣教，设置固定的健康教育课程，内容以常见病、多发病、流行病的防治知识为主，形式多样、内容精炼、语言通俗易懂。通过健康教育安定患者情绪，向患者及其家属传播卫生科学常识及自我保健措施。

（蒋萍萍）

第 五 章

常用护理技术

第一节 口腔护理

一、卧床患者

(一)目的

保持患者口腔清洁,预防口腔感染;观察口腔黏膜和舌苔有无异常,便于了解病情变化。

(二)操作前准备

1.告知患者及其家属

告知操作目的、方法、注意事项,指导患者操作过程中予以配合。

2.评估患者

(1)病情、意识状态、自理能力、治疗情况、合作程度。

(2)口唇、口腔黏膜、牙龈、舌苔状况;有无活动性义齿。

3.操作护士

着装整洁、修剪指甲、洗手、戴口罩。

4.物品准备

治疗车、治疗盘、口腔护理包、口腔护理液、温开水、一次性多用巾(或毛巾)、手电筒、隔离衣、快速手消毒剂、消毒棉、污物桶;遵医嘱备口腔用药。

5.环境

整洁、安静。

(三)操作过程

(1)穿隔离衣,携用物至患者床旁,核对腕带及床头卡。

(2)协助患者取适宜体位、头偏向操作者。

(3)颌下垫多用巾,放置弯盘。

(4)温水棉球湿润口唇。

(5)药液棉球擦拭牙齿表面、颊部、舌面、舌下及硬腭部。

(6)清点棉球,温开水漱口。

(7)擦净面部,观察口腔情况,必要时遵医嘱用药。

(8)撤去多用巾。

(9)整理床单位,协助患者恢复舒适体位。

(10)整理用物,按医疗垃圾分类处理用物。

(11)脱隔离衣。

(12)擦拭治疗车。

(13)洗手、记录、确认医嘱。

(四)注意事项

(1)擦拭过程中,动作应轻柔,特别是对有凝血功能障碍的患者,应防止碰伤黏膜及牙龈。

(2)有活动性义齿的患者协助清洗义齿。

(五)评价标准

(1)患者和家属知晓护士告知的事项,对服务满意。

(2)患者感觉舒适、口腔清洁,黏膜、牙齿无损伤。

(3)遵循查对制度,符合标准预防原则。

(4)操作过程规范、安全,动作轻柔。

二、昏迷患者

(一)目的

为昏迷患者行口腔护理,使患者舒适、预防感染。

(二)操作前准备

1.告知家属

操作目的、方法。

2.评估患者

(1)病情、意识状态、自理能力、治疗情况、合作程度。

(2)口唇、口腔黏膜、牙龈、舌苔状况;有无活动性义齿。

3.操作护士

着装整洁、修剪指甲、洗手、戴口罩。

4.物品准备

治疗车、口腔护理包、口腔护理液、手电筒、遵医嘱选择口腔药物、开口器、温开水、快速手消毒剂、隔离衣、消毒桶、污物桶。

(三)操作步骤

(1)穿隔离衣,携用物至患者床旁,核对腕带、床头卡。

(2)协助患者取安全、适宜体位。

(3)颌下垫治疗巾,放置弯盘。

(4)温水棉球湿润嘴唇,牙关紧闭者使用开口器。

(5)药液棉球擦洗方法同口腔护理。

(6)温水棉球再次擦洗。

(7)清点棉球,观察口腔情况。

(8)协助患者取舒适卧位。

(9)整理用物及床单位,按医疗垃圾分类处理用物。

(10)脱隔离衣,擦拭治疗车。

(11)洗手、记录、确认医嘱。

(四)注意事项

(1)操作时避免弯钳触及牙龈或口腔黏膜。

(2)棉球不宜过湿,操作中注意夹紧棉球,防止遗留在口腔内,禁止漱口。

(3)有活动性义齿的患者协助清洗义齿。

(4)使用开口器时从第二臼齿处放入。

(五)评价标准

(1)家属知晓护士告知的事项,对服务满意。

(2)遵循查对制度、消毒隔离、标准预防原则。

(3)护士操作过程规范、熟练,动作轻柔。

三、气管插管患者

(一)目的

为气管插管患者行口腔护理,使患者舒适、预防感染。

(二)操作前准备

1.告知患者和家属

操作目的、方法。

2.评估患者

(1)病情、生命体征、意识状态与合作程度。

(2)口腔黏膜有无出血点、溃疡、异味及口腔卫生状况。

(3)气管导管外露部分距门齿的长度。

3.操作护士

着装整洁、修剪指甲、洗手、戴口罩。

4.物品准备

治疗车、口腔护理包、一次性密闭式吸痰管、快速手消毒剂、隔离衣、消毒桶、污物桶等。

5.环境

整洁、安静。

(三)操作步骤

(1)穿隔离衣,携用物至患者床旁,核对腕带、床头卡。

(2)根据患者的病情,协助患者摆好体位。

(3)检查气囊压力,进行气管插管吸痰,并吸净口腔内的分泌物。

(4)测量气管导管外露部分距门齿的长度。

(5)两人配合,一人固定导管,另一人进行口腔护理(同昏迷患者口腔护理操作)。

(6)操作完毕后,将牙垫置于导管的一侧并固定,定期更换牙垫位置。

(7)再次测量气管导管外露长度和气囊压力。

(8)观察胸廓起伏情况,听诊双肺呼吸音。

(9)整理用物及床单位,按医疗垃圾分类处理用物。

(10)脱隔离衣,擦拭治疗车。

(11)洗手、记录、确认医嘱。

(四)注意事项

(1)操作前测量气囊压力。

(2)操作前后认真清点棉球数量,禁止漱口,可采取口鼻腔冲洗。

(3)检查气管导管深度和外露长度,避免移位和脱出。

(4)躁动者适当约束或应用镇静药。

(五)评价标准

(1)患者和家属能够知晓护士告知的事项,对服务满意。

(2)遵循查对制度,符合无菌技术,标准预防原则。

(3)操作过程规范、安全,动作娴熟。

（张　　敏）

第二节　鼻饲技术

一、目的

对病情危重、昏迷、不能经口或不愿正常摄食的患者,通过胃管供给患者所需的营养、水分和药物,维持机体代谢平衡,保证蛋白质和热量的供给需求,维持和改善患者的营养状况。

二、准备

(一)物品准备

治疗盘内:一次性无菌鼻饲包一套(硅胶胃管1根、弯盘1个、压舌板1个、50 mL注射器1具、润滑剂、镊子2把、治疗巾1条,纱布5块)、治疗碗2个、弯血管钳1把、棉签适量、听诊器1副、鼻饲流质液(38 ℃～40 ℃)200 mL,温开水适量、手电筒1个、调节夹1个(夹管用)、松节油、漱口液、毛巾。慢性支气管炎的患者视情况备镇静剂、氧气。

治疗盘外:安全别针1个、夹子或橡皮圈1个、卫生纸适量。

(二)患者、护理人员及环境准备

患者了解鼻饲目的、方法、注意事项及配合要点。调整情绪,指导或协助患者摆好体位。护理人员应衣帽整齐,修剪指甲,洗手,戴口罩。环境安静、整洁、光线、温湿度适宜。

三、评估

(1)评估患者的病情、治疗情况、意识、心理状态及合作度。

(2)评估患者鼻腔状况,有无鼻中隔偏曲、息肉,鼻黏膜有无水肿、炎症等。

(3)向患者解释鼻饲的目的、方法、注意事项及配合要点。

四、操作步骤

(1)确认患者并了解病情,向患者解释鼻饲目的、过程及方法。

（2）备齐用物,携至床旁核对床头卡、医嘱、饮食卡,核对流质饮食:种类、量、性质、温度、质量。

（3）患者如有义齿、眼镜应协助取下,妥善存放。防止义齿脱落误吞吐食管或落入气管引起窒息。插管时由于刺激可致流泪,取下眼镜便于擦除。

（4）取半坐位或坐位,可减轻胃管通过咽喉部时引起的咽反射,利于胃管插入。无法坐起者取右侧卧位,昏迷患者取去枕平卧位,头向后仰可避免胃管误入气管。

（5）将治疗巾围于患者颌下,保护患者的衣服和床单,弯盘、毛巾放置于方便易取处。

（6）观察鼻孔是否通畅,黏膜有无破损,清洁鼻腔,选择通畅一侧便于插管。

（7）准备胃管,测量胃管插入的长度,成人插入长度为 45～55 cm,一般取发际至胸骨剑突处或鼻尖经耳垂至胸骨剑突处,并进行标记,倒润滑剂于纱布上少许,润滑胃管前段 10～20 cm 处,减少插管时的摩擦阻力。

（8）左手持纱布托住胃管,右手持镊子夹住胃管前端,沿选定侧鼻孔缓缓插入,插管时动作轻柔,镊子前端勿触及鼻黏膜,以防损伤,当胃管插入 10～15 cm 通过咽喉部时,如为清醒患者指导其做吞咽动作及深呼吸,随患者做吞咽动作及深呼吸时顺势将胃管向前推进胃管,直至标记处。如为昏迷患者,将患者头部托起,使下颌靠近胸骨柄,可增大咽喉部通道的弧度,便于胃管顺利通过,再缓缓插入胃管至标记处。若插管时患者恶心、呕吐感持续,用手电筒、压舌板检查口腔咽喉部有无胃管盘曲卡住。如患者有呛咳、发绀、喘息、呼吸困难等误入气管现象,应立即拔管。休息后再插。

（9）确认胃管在胃内,用胶布交叉胃管固定于鼻翼和面颊部。验证胃管在胃内有以下 3 种方法:①打开胃管末端胶塞连接注射器于胃管末端抽吸,抽出胃液即可证实胃管在胃内;②置听诊器于患者胃区,快速经胃管向胃内注入 10 mL 空气,同时在胃部听到气过水声,即表示已插入胃内;③将胃管末端置于盛水的治疗碗内,无气泡溢出。

（10）灌食:连接注射器于胃管末端,先回抽见有胃液,再注入少量温开水,可润滑管壁,防止喂食溶液黏附于管壁,然后缓慢灌注鼻饲液或药液等。鼻饲液温度为 38 ℃～40 ℃,每次鼻饲量不应超过 200 mL,间隔时间不少于 2 h,新鲜果汁,应与奶液分别灌入,防止凝块产生。鼻饲结束后,再次注入温开水 20～30 mL 冲洗胃管,避免鼻饲液积存于管腔中而变质,造成胃肠炎或堵塞管腔。鼻饲过程中,避免注入空气,以防造成腹胀。

（11）胃管末端胶塞:塞上如无胶塞可反折胃管末端,用纱布包好,橡皮圈系紧,用别针将胃管固定于大单,枕旁或患者衣领处防止灌入的食物反流和胃管脱落。

（12）协助患者清洁口腔,鼻孔,整理床单位,嘱患者维持原卧位 20～30 min,防止发生呕吐,促进食物消化、吸收。长期鼻饲者应每天进行口腔护理。

（13）整理用物,并清洁,消毒,备用。鼻饲用物应每天更换消毒,协助患者擦净面部,取舒适卧位。

（14）洗手,记录。记录插管时间,鼻饲液种类、量及患者反应等。

五、拔管

停止鼻饲或长期鼻饲需要更换胃管时进行拔管。

（1）携用物至床前,说明拔管的原因,并选择末次鼻饲结束时拔管。

（2）置弯盘于患者颌下,夹紧胃管末端放于弯盘内,防止拔管时液体反流,胃管内残留液体滴

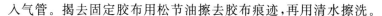

入气管。揭去固定胶布用松节油擦去胶布痕迹,再用清水擦洗。

(3)嘱患者深呼吸,在患者缓缓呼气时稍快拔管,到咽喉处快速拔出。

(4)将胃管放入弯盘中,移出患者视线,避免患者产生不舒服的感觉。

(5)清洁患者的面部、口腔及鼻腔,帮助患者漱口,取舒适卧位。

(6)整理床单位,清理用物。

(7)洗手,记录拔管时间和患者反应。

六、注意事项

(1)注入药片时应充分研碎,全部溶解方可灌注。多种药物灌注时,应将药物分开灌注,每种药物之间用少量温开水冲洗一次,注意药物配伍禁忌。

(2)插胃管时护士与患者进行有效沟通,缓解紧张度。

(3)插管动作要轻稳,尤其是通过食管 3 个狭窄部位时(环状软骨水平处、平气管分叉处、食管通过膈肌处)以免损伤食管黏膜。

(4)每次鼻饲前应检查胃管是否在胃内及是否通畅,并用少量温开水冲管后方可进行喂食,鼻饲完毕后再次注入少量温开水,防止鼻饲液凝结。注入鼻饲液的速度要缓慢,以免引起患者不适。

(5)鼻饲液应现配现用,已配制好的暂不用时,应放在 4 ℃ 以下的冰箱内保存,保证 24 h 内用完,防止长时间放置变质。

(6)长期鼻饲者应每天进行两次口腔护理,并定期更换胃管,普通胃管每周更换一次,硅胶胃管每月更换一次,聚氨酯胃管留置时间 2 个月更换一次。更换胃管时应于当晚最后一次喂食后拔出,翌日晨从另一侧鼻孔插入胃管。

(7)每次灌注前或间隔 4～8 h 应抽胃内容物,检查胃内残留物的量。如残留物的量大于灌注量的 50%,说明胃排空延长,应告知医师采取措施。

(邓　桃)

第三节　营养支持技术

一、肠内营养

(一)目的

(1)全面、均衡、符合生理的营养供给,以降低高分解代谢,提高机体免疫力。

(2)维持胃肠道功能,保护肝脏功能。

(3)提供经济、安全的营养治疗。

(二)操作前准备

1.告知患者和家属

操作目的、方法、注意事项、配合方法。

2.评估患者

病情、意识状态、合作程度、营养状态、管饲通路情况、输注方式。

3.操作护士

着装整洁、修剪指甲、洗手、戴口罩。

4.物品准备

肠内营养液、营养泵、肠内营养袋、加温器、20 mL 注射器、温水。必要时备插线板。

5.环境

整洁、安静。

(三)操作过程

(1)携用物至患者床旁,核对腕带及床头卡。

(2)协助患者取半卧位。

(3)固定营养泵,安装管路,检查并确认喂养管位置,抽吸并评估胃内残留量。

(4)温水冲洗胃肠营养管并与管路连接。

(5)根据医嘱调节输注速度。

(6)加温器连于喂养管上(一般温度调节在 37 ℃～40 ℃)。

(7)核对。

(8)输注完毕,温水冲洗喂养管。

(9)包裹、固定胃肠营养管。

(10)协助患者取适宜卧位,整理床单位。

(11)整理用物,按医疗垃圾分类处理用物。

(12)擦拭治疗车。

(13)洗手、记录、确认医嘱。

(四)注意事项

(1)营养液现用现配,24 h 内用完。

(2)长期留置胃肠营养管者,每天用油膏涂擦鼻腔黏膜,每天进行口腔护理。

(3)输注前后或经胃肠营养管注入药物后均用温水冲洗胃肠营养管。

(4)定期(或按照说明书)更换胃肠营养管,对胃造口、空肠造口者,保持造口周围皮肤干燥、清洁。

(5)避免空气入胃,引起胀气。

(6)加温器放到合适的位置,以免烫伤患者。

(7)抬高床头,避免患者平卧引起误吸。

(8)观察并记录输注量,以及输注中、输注后的反应。

(9)特殊用药前后用约 30 mL 温水冲洗胃肠营养管,药片或药丸经研碎、溶解后注入胃肠营养管。

(10)注意放置恰当的管路标识。

(五)评价标准

(1)患者和家属能够知晓护士告知的事项,对服务满意。

(2)操作规范、安全,动作娴熟。

二、肠外营养

(一)目的

通过静脉途径输注各种营养素,补充和维持患者的营养。

(二)操作前准备

1.告知患者和家属

操作目的、方法、注意事项、配合方法。

2.评估患者

(1)病情、意识状态、合作程度、营养状态。

(2)输液通路情况、穿刺点及其周围皮肤状况。

3.操作护士

着装整洁、修剪指甲、洗手、戴口罩。

4.物品准备

治疗车、穿刺盘、营养液、20 mL注射器、输液泵、营养袋、加温器、温水。必要时备插线板。

5.环境

整洁、安静。

(三)操作过程

(1)携用物至患者床旁,核对腕带及床头卡。

(2)协助患者取舒适卧位。

(3)固定输液泵,连接电源。

(4)营养袋挂于仪器架上,排气。

(5)打开输液泵门,固定输液管,关闭输液泵门。

(6)开机,设置输液速度及预输液量。

(7)将感应器固定在墨菲氏滴管上端。

(8)消毒皮肤,二次排气。

(9)穿刺,启动输液泵,妥善固定管路。

(10)整理床单位,协助患者取舒适卧位。

(11)整理用物,按医疗垃圾分类处理用物。

(12)擦拭治疗车。

(13)洗手、记录、确认医嘱。

(四)注意事项

(1)营养液宜现配现用,若营养液配制后暂时不输注,冰箱冷藏,输注前室温下复温后再输,保存时间不超过24 h。

(2)等渗或稍高渗溶液可经周围静脉输入,高渗溶液应从中心静脉输入,明确标识。

(3)如果选择中心静脉导管输注,注意管路维护。

(4)不宜从营养液输入的管路输血、采血。

(五)评价标准

(1)患者及其家属能够知晓护士告知的事项,对服务满意。

(2)遵循查对制度,符合无菌技术、安全给药原则。

(3)操作过程规范,动作娴熟。

（张　静）

第四节 无 菌 技 术

一、无菌包使用技术

(一)目的
保持已经灭菌的物品处于无菌状态。

(二)操作前准备
1.操作护士

着装整洁、修剪指甲、洗手、戴口罩。

2.物品准备

无菌包、无菌持物钳及容器、治疗盘。

3.操作环境

整洁、宽敞。

(三)操作步骤
(1)检查无菌包,核对名称、有效灭菌日期、化学指示胶带颜色、包布情况。

(2)打开无菌包,揭开化学指示胶带或系带,按原折叠顺序逐层打开。

(3)用无菌钳取出物品,放于指定的区域内。

(4)包内剩余物品,按原折痕包好。

(5)注明开包时间。

(6)包内物品一次全部取出时,将包托在手中打开,另一手将包布四角抓住,便包内物品妥善置于无菌区域内。

(7)整理用物。

(四)注意事项
(1)严格遵循无菌操作原则。

(2)无菌包置于清洁、干燥处,避免潮湿。

(3)打开包布时,手不可跨越无菌区,非无菌物品不可触及无菌面。

(4)注明开包日期,开启后的无菌包使用时间不超过 24 h。

(五)评价标准
(1)遵循无菌操作原则。

(2)护士操作过程规范、准确。

二、戴无菌手套

(一)目的
执行无菌操作或者接触无菌物品时需戴无菌手套,以保护患者,预防感染。

（二）操作前准备

1.操作护士

着装整洁、修剪指甲、洗手、戴口罩。

2.物品准备

一次性无菌手套。

3.操作环境

整洁、宽敞。

（三）操作步骤

（1）检查无菌手套包装、有效期、型号。

（2）打开手套外包装。①分次取手套法：一手掀起口袋的开口处，另一手捏住手套翻折部分（手套内面）取出手套对准五指戴上。掀起另一只袋口，以戴着无菌手套的手指插入另一只手套的翻边内面，将手套戴好。②一次性取手套法：两手同时掀起口袋的开口处，分别捏住两只手套的翻折部位，取出手套。将两手套五指对准，先戴一只手，再以戴好手套的手指插入另一只手套的翻折内面，同法戴好。

（3）双手对合交叉调整手套位置，将手套翻边扣套在工作服衣袖外面。

（4）脱手套方法：①用戴着手套的手捏住另一只手套污染面的边缘将手套脱下。②戴着手套的手握住脱下的手套，用脱下手套的手捏住另一只手套清洁面（内面）的边缘，将手套脱下。③用手捏住手套的里面丢至医疗垃圾桶内。

（5）整理用物，洗手。

（四）注意事项

（1）严格遵循无菌操作原则。

（2）戴无菌手套时，应防止手套污染。注意未戴手套的手不可触及手套的外面，戴手套的手不可触及未戴手套的手或者另一只手套的里面。

（3）诊疗护理不同的患者之间应更换手套。

（4）脱手套时，应翻转脱下。

（5）脱去手套后，应按规定程序与方法洗手，戴手套不能替代洗手，必要时进行手消毒。

（6）操作时发现手套破损时，应及时更换。

（五）评价标准

（1）遵循无菌原则，符合无菌要求。

（2）操作过程规范、熟练。

（3）手套选择型号大小适宜，外观平整。

三、铺设无菌器械台

（一）目的

将无菌巾铺在清洁、干燥的器械台上，形成无菌区，放置无菌物品，以备手术使用。

（二）操作前准备

1.操作护士

着装整洁，修剪指甲，洗手，戴帽子、口罩。

2.物品准备

治疗车、无菌持物钳、无菌敷料包、器械包、手术衣及手术需要的物品。

3.操作环境

宽敞、洁净。

(三)操作过程

(1)核对、检查无菌包。

(2)打开无菌持物钳,标记开启时间。

(3)依次打开无菌敷料包、无菌器械包、无菌手术衣,分别铺置于治疗车上。

(4)用无菌持物钳夹取无菌手套置于手术衣旁。

(5)穿手术衣,戴无菌手套。

(6)整理台面,器械、敷料分别置于无菌台左、右侧。

(7)废弃物按医疗垃圾处理。

(四)注意事项

(1)严格执行无菌技术操作原则,预防交叉感染。

(2)无菌物品不超过器械台边缘。

(3)铺无菌台时身体须远离无菌区 10 cm 以上。

(4)无菌器械台边缘垂下的无菌单前侧比背侧长,无菌单垂缘至少 30 cm。

(五)评价标准

(1)符合无菌操作技术原则及查对制度。

(2)铺置无菌器械台顺序、方向正确。

(3)无菌器械台面平整,无菌物品摆放整齐、合理。

(4)移动无菌台方法正确。

(5)用物处理得当。

四、铺无菌盘

(一)目的

将无菌巾铺在清洁干燥的治疗盘内,形成无菌区,放置无菌物品,以供治疗时使用。

(二)操作前准备

1.操作护士

着装整洁、修剪指甲、洗手、戴口罩。

2.物品准备

治疗盘、无菌包、无菌持物钳及容器、无菌物品。

3.操作环境

整洁、宽敞。

(三)操作步骤

(1)检查无菌包,核对名称、有效灭菌日期、化学指示胶带颜色、包布情况。

(2)打开无菌包,使用无菌持物钳取出 1 块治疗巾,放于治疗盘内。

(3)剩余物品按原折痕包好,注明开包日期及时间。

(4)将无菌治疗巾双折平铺于治疗盘内,将上层呈扇形折叠到对侧,边缘向外。

(5)放入无菌物品。

(6)将上层盖于物品上,上下层边缘对齐,开口处向上翻折,两侧边缘向下翻折。

(7)注明铺盘日期及时间。

(8)整理用物。

(四)注意事项

(1)严格遵循无菌操作原则。

(2)铺无菌盘区域清洁干燥,无菌巾避免潮湿、污染。

(3)不可跨越无菌区,非无菌物品不可触及无菌面。

(4)注明铺无菌盘的日期、时间,无菌盘有效期为 4 h。

(五)评价标准

(1)遵循无菌技术原则。

(2)操作轻巧、熟练、规范。

(3)用物放置符合节力及无菌要求。

(4)无菌物品摆放合理,折边外观整齐。

(李　静)

第五节　标 本 采 集

一、静脉血标本

(一)目的

正确采集静脉血标本,为临床诊断、治疗提供依据。

(二)操作前准备

1.告知患者和家属

操作目的、方法、注意事项、配合方法。

2.评估患者

(1)病情、意识状态、自理能力、心理状况、合作程度。

(2)采血部位皮肤、血管及肢体活动情况。

3.操作护士

着装整洁、修剪指甲、洗手、戴口罩。

4.物品准备

持针器、采血针、采血管、注射器、检验条形码、治疗盘、安尔碘、棉签、止血带、手套、一次性多用巾、治疗车、快速手消毒剂、消毒桶、污物罐、污物桶、利器盒。

5.环境

整洁、安静。

(三)操作过程

(1)携用物至患者床旁,核对腕带及床头卡。

(2)协助患者取适当体位,戴手套。

(3)将一次性多用巾垫于采血部位下方。

(4)核对检验条形码及采血管。

(5)常规消毒皮肤,待干。

(6)取血。①真空采血法:根据标本类型选择合适的真空采血管,将采血针与持针套连接,按无菌技术操作规程进行穿刺,见回血后,按顺序依次插入真空采血管。②注射器直接穿刺采血法:根据采集血标本的种类准确计算采血量,选择合适的注射器,按无菌技术操作规程进行穿刺。采集完成后,取下注射器针头,根据不同标本所需血量,分别将血标本沿管壁缓慢注入相应的容器内。③经血管通路采血法:外周血管通路仅在置入时可用于采血,短期使用或预期使用时间不超过48 h的外周导管可专门用于采血,但不能给药。采血后,血管通路要用足够量的生理盐水冲净导管中的残余血液。

(7)采血完毕,拔出采血管。

(8)拔针、按压穿刺点。

(9)再次核对。

(10)整理床单位,协助患者取舒适卧位。

(11)整理用物,按医疗垃圾分类处理用物。

(12)洗手、记录、确认医嘱。

(四)注意事项

(1)在安静状态下采集血标本。

(2)若患者正在进行输液治疗,应从非输液侧肢体采集。

(3)采血时尽可能缩短使用止血带的时间。

(4)标本采集后尽快送检,送检过程中避免过度震荡。

(五)评价标准

(1)患者和家属能够知晓护士告知的事项,对服务满意。

(2)遵循查对制度和无菌操作技术原则。

(3)操作过程规范、安全,符合检验要求。

二、血培养标本

(一)目的

正确采集血标本,为诊断、治疗和预后判断提供依据。

(二)操作前准备

1.告知患者

操作目的、方法、注意事项、配合方法。

2.评估患者

(1)病情、意识状态、治疗、心理状态及配合程度。

(2)寒战或发热的高峰时间。

(3)抗生素使用情况。

(4)穿刺部位皮肤、血管状况和肢体活动度。

3.操作护士

着装整洁、修剪指甲、洗手、戴口罩。

4.物品准备

同血标本采集。需氧管、厌氧管。

5.环境

整洁、安静。

(三)操作步骤

(1)携用物至患者床旁,核对腕带、床头卡、条形码。

(2)协助患者取舒适、安全卧位,戴手套。

(3)选择血管,系止血带,常规消毒。

(4)再次核对。

(5)穿刺。①注射器直接穿刺采血法(同静脉血标本采集)。②经血管通路采血法(同静脉血标本采集)。③经外周穿刺的中心静脉导管取血法:取 1 支注射器抽生理盐水 20 mL 备用,另备 2 支注射器。用注射器抽出 5 mL 血液弃去;如正在静脉输液中,先停止输液 20 s,再抽出 5 mL 血液弃去。另用注射器抽取足量血标本。然后以生理盐水 20 mL 用注射器以脉冲式冲洗导管。消毒导管接口,如有静脉输液,可打开输液通道。

(6)成人每次采集 10~20 mL,婴儿和儿童 1~5 mL。

(7)拔针,按压穿刺部位。

(8)将血标本分别注入需氧瓶和厌氧瓶内,迅速轻摇,混合均匀。

(9)再次核对。

(10)整理用物及床单位,用物按医疗垃圾分类处理。

(11)擦拭治疗车。

(12)洗手、记录、确认医嘱。

(四)注意事项

(1)血培养瓶应在室温下避光保存。

(2)根据是否使用过抗生素,准备合适的需氧瓶和厌氧瓶。

(3)间歇性寒战患者应在寒战或体温高峰前取血;当预测寒战或高热时间有困难时,应在寒战或发热时尽快采集血培养标本。

(4)已使用过抗生素的患者,应在下次使用抗生素前采集血培养标本。

(5)血标本注入厌氧菌培养瓶时,注意勿将注射器中空气注入瓶内。

(6)2 次血培养标本采集时间至少间隔 1 h。

(7)经外周穿刺的中心静脉导管采取血培养标本时,每次至少采集 2 套血培养,其中一套从独立外周静脉采集,另外一套则从导管采集。两套血培养的采血时间必须接近(≤5 min),并做标记。

(五)评价标准

(1)患者和家属能够知晓护士告知的事项,对服务满意。

(2)遵循查对制度,符合无菌技术,标准预防原则。

(3)护士操作过程规范、安全,符合检验要求。

三、血气分析标本

(一)目的

采集动脉血,进行血气分析,判断患者氧合情况,为治疗提供依据。

(二)操作前准备

1.告知患者和家属

操作目的、方法、注意事项、配合方法。

2.评估患者

(1)病情、意识状态、吸氧状况或者呼吸机参数的设置、自理能力、合作程度。

(2)穿刺部位皮肤及动脉搏动情况。

3.操作护士

着装整洁、修剪指甲、洗手、戴口罩。

4.物品准备

检验条形码、动脉采血针、治疗盘、安尔碘、棉签、污物罐、手套、一次性多用巾、快速手消毒剂、消毒桶、污物罐、污物桶、利器盒等。

5.环境

安静、整洁。

(三)操作过程

(1)携用物至患者床旁,核对腕带及床头卡。

(2)协助患者取舒适卧位,戴手套。

(3)暴露穿刺部位。

(4)消毒穿刺部位及操作者的示、中指,以两指固定动脉搏动最明显处。

(5)持采血针在两指间垂直或与动脉走向呈 40°刺入动脉。

(6)穿刺成功,可见血液自动流入采血针管内,采血 1 mL。

(7)拔针后即刻拧紧针帽,压迫穿刺点 5~10 min。

(8)轻轻转动血气针,使血液与抗凝剂充分混匀,以防止凝血。

(9)整理床单位,协助患者取舒适卧位。

(10)整理用物,按医疗垃圾分类处理用物。

(11)洗手、记录、确认医嘱。

(四)注意事项

(1)在检验申请单上注明采血时间、氧疗方法与浓度、持续时间和体温。

(2)标本应隔绝空气,避免混入气泡或静脉血。

(3)凝血功能障碍者穿刺后应延长按压时间至少 10 min。

(4)采集标本后 30 min 内送检。

(5)洗澡、运动后,应休息 30 min 再采血。

(五)评价标准

(1)患者和家属能够知晓护士告知的事项,对服务满意。

(2)遵循查对制度,符合无菌技术、标准预防原则。

(3)操作过程规范、安全,符合检验要求。

四、尿标本

(一)目的

1.尿常规标本

用于检查尿液的颜色、透明度,测定比重,检查有无细胞和管型,并做尿蛋白和尿糖定性检测等。

2.尿培养标本

用于细菌培养或细菌敏感试验,以了解病情,协助临床诊断和治疗。

3.24 h尿标本

用于各种尿生化检查或尿浓缩查结核杆菌等检查。

(二)操作前准备

1.告知患者和家属

操作目的、方法、采集时间、注意事项、配合方法。

2.评估患者

(1)病情、意识状态、自理能力、合作程度。

(2)排尿情况。

3.操作护士

着装整洁、修剪指甲、洗手、戴口罩。

4.物品准备

隔离衣、手套,根据检验项目准备合适用物。

(1)尿常规标本:检验条形码、一次性尿常规标本容器,必要时患者自备便盆或尿壶。

(2)尿培养标本:导尿术留取法:检验条形码、其余同留置导尿术用物。

(3)中段尿留取法:检验条形码、无菌容器、会阴冲洗包。

(4)24 h尿标本:清洁容器(3 000～5 000 mL),防腐剂(10％甲醛)。

5.环境

整洁、安静。

(三)操作过程

(1)穿隔离衣,携用物至患者床旁,核对腕带及床头卡。

(2)根据患者病情取适当的体位。

(3)常规尿标本:留取晨起后第一次尿液置于标本容器中送检。

(4)24 h尿标本留取法:将规定时间内的尿液装入含有防腐剂的清洁容器内,混匀后将总量记录在检验条形码上。取100～200 mL送检。

(5)尿培养标本检测。①中段尿采集法:按导尿术清洁、消毒外阴,嘱患者排尿,弃去前段尿,留取中段尿 10 mL,置于灭菌试管内送检。②导尿术留取法:按照导尿术插入导尿管将尿液引出,留取尿标本送检。

(6)整理床单位,协助患者取安全、舒适卧位。

(7)整理用物,按医疗垃圾分类处理。

(8)脱隔离衣。

(9)洗手、记录、确认医嘱。

(四)注意事项

(1)会阴部分泌物过多时,应先冲洗会阴后再留取。

(2)避免经血、白带、精液、粪便或其他异物混入标本。

(3)选择在抗生素应用前留取尿培养标本。

(4)不能留取尿袋中的尿液标本送检。

(5)留取尿标本前不宜过多饮水。不宜剧烈运动,可使尿液中的红、白细胞、蛋白质增加。

(6)尿标本留取后要及时送检。

(7)留取尿培养标本时,应注意执行无菌操作,防止标本污染,影响检验结果。

(五)评价标准

(1)患者和家属能够知晓护士告知的事项,对服务满意。

(2)遵循查对制度,符合标准预防、安全原则。

(3)操作规范,动作娴熟。

五、便标本

(一)目的

1.常规标本

用于检查粪便的性状、颜色、细胞等。

2.培养标本

用于检查粪便中的致病菌。

3.隐血标本

用于检查粪便内肉眼不能察见的微量血液。

4.寄生虫或虫卵标本

用于检查粪便中的寄生虫、幼虫及虫卵计数。

(二)操作前准备

1.告知患者

操作目的、方法、采集时间、注意事项、配合方法。

2.评估患者

(1)病情、意识状态、治疗情况、合作程度。

(2)排便情况。

(3)女性患者是否在月经期。

3.操作护士

着装整洁、修剪指甲、洗手、戴口罩。

4.物品准备

检验条形码、标本容器或培养瓶、手套、隔离衣、透明胶带(查找蛲虫)。

5.环境

整洁、安静。

(三)操作过程

(1)穿隔离衣,携用物至患者床旁,核对腕带及床头卡。

(2)常规标本:嘱患者排便于清洁便盆内,用检便匙取中央部分或黏液脓血部分约 5 g,置于标本容器内。

(3)培养标本:嘱患者排便于消毒便盆内,用无菌棉签取中央部分粪便或黏液脓血部分2～5 g置于培养瓶内,塞紧瓶塞待送。

(4)隐血标本:按常规标本留取。

(5)寄生虫或虫卵标本。①检查蛲虫卵:取透明胶带于夜晚0点左右或清晨排便前贴于肛门口周围,取下对折后送检。②检查阿米巴原虫,应在采集前将容器用热水加温,便后连同容器立即送检。③找寄生虫体或虫卵计数:采集24 h便。

(6)整理床单位,协助患者取安全、舒适卧位。

(7)整理用物,按医疗垃圾分类处理。

(8)脱隔离衣。

(9)洗手、记录、确认医嘱。

(四)注意事项

(1)灌肠后的粪便、粪便过稀及混有油滴的粪便等不宜作为检查标本。

(2)便标本应新鲜,不可混入尿液及其他杂物。

(3)便隐血试验:检查前3 d内禁食肉类、肝类、血类食物,并禁服铁剂,按要求采集标本。

(4)服驱虫剂或做血吸虫孵化检查时,应留取全部粪便及时送检。

(5)检查阿米巴原虫,检查前禁止服用钡剂或含金属的导泻剂,以免影响阿米巴虫卵或包囊的显露。采集前需将容器用热水加温,便后连同容器一起送检。

(五)评价标准

(1)患者和家属能够知晓护士告知的事项,对服务满意。

(2)操作规范,标本采集方法正确。

(3)遵循查对制度,符合标准预防原则。

六、痰标本

(一)目的

检查痰液中的致病菌,进行药敏试验、协助诊断。

(二)操作前准备

1.告知患者

操作目的、方法、采集时间、注意事项、配合方法。

2.评估患者

(1)病情、意识状态、治疗、配合程度。

(2)口腔黏膜、咽部情况。

(3)排痰情况及痰液的颜色、性质、量等。

3.操作护士

着装整洁、修剪指甲、洗手、戴口罩。

4.物品准备

隔离衣、一次性手套,根据留取标本项目准备用物。

(1)常规痰标本:痰盒、检验条形码,必要时备吸痰用物。

(2)痰培养标本:无菌容器、漱口溶液、检验条形码。

(3)24 h标本:容积约 500 mL清洁广口集痰容器、检验条形码。

5.环境

整洁、安静。

(三)操作过程

(1)穿隔离衣,携用物至患者床旁,核对腕带和床头卡。

(2)常规痰标本。①自行采集:晨起漱口,深吸气后用力咳出呼吸道深部痰液置于痰盒内送检。②协助采集:患者取适当卧位,先叩击患者背部,按吸痰法吸入 2～5 mL痰液置于痰盒内。

(3)24 h痰标本:在广口集痰瓶内加少量清水,从清晨醒来(7:00)未进食前漱口后第一口痰开始留取,至次日晨(7:00)未进食前漱口后最后一口痰结束,全部痰液置于集痰容器内,注明留痰的起止时间。

(4)痰培养标本:清晨协助患者用漱口液漱口,深吸气后用力咳嗽,将痰吐入无菌容器内送检。

(5)留取后,给予漱口或口腔护理。

(6)整理床单位,协助患者取舒适、安全卧位。

(7)整理用物,按医疗垃圾分类处理用物。

(8)脱隔离衣。

(9)洗手、记录、确认医嘱。

(四)注意事项

(1)除 24 h痰标本外,痰液收集时间宜选择在清晨,标本采集后及时送检。

(2)采集痰培养标本,应严格无菌操作,避免因操作不当污染标本,影响检验结果。

(3)采集痰标本时,嘱患者勿将唾液、漱口水、鼻涕混入痰标本中。

(4)如患者伤口疼痛无法咳嗽,可用软枕或手掌压迫伤口,降低伤口张力,减轻咳嗽时的疼痛。

(5)查痰培养及肿瘤细胞的标本应立即送检。

(6)避免在进食后 2 h内留取咽拭子标本,以防呕吐,棉签不要触及其他部位以免影响检验结果。

(7)幼儿痰液收集困难时,可用消毒棉拭喉部,引起咳嗽反射,用药棉拭子刮取标本。

(五)评价标准

(1)患者能够知晓护士告知的事项,并能配合,对服务满意。

(2)遵循查对制度,符合标准预防原则。

(3)操作过程规范、安全,动作娴熟。

七、咽拭子标本

(一)目的

从咽部和扁桃体取分泌物做细菌培养或病毒分离,以协助诊断、治疗和护理。

(二)操作前准备

1.告知患者

操作目的、方法、注意事项、配合方法。

2.评估患者

(1)病情、意识状态、自理能力、心理反应、合作程度。

（2）口腔黏膜及咽喉部情况。

3.操作护士

着装整洁、修剪指甲、洗手、戴口罩、戴手套。

4.物品准备

化验条形码、无菌咽拭子培养管、压舌板、手电筒、手套、快速手消毒剂。

5.环境

安静、整洁。

（三）操作过程

（1）携用物至患者床旁,核对腕带及床头卡。

（2）协助患者用清水漱口,取舒适卧位。

（3）嘱患者张口发"啊"音。

（4）压舌板轻压舌部,用培养管内的无菌棉签,擦拭腭弓两侧及咽、扁桃体上的分泌物。

（5）迅速将棉签插入无菌试管并塞紧。

（6）整理床单位,协助患者取舒适、安全体位。

（7）整理用物,按医疗垃圾分类处理用物。

（8）洗手、记录、确认医嘱。

（四）注意事项

（1）采集时,为防止呕吐,应避免在患者进食后 2 h 内进行。动作要轻稳、敏捷,防止引起患者不适。

（2）注意棉签不要触及其他部位,保证所取标本的准确性。

（3）标本容器应保持无菌状态,采集后立即送检。

（4）做真菌培养时,需在口腔溃疡面上采集分泌物。

（五）评价标准

（1）患者能够知晓护士告知的事项,并能配合,对服务满意。

（2）遵循查对制度,符合标准预防、安全原则。

（3）操作过程规范,动作娴熟。

八、导管培养标本

（一）目的

取患者导管尖端做细菌培养。

（二）操作前准备

1.告知患者

操作目的、方法、注意事项、配合方法。

2.评估患者

（1）病情、治疗情况、导管留置时间。

（2）导管局部皮肤情况及肢体活动度。

3.操作护士

着装整洁、修剪指甲、洗手、戴口罩。

4.物品准备

治疗车、化验单、条形码、2套血培养瓶、无菌试管、无菌剪刀、无菌手套、采血针、穿刺盘、快速手消毒剂、利器盒、消毒桶、污物桶等。

5.环境

整洁、安静。

(三)操作步骤

(1)携用物至患者床旁,核对腕带、床头卡。

(2)协助患者取舒适、安全卧位。

(3)采集血培养标本两套,一套从可疑感染的导管采集,另一套从独立外周静脉采集(方法同血标本采集)。

(4)协助患者摆放体位,使导管穿刺点位置低于心脏水平。

(5)再次洗手、戴无菌手套。

(6)缓慢移出导管,迅速按压穿刺点,检查导管尖端是否完整。

(7)用灭菌剪刀剪取导管尖端和皮下部分,分别置于无菌试管内塞紧,注明留取时间。

(8)整理用物及床单位,用物按医疗垃圾分类处理。

(9)擦拭治疗车。

(10)洗手、记录、确认医嘱。

(四)注意事项

(1)采集标本的时机尽可能选在使用抗生素之前。

(2)留取导管标本应与采集血培养标本同时进行,采集时间宜在 5 min 内完成,以免影响检验结果。

(五)评价标准

(1)患者和家属能够知晓护士告知的事项,对服务满意。

(2)遵循查对制度,符合无菌技术,标准预防原则。

(3)护士操作过程规范、准确。

(王琴琴)

第六节　排　痰　技　术

一、有效排痰法

(一)目的

对不能有效咳痰的患者进行叩背,协助排出肺部分泌物,保持呼吸道通畅。

(二)操作前准备

1.告知患者

操作目的、方法、注意事项、配合方法。

2.评估患者

(1)病情、意识状态、咳痰能力、影响咳痰的因素、合作能力。

(2)痰液的颜色、性质、量、气味。

(3)肺部呼吸音情况。

3.操作护士

着装整洁、修剪指甲、洗手、戴口罩。

4.物品准备

听诊器、隔离衣、快速手消毒剂,必要时备雾化面罩、雾化液。

5.环境

整洁、安静。

(三)操作步骤

(1)穿隔离衣,核对腕带及床头卡。

(2)协助患者取侧卧位或坐位。

(3)叩击患者胸背部,手指合拢呈杯状由肺底自下而上、自外向内叩击。

(4)拍背后,嘱患者缓慢深呼吸用力咳出痰液。

(5)听诊肺部呼吸音清。

(6)协助患者清洁口腔。

(7)整理床单位,协助患者取舒适卧位。

(8)整理用物,脱隔离衣。

(9)洗手、记录,确认医嘱。

(四)注意事项

(1)注意保护胸、腹部伤口,合并气胸、肋骨骨折时禁做叩击。

(2)根据患者体型、营养状况、耐受能力,合理选择叩击方式、时间和频率。

(3)操作过程中密切观察患者的意识及生命体征变化。

(五)评价标准

(1)患者能够知晓护士告知的事项,对服务满意。

(2)操作过程规范、安全,动作娴熟。

二、经鼻或经口腔吸痰

(一)目的

充分吸出痰液,保持患者呼吸道通畅,确保患者安全。

(二)操作前准备

1.告知患者和家属

操作目的、方法、注意事项、配合方法。

2.评估患者

(1)病情、意识状态、生命体征、承受能力、合作程度。

(2)双肺呼吸音、痰鸣音、氧疗情况、SpO_2、咳嗽能力。

(3)痰液的性状。

(4)义齿、口腔及鼻腔状况。

3.操作护士

着装整洁、修剪指甲、洗手、戴口罩。

4.物品准备

治疗车、治疗盘、吸痰包、一次性吸痰管、灭菌注射用水、负压吸引装置一套、隔离衣、快速手消毒剂、污物桶、消毒桶;必要时备压舌板、开口器、舌钳、口咽通气道、听诊器。

5.环境

整洁、安静。

(三)操作过程

(1)穿隔离衣,携用物至患者床旁,核对腕带及床头卡。

(2)协助患者取适宜卧位,取下活动义齿。

(3)连接电源,打开吸引器,调节负压吸引压力 20.0～26.7 kPa(150～200 mmHg)。

(4)戴一次性无菌手套,连接吸痰管。

(5)吸痰管经口或鼻插入气道(进管时阻断负压),边旋转边向上提拉,每次吸痰时间不超过 15 s。

(6)吸痰过程中密切观察患者生命体征、血氧饱和度及痰液情况,听诊呼吸音。

(7)吸痰结束,用手上的一次性手套包裹吸痰管,丢入污物桶。

(8)冲洗管路。

(9)整理床单位,协助患者取安全、舒适体位。

(10)整理用物,按医疗垃圾分类处理用物;消毒仪器及管路。

(11)脱隔离衣,擦拭治疗车。

(12)洗手、记录、确认医嘱。

(四)注意事项

(1)观察患者生命体征、血氧饱和度变化及痰液情况,并准确记录。

(2)遵循无菌原则,插管动作轻柔。吸痰管到达适宜深度前避免负压,逐渐退出的过程中提供负压。

(3)选择粗细、长短、质地适宜的吸痰管。

(4)按需吸痰,每次吸痰时均须更换吸痰管。

(5)患者痰液黏稠时可以配合翻身叩背、雾化吸入,患者发生缺氧症状时如发绀、心率下降应停止吸痰,休息后再吸。

(6)吸痰过程中,鼓励并指导清醒患者深呼吸,进行有效咳痰。

(五)评价标准

(1)患者和家属能够知晓护士告知的事项,并能配合操作。

(2)遵循无菌原则、消毒隔离制度。

(3)操作过程规范、安全、有效,动作轻柔。

三、气管插管吸痰

(一)目的

充分吸出痰液,保持患者呼吸道通畅。

(二)操作前准备

1.告知患者和家属

操作目的、方法、注意事项、配合方法。

2.评估患者

(1)病情、意识状态、合作程度。

(2)心电监护及管路状况。

3.操作护士

着装整洁、修剪指甲、洗手、戴口罩。

4.物品准备

治疗车、负压吸引装置一套、一次性吸痰管、无菌生理盐水、隔离衣、快速手消毒剂、污物桶、消毒桶。

5.环境

安静、整洁。

(三)操作过程

(1)穿隔离衣,携用物至患者床边,核对患者腕带及床头卡。

(2)协助患者取仰卧位,头偏向操作者侧。

(3)吸痰前给予 2 min 纯氧吸入。

(4)连接电源,打开吸引器,调节负压吸引压力 20.0～26.7 kPa(150～200 mmHg)。

(5)戴一次性无菌手套,连接吸痰管。

(6)正确开放气道,迅速将吸痰管插入至适宜深度,边旋转边向上提拉,每次吸痰时间不超过 15 s。

(7)观察患者生命体征、血氧饱和度变化,痰液的性状、量及颜色,听诊呼吸音。

(8)吸痰结束后再给予纯氧吸入 2 min。

(9)吸痰管用手上的一次性手套包裹,丢入污物桶。

(10)冲洗管路并妥善放置。

(11)整理床单位,协助患者取安全、舒适体位。

(12)整理用物,按医疗垃圾分类处理用物。

(13)脱隔离衣,擦拭治疗车。

(14)洗手、记录、确认医嘱。

(四)注意事项

(1)观察患者生命体征及呼吸机参数变化,如呼吸道被痰液堵塞、窒息,发生应立即吸痰。

(2)遵循无菌原则,每次吸痰时均须更换吸痰管,应先吸气管内,再吸口鼻处。

(3)吸痰前整理呼吸机管路,倾倒冷凝水。

(4)掌握适宜的吸痰时间。呼吸道管路每周更换消毒一次,发现污染严重,随时更换。

(5)注意吸痰管插入是否顺利,遇有阻力时,应分析原因,不得粗暴操作。

(6)选择型号适宜的吸痰管,吸痰管外径应≤气管插管内径的1/2。

(7)吸痰过程中,鼓励并指导清醒患者深呼吸,进行有效咳痰。

(五)评价标准

(1)患者和家属能够知晓护士告知的事项,并能配合操作。

(2)遵循无菌技术、标准预防、消毒隔离原则。

(3)护士操作过程规范、安全、有效。

四、排痰机使用

(一)目的

协助排除肺部痰液,预防、减轻肺部感染。

(二)操作前准备

1.告知患者

操作目的、方法、注意事项、配合方法。

2.评估患者

(1)病情、意识状态、耐受能力、心理反应、合作程度。

(2)胸部皮肤情况及肺部痰液分布情况。

3.操作护士

着装整洁、修剪指甲、洗手、戴口罩。

4.物品准备

振动排痰机、叩击头套、快速手消毒剂。

5.环境

整洁、安静、私密。

(三)操作步骤

(1)携用物至患者床旁,核对腕带及床头卡。

(2)协助患者取适宜体位。

(3)连接振动排痰机电源,开机。

(4)调节强度、频率。

(5)选择排痰模式(自动和手动),定时。

(6)安装适宜的叩击头及套。

(7)叩击头振动后,方可放于胸部背部及前后两侧并给予适当的压力治疗。

(8)治疗结束,撤除叩击头套。

(9)整理床单位,协助患者取安全、舒适卧位。

(10)整理用物,按医疗垃圾分类处理用物。

(11)洗手、记录、确认医嘱。

(四)注意事项

(1)注意皮肤感染、胸部肿瘤、心内附壁血栓、严重心房颤动、心室颤动、急性心肌梗死、不能耐受振动的患者禁忌使用。

(2)密切监测患者病情变化,如患者感到不适,应及时停止治疗。

(3)应将叩击头置于叩击部位不动,持续数秒,再更换叩击部位,或叩击头缓慢在身体表面移动,要避免快速移动,以免影响治疗效果。

(4)根据患者情况选择治疗时间,一般为5～10 min。

(五)评价标准

(1)患者和家属能够知晓护士告知的事项,对服务满意。

(2)注意观察患者肺部情况。

(3)护士操作过程规范、准确。

(陶希英)

第七节　氧　疗　技　术

一、鼻导管或面罩吸氧

(一)目的

纠正各种原因造成的缺氧状态,提高患者血氧含量及动脉血氧饱和度。

(二)操作前准备

1.告知患者

操作目的、方法、注意事项、配合方法。

2.评估患者

(1)病情、意识、呼吸状态、缺氧程度、心理反应、合作程度。

(2)鼻腔状况:有无鼻息肉、鼻中隔偏曲或分泌物阻塞等情况。

3.操作护士

着装整洁、修剪指甲、洗手、戴口罩。

4.物品准备

治疗车、一次性吸氧管或吸氧面罩、湿化瓶、蒸馏水、氧流量表、水杯、棉签、吸氧卡、笔、快速手消毒剂、污物桶、消毒桶。

5.环境

安全、安静、整洁。

(三)操作过程

(1)携用物至患者床旁,核对腕带及床头卡。

(2)协助患者取适宜体位。

(3)清洁双侧鼻腔。

(4)正确安装氧气装置,管路或面罩连接紧密,确定氧气流出通畅。

(5)根据病情调节氧流量。

(6)固定吸氧管或面罩。

(7)填写吸氧卡。

(8)用氧过程中密切观察患者呼吸、神志、氧饱和度及缺氧程度改善情况等。

(9)整理床单位,协助患者取舒适卧位。

(10)整理用物,按医疗垃圾分类处理用物。

(11)擦拭治疗车。

(12)洗手、记录、确认医嘱。

(四)注意事项

(1)保持呼吸道通畅,注意气道湿化。

(2)保持吸氧管路通畅,无打折、分泌物堵塞或扭曲。

(3)面罩吸氧时,检查面部、耳郭皮肤受压情况。

（4）吸氧时先调节好氧流量再与患者连接，停氧时先取下鼻导管或面罩，再关闭氧流量表。

（5）注意用氧安全，尤其是使用氧气筒给氧时注意防火、防油、防热、防震。

（6）长期吸氧患者，湿化瓶内蒸馏水每天更换一次，湿化瓶每周浸泡消毒一次，每次 30 min，然后洗净、待干、备用。

（7）新生儿吸氧应严格控制用氧浓度和用氧时间。

（五）评价标准

（1）患者能够知晓护士告知的事项，对服务满意。

（2）操作过程规范、安全，动作娴熟。

二、一次性使用吸氧管（OT-MI 人工肺）

（一）目的

纠正各种原因造成的缺氧状态，提高患者血氧含量及动脉血氧饱和度。

（二）操作前准备

1.告知患者和家属

操作目的、方法、注意事项、配合方法。

2.评估患者

（1）病情、意识、缺氧程度、呼吸、自理能力、合作程度。

（2）鼻腔状况。

3.操作护士

着装整洁、修剪指甲、洗手、戴口罩。

4.物品准备

治疗车、氧流量表、人工肺、水杯、棉签、快速手消毒剂、吸氧卡、笔，必要时备吸氧面罩。

5.环境

安静、整洁。

（三）操作过程

（1）携用物至患者床旁，核对腕带及床头卡。

（2）协助患者取舒适卧位。

（3）正确安装氧气装置。

（4）清洁鼻腔。

（5）根据病情调节氧流量。

（6）吸氧并固定吸氧管或面罩。

（7）观察患者缺氧改善情况。

（8）整理床单位，协助患者取舒适、安全卧位。

（9）整理用物，按医疗垃圾分类处理用物。

（10）擦拭治疗车。

（11）洗手、签字、确认医嘱。

（四）注意事项

（1）保持呼吸道通畅，注意气道湿化。

（2）保持吸氧管路通畅，无打折、分泌物堵塞或扭曲。

(3)面罩吸氧时,检查面部、耳郭皮肤受压情况。

(4)吸氧时先调节好氧流量再与患者连接,停氧时先取下鼻导管或面罩,再关闭氧流量表。

(5)注意用氧安全,尤其是使用氧气筒给氧时注意防火、防油、防热、防震。

(6)新生儿吸氧应严格控制用氧浓度和用氧时间。

(五)评价标准

(1)患者和家属能够知晓护士告知的事项,并能配合,对服务满意。

(2)操作过程规范、安全,动作娴熟。

(王 蕾)

第八节 导尿技术

一、女患者导尿法

(一)目的

为昏迷、尿潴留、尿失禁或会阴部有损伤者,留置尿管以保持局部干燥清洁,协助临床诊断、治疗、手术。

(二)操作前准备

(1)告知患者和家属:操作目的、方法、注意事项、配合方法及可能出现的并发症。

(2)签知情同意书。

(3)评估患者:①病情、意识状态、自理能力、合作程度及耐受力;②膀胱充盈度;③会阴部清洁程度及皮肤黏膜状况。

(4)操作护士:着装整洁、修剪指甲、洗手、戴口罩。

(5)物品准备:治疗车、一次性导尿包、一次性多用巾、快速手消毒剂、隔离衣、污物桶、消毒桶;必要时备会阴冲洗包、冲洗液、便盆。

(6)环境:整洁、安静、温度适宜、私密。

(三)操作过程

(1)穿隔离衣,携用物至患者床边,核对患者腕带及床头卡。

(2)关闭门窗。

(3)协助患者摆好体位,脱去对侧裤腿盖在近侧腿部,取仰卧屈膝位。

(4)两腿外展,暴露会阴部。

(5)多用巾铺于患者臀下,打开导尿包外包装,初步消毒物品置于两腿之间。

(6)一只手戴手套,将碘伏棉球放入消毒弯盘内,另一只手持镊子依次消毒阴阜、双侧大阴唇、双侧小阴唇外侧、内侧和尿道口(每个棉球限用1次),顺序为由外向内、自上而下。

(7)脱手套,处理用物,快速手消毒剂洗手。

(8)将导尿包置于患者双腿之间,打开形成无菌区。

(9)戴无菌手套,铺孔巾。

(10)检查气囊,将导尿管与引流袋连接备用。将碘伏棉球放于无菌盘内,用液状石蜡纱布润滑尿管前端至气囊后 4~6 cm。

(11)用纱布分开并固定小阴唇,再次按照无菌原则消毒尿道口、左、右小阴唇内侧,最后 1 个棉球在尿道口停留 10 s。

(12)更换镊子,夹住导尿管插入尿道内 4~6 cm,见尿后再插入 5~7 cm,夹闭尿管开口。

(13)按照导尿管标明的气囊容积向气囊内缓慢注入无菌生理盐水,轻拉尿管有阻力后,连接引流袋。

(14)摘手套妥善固定引流管及尿袋,位置低于膀胱,尿管标识处注明置管日期。

(15)整理床单位,协助患者取舒适卧位。

(16)整理用物,按医疗垃圾分类处理用物。

(17)脱隔离衣,擦拭治疗车。

(18)洗手、记录置管日期,尿液的量、性质、颜色等,确认医嘱。

(四)注意事项

(1)严格执行查对制度和无菌操作技术原则。

(2)保护患者隐私。

(3)对膀胱高度膨胀且极度虚弱的患者,第一次放尿不得超过 1 000 mL,以免膀胱骤然减压引起血尿和血压下降导致虚脱。

(4)为女患者插尿管时,如导尿管误入阴道,应另换无菌导尿管重新插管。

(5)插入尿管动作要轻柔,以免损伤尿道黏膜。

(6)维持密闭的尿路排泄系统在患者的膀胱水平以下,避免挤压尿袋。

(五)评价标准

(1)患者和家属知晓护士告知的事项,对操作满意。

(2)遵循查对制度,符合无菌技术、标准预防原则。

(3)操作规范、安全,动作娴熟。

(4)尿管与尿袋连接紧密,引流通畅,固定稳妥。

二、男患者导尿法

(一)目的
同女性患者。

(二)操作前准备
评估男性患者有无前列腺疾病等引起尿路梗阻的情况,余同女性患者。

(三)操作过程

(1)穿隔离衣,携用物至患者床边,核对患者腕带及床头卡。

(2)关闭门窗。

(3)协助患者摆好体位,脱去对侧裤腿盖在近侧腿部,取仰卧屈膝位。

(4)两腿外展,暴露会阴部。

(5)多用巾铺于患者臀下,打开导尿包外包装,初步消毒物品置于两腿之间。

(6)一只手戴手套,将碘伏棉球放入消毒弯盘内,另一只手持镊子依次消毒阴阜、阴茎、阴囊。用纱布裹住患者阴茎,使阴茎与腹壁呈 60°,将包皮向后推,暴露尿道口,用碘伏棉球由内向外螺旋式消毒尿道口、龟头及冠状沟 3 次,每个棉球限用 1 次。

(7)脱手套,处理用物,快速手消毒剂洗手。

(8)将导尿包置于患者双腿之间,打开形成无菌区。

(9)戴无菌手套,铺孔巾。

(10)检查气囊,将导尿管与引流袋连接备用。将碘伏棉球放于无菌盘内,用液状石蜡纱布润滑尿管前端至气囊后 20～22 cm。

(11)一手持纱布包裹阴茎后稍提起和腹壁呈 60°,将包皮后推,暴露尿道口。以螺旋方式消毒尿道口、龟头、冠状沟 3 次,每个棉球限用 1 次,最后一个棉球在尿道口停留 10 s。

(12)提起阴茎与腹壁呈 60°,更换镊子持导尿管,对准尿道口轻轻插入 20～22 cm,见尿后再插入 5～7 cm。

(13)按照导尿管标明的气囊容积向气囊内缓慢注入无菌生理盐水,轻拉尿管有阻力后,撤孔巾。

(14)摘手套妥善固定引流管及尿袋,尿袋的位置低于膀胱,尿管应有标识并注明置管日期。

(15)整理床单位,协助患者取舒适卧位。

(16)整理用物、按医疗垃圾分类处理用物。

(17)脱隔离衣,擦拭治疗车。

(18)洗手、记录置管日期,尿液的量、性质、颜色等,确认医嘱。

(四)注意事项

(1)严格执行查对制度和无菌操作技术原则。

(2)保护患者隐私。

(3)对膀胱高度膨胀且极度虚弱的患者,第一次放尿不得超过 1 000 mL,以免膀胱骤然减压引起血尿和血压下降导致虚脱。

(4)插入尿管动作要轻柔,以免损伤尿道黏膜。

(5)男性患者包皮和冠状沟易藏污垢,导尿前要彻底清洁,导尿管插入前建议使用润滑止痛胶,插管遇阻力时切忌强行插入,必要时请专科医师插管。

(五)评价标准

(1)患者和家属知晓护士告知的事项,对操作满意。

(2)遵循查对制度,符合无菌技术、标准预防原则。

(3)操作规范、安全,动作娴熟。

(4)尿管与尿袋连接紧密,引流通畅,固定稳妥。

(杨园媛)

第九节　纤维支气管镜检查

纤维支气管镜检查是利用光学纤维内镜对气管支气管管腔进行的检查。可在直视下行活检或刷检、钳取异物或清除阻塞物,亦可用于吸除气道内的分泌物,留取痰液标本,并可做支气管肺泡灌洗,行细胞学或液体成分的分析。利用支气管镜可注入药物或切除气管内腔的良性肿瘤等。

一、病情观察与评估

（1）监测生命体征，观察呼吸、心率变化。

（2）评估氧饱和度及血气分析结果。

（3）评估患者对消毒剂、局麻药或术前用药是否过敏。

二、护理措施

（一）体位

去枕仰卧位，头部后仰，肩部垫软枕，下颌略抬高。

（二）检查中观察

（1）密切观察患者有无面色发绀、心率减慢、血氧饱和度降低等症状，如有异常，立即停止检查并给予吸氧，待缓解后再决定是否继续进行检查。

（2）如心搏骤停，应立即进行复苏抢救。

（三）检查后护理

（1）观察患者有无发热、胸痛、呼吸困难等症状。

（2）术后数小时内避免吸烟、谈话或咳嗽，减少咽喉部刺激，以免造成声音沙哑或咽喉部疼痛。

（3）鼓励患者轻轻咳出痰液和血液，如有声嘶或咽痛，可给予雾化吸入。

（4）观察分泌物的颜色和性状，术后一般有较短时间的痰中带血，不需处理。若出血量较多，遵医嘱给予止血药物，及时清除气道内分泌物，防止窒息的发生。

（四）饮食护理

检查前禁饮、禁食 4 小时，检查后禁饮、禁食 2 小时，麻醉消失、咳嗽和呕吐反射恢复后可进温凉流质或半流质饮食，进食前小口喝水，无呛咳再进食。

三、健康指导

（1）告知患者检查前后的注意事项及配合要点，减轻患者紧张情绪，配合检查顺利进行。

（2）告知患者检查后可能有少量出血，属于正常现象，若出血量大，及时告知医务人员。

（张涵玉）

第 六 章

呼吸内科护理

第一节　急性呼吸道感染

急性呼吸道感染通常包括急性上呼吸道感染和急性气管-支气管炎。急性上呼吸道感染是鼻腔、咽或喉部急性炎症的总称。常见病原体为病毒,仅有少数由细菌引起。本病全年皆可发病,但冬、春季节多发,具有一定的传染性,有时引起严重的并发症,应积极防治。急性气管-支气管炎是指由感染、物理、化学、过敏等因素引起的气管-支气管黏膜的急性炎症。可由急性上呼吸道感染蔓延而来。多见于寒冷季节或气候多变时,或气候突变时多发。

一、护理评估

(一)病因及发病机制

1.急性上呼吸道感染

急性上呼吸道感染有70%～80%由病毒引起。其中主要包括流感病毒、副流感病毒、呼吸道合胞病毒、腺病毒、鼻病毒等。由于感染病毒类型较多,又无交叉免疫,人体产生的免疫力较弱且短暂,同时在健康人群中有病毒携带者,故一个人可有多次发病。细菌感染占20%～30%,可直接或继病毒感染之后发生,以溶血性链球菌最为多见,其次为流感嗜血杆菌、肺炎球菌和葡萄球菌等。偶见革兰氏阴性杆菌。当全身或呼吸道局部防御功能降低时,尤其是年老体弱或有慢性呼吸道疾病者更易患病,原先存在于上呼吸道或外界侵入的病毒和细菌迅速繁殖,引起本病。通过含有病毒的飞沫或被污染的用具传播,引起发病。

2.急性气管-支气管炎

(1)感染:由病毒、细菌直接感染,或急性上呼吸道病毒(如腺病毒、流感病毒)、细菌(如流感嗜血杆菌、肺炎链球菌)感染迁延而来,也可在病毒感染后继发细菌感染。亦可为衣原体和支原体感染。

(2)物理、化学性因素:过冷空气、粉尘、刺激性气体或烟雾的吸入使气管-支气管黏膜受到急性刺激和损伤,引起本病。

(3)变态反应:花粉、有机粉尘、真菌孢子等的吸入,以及对细菌蛋白质过敏等,均可引起气管-支气管的变态反应。寄生虫(如钩虫、蛔虫的幼虫)移行至肺,也可致病。

（二）健康史

有无受凉、淋雨、过度疲劳等使机体抵抗力降低等情况,应注意询问本次起病情况、既往健康情况、有无呼吸道慢性疾病史等。

（三）身体状况

1.急性上呼吸道感染

急性上呼吸道感染主要症状和体征个体差异大,根据病因不同可有不同类型,各型症状、体征之间无明显界定,也可互相转化。

（1）普通感冒:又称急性鼻炎或上呼吸道卡他,以鼻咽部卡他症状为主要表现,俗称"伤风"。成人多为鼻病毒所致,起病较急,初期有咽干、咽痒或咽痛,同时或数小时后有打喷嚏、鼻塞、流清水样鼻涕,2～3 d后分泌物变稠,伴咽鼓管炎可引起听力减退,伴流泪、味觉迟钝、声嘶、少量咳嗽、低热不适、轻度畏寒和头痛。检查可见鼻腔黏膜充血、水肿、有分泌物,咽部轻度充血。如无并发症,一般经5～7 d痊愈。

（2）流行性感冒(简称流感)则由流感病毒引起,起病急,鼻咽部症状较轻,但全身症状较重,伴高热、全身酸痛和眼结膜炎症状。而且常有较大或大范围的流行。

流行性感冒应及早应用抗流感病毒药物:起病1～2 d内应用抗流感病毒药物治疗,才能取得最佳疗效。目前抗流感病毒药物包括离子通道 M_2 阻滞剂和神经氨酸酶抑制剂两类。离子通道 M_2 阻滞剂:包括金刚烷胺和金刚乙胺,主要对甲型流感病毒有效。金刚烷胺类药物是治疗甲型流感的首选药物,有效率达 70%～90%。金刚烷胺的不良反应有神经质、焦虑、注意力不集中和轻微头痛等中枢神经系统不良反应,一般在用药后几小时出现,金刚乙胺的毒副作用较小。胃肠道反应主要为恶心和呕吐,停药后可迅速消失。肾功能不全的患者需要调整金刚烷胺的剂量,对于老年人或肾功能不全者需要密切监测不良反应。神经氨酸酶抑制剂:奥司他韦(商品名达菲),作用机制是通过干扰病毒神经氨酸酶保守的唾液酸结合位点,从而抑制病毒的复制,对A(包括 H5N1)和B不同亚型流感病毒均有效。奥司他韦成人每次口服75 mg,每天 2 次,连服 5 d,但须在症状出现 2 d内开始用药。奥司他韦不良反应少,一般为恶心、呕吐等消化道症状,也有腹痛、头痛、头晕、失眠、咳嗽、乏力等不良反应的报道。

（3）病毒性咽炎和喉炎:临床特征为咽部发痒、不适和灼热感、声嘶、讲话困难、咳嗽、咳嗽时咽喉疼痛,无痰或痰呈黏液性,有发热和乏力,伴有咽下疼痛时,常提示有链球菌感染,体检发现咽部明显充血和水肿,局部淋巴结肿大且触痛,提示流感病毒和腺病毒感染,腺病毒咽炎可伴有眼结膜炎。

（4）疱疹性咽峡炎:主要由柯萨奇病毒 A 引起,夏季好发。有明显咽痛、常伴有发热,病程约一周。体检可见咽充血,软腭、腭垂、咽和扁桃体表面有灰白色疱疹及浅表溃疡,周围有红晕。多见于儿童,偶见于成人。

（5）咽结膜热:常为柯萨奇病毒、腺病毒等引起。夏季好发,游泳传播为主,儿童多见。表现为发热、咽痛、畏光、流泪、咽及结膜明显充血。病程 4～6 d。

（6）细菌性咽-扁桃体炎多由溶血性链球菌感染所致,其次为流感嗜血杆菌、肺炎球菌、葡萄球菌等引起。起病急,咽痛明显、伴畏寒、发热,体温超过 39 ℃。检查可见咽部明显充血,扁桃体充血肿大,其表面有黄色点状渗出物,颌下淋巴结肿大伴压痛,肺部无异常体征。

本病如不及时治疗可并发急性鼻窦炎、中耳炎、急性气管-支气管炎。部分患者可继发病毒性心肌炎、肾炎、风湿热等。

2.急性气管-支气管炎

急性气管-支气管炎起病较急,常先有急性上呼吸道感染的症状,继之出现干咳或少量黏液性痰,随后可转为黏液脓性或脓性痰液,痰量增多,咳嗽加剧,偶可痰中带血。全身症状一般较轻,可有发热,38 ℃左右,多于 3~5 d 后消退。咳嗽、咳痰为最常见的症状,常为阵发性咳嗽,咳嗽、咳痰可延续 2~3 周才消失;如迁延不愈,则可演变为慢性支气管炎。呼吸音常正常或增粗,两肺可听到散在干、湿性啰音。

(四)实验室及其他检查

1.血常规

病毒感染者白细胞正常或偏低,淋巴细胞比例升高;细菌感染者白细胞计数和中性粒细胞增高,可有核左移现象。

2.病原学检查

可做病毒分离和病毒抗原的血清学检查,确定病毒类型,以区别病毒和细菌感染。细菌培养及药物敏感试验,可判断细菌类型,并可指导临床用药。

3.X 线检查

胸部 X 线多无异常改变。

二、主要护理诊断及医护合作性问题

(一)舒适的改变

鼻塞、流涕、咽痛、头痛与病毒和/或细菌感染有关。

(二)潜在并发症

鼻窦炎、中耳炎、心肌炎、肾炎、风湿性关节炎。

三、护理目标

患者躯体不适缓解,日常生活不受影响;体温恢复正常;呼吸道通畅;睡眠改善;无并发症发生或并发症被及时控制。

四、护理措施

(一)一般护理

注意隔离患者,减少探视,避免交叉感染。患者咳嗽或打喷嚏时应避免对着他人。患者使用的餐具、痰盂等用具应按规定消毒,或用一次性器具,回收后焚烧弃去。多饮水,补充足够的热量,给予清淡易消化、高热量、丰富维生素、富含营养的食物。避免刺激性食物,戒烟、酒。患者以休息为主,特别是在发热期间。部分患者往往因剧烈咳嗽而影响正常的睡眠,可给患者提供容易入睡的休息环境,保持病室适宜温度、湿度和空气流通。保证周围环境安静,关闭门窗。指导患者运用促进睡眠的方式,如睡前泡脚、听音乐等。必要时可遵医嘱给予镇咳、祛痰或镇静药物。

(二)病情观察

关注疾病流行情况、鼻咽部发生的症状、体征及血常规和胸部 X 线改变。注意并发症,如耳痛、耳鸣、听力减退、外耳道流脓等提示中耳炎;如头痛剧烈、发热、伴脓涕、鼻窦有压痛等提示鼻窦炎;如在恢复期出现胸闷、心悸、眼睑水肿、腰酸和关节痛等提示心肌炎、肾炎或风湿性关节炎,应及时就诊。

(三)对症护理

1.高热护理

体温超过 37.5 ℃,应每 4 h 测体温 1 次,观察体温过高的早期症状和体征,体温突然升高或骤降时,应随时测量和记录,并及时报告医师。体温＞39 ℃时,要采取物理降温。降温效果不好可遵照医嘱选用适当的解热剂进行降温。患者出汗后应及时处理,保持皮肤的清洁和干燥,并注意保暖。鼓励多饮水。

2.保持呼吸道通畅

清除气管、支气管内分泌物,减少痰液在气管、支气管内的聚积。指导患者采取舒适的体位进行有效咳嗽。观察咳痰情况,如痰液较多且黏稠,可嘱患者多饮水,或遵照医嘱给予雾化吸入治疗,以湿润气道、利于痰液排出。

(四)用药护理

1.对症治疗

选用抗感冒复合剂或中成药减轻发热、头痛,减少鼻、咽充血和分泌物,如对乙酰氨基酚(扑热息痛)、银翘解毒片等。干咳者可选用右美沙芬、喷托维林(咳必清)等;咳嗽有痰可选用复方氯化铵合剂、溴己新(必嗽平),或雾化祛痰。咽痛者可含服喉片或草珊瑚片等。气喘者可用平喘药,如特布他林、氨茶碱等。

2.抗病毒药物

早期应用抗病毒药有一定疗效,可选用利巴韦林、奥司他韦、金刚烷胺、吗啉胍和抗病毒中成药等。

3.抗菌药物

如有细菌感染,最好根据药物敏感试验选择有效抗菌药物治疗,常可选用大环内酯类、青霉素类、氟喹诺酮类及头孢菌素类。

根据医嘱选用药物,告知患者药物的作用,可能发生的不良反应和服药的注意事项,如按时服药;应用抗生素者,注意观察有无迟发变态反应发生;对于应用解热镇痛药者注意避免大量出汗引起虚脱等。发现异常及时就诊等。

(五)心理护理

急性呼吸道感染预后良好,多数患者于一周内康复,仅少数患者可因咳嗽迁延不愈而发展为慢性支气管炎,患者一般无明显心理负担。但如果患者咳嗽较剧烈,加之伴有发热,可能会影响休息、睡眠,进而影响工作和学习;个别患者可产生急于缓解咳嗽等症状的焦虑情绪。护理人员应与患者进行耐心、细致的沟通,通过对病情的客观评价,解除患者的心理顾虑,建立治疗疾病的信心。

(六)健康指导

1.疾病知识指导

帮助患者和家属掌握急性呼吸道感染的诱发因素及本病的相关知识,避免受凉、过度疲劳,注意保暖;外出时可戴口罩,避免寒冷空气对气管、支气管的刺激。积极预防和治疗上呼吸道感染,症状改变或加重时应及时就诊。

2.生活指导

平时应加强耐寒锻炼,增强体质,提高机体免疫力。有规律生活,避免过度劳累。室内空气保持新鲜、阳光充足。少去人群密集的公共场所。戒烟、酒。

五、护理评价

患者舒适度改善;睡眠质量提高;未发生并发症或发生后被及时控制。

(陈仁琳)

第二节 慢性支气管炎

慢性支气管炎是由于感染或非感染因素引起气管、支气管黏膜及其周围组织的慢性非特异性炎症。临床以咳嗽、咳痰或伴有喘息反复发作为特征,每年持续 3 个月以上,且连续 2 年以上。

一、病因和发病机制

慢性支气管炎的病因极为复杂,迄今尚有许多因素不够明确,往往是多种因素长期相互作用的综合结果。

(一)感染

病毒、支原体和细菌感染是本病急性发作的主要原因。病毒感染以流感病毒、鼻病毒、腺病毒和呼吸道合胞病毒常见;细菌感染以肺炎链球菌、流感嗜血杆菌和卡他莫拉菌及葡萄球菌常见。

(二)大气污染

化学气体如氯气、二氧化氮、二氧化硫等刺激性烟雾,空气中的粉尘等均可刺激支气管黏膜,使呼吸道清除功能受损,为细菌入侵创造条件。

(三)吸烟

吸烟为本病发病的主要因素。吸烟时间的长短与吸烟量决定发病率的高低,吸烟者的患病率较不吸烟者高 2～8 倍。

(四)过敏因素

喘息型支气管患者,多有过敏史。患者痰中嗜酸性粒细胞和组胺的含量及血中 IgE 明显高于正常。此类患者实际上应属慢性支气管炎合并哮喘。

(五)其他因素

气候变化,特别是寒冷空气对慢支的病情加重有密切关系。自主神经功能失调,副交感神经功能亢进,老年人肾上腺皮质功能减退,慢性支气管炎的发病率增加。维生素 C 缺乏、维生素 A 缺乏,易患慢性支气管炎。

二、临床表现

(一)症状

患者常在寒冷季节发病,出现咳嗽、咳痰,尤以晨起显著,白天多于夜间。病毒感染痰液为白色黏液泡沫状,继发细菌感染,痰液转为黄色或黄绿色黏液脓性,偶可带血。慢性支气管炎反复发作后,支气管黏膜的迷走神经感受器反应性增高,副交感神经功能亢进,可出现过敏现象而发生喘息。

91

(二)体征

早期多无体征。急性发作期可有肺底部闻及干、湿性啰音。喘息型支气管炎在咳嗽或深吸气后可闻及哮鸣音,发作时,有广泛哮鸣音。

(三)并发症

(1)阻塞性肺气肿:为慢性支气管炎最常见的并发症。

(2)支气管肺炎:慢性支气管炎蔓延至支气管周围肺组织中,患者表现寒战、发热、咳嗽加剧、痰量增多且呈脓性;白细胞总数及中性粒细胞增多;胸部 X 线显示双下肺野有斑点状或小片阴影。

(3)支气管扩张。

三、诊断

(一)辅助检查

1.血常规

白细胞总数及中性粒细胞数可升高。

2.胸部 X 线

单纯型慢性支气管炎,X 线片检查阴性或仅见双下肺纹理增多、增粗、模糊、呈条索状或网状。继发感染时为支气管周围炎症改变,表现为不规则斑点状阴影,重叠于肺纹理之上。

3.肺功能检查

早期病变多在小气道,常规肺功能检查多无异常。

(二)诊断要点

凡咳嗽、咳痰或伴有喘息,每年发作持续 3 个月,连续 2 年或 2 年以上者,并排除其他心、肺疾病(如肺结核、肺尘埃沉着病、支气管哮喘、支气管扩张、肺癌、肺脓肿、心脏病、心功能不全等)、慢性鼻咽疾病后,即可诊断。如每年发病不足 3 个月,但有明确的客观检查依据(如胸部 X 线检查、肺功能等)亦可诊断。

(三)鉴别诊断

1.支气管扩张

多于儿童或青年期发病,常继发于麻疹、肺炎或百日咳后,并有咳嗽、咳痰反复发作的病史,合并感染时痰量增多,并呈脓性或伴有发热,病程中常反复咯血。在肺下部周围可闻及不易消散的湿性啰音。晚期重症患者可出现杵状指(趾)。胸部 X 线上可见双肺下野纹理粗乱或呈卷发状。薄层高分辨 CT(HRCT)检查有助于确诊。

2.肺结核

活动性肺结核患者多有午后低热、消瘦、乏力、盗汗等中毒症状。咳嗽痰量不多,常有咯血。老年肺结核的中毒症状多不明显,常被慢性支气管炎的症状所掩盖而误诊。胸部 X 线片上可发现结核病灶,部分患者痰结核菌检查可获阳性。

3.支气管哮喘

支气管哮喘常为特质性患者或有过敏性疾病家族史,多于幼年发病。一般无慢性咳嗽、咳痰史。哮喘多突然发作,且有季节性,血和痰中嗜酸性粒细胞常增多,治疗后可迅速缓解。发作时双肺布满哮鸣音,呼气延长,缓解后可消失,且无症状,但气道反应性仍增高。慢性支气管炎合并哮喘的患者,病史中咳嗽、咳痰多发生在喘息之前,迁延不愈较长时间后伴有喘息,且咳嗽、咳痰

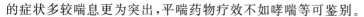

的症状多较喘息更为突出,平喘药物疗效不如哮喘等可鉴别。

4.肺癌

肺癌多发生于 40 岁以上男性,并有多年吸烟史的患者,刺激性咳嗽常伴痰中带血和胸痛。胸部 X 线检查肺部常有块影或反复发作的阻塞性肺炎。痰脱落细胞及支气管镜等检查,可明确诊断。

5.慢性肺间质纤维化

慢性咳嗽,咳少量黏液性非脓性痰,进行性呼吸困难,双肺底可闻及爆裂音(Velcro 啰音),严重者发绀并有杵状指。胸部 X 线片见中下肺野及肺周边部纹理增多紊乱呈网状结构,其间见弥漫性细小斑点阴影。肺功能检查呈限制性通气功能障碍,弥散功能降低,PaO_2 下降。肺活检是确诊的手段。

四、治疗

(一)急性发作期及慢性迁延期的治疗

以控制感染、祛痰、镇咳为主,同时解痉平喘。

1.抗感染药物

及时、有效、足量,感染控制后及时停用,以免产生细菌耐药或二重感染。一般患者可按常见致病菌用药。可选用青霉素 G 80 万 U 肌内注射;复方磺胺甲噁唑(SMZ),每次 2 片,2 次/天;阿莫西林 2~4 g/d,分3~4 次口服;氨苄西林 2~4 g/d,分 4 次口服;头孢氨苄 2~4 g/d 或头孢拉定1~2 g/d,分 4 次口服;头孢呋辛 2 g/d 或头孢克洛 0.5~1 g/d,分 2~3 次口服。亦可选择新一代大环内酯类抗生素,如罗红霉素,0.3 g/d,2 次口服。抗菌治疗疗程一般为 7~10 d,反复感染病例可适当延长。严重感染时,可选用氨苄西林、环丙沙星、氧氟沙星、阿米卡星、奈替米星或头孢菌素类联合静脉滴注给药。

2.祛痰镇咳药

刺激性干咳者不宜单用镇咳药物,否则痰液不易咳出。可给盐酸溴环己胺醇 30 mg 或羧甲基半胱氨酸 500 mg,3 次/天,口服。乙酰半胱氨酸(富露施)及氯化铵甘草合剂均有一定的疗效。α-糜蛋白酶雾化吸入亦有消炎祛痰的作用。

3.解痉平喘

解痉平喘主要为解除支气管痉挛,利于痰液排出。常用药物为氨茶碱 0.1~0.2 g,8 h 1 次口服;丙卡特罗 50 mg,2 次/天;特布他林 2.5 mg,2~3 次/天。慢性支气管炎有可逆性气道阻塞者应常规应用支气管舒张剂,如异丙托溴铵(异丙阿托品)气雾剂、特布他林等吸入治疗。阵发性咳嗽常伴不同程度的支气管痉挛,应用支气管扩张药后可改善症状,并有利于痰液的排出。

(二)缓解期的治疗

应以增强体质,提高机体抗病能力和预防发作为主。

(三)中药治疗

采取扶正固本原则,按肺、脾、肾的虚实辨证施治。

五、护理措施

(一)常规护理

1.环境

保持室内空气新鲜,流通,安静,舒适,温湿度适宜。

2.休息

急性发作期应卧床休息,取半卧位。

3.给氧

持续低流量吸氧。

4.饮食

给予高热量、高蛋白、高维生素易消化的食物。

(二)专科护理

1.解除气道阻塞,改善肺泡通气

及时清除痰液,神志清醒患者应鼓励咳嗽,痰稠不易咳出时,给予雾化吸入或雾化泵药物喷入,减少局部淤血水肿,以利痰液排出。危重体弱患者,定时更换体位,叩击背部,使痰易于咳出,餐前应给予胸部叩击或胸壁震荡。方法:患者取侧卧位,护士两手手指并拢,手背隆起,指关节微屈,自肺底由下向上,由外向内叩拍胸壁,震动气管,边拍边鼓励患者咳嗽,以促进痰液的排出,每侧肺叶叩击 3~5 min。对神志不清者,可进行机械吸痰,需注意无菌操作,抽吸压力要适当,动作轻柔,每次抽吸时间不超过 15 s,以免加重缺氧。

2.合理用氧减轻呼吸困难

根据缺氧和二氧化碳潴留的程度不同,合理用氧,一般给予低流量、低浓度、持续吸氧,如病情需要提高氧浓度,应辅以呼吸兴奋剂刺激通气或使用呼吸机改善通气,吸氧后如呼吸困难缓解、呼吸频率减慢、节律正常、血压上升、心率减慢、心律正常、发绀减轻、皮肤转暖、神志转清、尿量增加等,表示氧疗有效。若呼吸过缓,意识障碍加深,需考虑二氧化碳潴留加重,必要时采取增加通气量措施。

(林　琳)

第三节　支气管扩张

支气管扩张是指直径大于 2 mm 的支气管由于管壁的肌肉和弹性组织破坏引起的慢性异常扩张。临床特点为慢性咳嗽、咳大量脓性痰和/或反复咯血。患者常有童年麻疹、百日咳或支气管肺炎等病史。随着人民生活条件的改善,麻疹、百日咳疫苗的预防接种,以及抗生素的应用,本病发病率已明显降低。

一、病因及发病机制

(一)支气管-肺组织感染和支气管阻塞

支气管-肺组织感染和支气管阻塞是支气管扩张的主要病因。感染和阻塞症状相互影响,促使支气管扩张的发生和发展。其中婴幼儿期支气管-肺组织感染是最常见的病因,如婴幼儿麻疹、百日咳、支气管肺炎等。

由于儿童支气管较细,易阻塞,且管壁薄弱,反复感染破坏支气管壁各层结构,尤其是平滑肌和弹性纤维的破坏削弱了对管壁的支持作用。支气管炎使支气管黏膜充血、水肿、分泌物阻塞管腔,导致引流不畅而加重感染。支气管内膜结核、肿瘤、异物引起管腔狭窄、阻塞,也是导致支气

管扩张的原因之一。由于左下叶支气管细长,且受心脏血管压迫引流不畅,容易发生感染,故支气管扩张左下叶比右下叶多见。肺结核引起的支气管扩张多发生在上叶。

(二)支气管先天性发育缺陷和遗传因素

此类支气管扩张较少见,如巨大气管-支气管症、Kartagener 综合征(支气管扩张、鼻窦炎和内脏转位)、肺囊性纤维化、先天性丙种球蛋白缺乏症等。

(三)全身性疾病

目前已发现类风湿关节炎、Crohn病、溃疡性结肠炎、系统性红斑狼疮、支气管哮喘等疾病可同时伴有支气管扩张;有些不明原因的支气管扩张患者,其体液免疫和/或细胞免疫功能有不同程度的异常,提示支气管扩张可能与机体免疫功能失调有关。

二、临床表现

(一)症状

1.慢性咳嗽、大量脓痰

痰量与体位变化有关。晨起或夜间卧床改变体位时,咳嗽加剧、痰量增多。痰量多少可估计病情严重程度。感染急性发作时,痰量明显增多,每天可达数百毫升,外观呈黄绿色脓性痰,痰液静置后出现分层的特征:上层为泡沫;中层为脓性黏液;下层为坏死组织沉淀物。合并厌氧菌感染时痰有臭味。

2.反复咯血

$50\%\sim70\%$ 的患者有程度不等的反复咯血,咯血量与病情严重程度和病变范围不完全一致。大量咯血最主要的危险是窒息,应紧急处理。部分发生于上叶的支气管扩张,引流较好,痰量不多或无痰,以反复咯血为唯一症状,称为"干性支气管扩张"。

3.反复肺部感染

其特点是同一肺段反复发生肺炎并迁延不愈。

4.慢性感染中毒症状

反复感染者可出现发热、乏力、食欲减退、消瘦、贫血等,儿童可影响发育。

(二)体征

早期或干性支气管扩张多无明显体征,病变重或继发感染时在下胸部、背部常可闻及局限性、固定性湿啰音,有时可闻及哮鸣音;部分慢性患者伴有杵状指(趾)。

三、辅助检查

(一)胸部 X 线检查

早期无异常或仅见患侧肺纹理增多、增粗现象。典型表现是轨道征和卷发样阴影,感染时阴影内出现液平面。

(二)胸部 CT 检查

管壁增厚的柱状扩张或成串成簇的囊状改变。

(三)纤维支气管镜检查

有助于发现患者出血的部位,鉴别腔内异物、肿瘤或其他支气管阻塞原因。

四、诊断要点

根据患者有慢性咳嗽、大量脓痰、反复咯血的典型临床特征,以及肺部闻及固定而局限性的湿啰音,结合儿童时期有诱发支气管扩张的呼吸道病史,一般可作出初步临床诊断。胸部影像学检查和纤维支气管镜检查可进一步明确诊断。

五、治疗要点

治疗原则是保持呼吸道引流通畅,控制感染,处理咯血,必要时手术治疗。

(一)保持呼吸道通畅

1.药物治疗

祛痰药及支气管舒张药具有稀释痰液、促进排痰作用。

2.体位引流

对痰多且黏稠者作用尤其重要。

3.经纤维支气管镜吸痰

若体位引流排痰效果不理想,可经纤维支气管镜吸痰及生理盐水冲洗痰液,也可局部注入抗生素。

(二)控制感染

控制感染是支气管扩张急性感染期的主要治疗措施。应根据症状、体征、痰液性状,必要时参考细菌培养及药物敏感试验结果选用抗菌药物。

(三)手术治疗

对反复呼吸道急性感染或大咯血,病变局限在一叶或一侧肺组织、经药物治疗无效、全身状况良好的患者,可考虑手术切除病变肺段或肺叶。

六、常用护理诊断

(一)清理呼吸道无效

与咳嗽、大量脓痰、肺部湿啰音与痰液黏稠和无效咳嗽有关。

(二)有窒息的危险

与痰多、痰液黏稠或大咯血造成气道阻塞有关。

(三)营养失调

与乏力、消瘦、贫血、发育迟缓与反复感染导致机体消耗增加,以及患者食欲缺乏、营养物质摄入不足有关。

(四)恐惧

与精神紧张、面色苍白、出冷汗与突然或反复大咯血有关。

七、护理措施

(一)一般护理

1.休息与环境

急性感染或咯血时应卧床休息,大咯血患者需绝对卧床,取患侧卧位。病室内保持空气流通,维持适宜的温、湿度,注意保暖。

2.饮食护理

提供高热量、高蛋白、高维生素的食物,发热患者给予高热量流质或半流质饮食,避免冰冷、油腻、辛辣食物诱发咳嗽。鼓励患者多饮水,每天 1 500 mL 以上,以稀释痰液。指导患者在咳痰后及进食前后用清水或漱口液漱口,保持口腔清洁,促进食欲。

(二)病情观察

观察痰液量、颜色、性质、气味和与体位的关系,记录 24 h 痰液排出量;定期测量生命体征,记录咯血量,观察咯血的颜色、性质及量;病情严重者需观察有无窒息前症状,发现窒息先兆,立即向医师汇报并配合处理。

(三)对症护理

1.促进排痰

(1)指导有效咳嗽和正确的排痰方法。

(2)采取体位引流者需依据病变部位选择引流体位,使病肺居上,引流支气管开口向下,利于痰液流出。一般于饭前 1 h 进行。引流时可配合胸部叩击,提高引流效果。

(3)必要时遵医嘱选用祛痰剂或 β_2 受体激动剂喷雾吸入,扩张支气管、促进排痰。

2.预防窒息

(1)痰液排除困难者,鼓励多饮水或雾化吸入,协助患者翻身、拍背或体位引流,以促进痰液排除,减少窒息发生的危险。

(2)密切观察患者的表情、神志、生命体征,观察并记录痰液的颜色、量与性质,及时发现和判断患者有无发生窒息的可能。如患者突然出现烦躁不安、神志不清,面色苍白或发绀、出冷汗、呼吸急促、咽喉部明显的痰鸣音,应警惕窒息的发生,并及时通知医师。

(3)对意识障碍、年老体弱、咳嗽咳痰无力、咽喉部明显的痰鸣音、神志不清者、突然大量呕吐物涌出等高危患者,立即做好抢救准备,如迅速备好吸引器、气管插管或气管切开等用物,积极配合抢救工作。

(四)心理护理

病程较长,咳嗽、咳痰、咯血反复发作或逐渐加重时,患者易产生焦虑、沮丧情绪。护士应多与其交谈,讲明支气管扩张反复发作的原因及治疗进展,帮助患者树立战胜疾病的信心,缓解焦虑不安情绪。咯血时医护人员应陪伴、安慰患者,帮助其稳定情绪,避免因情绪波动加重出血。

(五)健康教育

1.疾病知识指导

帮助患者及其家属了解疾病的发生、发展与治疗、护理过程。与其共同制订长期防治计划。宣传防治百日咳、麻疹、支气管肺炎、肺结核等呼吸道感染的重要性;及时治疗上呼吸道慢性病灶;避免受凉,预防感冒;戒烟、减少刺激性气体吸入,防止病情恶化。

2.生活指导

讲明加强营养对机体康复的作用,使患者能主动摄取必需的营养素,以增强机体抗病能力。鼓励患者参加体育锻炼,建立良好的生活习惯,劳逸结合,以维护心、肺功能状态。

3.用药指导

向患者介绍常用药物的用法和注意事项,观察疗效及不良反应。指导患者及其家属学习和掌握有效咳嗽、胸部叩击、雾化吸入和体位引流的方法,以利于长期坚持,控制病情的发展;了解抗生素的作用、用法和不良反应。

4.自我监测指导

定期复查。嘱患者按医嘱服药,教患者学会观察药物的不良反应。教会患者识别病情变化的征象,观察痰液量、颜色、性质、气味和与体位的关系,并记录 24 h 痰液排出量。如有咯血,窒息先兆,立即前往医院就诊。

(郑　娇)

第七章

心内科护理

第一节　原发性高血压

原发性高血压的病因复杂,不是单个因素引起,与遗传有密切关系,是环境因素与遗传相互作用的结果。要诊断高血压,必须根据患者与血压对照规定的高血压标准,在未服降压药的情况下,测两次或两次以上非同日多次重复的血压所得的平均值为依据,偶然测得一次血压增高不能诊断为高血压,必须重复和进一步观察。测得高血压时要做相应的检查以排除继发性高血压。若患者是继发性高血压,未明确病因即当成原发性高血压而长期给予降压治疗,不但疗效差,而且原发性疾病严重发作常可危及生命。

一、一般表现

原发性高血压通常起病缓慢,早期常无症状,可以多年自觉良好而偶于体格检查时发现血压升高,少数患者则在发生心、脑、肾等并发症后才被发现。高血压患者可有头痛、眩晕、气急、疲劳、心悸、耳鸣等症状,但并不一定与血压水平呈正比。往往是在患者得知患有高血压后才注意到。

高血压病初期只是在精神紧张、情绪波动后血压暂时升高,随后可恢复正常,以后血压升高逐渐趋于明显而持久,但一天之内白昼与夜间血压水平仍可有明显的差异。

高血压病后期的临床表现常与心、脑、肾功能不全或器官并发症有关。

二、实验室检查

(1)为了原发性高血压的诊断、了解靶器官(主要指心、脑、肾、血管)的功能状态并指导正确选择药物治疗,必须进行下列实验室检查:血、尿常规、肾功能、血尿酸、脂质、糖、电解质、心电图、胸部 X 线和眼底检查。早期患者上述检查可无特殊异常,后期高血压患者可出现尿蛋白增多及尿常规异常,肾功能减退,胸部 X 线可见主动脉弓迂曲延长、左室增大,心电图可见左心室肥大劳损。部分患者可伴有血清总胆固醇、甘油三酯、低密度脂蛋白胆固醇的增高和高密度脂蛋白胆固醇的降低,亦常有血糖或尿酸水平增高。目前认为,上述生化异常可能与原发性高血压的发病机制有一定的内在联系。

(2)眼底检查有助于对高血压严重程度的了解。眼底分级法标准如下:Ⅰ级,视网膜动脉变细、反光增强；Ⅱ级，视网膜动脉狭窄、动静脉交叉压迫；Ⅲ级，上述血管病变基础上有眼底出血、棉絮状渗出；Ⅳ级，上述基础上出现视神经盘水肿。大多数患者仅为Ⅰ、Ⅱ级变化。

（3）动态血压监测（ABPM）与通常血压测量不同。动态血压监测是由仪器自动定时测量血压，可每隔 15～30 min 自动测压（时间间隔可调节），连续 24 h 或更长。可测定白昼与夜间各时间段血压的平均值和离散度，能较敏感、客观地反映实际血压水平。

正常人血压呈明显的昼夜波动，动态血压曲线呈双峰一谷，即夜间血压最低，清晨起床活动后血压迅速升高，在 6～10 时及 16～20 时各有一高峰，继之缓慢下降。中、轻度高血压患者血压昼夜波动曲线与正常类似，但血压水平较高。早晨血压升高可伴有血儿茶酚胺浓度升高，血小板聚集增加及纤溶活性增高会变化，可能与早晨较多发生心脑血管急性事件有关。

血压变异性和血压昼夜节律与靶器官损害及预后有较密切的关系，即伴明显靶器官损害或严重高血压患者其血压的昼夜节律可消失。

目前尚无统一的动态血压正常值，但可参照采用以下正常上限标准：24 h 平均血压值<17.3/10.7 kPa（130/80 mmHg），白昼均值<18.0/11.3 kPa（135/85 mmHg），夜间<16.7/10.0 kPa（125/75 mmHg）。夜间血压均值比白昼降低＞10%；如降低不及 10%，可认为血压昼夜节律消失。

动态血压监测可用于：诊断"白大衣性高血压"，即在诊所内血压升高，而诊所外血压正常；判断高血压的严重程度，了解其血压变异性和血压昼夜节律；指导降压治疗和评价降压药物疗效；诊断发作性高血压或低血压。

三、原发性高血压危险度的分层

原发性高血压的严重程度并不单纯与血压升高的水平有关，必须结合患者总的心血管疾病危险因素及合并的靶器官损害作全面的评价，治疗目标及预后判断也必须以此为基础。心血管疾病危险因素包括吸烟、高脂血症、糖尿病、年龄＞60 岁、男性或绝经后女性、心血管疾病家族史（发病年龄女性<65 岁，男性<55 岁）。靶器官损害及合并的临床疾病包括心脏疾病（左心室肥大、心绞痛、心肌梗死、既往曾接受冠状动脉旁路手术、心力衰竭），脑血管疾病（脑卒中或短暂性脑缺血发作），肾脏疾病（蛋白尿或血肌酐升高），周围动脉疾病，高血压视网膜病变（≥Ⅲ级）。危险度的分层是把血压水平及危险因素及合并的器官受损情况相结合分为低、中、高和极高危险组。治疗时不仅要考虑降压，还要考虑危险因素及靶器官损害的预防及逆转。

低度危险组：高血压 1 级，不伴有上列危险因素，治疗以改善生活方式为主，如 6 个月后无效，再给药物治疗。

中度危险组：高血压 1 级伴 12 个危险因素或高血压 2 级不伴有或伴不超过 2 个危险因素者。治疗除改善生活方式外，给予药物治疗。

高度危险组：高血压 1～2 级伴至少 3 个危险因素者，必须药物治疗。

极高危险组：高血压 3 级或高血压 1～2 级伴靶器官损害及相关的临床疾病者（包括糖尿病），必须尽快给予强化治疗。

四、临床类型

原发性高血压大多起病及进展均缓慢，病程可长达十余年至数十年，症状轻微，逐渐导致靶器官损害。但少数患者可表现为急进重危，或具特殊表现而构成不同的临床类型。

(一)高血压急症

高血压急症是指高血压患者血压显著的或急剧的升高[收缩压>26.7 kPa(200 mmHg),舒张压>17.3 kPa(130 mmHg)],常同时伴有心、脑、肾及视网膜等靶器官功能损害的一种严重危及生命的临床综合征,其舒张压>18.7~20.0 kPa(140~150 mmHg)和/或收缩压>29.3 kPa(220 mmHg),无论有无症状,也应视为高血压急症。高血压急症包括高血压脑病、高血压危象、急进型高血压、恶性高血压,高血压合并颅内出血、急性冠状动脉功能不全、急性左心衰竭、主动脉夹层血肿,以及子痫、嗜铬细胞瘤危象等。

(二)恶性高血压

1%~5%的中、重度高血压患者可发展为恶性高血压,其发病机制尚不清楚,可能与不及时治疗或治疗不当有关。病理上以肾小动脉纤维样坏死为突出特征。临床特点:①发病较急骤,多见于中、青年;②血压显著升高,舒张压持续>17.3 kPa(130 mmHg)。③头痛、视力模糊、眼底出血、渗出和乳头水肿。④肾脏损害突出,表现为持续蛋白尿、血尿及管型尿,并可伴肾功能不全。⑤进展迅速,如不给予及时治疗,预后不佳,可死于肾衰竭、脑卒中或心力衰竭。

(三)高血压危重症

1.高血压危象

在高血压病程中,由于周围血管阻力的突然上升,血压明显升高,出现头痛、烦躁、眩晕、恶心、呕吐、心悸、气急及视力模糊等症状。伴靶器官病变者可出现心绞痛、肺水肿或高血压脑病。血压以收缩压显著升高为主,也可伴舒张压升高。发作一般历时短暂、控制血压后病情可迅速好转;但易复发。危象发作时交感神经活动亢进,血中儿茶酚胺升高。

2.高血压脑病

高血压脑病是指在高血压病程中发生急性脑血液循环障碍,引起脑水肿和颅内压增高而产生的临床征象。发生机制可能为过高的血压突破了脑血管的自身调节机制,导致脑灌注过多,液体渗入脑血管周围组织,引起脑水肿。临床表现有严重头痛、呕吐、神志改变,较轻者可仅有烦躁、意识模糊,严重者可发生抽搐、昏迷。

(四)急进型高血压

本病占高血压患者的1%~8%,多见于年轻人,男性居多。临床特点如下。①收缩压,舒张压均持续升高,舒张压常持续≥17.3 kPa(130 mmHg),很少有波动。②症状多而明显进行性加重,有一些患者高血压是缓慢病程,但后突然迅速发展,血压显著升高。③出现严重的内脏器官的损害,常在1~2年内发生心、脑、肾损害和视网膜病变,出现脑卒中、心肌梗死、心力衰竭、尿毒症及视网膜病变(眼底Ⅲ级以上改变)。

(五)缓进型高血压

这种类型占95%以上,临床上又称之为良性高血压。因其起病隐匿,病情发展缓慢,病程较长,可达数十年,多见于中老年人。临床表现如下。①早期可无任何明显症状,仅有轻度头痛或不适,休息之后可自行缓解。偶测血压时才发现高血压。②逐渐发展,患者表现为头痛、头晕、失眠、乏力、记忆力减退症状,血压也随着病情发展而逐步升高并趋向持续性,波动幅度也随之减小并伴随着心、脑、肾等器官的器质性损害。

此型高血压病由于病程长、早期症状不明显,所以患者容易忽视其治疗,思想上不重视,不能坚持服药,最终造成不可逆的器官损害,危及生命。

(六)老年人高血压

年龄超过 60 岁达高血压诊断标准者即为老年人高血压。临床特点如下。①半数以上以收缩压为主;即单纯收缩期高血压[收缩压＞18.7 kPa(140 mmHg);舒张压＜12.0 kPa(90 mmHg)],此与老年人大动脉弹性减退、顺应性下降有关,使脉压增大。流行病资料显示,单纯收缩压的升高也是心血管病致死的重要危险因素。②部分老年人高血压是由中年原发性高血压延续而来,属收缩压和舒张压均增高的混合型。③老年人高血压患者的心、脑、肾器官常有不同程度损害,靶器官并发症如脑卒中、心力衰竭、心肌梗死和肾功能不全较为常见。④老年人压力感受器敏感性减退;对血压的调节功能降低、易造成血压波动及直立性低血压,尤其是在使用降压药物治疗时要密切观察。老年人选用高血压药物时宜选用平和、缓慢的制剂,如利尿剂和长效钙通道阻滞剂及 ACEI 等;常规给予抗凝剂治疗;定期测量血压以予调整剂量。

(七)难治性高血压

难治性高血压又称顽固性或有抵抗性的高血压。临床特点如下。①治疗前血压≥24.0/15.3 kPa(180/115 mmHg),经过充分的、合理的、联合应用 3 种药物(包括利尿剂),血压仍不能降至21.3/7.5 kPa(160/56 mmHg)以下。②治疗前血压＜24.0/15.3 kPa(180/115 mmHg),而适当的三联药物治疗仍不能达到:＜18.7/12.0 kPa(140/90 mmHg),则被认为是难治性高血压。③对于老年单纯收缩期高血压,如治疗前收缩压＞26.7 kPa(200 mmHg),经三联治疗,收缩压不能降至22.7 kPa(170 mmHg)以下,或治疗前收缩压 21.3～26.7 kPa(160～200 mmHg),而治疗后不能降至 21.3 kPa(160 mmHg)以下及至少低 1.3 kPa(10 mmHg),亦称为难治性高血压。充分的合理的治疗应包括至少 3 种不同药理作用的药物,包括利尿剂并加之以下两种:β 阻滞剂,直接的血管扩张药,钙通道阻滞剂或血管紧张素转化酶抑制剂。应当说明的是,并不是所有严重的高血压都是难治性高血压,也不是难治性高血压都是严重高血压。

诊断难治性高血压应排除假性高血压及白大衣高血压,并排除继发性高血压,如嗜铬细胞瘤、原发性醛固酮增生症、肾血管性高血压等;中年或老年患者过去有效的治疗以后变得无效,则强烈提示肾动脉硬化及狭窄,肾动脉造影可确定诊断肾血管再建术可能是降低血压的唯一有效方法。

难治性高血压的主要原因可能有以下几种。①患者的依从性不好即患者没有按医师的医嘱服药,这可能是最主要的原因。依从性不好的原因可能是药物方案复杂或服药次数频繁,患者未认识到控制好血压的重要性,药物费用及不良反应等。②患者食盐量过高(＞5 g/d),或继续饮酒,体重控制不理想。应特别注意来自加工食品中的盐,如咸菜、罐头、腊肉、香肠、酱油、酱制品、咸鱼、成豆制品等,应劝说患者戒烟、减肥,肥胖者减少热量摄入量。③医师不愿使用利尿药或使用多种作用机制相同的药物。④药物相互作用,如阿司匹林或非甾体抗炎药因抑制前列腺素合成而干扰高血压的控制,拟交感胺类可使血压升高,麻黄素、口服避孕药、雄性激素、过多的甲状腺素、糖皮质激素等可使血压升高或加剧原先的高血压;考来烯胺可妨碍抗高血压药物的经肠道吸收。三环类抗忧郁药,苯异丙胺、抗组织胺、单胺氧化酶抑制剂及可卡因干扰胍乙啶的药理作用。

(八)儿童高血压

关于儿童高血压的诊断标准尚未统一。如 WHO 规定:13 岁以上正常上限为 18.7/12.0 kPa(140/90 mmHg),13 岁以下则为 18.0/11.3 kPa(135/85 mmHg)。《实用儿科学》中规定:8 岁以下舒张压＞10.7 kPa(80 mmHg),8 岁以上＞12.0 kPa(90 mmHg);或收缩压＞16.0 kPa(120 mmHg)与舒张压＞10.7 kPa(80 mmHg)为高血压。儿童血压测量方法与成年人有所不同。①舒张压以 Korotloff 第四音为难。②根据美国心脏病协会规定,使用袖带的宽度为:1 岁以下为 2.5 cm,1～4 岁为 5～6 cm,5～8 岁为 8～9 cm,成人为 12.5 cm,否则将会低估或高估血压的高度。诊断儿童高血压应十分慎重,特别是轻度高血压者应加强随访。一经确诊为儿童高血压后,首先除外继发性高血压。继发性高血压中最常见的病因是肾脏疾病,其次是肾动脉血栓、肾动脉狭窄、先天性肾动脉异常、主动脉缩窄、嗜铬细胞瘤等。

临床特点如下。①5％的患者有高血压的家族史。②早期一般无明显症状,部分患者可有头痛,尤其在剧烈运动时易发生。③超体重肥胖者达 50％。④平素心动过速,心前区搏动明显,呈现高动力循环状态。⑤尿儿茶酚胺水平升高,尿缓激肽水平降低,血浆肾素活性轻度升高,交感神经活性增高。⑥对高血压的耐受力强,一般不引起心、肾、脑及眼底的损害。

(九)青少年高血压

青少年时期高血压的研究已越来越被人们重视。大量调查发现,青少年原发性高血压起源于儿童期,并认为青少年高血压与成人高血压及并发症有密切关系,同儿童期高血压病因相似,常见于继发性高血压,在青春期继发性高血压病例中,肾脏疾病仍然是主要的病因。大量的调查发现青少年血压与年龄有直接相关,青少年高血压诊断标准在不同时间(每次间隔 3 个月以上)3 次测量坐位血压,收缩压和/或舒张压高于 95 百分位以上可诊断为高血压。见表 7-1。

表 7-1　我国青少年年龄血压百分位值表

年龄	男性/P95	女性/P95
1～12	128/81	119/82
13～15	133/84	124/81
16～18	136/89	127/82

(十)精神紧张性高血压

交感神经系统在发病中起着重要作用。交感神经系统活性增强可导致:①血浆容量减少,血小板聚集,因而易诱发血栓形成。②激活肾素-血管紧张素系统,再加上儿茶酚胺的作用,引起左室肥厚的血管肥厚,肥厚的血管更易引起血管痉挛。③副交感神经系统活性较低和交感神经系统活性增强,是易引起心律失常、心动过速的因素。④降低骨骼肌对胰岛素的敏感性,其主要机制为:在紧急情况下,交感神经系统活性增高引起血管收缩,导致运输至肌肉的葡萄糖减少;去甲肾上腺素刺激 β 受体也可引起胰岛素耐受,持续的交感神经系统还可以造成肌肉纤维类型由胰岛素耐受性慢收缩纤维转变成胰岛素耐受性快收缩纤维。这些变化可致血浆胰岛素浓度水平升高,并促进动脉粥样硬化。

(十一)白大衣性高血压

白大衣性高血压(WCH)是指在诊疗单位内血压升高,但在诊疗单位外血压正常。有人估计,在高血压患者中,有 20％～30％者为白大衣高血压,故近年来提出患者自我血压监测(HBPM)。HBPM 有下列好处:①能更全面更准确地反应患者的血压;②没有"白大衣效应";③提高患者服药治疗和改变生活方式的顺从性;④无观察者的偏倚现象。自测血压可使用水银柱血压计,亦可使用动态血压监测(ABPM)的方法进行判断。有人认为"白大衣高血压"也应予以重视,它可能是早期高血压的表现之一。我国目前的参考诊断标难为 WCH 患者诊室收缩压＞21.3 kPa(160 mmHg)和/或舒张压＞12.0 kPa（90 mmHg）,并且白昼动态血压收缩压＜18.0 kPa（135 mmHg）、舒张压＜10.7 kPa(80 mmHg),这还需要经过临床的验证和评价。

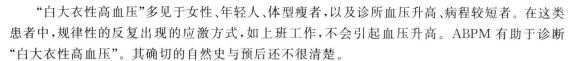

"白大衣性高血压"多见于女性、年轻人、体型瘦者,以及诊所血压升高、病程较短者。在这类患者中,规律性的反复出现的应激方式,如上班工作,不会引起血压升高。ABPM有助于诊断"白大衣性高血压"。其确切的自然史与预后还不很清楚。

(十二)应激状态

偏快的心率是处于应激状态的一个标志,心动过速是交感神经活性增高的一个可靠指标,同时也是心血管病死亡率的一个独立危险因素。心率增快与血压升高、胆固醇升高、甘油三酯升高、血球压积升高、体重指数升高、胰岛素抵抗、血糖升高、高密度脂蛋白-胆固醇降低等密切相关。

(十三)夜间高血压

24 h动态血压监测发现部分患者的血压正常节律消失,夜间收缩压或舒张压的降低小于日间血压平均值的10%,甚至夜间血压反高于日间血压。夜间高血压常见于某些继发性高血压(如嗜铬细胞瘤、原发性醛固酮增多症、肾性高血压)、恶性高血压和合并心肌梗死、脑卒中的原发性高血压。夜间高血压的产生机制与神经内分泌正常节律障碍、夜间上呼吸道阻塞、换气过低和睡眠觉醒有关,其主要症状是响而不规则的打鼾、夜间呼吸暂停及日间疲乏和嗜睡。这种患者常伴有超重、易发生脑卒中、心肌梗死、心律失常和猝死。

(十四)肥胖型高血压

肥胖者易患高血压,其发病因素是多方面的,伴随的危险因素越多,则预后越差。本型高血压患者的心、肾、脑、肺功能均较无肥胖者更易受损害,且合并糖尿病、高脂血症、高尿酸血症者多,患冠心病、心力衰竭、肾功能障碍者明显增加。

(十五)夜间低血压性高血压

它是指日间为高血压(特别是老年收缩期性高血压),夜间血压过度降低,即夜间较日间血压低超过20%。其发病机制与血压调节异常、血压节律改变有关。该型高血压易发生腔隙性脑梗死,可能与夜间脑供血不足、高凝状态有关。治疗应注意避免睡前使用降压药(尤其是能使夜间血压明显降低的药物)。

(十六)顽固性高血压

顽固性高血压是指高血压患者服用3种以上的不同作用机制的全剂量降压药物,测量血压仍不能控制在18.7/12.7 kPa(140/95 mmHg)以下或舒张压(DBP)≥13.3 kPa(100 mmHg),老年患者血压仍>21.3/12.0 kPa(160/90 mmHg),或收缩压(SBP)不能降至18.7 kPa(140 mmHg)以下。顽固性高血压的原因如下。①治疗不当。应采用不同机制的降压药物联合应用。②对药物的不能耐受。由于降压药物引起不良反应;而中断用药,常不服药或间断服药,造成顺应性差。③继发性高血压。当患者血压明显升高并对多种治疗药物呈抵抗状态者,应考虑排除继发因素。常见肾动脉狭窄、肾动脉粥样斑块形成、肾上腺疾病等。④精神因素。工作繁忙造成白天血压升高,夜间睡眠时血压正常。⑤过度摄钠。尤其是对高血压人群中,约占50%的盐敏感性高血压,如老年患者和肾功能减退者,盐摄入量过高更易发生顽固性高血压,而低钠饮食可改善其对药物的抵抗性。

五、护理评估

(一)病史

应注意询问患者有无高血压家族史,个性特征、职业、人际关系、环境中有无引发本病的应激因素,生活与饮食习惯、烟酒嗜好,有无肥胖、心脏病、肾脏病、糖尿病、高脂血症、痛风、支气管哮喘等病史及用药情况。

（二）身体状况

高血压病根据起病和病情进展缓急分为缓进型和急进型两类，前者多见，后者占高血压病的1%～5%。

1.一般表现

缓进型原发性高血压起病隐匿，病程进展缓慢，早期多无症状，偶在体格检查时发现血压升高，少数患者在发生心、脑、肾等并发症后才被发现。高血压患者可在精神紧张、情绪激动或劳累后有头晕、头痛、眼花、耳鸣、失眠、乏力、注意力不集中等症状，但症状与血压增高程度并不一定一致。

患者血压随季节、昼夜、情绪等因素有较大波动，表现为冬季较夏季高、清晨较夜间高、激动时较平静时高等特点。体检时可听到主动脉瓣区第二心音亢进、主动脉瓣区收缩期杂音，少数患者在颈部或腹部可听到血管杂音。长期持续高血压可有左心室肥厚。

高血压病早期血压仅暂时升高，去除原因和休息后可恢复，称为波动性高血压阶段。随病情进展，血压呈持久增高，并有脏器受损表现。

2.并发症

主要表现心、脑、肾等重要器官发生器质性损害和功能性障碍。

（1）心脏：血压长期升高，增加了左心室的负担。左室因代偿而心肌肥厚，继而扩张，形成高血压性心脏病。在心功能代偿期，除有劳累性心悸外，其他症状不明显。心功能失代偿时，则表现为心力衰竭。由于高血压后期可并发动脉粥样硬化，故部分患者可并发冠心病，发生心绞痛、心肌梗死。

（2）脑：重要的脑血管病变表现为一时性（间歇性）脑血管痉挛。可使脑组织缺血，产生头痛、一时性失语、失明、肢体活动不灵或偏瘫。可持续数分钟至数天，一般在24 h内恢复。脑出血：一般在紧张的体力或脑力劳动时容易发生，如情绪激动、搬重物等时突然发生。其临床表现因出血部位不同而异，最常见的部位在脑基底节豆状核，故常损及内囊，又称内囊出血。其主要表现为突然摔倒，迅速昏迷，头、眼转向出血病灶的同侧，出血病灶对侧的"三偏"症状，即偏瘫、偏身感觉障碍和同侧偏盲。呼吸深沉而有鼾声，大小便失禁。瘫痪肢体开始完全弛缓，腱反射常引不出。数天后瘫痪肢体肌张力增高，反射亢进，出现病理反射。脑动脉血栓形成：多在休息睡眠时发生，常先有头晕、失语、肢体麻木等症状，然后逐渐发生偏瘫，一般无昏迷。随病情进展，可发生昏迷甚至死亡。上述脑血管病变的表现，祖国医学统称为"中风"或"卒中"，现代医学统称为"脑血管意外"。高血压脑病：是指脑小动脉发生持久而严重的痉挛、脑循环发生急性障碍，导致脑水肿和颅内压增高，可发生于急进型或严重的缓进型高血压病患者。表现血压持续升高，常超过26.7/16.0 kPa(200/120 mmHg)，剧烈头痛、恶心、呕吐、眩晕、抽搐、视力模糊、意识障碍，直至昏迷。发作可短至数分钟，长者可达数小时或数天。

（3）肾的表现：长期高血压可致肾小动脉硬化，当肾功能代偿时，临床上无明显肾功能不全表现。当肾功能转入失代偿期时，可出现多尿、夜尿增多、口渴、多饮，提示肾浓缩功能减低，尿比重固定在1.010左右，称为等渗尿。当肾功能衰退时，可发展为尿毒症，血中肌酐、尿素氮增高。

（4）眼底视网膜血管改变：目前我国采用Keith-Wegener 4级眼底分级法。Ⅰ级，视网膜动脉变细；Ⅱ级，视网膜动脉狭窄，动脉交叉压迫；Ⅲ级，眼底出血或棉絮状渗出；Ⅳ级，视神经盘水肿。眼底的改变可反映高血压的严重程度。

3.急进型高血压病

(1)急进型高血压占高血压病的 1% 左右,可由缓进型突然转变而来,也可起病即为急进型。多见于青年和中年。基本的临床表现与缓进型高血压病相似,但各种症状更为突出,具有病情严重、发展迅速、肾功能急剧恶化和视网膜病变(眼底出血、渗出、乳头水肿)等特点。血压显著增高,舒张压持续在 $17.3 \sim 18.7$ kPa($130 \sim 140$ mmHg)或更高,常于数月或 $1 \sim 2$ 年内出现严重的心、脑、肾损害,最后常为尿毒症死亡,也可死于急性脑血管疾病或心力衰竭。经治疗后,少数病情亦可转稳定。

(2)高血压危象指短期内血压急剧升高的严重临床表现。它是在高血压的基础上,交感神经亢进致周围小动脉强烈痉挛,这是血压进一步升高的结果,常表现为剧烈头痛、神志改变、恶心、呕吐、心悸、呼吸困难等。收缩压可高达 34.7 kPa(260 mmHg),舒张压为 16.0 kPa(120 mmHg)以上。

(三)实验室及其他检查

1.尿常规检查

可阴性或有少量蛋白和红细胞,急进型高血压患者尿中常有大量蛋白、红细胞和管型,肾功能减退时尿比重降低,尿浓缩和稀释功能减退,血中肌酐和尿素氮增高。

2.X 线检查

轻者主动脉迂曲延长或扩张、并发高血压性心脏病时,左心室增大,心脏至靴形样改变。

3.超声波检查

心脏受累时,二维超声显示:早期左室壁搏动增强,第Ⅱ期多见室间隔肥厚,继则左心室后型肥厚;左心房轻度扩大;超声多普勒于二尖瓣上可测出舒张期血流速度减慢,舒张末期速度增快。

4.心电图和心向量图检查

心脏受累的患者又可见左心室增厚或兼有劳损,P 波可增宽或有切凹,P 环振幅增大,特别终末向后电力更为明显。偶有心房颤动或其他心律失常。

5.血浆肾素活性和血管紧张素Ⅱ浓度测定

二者可增高,正常或降低。

6.血浆心钠素浓度测定

心钠素浓度降低。

六、护理目标

(1)头痛减轻或消失。

(2)焦虑减轻或消失。

(3)血压维持在正常水平,未发生意外伤害。

(4)能建立良好的生活方式,合理膳食。

七、护理措施

(一)一般护理

(1)头痛、眩晕、视力模糊的患者应卧床休息,抬高床头,保证充足的睡眠。指导患者使用放松技术,如缓慢呼吸、心理训练、音乐治疗等,避免精神紧张、情绪激动和焦虑,保持情绪平稳。保持病室安静,减少声光刺激和探视,护理操作动作要轻巧并集中进行,少打扰患者。对因焦虑而影响睡眠的患者遵医嘱应用镇静剂。

（2）有氧运动可降压减肥、改善脏器功能、提高活动耐力、减轻胰岛素抵抗，指导轻症患者选择适当的运动，如慢跑、健身操、骑自行车、游泳等（避免竞技性、力量型的运动），一般每周 3～5 次，每次 30～40 min，出现头晕、心慌、气短、极度疲乏等症状时应立即停止运动。

（3）合理膳食，每天摄钠量不超过 6 g，减少热量、胆固醇、脂肪摄入，适当增加蛋白质，多吃蔬菜、水果，摄入足量的钾、镁、钙，避免过饱，戒烟酒及刺激性的饮料，可以降低血压，减轻体重，防止高血脂和动脉硬化，防止便秘，减轻心脏负荷。

(二)病情观察与护理

（1）注意神志、血压、心率、尿量、呼吸频率等生命体征的变化，每天定时测量并记录血压。血压有持续升高时，密切注意有无剧烈头痛、呕吐、心动过速、抽搐等高血压脑病和高血压危象的征象。出现上述现象时应给予氧气吸入，建立静脉通路，通知病危，准备各种抢救物品及急救药物，详细书写特别护理记录单；配合医师采取紧急抢救措施，加快速降压、制止抽搐，以防脑血管疾病的发生。

（2）注意用药及观察：高血压患者服药后应注意观察服药反应，并根据病情轻重、血压的变化决定用药剂量与次数，详细做好记录。若有心、脑、肾严重并发症，则药物降压不宜过快，否则供血不足易发生危险。血压变化大时，要立即报告医师予以及时处理。要告诉患者按时服药及观察，忌乱用药或随意增减剂量与擅自停药。用降压药期间要经常测量血压并做好记录，以提供治疗参考，注意起床动作要缓慢，防止直立性低血压引起摔倒。用利尿剂降压时注意记出入量，排尿多的患者应注意补充含钾高的食物和饮料，如玉米面、海带、蘑菇、枣、桃、香蕉、橘子汁等。用普萘洛尔药物要逐渐减量、停药，避免突然停用引起心绞痛发作。

（3）患者如出现肢体麻木，活动欠灵活，或言语含糊不清时，应警惕高血压并发脑血管疾病。对已有高血压心脏病患者，要注意其有无呼吸困难、水肿等心力衰竭表现；同时检查有无心律失常的发生。观察尿量及尿的化验变化，以发现肾脏是否受累。发现上述并发症时，要协助医师相应的治疗及做好护理工作。

（4）高血压急症时，应迅速准确按医嘱给予降压药、脱水剂及镇痉药物，注意观察药物疗效及不良反应，严格按药物剂量调节滴速，以免血压骤降引起意外。

（5）出现脑血管意外、心力衰竭、肾衰竭者，给予相应抢救配合。

八、健康教育

（1）向患者提供有关本病的治疗知识，注意休息和睡眠，避免劳累。

（2）同患者共同讨论改变生活方式的重要性，低盐、低脂、低胆固醇、低热量饮食，禁烟、酒及刺激性饮料。肥胖者节制饮食。

（3）教会患者进行自我心理平衡调整，自我控制活动量，保持良好的情绪，掌握劳逸适度，懂得愤怒会使舒张压升高，恐惧焦虑会使收缩压升高的道理，并竭力避免之。

（4）定期、准确、及时服药，定期复查。

（5）保持排便通畅及规律的性生活，避免婚外性行为。

（6）教会患者怎样测量血压及记录。让患者掌握药物的作用及不良反应，告诉患者不能突然停药。

（7）指导患者适当地进行运动，可增加患者的健康感觉和松弛紧张的情绪，增高 HDL-C。推荐作渐进式的有氧运动，如散步、慢跑；也可打太极拳、练气功；避免举高重物及做等长运动（如举重、哑铃)。

九、高血压合并常见病的护理

(一)高血压合并脑卒中的护理要点

1.生活起居护理

(1)外感风寒者,病室宜温暖,汗出时忌当风,恶风严重时,头部可用毛巾包裹或戴帽,以免复感外邪。

(2)阴虚阳亢者病室宜凉润通风,阳虚者病室宜温暖、阳光充足。

(3)眩晕发作时卧床休息,闭目养神,起坐下床动作要缓慢,尽量减少头部的活动,防止跌仆,协助其生活护理。座椅、床铺避免晃动、摇动。

(4)神昏或脑卒中患者加强口腔、眼睛、皮肤及会阴的护理,用盐水或中药漱口液清洗口腔;眼睑不能闭合者,覆盖生理盐水湿纱布,并按医嘱滴眼药水或眼药膏;保持床单位清洁,定时为患者翻身拍背;尿失禁患者给予留置导尿。

2.情志护理

(1)脑卒中患者多心肝火盛,易心烦易怒,可安抚鼓励患者,使其舒神开心,指导患者适当观看一些欢乐的电影、小说和赏心悦目的金色、杏色或白色的五行图片,听大自然的轻音乐,对应中医学的音乐疗法,五音调试可选角调,如《碧叶烟云》,其音韵可清肝泻火、平肝清阳,可缓解头晕胀痛、烦躁易怒、失眠多梦等。

(2)合并郁证患者可用"喜疗法",所谓"喜则气和志达,营卫通利"。指导患者看笑话集、喜剧以及红色、紫色、绿色等色彩鲜艳的五行图片,多交友谈心,听一些喜庆的音乐,如徵调《雨后彩虹》、角调的《春江花月夜》与宫调的《青花瓷》。还可运用中医学芳香治疗法,如选择柠檬可以轻度兴奋,缓解压力,减轻消沉和抑郁。

3.饮食护理

(1)宜清淡、低盐、低脂饮食,忌辛辣、肥甘厚味、咸食等,禁烟、浓茶、咖啡等。

(2)吞咽困难、饮水呛咳者,指导患者取平卧位喂食流质食物,取坐位或半卧位进食半流或固体食物。

(3)风痰上扰证应多食雪梨、橘子、杏仁、冰糖、萝卜等,忌食肥腻、公鸡肉等助痰生风的食物。

(4)肝阳上亢证宜食山楂、淡菜、紫菜、甲鱼、芹菜、海蜇、香菇等。

(5)痰湿中阻证可多食薏苡仁、红小豆、西瓜、冬瓜、玉米、竹笋等清热利湿的食物。

(6)气血两亏者应着重补益,如黑芝麻、胡桃肉、红枣、怀山药、羊肝、猪肾等。

4.用药护理

(1)外感风寒者,中药宜热服,服药后可饮热粥或热汤以助药力。其他中药宜温服。恶心呕吐较重者,可少量多次频服,或舌上滴姜汁数滴。

(2)长期服药者,不可擅自骤然停药,以免引起病情反复。若停药一定要遵医嘱缓慢逐步减量,直至停药。注意观察药物引起的不良反应。

(3)服降压药、利尿脱水药时,应观察血压变化,防止头晕,注意安全。

5.病情观察

(1)严密观察神志、瞳孔、生命体征、汗出、肢体活动、大小便失禁、出入量等,防止脑疝及脱证的发生。

(2)观察疾病发作的时间、性质、程度、伴随症状、诱发因素等,做好实时记录。

6.脑卒中的急症处理

(1)应就地处理,予吸氧,针刺人中、十宣、涌泉穴等紧急救治,遵医嘱使用降压药、脱水药或镇静药。

(2)脑卒中患者取头高脚低位,尽量避免搬动。保持呼吸道通畅,头转向一侧,除去义齿,清除口咽部分泌物,解其衣领、衣扣、腰带,及时吸痰。使用压舌板、舌钳和牙垫防止舌后坠、舌咬伤、颊部咬伤。

(3)严重者应由专人守护,注意安全,卧床设床栏,防止坠床,必要时使用保护性约束,防止意外伤害。患者抽搐时切忌强拉、捆绑其拘急挛缩的肢体,以免造成骨折。床旁备气管切开包、气管插管、呼吸机等急救用物。

(4)做好鼻饲、导尿的护理。

7.健康指导

(1)起居:有常,劳逸有节,适寒温,防外感,保证充足睡眠,避免用脑过度,不宜长时间看书学习等。

(2)饮食:辨证施食。可多食健脑的食物,如灵芝、桂圆、核桃、蚕豆、动物的骨髓等。忌辛辣、肥甘厚味、咸食等,禁烟、浓茶、咖啡等。

(3)情志:顺其自然,为所能为。

(4)用药:遵医嘱用药,不可擅自停药和减量。

(5)康复:脑卒中患者常有肢体瘫痪、语言不利、吞咽困难等功能障碍。应根据患者的具体情况,指导其做被动或主动的肢体功能活动、语言训练及吞咽功能训练。运用针灸、推拿、按摩、理疗等治疗方法,帮助患者恢复功能。预防或减少失用性萎缩、失语等并发症的发生。注意患肢保暖防寒,保持肢体功能位置。

(6)强身:散步、打太极拳、做脑或颈保健操,以疏通经脉,调畅气血,濡养脑髓。

(7)定期复查,不适随诊。

(二)高血压合并糖尿病的护理要点

1.生活起居护理

(1)病室要保持整洁安静、光线柔和,室温为18 ℃～22 ℃,相对湿度在50%～70%为宜。

(2)根据患者具体情况选择运动疗法:如快步走、打太极拳、练八段锦、骑自行车等。时间安排在饭后1 h开始,每次持续20～30 min。以运动后脉搏在120次/分钟左右、不感到疲劳为宜。外出时携带糖果、饼干和水,以预防低血糖。

(3)指导患者注意个人卫生,保持全身和局部清洁,加强口腔、皮肤和阴部的清洁,做到勤换内衣。

(4)衣服鞋袜穿着要宽松,寒冷季节要注意四肢关节末端保暖。肢痛、肢麻者应避免局部刺激,可用乳香、当归、红花煎水熏洗,要注意温度,以免烫伤。

(5)注意保护足部,鞋袜不宜过紧,保持趾间干燥、清洁。经常检查有无外伤、鸡眼、水泡、趾甲异常等,并及时处理。剪趾甲时注意剪平,不要修剪过短。

(6)出现视物模糊者,应减少活动和外出时需有专人陪同。

2.情志护理

(1)消渴患者多为肝失调畅,气机紊乱,应多与其沟通,正确对待疾病;针对每个患者的病情和心理、性格特点,循循善诱,耐心开导,让患者保持乐观情绪,积极配合治疗。

（2）源于《黄帝内经》"形神合一""天人合一""悲哀愁忧则心动,心动则五脏六腑皆摇"。用五行音乐疗法,根据病情辨证施治。①上消:肺热津伤型用金调音带。②中消:胃热炽盛型用宫调音带。③下消:肾虚型用羽调音带。

（3）嘱患者选用情调悠然、节奏徐缓、旋律清逸高雅、风格隽秀的古典乐曲与轻音乐,如《烛影摇红》《平湖秋月》《春江花月夜》《江南好》,以及平静舒缓、朴实自然的牧曲等,优美悦耳的音乐可改善糖尿病患者孤独、忧郁、烦恼、沮丧等不良情绪。

（4）嘱患者在室外可选择花园、湖畔及依山傍水、绿树成荫之处。选择的环境使人精神愉快,情绪稳定从而加强治疗的效果。

3.饮食护理

（1）计算标准体重,控制总热量。严格定时定量进餐,饮食搭配均匀。

（2）碳水化合物、蛋白质、脂肪分配比例占总热量的55%～65%、10%～15%、20%～25%。

（3）宜选用的食物:粗、杂粮、燕麦、玉米面和黄豆及其制品、新鲜蔬菜等;少吃的食物:奶油、动物油及内脏、芋头、莲藕、葵花籽等。

（4）禁食糖、烟酒和高淀粉的食物,如薯类、香蕉等,少食煎炸食品。可适当增加蛋白质如瘦肉、鱼、牛奶、豆制品等。可食用洋葱、黄瓜、南瓜、茭白、怀山药等有治疗作用的蔬菜。按规定进食仍感饥饿者,应以增加水煮蔬菜充饥。

（5）在血糖和尿糖控制平稳后,可在两餐间限量吃一些梨、西瓜、橙子等。

4.用药护理

（1）中药宜饭后温服。

（2）了解各类降糖药物的作用、剂量、用法、掌握药物的不良反应和注意事项,指导患者正确服用,及时纠正不良反应。

（3）观察患者的血糖、尿糖、尿量和体重变化,评价药物疗效。

5.病情观察

（1）询问既往饮食习惯,饮食结构和进食情况及生活方式、休息状况、排泄状况、有无特殊嗜好、有无糖尿病家族史、有无泌尿系统和皮肤等感染、有糖尿病慢性并发症的患者,注意观察有无血管、神经系统异常。

（2）定期检查空腹和饭后2 h的血糖变化。

（3）准确记录24 h出入量,每周定时测体重。

（4）观察患者饮水、进食量,尿量及尿的颜色和气味。观察患者的神志、视力、血压、舌象、脉象和皮肤情况,做好记录。如观察到以下情况应立即报告医师,医护协作处理:①患者突然心慌头晕、出虚汗、软弱无力等低血糖现象时,应该马上检查血糖情况;如果是低血糖,应按低血糖处理。②头痛头晕、食欲缺乏、恶心呕吐、烦躁不安,甚至呼吸有烂苹果气味的酮症酸中毒时。③出现神昏、呼吸深快、血压下降、肢冷脉微欲绝等症状。

6.健康指导

（1）饮食护理:①定时定量进餐,避免进食时间延迟或提早,没有低血糖时避免吃糖。②避免吃浓缩的碳水化合物,避免饮用酒精性饮料,避免食用高胆固醇、高脂肪的食物。

（2）胰岛素使用:①向患者解释所使用胰岛素的作用时间及注意事项。②指导低血糖反应的表现和紧急处理措施。

(3)测血糖:指导患者掌握正确的血糖测试方法。

(4)足部护理:①定期检查足部皮肤,以早期发现病变。②促进足部血液循环,以温水浸泡双脚,时间不可过长,5 min 左右,冬季应注意保暖,避免长时间暴露于冷空气中。③以润滑剂按摩足部,避免穿过紧的长裤、袜、鞋。④避免穿拖鞋、凉鞋、赤脚走路,禁用暖水袋,以免因感觉迟钝而造成踢伤、烫伤。

(5)注意个人卫生:①勤洗澡,不可用过热的水,以免烫伤。②女患者阴部用温水清洗,以减轻不适。③阴部及脚趾皮肤避免潮湿,应随时保持干燥。

(6)休息:适当的休息,睡眠时间以能够恢复精神为原则。

(7)运动:运动可减少身体对胰岛素的需要量,依患者喜好和能力,共同计划规律运动,鼓励肥胖患者多运动。

(8)其他:保持情绪稳定,生活规律。按医嘱服用降糖药,定期复查,如有不适,随时就诊。

(三)高血压合并心力衰竭的护理要点

1.生活起居护理

(1)创造安静舒适的环境是本证护理工作的关键,避免一切不良刺激,特别要避免突然而来的噪声、高音。病室空气要清新,经常通气换气,温、湿度适宜。注意保暖、避风寒、防外感,保证充足的睡眠。

(2)久病体弱、动则心悸怔忡、饮停心下、水邪泛滥水肿及重症卧床患者,一切活动应由护理人员协助,加强生活护理、预防压疮等并发症发生;取半卧位,两腿下垂,配合吸氧、强心、利尿等不同的治疗。

(3)指导患者排便时勿过于用力,养成每天定时排便的习惯,平时饮食中可增加粗纤维食物或蜂蜜等润肠之物。便秘者适当应用缓泻剂。

(4)病症轻者适当进行锻炼:打太极拳、八段锦、气功等,以利脏腑气血的功能调节;但久病怔忡或心阳不足的患者应以卧床休息为宜,以免劳力耗伤心气加重病情。

2.饮食护理

(1)本证以虚证多见,需注意加强营养补益气血:多用莲子、桂圆、大枣、怀山药、甲鱼等;水肿者要限制水盐的摄入,忌食肥甘厚味、生冷、辛辣、烈酒、烟、浓茶、咖啡等刺激性物品。

(2)体虚者可配以养血安神八宝粥(原料:芡实、薏苡仁、白扁豆、莲肉、怀山药、红枣、桂圆、百合各 6 g、粳米 150 g)。实证者则多配用重镇安神之物如朱砂安神丸(朱砂、黄连、生地黄、当归、甘草)。

(3)饮食宜有节制,定时定量、少食多餐、不宜过饱。

(4)适当饮用低度红酒有温阳散寒、活血通痹的作用,可少量饮用。

(5)适当控制钠盐及液体摄入量,保持热量供应的正常,进食蛋白质含量多的食物,如瘦肉、鸡蛋、鱼,蛋白质等。

3.用药护理

(1)补益药宜早晚温服;使用中成药或西药者,要严格按照医嘱的剂量和时间给药,不应发给患者自行掌握服用。

(2)服用洋地黄类药、扩冠药及抗心律失常药物等抢救药物时要注意观察药物不良反应。附子过量后出现乌头碱中毒表现:心律失常,久煎 1~2 h 可减毒;洋地黄中毒可出现心率减慢、恶心呕吐、头痛、黄视、绿视等毒性反应。

(3)安神定志药物宜在睡前 0.5～1 h 服用。

4.情志护理

(1)情志不遂是诱发本病的重要因素,故应做好情志护理,注重消除患者的紧张、惧怕、焦虑等不良情绪,要使患者怡情悦志,避免思虑过度伤脾。

(2)当病症发作时,患者常自觉六神无主、心慌不宁、恐惧,此时应在旁守护患者以稳定情绪,使其感到放心,同时进行救治。

5.病情观察

(1)本病症常在夜间发作及加重,故夜间应加强巡视及观察。

(2)若见脉结代、呼吸不畅、面色苍白等心气衰微表现时,立即予吸氧,通知医师,可予口服红参粉或按医嘱给服救心丸、丹参滴丸同时针刺心俞、内关、神门、三阴交或耳针心、肾、副交感等穴。

(3)对阵发性心悸的患者,发作时脉搏明显加速而并无结代者,可试用憋气法、引吐法、压迫眼球法、压迫颈动脉窦法来控制心悸。

(4)中医适宜技术:根据不同辨证分型可给予中药泡脚、熏蒸、中频脉冲电刺激、穴位敷贴、耳穴埋豆、拔火罐、艾灸等方法进行辅助治疗。

6.健康指导

(1)起居:有序,居住环境安静,避免恶性刺激及突发而来的高音、噪声,忌恼怒、紧张。

(2)饮食:有节,食勿过饱,勿食肥甘厚味,戒烟慎酒,忌浓茶、咖啡及烈性酒;限制钠盐摄入。保持二便通畅,忌用力过大。

(3)情志:重视自我调节情志,保持乐观开朗的情绪,丰富生活内容,怡情悦志,使气机条达,心气和顺。

(4)用药:积极防治有关的疾病,如痰饮、肺胀、喘证、消渴等症。

(5)强身:注意锻炼身体,以增强心脏、肺脏的功能,预防外邪的侵袭,保持充足的睡眠。

(6)器质性心脏病的妇女不宜胎产,怀孕时应予以终止妊娠。

(7)定期复查:指导患者按照医嘱定时服药、定时复诊,随身携带急救药如硝酸甘油、硝酸异山梨酯(消心痛)、速效救心丸等,以便发作时服用,及时缓解症状。

(四)高血压患者自我调护要点

自我调护与高血压的发生、发展及预后有密切的关系。正确的自我调护可以改善血压。

1.养成良好的生活习惯

如坚持起床三部曲:醒来睁开眼睛后,继续平卧半分钟,再在床上坐半分钟,然后双腿下垂床沿半分钟,最后才下地活动。

2.穿衣宜松

高血压患者穿衣宜松不宜紧,保持三松(衣领宜松、腰带宜松、穿鞋宜松)。

3.居住环境宜舒适

环境应保持舒适、安静、整洁,室内保持良好的通风。

4.正确洗漱

每天早晚坚持温水洗漱、漱口最为适宜,因水过热、过凉都会刺激皮肤感受器,引起周围血管的舒缩,影响血压;洗澡时间不能过长,特别要注意安全,防止跌倒。

5.正确作息

坚持午休 30～60 min/d,如无条件,可闭目养神或静坐,有利于降压。夜间睡前,可用温水浸泡双足或按摩脚底穴位,可促进血液循环,提高睡眠质量。老年人每天睡眠时间为 6～8 h即可。

6.其他

(1)戒烟限酒,控制体重。

(2)预防便秘:增加粗纤维食物摄入、腹部穴位按摩促进肠蠕动,或晨起空腹喝一大杯白开水,必要时可在医师指导下于药物辅助通便。

(3)掌握血压监测的方法、预防和处理直立性低血压。

(4)自行进行耳穴、体穴按压,用指尖或指节按压所选的穴位,每次按压 5～10 min,以有酸胀感觉为宜,14 d 为 1 个疗程。

(5)自行足疗法:双足浸泡,尽量让水浸没过足踝(有足浴桶者可至膝以下),水温保持在40 ℃,每天可进行 2 次,下午与晚间各 1 次,每次 30～40 min。

随着医学的不断发展,人们已开始日益重视高血压的危害,护理人员及家庭应不断更新调护观念,拓宽知识面,学习心理学、教育学等其他学科知识,把握教学技巧,不断提高整体素质,为患者提供最佳的服务,最终达到降低高血压人群心脑血管病的目标。

(五)预防和处理直立性低血压

1.直立性低血压的表现

乏力、头晕、心悸、出汗、恶心、呕吐等临床表现,在联合用药、服首剂药物或加量时应特别注意。

2.指导患者预防直立性低血压的方法

(1)避免长时间站立,尤其是在服药后最初几个小时。

(2)改变姿势,特别是从卧、坐位起立时动作宜缓慢。

(3)服药时间可选在平静休息时,服药后继续休息一段时间再下床活动,如在睡前服药、夜间起床排尿时应注意。

(4)避免用太热的水洗澡或蒸汽浴,更不宜大量饮酒。

(5)指导患者在直立性低血压发生时采取下肢抬高平卧,以促进下肢血液回流。

(于亚慧)

第二节 继发性高血压

继发性高血压是指继发于其他疾病或原因的高血压,也称为症状性高血压,只占人群高血压的 5%～10%。血压升高仅是这些疾病的一个临床表现。继发性高血压的临床表现、并发症和后果与原发性高血压相似。继发性高血压的原发病可以治愈,而原发病治愈之后高血压症状也随之消失,而延误诊治又可产生各种严重并发症,故需及时早期诊断,早期治疗继发性高血压是非常重要的。继发性高血压的主要病因有以下几点。

(1)肾脏病变:如急慢性肾小球肾炎、慢性肾盂肾炎、肾动脉狭窄、糖尿病性肾炎、先天遗传性肾病、红斑狼疮、多囊肾及肾积水等。

(2)大血管病变:如肾动脉粥样硬化、肾动脉痉挛、肾动脉先天性异常、动脉瘤等大血管畸形

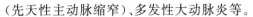

（先天性主动脉缩窄）、多发性大动脉炎等。

（3）妊娠高血压综合征疾病：多发生于妊娠晚期，严重时要终止妊娠。

（4）内分泌性病变：如嗜铬细胞瘤、原发性醛固酮增多症、皮质醇增多症等。

（5）脑部疾病：如脑瘤、脑部创伤、颅内压升高等。

（6）药源性因素：如长期口服避孕药、器官移植长期应用激素等。

下面叙述常见的继发性高血压。

一、肾实质性高血压

（一）病理生理

发生高血压主要和肾脏病变导致钠水排泄障碍、产生高血容量状态及肾脏病变可能促使肾性升压物质分泌增加有关。

（二）临床表现

1.急性肾小球肾炎

急性肾小球肾炎多见于青少年，有急性起病及链球菌感染史，有发热、血尿、水肿史。

2.慢性肾小球肾炎

慢性肾小球肾炎与原发性高血压伴肾功能损害者区别不明显，但有反复水肿史、贫血、血浆蛋白低、蛋白尿出现早而血压升高相对轻，眼底病变不明显。

3.糖尿病肾病

无论是胰岛素依赖性型糖尿病还是非胰岛素依赖性型，均可发生肾损害而有高血压，肾小球硬化。肾小球毛细血管增厚为主要的病理改变。早期肾功能正常，仅有微量清蛋白尿，血压也可能正常，伴随病情发展，出现明显蛋白尿及肾功能不全而诱发血压升高。

4.慢性肾盂肾炎

患者既往有急性尿感染病史，出现尿急、尿痛、尿频症状，尿常规可见白细胞，尿细菌培养阳性，一般肾盂肾炎不引起血压升高，当肾功能损害程度重时，可以出现高血压症状、肾衰竭。

（三）治疗

同原发性高血压及相关疾病治疗。

二、肾动脉狭窄性高血压

（一）病理生理

发生高血压主要是肾动脉主干及分支狭窄，造成肾实质缺血及肾素-血管紧张素-醛固酮系统、激肽释放酶-激肽-前列腺素系统的升压、降压作用失衡，即可出现高血压症状。在我国由于肾动脉狭窄引起的高血压患者中，大动脉炎占70％，纤维肌性发育不良占20％、动脉粥样硬化仅占5％。可为单侧或双侧性。

（二）临床表现

患者多为中青年女性，多无高血压家族史；高血压的病程短、进展快，多呈恶性高血压表现；一般降压治疗反应差，本病多有舒张压中、重度升高，腹部及腰部可闻及血管性杂音，眼底呈缺血性改变。大剂量断层静脉肾盂造影，放射性核素肾图有助于诊断，肾动脉造影可明确诊断。

（三）治疗

治疗手段包括手术、经皮肾动脉成形术和药物治疗。手术治疗包括血流重建术、肾移植术、肾切除术。经皮穿刺肾动脉成形术是治疗肾动脉狭窄的主要方法,其成功率达 80%～90%;创伤小,疗效好,为首选治疗方法。使用降压药物时,选药原则同原发性高血压。但对一般降压药物反应不佳。ACEI 有降压效果,但可能使肾小球滤过率进一步降低,使肾功能不全恶化。钙通道阻滞剂有降压作用,并不明显影响肾功能。

三、嗜铬细胞瘤

(一)病理生理

嗜铬细胞瘤是肾上腺髓质或交感神经节等内皮组织嗜铬细胞的肿瘤的通称。最早发现的肿瘤在肾上腺,后来在交感神经元组织中也发现了具有相同生物特性的肿瘤。肾上腺部位的嗜铬细胞瘤产生肾上腺素和去甲肾上腺素,二者通过兴奋细胞膜的肾上腺素能 α 和 β 受体而发生效能,从而引起血压升高及其他心血管和代谢改变。

(二)临床表现

血压波动明显,阵发性血压增高伴心动过速、头痛、出汗、面色苍白等症状,严重时可有心律失常、心绞痛、急性心力衰竭、脑卒中等。发作时间一般为数分钟至数小时,多为诱发因素引起,如体位改变、情绪波动、触摸肿瘤部位等。对一般降压药物无效,或高血压伴血糖升高,代谢亢进等表现者应疑及本病。在血压增高期测定血与尿中儿茶酚胺及其代谢产物香草基杏仁酸(VMA)测定有助于诊断,酚苄明试验(每次10 mg,每天 3 次),3 d 内血压降至正常,对诊断有价值。B 超、CT、MRT 检查可发现并确定肿瘤的部位及形态,大多数嗜铬细胞瘤为良性,可作手术切除,效果好,约 10% 嗜铬细胞瘤为恶性,肿瘤切除后可有多处转移灶。

(三)治疗

手术治疗为首选的治疗方法。只有临床上确诊为恶性嗜铬细胞瘤已转移,或患者不能耐受手术时,才行内科治疗。

四、原发性醛固酮增多症

(一)病理生理

肾上腺皮质增生或肿瘤分泌过多醛固酮所致。过量分泌的醛固酮通过其水钠潴留效应导致高血压。水钠潴留使细胞外液容量明显增加,故心排血量增多引起血压升高。最初,高血压是容量依赖性的,血压升高与钾丢失同时存在。随着病程延长,长期细胞内钠浓度升高和细胞内低钾直接导致血管平滑肌收缩,使外周血管阻力升高,逐渐出现阻力性高血压。

(二)临床表现

临床上以长期高血压伴顽固的低钾血症为特征,可有肌无力、周期性瘫痪、烦渴、多尿、室性期前收缩及其他室性心律失常,心电图可有明显 U 波、Q-T 间期延长等表现。血压多为轻、中度增高。实验室检查有低钾血症、高钠血症、代谢性碱中毒,血浆肾素活性降低,尿醛固酮排泄增多等。螺内酯试验阳性,具有诊断价值。

(三)治疗

大多数原发性醛固酮增多症是由单一肾上腺皮质腺瘤所致,手术切除是最好的治疗方法,术前应控制血压,纠正低钾血症。药物治疗,尤其适用于肾上腺皮质增生引起的特发性醛固酮增多症,可作肾上腺大部切除术,但效果差,一般需用药物治疗。常用药物有螺内酯、钙通道阻滞剂、糖皮质激素等。

五、皮质醇增多症

(一)病理生理

该病由肾上腺皮质肿瘤或增生分泌糖皮质激素过多所致,又称为库欣综合征,为促肾上腺皮质激素过多或肾上腺病变所致。此外,长期大量应用糖皮质激素治疗某种病可引起医源性类库欣综合征;患者本身垂体肾上腺皮质受到抑制、功能减退,一旦停药或遭受应激,可发生肾上腺功能低下。

(二)临床表现

除高血压外,尚有向心性肥胖、满月脸、多毛、皮肤细薄而有紫纹、血糖增高等特征性表现。实验室检查 24 h 尿中 17-羟皮质类固醇或 17-酮皮质类固醇增多、地塞米松抑制试验及促肾上腺皮质激素兴奋试验阳性有助于诊断。颅内蝶鞍 X 线检查,肾上腺 CT 放射性碘化胆固醇肾上腺扫描可用于病变定位诊断。

(三)治疗

皮质醇增多症病因复杂,治疗方法也各不相同。已知的病因有垂体性库欣病、肾上腺瘤、肾上腺癌、不依赖于 ACTH 双侧肾上腺增生、异位 ACTH 综合征等。治疗方法涉及手术、放射治疗及药物治疗。

六、主动脉缩窄

(一)病理生理

多数为先天性血管畸形,少数为多发性大动脉炎所引起高血压。

(二)临床表现

上肢血压增高,而下肢血压不高或降低,呈上肢血压高于下肢的反常现象,腹主动脉、股动脉及其他下肢动脉搏动减弱或不能触及,右肩胛间区、腋部可有侧支循环动脉的搏动和杂音或腹部听诊有血管杂音。检查胸部 X 线摄影可显示左心室扩大迹象,主动脉造影可明确诊断。

(三)治疗

对缓解期慢性期患者考虑外科手术治疗,急性期的可应用甲氨蝶呤和糖皮质激素,要密切监测血压。另外,抗血栓应用阿司匹林对症治疗,应用扩血管及降压药。

(王 燕)

第三节 高血压急症

高血压急症是指短时间内(数小时或数天)血压明显升高,舒张压＞16.0 kPa(120 mmHg)和/或收缩压＞24.0 kPa(180 mmHg),伴有重要器官组织,如心脏、脑、肾、眼底、大动脉的严重功能障碍或不可逆性损害。高血压急症可以发生在高血压患者,表现为高血压危象或高血压脑病;也可发生在其他许多疾病过程中,主要是在心、脑血管病急性阶段,如脑出血、蛛网膜下腔出血、缺血性脑卒中、急性左侧心力衰竭伴肺水肿、不稳定型心绞痛、急性主动脉夹层和急、慢性肾衰竭等情况时。

单纯的血压升高并不构成高血压急症,血压的高低也不代表患者的危重程度;是否出现靶器官损害及哪个靶器官受累不仅是高血压急症诊断的关键,也直接决定治疗方案的选择。及时正确处理高血压急症,可在短时间内使病情缓解,预防进行性或不可逆性靶器官损害,降低死亡率。根据降压治疗的紧迫程度,高血压急症可分为紧急和次急两类。前者需要采用静脉途径给药,在几分钟到 1 h 内迅速降低血压;后者需要在几 h 到 24 h 内降低血压,可使用快速起效的口服降压药。

一、发病机制

长期高血压及伴随的危险因素引起小动脉中层平滑肌细胞增生和纤维化,中动脉、大动脉粥样硬化,管壁增厚和管腔狭窄,导致重要靶器官,如心、脑、肾缺血。在此基础上或在其他许多疾病过程中,因紧张、疲劳、情绪激动、突然停服降压药、嗜铬细胞瘤阵发性高血压发作等诱因,小动脉发生强烈痉挛,血压急剧上升,使重要靶器官缺血加重而产生严重功能障碍或不可逆性损害;或由于过高的血压突破了脑血流自动调节范围,脑组织血流灌注过多引起脑水肿、脑功能障碍。

妊娠时子宫胎盘血流灌注减少,使前列腺素在子宫合成减少,从而促使肾素分泌增加,通过血管紧张素系统使血压升高。

二、临床表现

(一)高血压脑病

高血压脑病常见于急性肾小球肾炎,亦可见于其他原因高血压,但在醛固酮增多症和嗜铬细胞瘤者少见。常表现为剧烈头痛、烦躁、恶心、呕吐、抽搐、昏迷、暂时局部神经体征。舒张压常 $\geq$18.7 kPa(130 mmHg),眼底几乎均能见到视网膜动脉强烈痉挛,脑脊液压力可高达 3.9 kPa(400 mmH$_2$O),蛋白增加。经有效的降压治疗,症状可迅速缓解,否则将导致不可逆脑损害。

(二)急进型或恶性高血压

此类多见于中青年,血压显著升高,舒张压持续 $\geq$18.7 kPa(130 mmHg),并有头痛、视力减退、眼底出血、渗出和视盘水肿;肾损害突出,持续蛋白尿、血尿与管型尿;若不积极降压治疗,预后很差,常死于肾衰竭、脑卒中、心力衰竭。病理上以肾小球纤维样坏死为特征。

(三)急性脑血管病

急性脑血管病包括脑出血、脑血栓形成和蛛网膜下腔出血。

(四)慢性肾疾病合并严重高血压

原发性高血压可以导致肾小球硬化,肾功能损害,在各种原发或继发性肾实质疾病中,包括各种肾小球肾炎、糖尿病肾病、红斑狼疮肾炎、梗阻性肾病等,出现肾性高血压者可达 80%~90%,是继发性高血压的主要原因。随着肾功能损害加重,高血压的出现率、严重程度和难治程度也加重。

(五)急性左侧心力衰竭

高血压是急性心力衰竭最常见的原因之一。

(六)急性冠状动脉综合征(ACS)

血压升高引起内膜受损而诱发血栓形成致 ACS。

(七)主动脉夹层

主动脉内的血液经内膜撕裂口流入囊样变性的中层,形成血肿,随血流压力的驱动,逐渐在主动脉中层内扩展。临床特点为急性起病,突发剧烈胸、背部疼痛、休克和血肿压迫相应的主动脉分支血管时出现的脏器缺血症状。多见于中老年患者,约 3/4 的患者有高血压。超高速 CT 和 MRI 能明确诊断,必要时主动脉造影。一旦诊断明确,立即进行解除疼痛、降低血压、减慢心率的治疗。

(八)子痫

先兆子痫是指以下三项中有两项者:血压 > 21.3/14.7 kPa(160/110 mmHg);尿蛋白≥3 g/24 h;伴水肿、头痛、头晕、视物不清、恶心、呕吐等自觉症状。子痫指妊娠高血压综合征的孕产妇发生抽搐。辅助检查:血液浓缩、血黏度升高、重者肌酐升高、凝血机制异常,眼底可见视网膜痉挛、水肿、出血。

(九)嗜铬细胞瘤

嗜铬细胞瘤可产生和释放大量去甲肾上腺素和肾上腺素,常见的肿瘤部位在肾上腺髓质,也可在其他具有嗜铬组织的部位,如主动脉分叉、胸腹部交感神经节等。临床表现为血压急剧升高,伴心动过速、头痛、苍白、大汗、麻木、手足发冷。发作持续数分钟至数小时。通过发作时尿儿茶酚胺代谢产物香草基杏仁酸(VMA)和血儿茶酚胺的测定可以确诊。

高血压次急症,也称为高血压紧迫状态,指血压急剧升高而尚无靶器官损害。允许在数小时内将血压降低,不一定需要静脉用药。包括急进型或恶性高血压无心、肾和眼底损害,先兆子痫,围术期高血压等。

三、诊断与评估

(一)诊断依据

(1)原发性高血压病史。

(2)血压突然急剧升高。

(3)伴有心功能不全、高血压脑病、肾功能不全、视盘水肿、渗出、出血等靶器官严重损害。

(二)评估

发生高血压急症的患者基础条件不同,临床表现形式各异,要决定合适的治疗方案,有必要早期对患者进行评估,做出危险分层,针对患者的具体情况制订个体化的血压控制目标和用药方案。

在病情诊断及评估中,简洁但完整的病史收集有助于了解高血压的持续时间和严重性、并发症情况,以及药物使用情况;需要明确患者是否有心血管、肾、神经系统疾病病史,检查是否有靶器官损害的相关征象;进行必要的辅助检查:血电解质、尿常规、ECG、检眼镜等。根据早期评估选择适当的急诊检查,如X线胸部平片、脑 CT 等。一旦发现患者有靶器官急性受损的迹象,就应该进行紧急治疗,绝不能一味等待检查结果。

四、治疗原则

(一)迅速降低血压

选择适宜有效的降压药物静脉滴注,在监测下将血压迅速降至安全水平,以预防进行性或不可逆性靶器官损害,避免使血压下降过快或过低,导致局部或全身灌注不足。

(二)降压目标

高血压急症降压治疗的第一个目标是在 30～60 min 将血压降到一个安全水平。由于患者基础血压水平各异,合并的靶器官损害不一,这一安全水平必须根据患者的具体情况决定。指南建议:①1 h内使平均动脉血压迅速下降但不超过25%。一般掌握在近期血压升高值的2/3左右。但注意对于临床的一些特殊情况,如主动脉夹层和急性脑血管病患者等,血压控制另有要求。②在达到第一个目标后,应放慢降压速度,加用口服降压药,逐步减慢静脉给药的速度,逐渐将血压降低到第二个目标。在以后的2~6 h将血压降至21.3/13.3~14.7 kPa(160/100~110 mmHg),根据患者的具体病情适当调整。③如果这样的血压水平可耐受和临床情况稳定,在以后24~48 h逐步降低血压达到正常水平,即高血压急症血压控制的第三步。

五、常见高血压急症的急诊处理

(一)高血压脑病

高血压脑病临床处理的关键一方面要考虑将血压降低到目标范围内,另一方面要保证脑血流灌注,尽量减少颅内压的波动。脑动脉阻力在一定范围内直接随血压变化而变化,慢性高血压时,该设定点也相应升高,迅速、过度降低血压可能降低脑血流量,造成不利影响。因而降压治疗以静脉给药为主,1 h内将收缩压降低20%~25%,血压下降幅度不可超过50%,舒张压一般不低于14.7 kPa(110 mmHg)。在治疗时要同时兼顾减轻脑水肿、降颅压,避免使用降低脑血流量的药物。迅速降压过去首选硝普钠,起始量20 μg/min,视血压和病情可逐渐增至200~300 μg/min。但硝普钠可能引起颅内压增高,并影响脑血流灌注,以及可能产生蓄积中毒,在用药时需对患者进行密切监护。现多用尼卡地平、拉贝洛尔等。其中,尼卡地平不仅能够安全平稳地控制血压,还能较好地保证脑部、心脏、肾等重要脏器的血供。尼卡地平急诊应用于高血压急症时,以静脉泵入为主,剂量为每分钟0.5~6 μg/kg,起始量为每分钟0.5 μg/kg,达到目标血压后,根据血压调节点滴速度。拉贝洛尔50 mg缓慢静脉注射,以后每隔15 min重复注射,总剂量不超过300 mg,或给初始量后以0.5~2 mg/min的速度静脉点滴。对合并有冠心病、心功能不全者可选用硝酸甘油。颅压明显升高者应加用甘露醇、利尿药。一般禁用单纯受体阻断药、可乐定和甲基多巴等。二氮嗪可反射性地使心率增快,并可增加心搏量和升高血糖,故患有冠心病、心绞痛、糖尿病者慎用。

(二)急性脑血管病

高血压患者在出现急性脑血管病时,脑部血流的调节机制进一步紊乱,特别是急性缺血性脑卒中患者,几乎完全依靠平均动脉血压的增高来维持脑组织的血液灌注。因而在严重高血压合并急性脑血管病的治疗中,需首先把握的一个原则就是"无害原则",避免血流灌注不足。急性卒中期间迅速降低血压的风险和好处并不清楚,因此,一般不主张对急性脑卒中患者采用积极的降压治疗,在病情尚未稳定或改善的情况下,宜将血压控制在中等水平[约21.3/13.3 kPa(160/100 mmHg)],血压下降不要超过20%。治疗时避免使用减少脑血流灌注的药物,可选用尼卡地平、拉贝洛尔、卡托普利等。联合使用血管紧张素转换酶抑制药(ACEI)和噻嗪类利尿药有利于减少卒中发生率。

1.脑梗死

许多脑梗死患者在发病早期,其血压均有不同程度的升高,且其升高的程度与脑梗死病灶大小及是否患有高血压有关。脑梗死早期的高血压处理取决于血压升高的程度及患者的整体情况和基础血压来定。如收缩压为24.0~29.3 kPa(180~220 mmHg)或舒张压为14.7~16.0 kPa(110~120 mmHg),一般不急于降压治疗,但应严密观察血压变化;如血压>29.3/16.0 kPa(220/120 mmHg),或伴有心肌缺血、心力衰竭、肾功能不全及主动脉夹层等,或考虑溶栓治疗的患者,则应给予降压治疗。根据患者的具体情况选择合适的药物及合适剂量。如尼卡地平5 mg/h作为起始量静脉点滴,每5 min增加2.5 mg/h至满意效果,最大为15 mg/h。拉贝洛尔50 mg缓慢静脉注射,以后每隔15 min重复注射,总剂量不超过300 mg,或给初始量后以0.5~2 mg/min的速度静脉点滴。效果不满意者可谨慎使用硝普钠。β受体阻滞剂可使脑血流量降低,急性期不宜用。

2.脑出血

脑出血时血压升高是颅内压增高情况下保持正常脑血流的脑血管自动调节机制。目前对脑出血患者合并严重高血压的治疗方案仍有争论,降压可能影响脑血流量,导致低灌注或脑梗死,但持续高血压可使脑水肿恶化。一般认为,在保持呼吸道通畅,纠正缺氧,降低颅内压后,如血压≥26.7/14.7 kPa(200/110 mmHg)时,才考虑在严密血压监测下使用经静脉降压药物进行治疗,使血压维持在略高于发病前水平或24.0/14.0 kPa(180/105 mmHg)左右;收缩压为22.7~26.7 kPa(170~200 mmHg)或舒张压为13.3~14.7 kPa(100~110 mmHg),暂不必使用降压药,先脱水降颅压,并严密观察血压情况,必要时再用降压药。可选择ACEI、利尿药、拉贝洛尔等。钙通道阻滞药能扩张脑血管、增加脑血流,但可能增高颅内压,应慎重使用。α受体阻滞剂往往出现明显的降压作用及明显的直立性低血压,应避免使用。在调整血压的同时,防止继续出血、保护脑组织、防治并发症,需要时采取手术治疗。

(三)急性冠状动脉综合征

急性冠状动脉综合征包括不稳定性心绞痛和心肌梗死,其治疗目标在于降低血压、减少心肌耗氧量,但不可影响到冠脉灌注压,从而减少冠脉血流量。血压控制的目标是使其收缩压下降10%~15%。治疗时首选硝酸酯类药物,如硝酸甘油,开始时以5~10 μg/min速率静脉滴注,逐渐增加剂量,每5~10 min增加5~10 μg/min。早期联合使用其他降血压药物治疗,如β受体阻滞剂、ACEI、α₁受体阻滞剂,必要时还可配合使用利尿药和钙通道阻滞药。另外,配合使用镇痛、镇静药等。特别是尼卡地平能增加冠状动脉血流、保护缺血心肌,静脉点滴能发挥降压和保护心脏的双重效果。拉贝洛尔能同时阻断α₁和β受体,在降压的同时能减少心肌耗氧量,也可选用。心肌梗死后的患者可选用ACEI、β受体阻滞剂和醛固酮拮抗药。此外,原发病的治疗如溶栓、抗凝、血管再通等也非常重要,对ST段抬高的患者溶栓前应将血压控制在20.0/12.0 kPa(150/90 mmHg)以下。

(四)急性左侧心力衰竭

急性左侧心力衰竭主要是由收缩期高血压和缺血性心脏病导致的。严重高血压伴急性左侧心力衰竭治疗的主要手段是通过静脉用药,迅速降低心脏的前后负荷。在应用血管扩张药迅速降低血压的同时,配合使用强效利尿药,尽快缓解患者的缺氧和高度呼吸困难。就心脏功能而言,应力求将血压降到正常水平。血压被控制的同时,心力衰竭亦常得到控制。血管扩张药可选用硝普钠、硝酸甘油、酚妥拉明等,广泛心肌缺血引起的急性左侧心力衰竭,首选硝酸甘油。在降压的同时以吗啡3~5 mg静脉缓注,必要时每隔15 min重复1次,共2~3次,老年患者酌减剂量或改为肌内注射;呋塞米20~40 mg静脉注射,2 min内推完,4 h后可重复1次;并予吸氧、氨茶碱等。洋地黄仅在心脏扩大或心房颤动伴快速心室率时应用。

(五)急性主动脉夹层

3/4的主动脉夹层患者有高血压,血压增高是病情进展的重要诱因。治疗目标为通过扩张血管、减缓心动过速、抑制心脏收缩、降低血压及左心室射血速度、降低血流对动脉的剪切力,从而阻止夹层血肿的扩展。主动脉夹层在升主动脉及有并发症者尽快手术治疗；主动脉夹层病变局限在降主动脉者应积极内科治疗。患者应绝对卧床休息，严密监测生命体征和血管受累征象，给予有效止痛、迅速降压、镇静和吸氧，忌用抗凝或溶栓治疗。疼痛剧烈患者立即静脉使用较大剂量的吗啡或哌替啶。不论患者有无收缩期高血压，都应首先静脉应用 β 受体阻滞剂来减弱心肌收缩力，减慢心率，降低左心室射血速度。如普萘洛尔0.5 mg静脉注射，随后每3～5 min注射1～2 mg，直至心率降至60～70 次/分钟。心率控制后，如血压仍然很高，应加用血管扩张药。降压的原则是在保证脏器足够灌注的前提下，迅速将血压降低并维持在尽可能低的水平。一般要求在 30 min 内将收缩降至 13.3 kPa(100 mmHg)左右。如果患者不能耐受或有心、脑、肾缺血情况，也应尽量将血压维持在 16.0/10.7 kPa(120/80 mmHg)以下。治疗首选硝普钠或尼卡地平静脉点滴。其他常用药物有乌拉地尔、艾司洛尔、拉贝洛尔等。必要时加用血管紧张素Ⅱ受体拮抗药、ACEI 或小剂量利尿药，但要注意 ACEI 类药物可引起刺激性咳嗽，可能加重病情。肼苯达嗪和二氮嗪因有反射性增快心率，增加心排血量作用，不宜应用。主动脉大分支阻塞患者，因降压后使缺血加重，不宜采用降压治疗。

(六)子痫和先兆子痫

妊娠急诊患者的处理需非常小心，因为要同时顾及母亲和胎儿的安全。在加强母儿监测的同时，治疗时需把握三项原则：镇静防抽搐、止抽搐，积极降压，终止妊娠。

(1)镇静防抽搐、止抽搐。常用药物为硫酸镁，肌内注射或静脉给药，用药时监测患者血压、尿量、腱反射、呼吸，避免发生中毒反应。镇静药可选冬眠 1 号或地西泮。

(2)积极降压。当血压升高＞22.7/14.7 kPa(170/110 mmHg)时，宜静脉给予降压药物，控制血压，以防脑卒中及子痫发生。究竟血压应降至多少合适，目前尚无一致意见。注意避免血压下降过快、幅度过大，影响胎儿血供。保证分娩前舒张压在 12.0 kPa(90 mmHg)以上，否则会增加胎儿死亡风险。紧急降压时可静脉滴注尼卡地平、拉贝洛尔或肼苯达嗪。尼卡地平是欧洲妊娠血压综合征治疗的首选药，它的胎盘转移率低，长时间使用对胎儿也无不良影响，能在有效降压的同时，延长妊娠，有利于改善胎儿结局，尤其适用于先兆子痫患者使用。另外，尼卡地平有针剂和口服两种剂型，适合孕产妇灵活应用。但应注意其可能抑制子宫收缩而影响分娩，在与硫酸镁合用时应小心产生协同作用。肼苯达嗪常用剂量为 40 mg 加于 5%葡萄糖溶液 500 mL 静脉滴注，0.5～10 mg/h。血压稳定后改为口服药物维持。ACEI、血管紧张素Ⅱ受体拮抗药可能对胎儿产生不利影响，禁用；利尿药可进一步减少血容量，加重胎儿缺氧，除非存在少尿情况，否则不宜使用利尿药；硝普钠可致胎儿氰化物中毒亦为禁忌。

(3)结合患者病情和产科情况，适时终止妊娠。

(七)特殊人群高血压急症的处理

1.老年性高血压急症

老年人患高血压比例较高，容易出现靶器官损害，甚至是多个靶器官损害，高血压急症的发展速度较快，危险度更高。降压治疗可减少老年患者的心脑血管病及死亡率。但是老年高血压患者血压波动大，控制效果差。另外，老年患者多有危险因素和复杂的基础疾病，因而在遵循一般处理原则的同时，需格外注意以下几点。①降压不要太快，尤其是对于体质较弱者。②脏器的低灌注对老年患者的危害更大，建议血压控制目标为收缩压降至 20.0 kPa(150 mmHg)，如能耐受可进一步降低。舒张压若＜9.3 kPa(70 mmHg)可能产生不利影响。③大多数患者的药物初始剂量宜降低，注意药物不良反应。④常需要两种或更多药物控制血压。由于尼卡地平具有脏

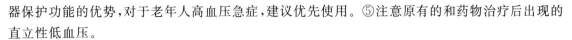

器保护功能的优势,对于老年人高血压急症,建议优先使用。⑤注意原有的和药物治疗后出现的直立性低血压。

2.肾功能不全患者

治疗原则为在强效控制血压的同时,避免对肾功能的进一步损害,通常需要联合用药,根据患者的具体情况选择合适的降压药物。血压一般以降至 20.0～21.3/12.0～13.3 kPa(150～160/90～100 mmHg)为宜,第 1 h 使平均动脉压下降 10%,第 2 h 下降 10%～15%,在 12 h 内使平均动脉压下降约 25%。选用增加或不减少肾血流量的降压药,首选 ACEI 和血管紧张素Ⅱ受体拮抗药,常与钙通道阻滞药、小剂量利尿药、β 受体阻滞剂联合应用;避免使用有肾毒性的药物;经肾排泄或代谢的降压药,剂量应控制在常规用量的 1/3～1/2。病情稳定后建议长期联合使用降压药,将血压控制在<17.3/10.7 kPa(130/80 mmHg)。

六、常用于高血压急症的药物评价

高血压急症的降压治疗除了选择起效迅速、作用持续时间短、停药后作用消失较快、不良反应小的静脉用药外,为增强降压作用、减少不良反应、保护重要脏器血流,以及出于特殊人群的需要,常需联合使用口服降压药,并且在血压控制后逐步减少静脉用药,转而用口服降压药物长期维持治疗。选择药物时应充分权衡血压与组织灌注、心脏负荷、血管损害、出凝血等的关系,合理控制降压的幅度与速度,考虑各种降压药物的作用和不良反应。

临床上用于降低血压的药物主要分为钙通道阻滞药、ACEI、血管紧张素Ⅱ受体拮抗药、α 受体阻滞剂、β 受体阻滞剂、利尿药及其他降压药 7 类,其中,常用于高血压急症的静脉注射药物为硝普钠、尼卡地平、乌拉地尔、二氮嗪、肼苯达嗪、拉贝洛尔、艾司洛尔、酚妥拉明等。其他药物则根据患者的具体情况酌情配合使用,如紧急处理时可选用硝酸甘油、卡托普利等舌下含服;ACEI、血管紧张素Ⅱ受体拮抗药对肾功能不全的患者有很好的肾保护作用;α 受体阻滞剂可用于前列腺增生的患者;在预防卒中和改善左心室肥厚方面,血管紧张素Ⅱ受体拮抗药均优于 β 受体阻滞剂;心力衰竭时需采用利尿药联合使用 ACEI、β 受体阻滞剂、血管紧张素Ⅱ受体拮抗药等药物。

部分常用药物比较如下。

(一)硝普钠

硝普钠能直接扩张动脉和静脉,降压作用迅速,停药后效果持续时间短,可用于各种高血压急症。但是,由于快速降低血压的同时也带来一系列不良反应,从而使硝普钠在临床的应用具有一定的局限性。如其控制血压呈剂量依赖性,同时还可以降低脑血流量,增加颅内压;对心肌供血的影响可引起冠脉缺血,增加急性心肌梗死早期的死亡率。静脉滴注时需密切观察血压,以免过度降压,造成器官组织血流灌注不足。长期或大剂量应用时可导致血中氰化物蓄积中毒,引起急性精神病和甲状腺功能低下等。小儿、冠状动脉或脑血管供血不足、肝肾或甲状腺功能不全者禁用;代偿性高血压、动静脉并联、主动脉狭窄和孕妇禁用。高血压急症伴急性冠状动脉综合征、高血压脑病、急性脑血管病或严重肾功能不全者使用时应谨慎。

(二)尼卡地平

尼卡地平为二氢吡啶类钙通道阻滞药,是世界上第一个取得抗高血压适应证的钙通道阻滞药。尼卡地平主要扩张动脉,降低心脏后负荷,对椎动脉、冠状动脉、肾动脉和末梢小动脉的选择性远高于心肌,在降低血压的同时,能改善脑、心脏、肾的血流量,并对缺血心肌有保护作用。

另外,它还具有利尿作用,也不影响肺部的气体交换。基于以上机制,尼卡地平在治疗高血压急症时具有以下特点:降压作用起效迅速、效果显著、血压控制过程平稳、血压波动性小;能有效保护靶器官;不易引起血压的过度降低,用量调节简单、方便;不良反应少且症状轻微,停药后不易出现反跳,长期用药也不会产生耐药性,安全性很好。与硝普钠相比降压效果上近似,而其安全性及对靶器官的保护作用明显优于硝普钠,因而,尼卡地平不仅是治疗高血压的一线药物,也是急诊科在处理大多数高血压急症的理想选择。

(三)乌拉地尔

乌拉地尔为选择性 α_1 受体阻滞剂,具有外周和中枢双重降压作用,起效快,效果显著,不影响心率,无反跳现象,对嗜铬细胞瘤引起的高血压危象有特效。暂不提倡与 ACEI 类药物合用;主动脉峡部狭窄、哺乳期妇女禁用;妊娠妇女仅在绝对必要的情况下方可使用;老年患者需慎用,初始剂量宜小,在脏器供血维持方面欠佳。

(四)拉贝洛尔

拉贝洛尔对 α_1 和 β 受体均有阻断作用,能减慢心率,减少心排血量,减小外周血管阻力。其降压作用温和,效果持续时间较长。特别适用于妊娠高血压。充血性心力衰竭、房室传导阻滞、心率过缓或心源性休克、肺气肿、支气管哮喘、脑出血禁用;肝、肾功能不全及甲状腺功能低下患者等慎用。

(五)艾司洛尔

艾司洛尔选择性 β_1 受体阻滞剂,起效快,作用时间短。能减慢心率,减少心排血量,降低血压,特别是收缩压。支气管哮喘、严重慢性阻塞性肺病、窦性心动过缓、二度至三度房室传导阻滞、难治性心功能不全、心源性休克及对本品过敏者禁用。

七、急救护理

(一)保持安静

绝对卧床休息,半卧位。减少患者搬动,教会患者缓慢改变体位。避免一切不良刺激和不必要的活动。消除紧张恐惧心理、稳定情绪,必要时按医嘱使用镇静药。

(二)保持呼吸道通畅

吸氧 4~5 L/min,如呼吸道分泌物较多,患者呼吸功能较差,应用吸引器吸出。呕吐时头偏向一侧,防止误吸导致窒息。

(三)建立有效静脉通路

立即建立静脉通路,迅速按医嘱使用降压药及时降低血压。降低血管阻力,解除血管的痉挛状态。一般首选硝普钠,应避光静脉注射,以微量泵控制注入速度,缓慢降压。4~6 h 更换1次,持续静脉注射一般不超过 72 h,以免发生硫氰酸盐中毒,严重肝、肾疾病患者应慎用。

(四)密切监测病情变化

严密观察血压变化,尤其是在更换药物或改变给药速度时,降压不宜过快或过低,应在短时间内把血压降至安全范围,并不要将血压降至完全正常水平,以免造成脑供血不足和肾血流量下降。如出现出汗、不安、头痛、心悸、胸骨后疼痛等血管过度扩张现象,应立即停止用药。也可选用硝酸甘油、硝苯地平舌下含服;制止抽搐用地西泮肌内注射或静脉注射;降低颅内压、减轻脑水肿用呋塞米或甘露醇快速静脉滴注。

严密观察脉搏、呼吸、心率、血压、神志、瞳孔、尿量变化,如发现异常,随时与医师联系。准确记录24 h出入量。

（五）提供保护性护理

患者意识不清时应加床栏以防止坠床；发生抽搐时用牙垫置于上、下磨牙间防止唇舌咬伤；避免屏气用力呼气或用力排便；保持周围安静，减少噪声的刺激。

（六）饮食护理

合理饮食，给予低盐、低脂、低胆固醇、清淡的食物，少量多餐，避免过饱及刺激性食物。适当控制能量，多食含维生素和蛋白质食物，增加蔬菜、水果、高膳食纤维食物的摄入，限烟酒，达到减轻心脏负荷、防止水钠潴留、预防便秘、降低血压的效果。

（七）心理护理

长期的抑郁或情绪激动、急剧而强烈的精神创伤可使交感-肾上腺素活性增强，血压升高，因此，保持良好的心理状态非常重要。可通过了解患者性格特征及有关心理-社会因素进行心理疏导，说明本病需长期甚至终身治疗，取得患者的充分理解和配合，教会患者训练自我控制能力，消除紧张恐惧心理、安定情绪，保持最佳的心理状态。

（八）康复护理

指导并鼓励患者坚持非药物治疗，如给予低盐、低脂、低胆固醇和富含维生素食物，少量多餐，适当控制总热量；减肥、控制体重；合理安排休息和活动，保证充足的睡眠，参加适当的体育锻炼和劳动，避免重体力劳动、精神过度紧张和情绪激动等诱发因素。帮助患者建立长期治疗的思想准备，按时遵医嘱服药。定期门诊随访，教会患者及其家属测量血压，病情变化时随时就医。

（王　燕）

第四节　感染性心内膜炎

感染性心内膜炎是指病原微生物经血液直接侵犯心内膜、瓣膜或大动脉内膜而引起的感染性炎症，常伴有赘生物形成。根据病情和病程，分为急性感染性心内膜炎和亚急性感染性心内膜炎，其中亚急性心内膜炎较多见。根据瓣膜类型可分为自体瓣膜心内膜炎、人工瓣膜心内膜炎和静脉药瘾者的心内膜炎。

一、护理评估

（一）致病因素

急性感染性心内膜炎发病机制尚不清楚，主要累及正常瓣膜，病原菌来自皮肤、肌肉、骨骼或肺等部位的活动感染灶；而亚急性病例至少占 2/3 以上，主要发生于器质性心脏病基础上，其中以风湿性心脏瓣膜病的二尖瓣关闭不全和主动脉瓣关闭不全最常见，其次是先天性心脏病的室间隔缺损、法洛四联症等。

1.病原体

亚急性感染性心内膜炎致病菌以草绿色链球菌最常见，而急性感染性心内膜炎则以金黄色葡萄球菌最常见；其他病原微生物有肠球菌、表皮葡萄球菌、溶血性链球菌、大肠埃希菌、真菌及立克次体等。

2.感染途径

可因上呼吸道感染、咽峡炎、扁桃体炎及扁桃体切除术、拔牙、流产、导尿、泌尿系统器械检查及心脏手术等途径侵入血流。静脉药瘾者,通过静脉将皮肤致病微生物带入血流而感染心内膜。

3.发病机制

由于心脏瓣膜原有病变或先天性血管畸形的存在,异常的高速血流冲击心脏或大血管内膜,导致内膜损伤,有利于血小板、纤维蛋白及病原微生物在该部位聚集和沉积,形成赘生物和心内膜炎症。

(二)身体状况

1.症状和体征

(1)发热:最常见的症状。亚急性者多低于 39 ℃,呈弛张热,可有乏力、食欲缺乏、体重减轻等非特异性症状,头痛、背痛和肌肉关节痛常见。急性者有高热寒战,突发心力衰竭者较为常见。

(2)心脏杂音:绝大多数患者可闻及心脏杂音,可由基础心脏病和/或心内膜炎导致瓣膜损害所致。急性者比亚急性更易出现杂音强度和性质的变化,或出现新的杂音。

(3)周围血管体征:由细菌性微栓塞和免疫介导系统激活引起的微血管炎所致,多为非特异性。①瘀点,以锁骨以上皮肤、口腔黏膜和睑结膜最常见。②指(趾)甲下线状出血。③Osier 结节为指和趾垫出现的豌豆大的红或紫色痛性结节。④Janeway 损害是位于手掌或足底直径为1~4 cm 的无压痛出血红斑。⑤Roth 斑为视网膜的卵圆形出血斑,其中心呈白色。

(4)动脉栓塞:赘生物引起动脉栓塞占 20%～30%,栓塞可发生在机体的任何部位,如脑栓塞、脾栓塞、肾栓塞、肠系膜动脉栓塞、四肢动脉栓塞和肺栓塞等,并出现相应的临床表现。

(5)其他:出现轻、中度贫血,病程超过 6 周者有脾大。

2.并发症

可出现心力衰竭、细菌性动脉瘤、迁移性脓肿、神经系统受累及肾脏受累的表现。

3.急性与亚急性感染性心内膜炎的比较

急性与亚急性感染性心内膜炎的比较见表 7-2。

表 7-2 急性与亚急性感染性心内膜炎的比较

表现	急性	亚急性
病原体	金黄色葡萄球菌	草绿色链球菌
中毒症状	明显	轻
病程	进展迅速,数周或数月引起瓣膜破坏	进展缓慢,病程较长
感染迁移	多见	少见

(三)心理-社会状况

由于症状逐渐加重,患者烦躁、焦虑;当病情进展且疗效不佳时,往往出现精神紧张、悲观、绝望等心理反应。

(四)实验室及其他检查

1.血液检查

亚急性心内膜炎多呈进行性贫血;白细胞计数正常或升高、血沉增快;50%以上的患者血清类风湿因子阳性。

2.尿液检查

常有镜下血尿和轻度蛋白尿,肉眼血尿提示肾梗死。

3.血培养

血培养是诊断感染性心内膜炎的最重要方法,血培养阳性是诊断本病最直接的证据,药物敏感试验可为治疗提供依据。

4.超声心动图

可探测赘生物,观察瓣叶、瓣环、室间隔及心肌脓肿等。

二、护理诊断及医护合作性问题

(1)体温过高:与感染有关。

(2)营养失调,低于机体需要量:与食欲下降、长期发热导致机体消耗过多有关。

(3)焦虑:与发热、疗程长或病情反复有关。

(4)潜在并发症:栓塞、心力衰竭。

三、治疗及护理措施

(一)治疗要点

1.抗生素治疗

(1)治疗原则。①早期用药。②选用敏感的杀菌药。③剂量充足,疗程长。④联合用药。⑤以静脉给药为主。

(2)常用药物。首选青霉素。本病大多数致病菌对其敏感,且青霉素毒性小,常用剂量为2 000万~4 000万 U/d,青霉素过敏者可用万古霉素;青霉素与氨基糖苷类抗生素如链霉素、庆大霉素、阿米卡星等联合应用可以增加杀菌能力。也可根据细菌培养结果和药物敏感试验针对性选择抗生素。

(3)治愈标准。①自觉症状消失,体温恢复正常。②脾脏缩小。③未再发生出血点和栓塞。④抗生素治疗结束后的第1、2、6周分别做血培养阴性。

2.对症治疗

加强营养,纠正贫血,积极治疗各种并发症等。

3.手术治疗

如对抗生素治疗无效,有严重心内并发症者应考虑手术治疗。

(二)护理措施

1.病情观察

密切观察患者的体温变化情况,每4~6 h测量体温1次并记录;注意观察皮肤瘀点、甲床下出血、Osler结节、Janeway结节等皮肤黏膜病损及消退情况;观察有无脑、肾、脾、肺、冠状动脉、肠系膜动脉及肢体动脉栓塞,一旦发现,立即报告医师,并协助处理。

2.生活护理

根据患者病情适当调节活动,严重者避免剧烈运动和情绪激动,宜进食高热量、高蛋白、高维生素、低胆固醇、清淡、易消化的半流食或软食,以补充发热引起的机体消耗;有心力衰竭者按心力衰竭患者饮食进行指导。

3.药物治疗护理

长期、大剂量静脉应用抗生素时,应严格遵医嘱用药,以确保维持有效的血液浓度。注意保护静脉,避免多次穿刺增加患者的痛苦,同时用药过程中,注意观察药物疗效及毒性反应。

4.发热的护理

高热患者给予物理降温,如冰袋、温水擦浴等,及时记录体温变化。患者出汗多要及时更换衣服,以增加舒适感,鼓励患者多饮水,同时做好口腔护理。

5.正确采集血培养标本

告知患者暂时停用抗生素和反复多次采集血培养的必要性,以取得患者的理解与配合。

(1)对未经治疗的亚急性患者,应在第 1 天间隔 1 h 采血 1 次,共 3 次;如次日未见细菌生长,重复采血 3 次后,开始抗生素治疗。

(2)已用抗生素者,停药 2～7 d 后采血。

(3)急性患者应在入院后立即安排采血,在 3 h 内每隔 1 h 采血 1 次,共取 3 次血标本后,按医嘱开始治疗。

(4)本病的菌血症为持续性,无须在体温升高时采血。

(5)每次采血 10～20 mL,同时做需氧和厌氧菌培养。

6.心理护理

关心患者,耐心解释治疗目的与意义,避免精神紧张,积极配合治疗与护理。

7.健康指导

嘱患者平时注意保暖、避免感冒、增强机体抵抗力;避免挤压痤疮等感染病灶,减少病原体入侵的机会;教会患者自我监测病情变化,如有异常及时就医。

（王　燕）

第五节　急性心包炎

急性心包炎为心包脏层和壁层的急性炎症,可由细菌、病毒、自身免疫、物理、化学等因素引起。主要病因为风湿热、结核及细菌性感染。近年来,病毒感染、肿瘤、尿毒症及心肌梗死性心包炎发病率明显增多。分为纤维蛋白性和渗出性两种。

一、病因

(一)感染性心包炎

以细菌最为常见,尤其是结核菌和化脓菌感染,其他病菌有病毒、肺炎支原体、真菌和寄生虫等。

(二)非感染性心包炎

以风湿性为最常见,其他有心肌梗死、尿毒症性、结缔组织病性、变态反应性、肿瘤性、放射线性和乳糜性等。临床上以结核性、风湿性、化脓性和急性非特异性心包炎较为多见。

二、临床表现

(一)心前区疼痛

心前区疼痛为纤维蛋白性心包炎的主要症状。可放射到颈部、左肩、左臂及左肩胛骨。疼痛也可呈压榨样,位于胸骨后。

(二)呼吸困难

心包积液时最突出的症状。可有端坐呼吸、身体前倾、呼吸浅速、面色苍白、发绀。

(三)心包摩擦音

心包摩擦音是纤维蛋白性心包炎的特异性征象,以胸骨左缘第 3、第 4 肋间听诊最为明显。渗出性心包炎心脏叩诊浊音界向两侧增大为绝对浊音区,心尖冲动弱,心音低而遥远,大量心包积液时可出现心包积液征。可出现奇脉、颈静脉怒张、肝大、腹水及下肢水肿等。

三、诊断要点

根据心前区疼痛、呼吸困难、全身中毒症状,以及心包摩擦音、心音遥远等临床征象,结合心电图、X 线表现和超声心动图等检查,便可确诊。

四、治疗

如结核性心包炎应给予抗结核治疗,总疗程不少于半年至 1 年;化脓性心包炎除使用足量、有效的抗生素外,应早期施行心包切开引流术;风湿性心包炎主要是抗风湿治疗;急性非特异性心包炎目前常采用抗生素及皮质激素合并治疗。心包渗液较多且心脏受压明显者,可行心包穿刺,以解除心包填塞症状。

五、评估要点

(一)一般情况

观察生命体征有无异常,询问有无过敏史、家族史、有无发热、消瘦等,了解患者对疾病的认识。

(二)专科情况

(1)呼吸困难的程度、肺部啰音的变化。

(2)心前区疼痛的性质、部位及其变化,是否可闻及心包摩擦音。

(3)是否有颈静脉怒张、肝大、下肢水肿等心功能不全的表现。

(4)是否有心包积液征:左肩胛骨下出现浊音及左肺受压时引起的支气管呼吸音。心脏叩诊的性质。

(三)实验室及其他检查

1.心电图

改变主要由心外膜下心肌受累而引起,多个导联出现弓背向下的 ST 段抬高;心包渗液时可有 QRS 波群低电压。

2.超声心动图

它是简而易行的可靠方法,可见液性暗区。

3.心包穿刺

证实心包积液的存在,并进一步确定积液的性质及药物治疗。

六、护理诊断

(一)气体交换受损

与肺淤血、肺或支气管受压有关。

(二)疼痛

心前区痛与心包炎有关。

(三)体温过高

与细菌、病毒等因素导致急性炎症反应有关。

(四)活动无耐力

与心排血量减少有关。

七、护理措施

(1)给予氧气吸入,充分休息,保持情绪稳定,注意防寒保暖,防止呼吸道感染。

(2)给予高热量、高蛋白、高维生素、易消化的食物,限制钠盐摄入。

(3)帮助患者采取半卧位或前倾坐位,保持舒适。

(4)记录心包抽液的量、性质,按要求留标本送检。

(5)控制输液滴速,防止加重心脏负荷。

(6)加强巡视,及早发现心包填塞的症状,如心动过速、血压下降等。

(7)遵医嘱给予抗菌、抗结核、抗肿瘤等药物治疗,密切观察药物不良反应。

(8)应用止痛药物时,观察止痛药物的疗效。

八、应急措施

出现心脏压塞征象时,保持患者平卧位;迅速建立静脉通路,遵医嘱给予升压药;密切观察生命体征的变化,准备好抢救物品;配合医师做好紧急心包穿刺。

九、健康教育

(1)嘱患者应注意充分休息,加强营养。注意防寒保暖,防止呼吸道感染。

(2)告诉患者应坚持足够疗程的药物治疗,勿擅自停药。

(3)对缩窄性心包炎的患者应讲明行心包切除术的重要性,解除其顾虑,尽早接受手术治疗。

（王　燕）

第六节　心　肌　炎

心肌炎常是全身性疾病在心肌上的炎症性表现,由于心肌病变范围大小及病变程度的不同,轻者可无临床症状,严重可致猝死,诊断及时并经适当治疗者,可完全治愈,迁延不愈者,可形成慢性心肌炎或导致心肌病。

一、病因病机

(一)病因

细菌性白喉杆菌、溶血性链球菌、肺炎双球菌、伤寒杆菌等。病毒如柯萨奇病毒、艾柯病毒、肝炎病毒、流行性出血热病毒、流感病毒、腺病毒等,其他如真菌、原虫等均可致心肌炎。但目前以病毒性心肌炎较常见。

致病条件因素。①过度运动,运动可致病毒在心肌内繁殖复制加剧,加重心肌炎症和坏死。②细菌感染,细菌和病毒混合感染时,可能起协同致病作用。③妊娠,妊娠可以增强病毒在心肌内的繁殖,所谓围生期心肌病可能是病毒感染所致。④其他,营养不良、高热寒冷、缺氧、过度饮酒等,均可诱发病毒性心肌炎。

(二)发病机制

从动物实验、临床与病毒学、病理观察,发现有以下 2 种机制。

1.病毒直接作用

实验中将病毒注入血液循环后可致心肌炎。以在急性期、主要在起病 9 d 以内,患者或动物的心肌中可分离出病毒,病毒荧光抗体检查结果阳性,或在电镜检查时发现病毒颗粒。病毒感染心肌细胞后产生溶细胞物质,使细胞溶解。

2.免疫反应

病毒性心肌炎起病 9 d 后心肌内已不能再找到病毒,但心肌炎病变仍继续;有些患者病毒感染的其他症状轻微而心肌炎表现颇为严重;还有些患者心肌炎的症状在病毒感染其他症状开始一段时间后方出现;有些患者的心肌中可能发现抗原抗体复合体。以上都提示免疫机制的存在。

(三)病理改变

病变范围大小不一,可为弥漫性或局限性。随病程发展可为急性或慢性。病变较重者肉眼见心肌非常松弛,呈灰色或黄色,心腔扩大。病变较轻者在大体检查时无发现,仅在显微镜下有所发现而赖以诊断,而病理学检查必须在多个部位切片,方使病变免于遗漏。在显微镜下,心肌纤维之间与血管四周的结缔组织中可发现细胞浸润,以单核细胞为主。心肌细胞可有变性、溶解或坏死。病变如在心包下区则可合并心包炎,成为病毒性心包心肌炎。病变可涉及心肌与间质,也可涉及心脏的起搏与传导系统如窦房结、房室结、房室束和束支,成为心律失常的发病基础。病毒的毒力越强,病变范围越广。在实验性心肌炎中,可见到心肌坏死之后由纤维组织替代。

二、临床表现

取决于病变的广泛程度与部位。重者可致猝死,轻者几无症状。老幼均可发病,但以年轻人较易发病。男多于女。

(一)症状

心肌炎的症状可能出现于原发的症状期或恢复期。如在原发病的症状期出现,其表现可被原发病掩盖。多数患者在发病前有发热、全身酸痛、咽痛、腹泻等症状,反映全身性病毒感染,但也有部分患者原发病症状轻而不显著,须仔细追问方被注意到,而心肌炎症状则比较显著。心肌炎患者常诉胸闷、心前区隐痛、心悸、乏力、恶心、头晕。临床上诊断的心肌炎中,90%左右以心律失常为主诉或首见症状,其中少数患者可由此而发生昏厥或阿-斯综合征。极少数患者起病后发展迅速,出现心力衰竭或心源性休克。

(二)体征

1.心脏扩大

轻者心脏不扩大,一般有暂时性扩大,不久即恢复。心脏扩大显著反映心肌炎广泛而严重。

2.心率改变

心率增速与体温不相称,或心率异常缓慢,均为心肌炎的可疑征象。

3.心音改变

心尖区第一音可减低或分裂。心音可呈胎心样。心包摩擦音的出现反映有心包炎存在。

4.杂音

心尖区可能有收缩期吹风样杂音或舒张期杂音,前者为发热、贫血、心腔扩大所致,后者因左室扩大造成的相对性左房室瓣狭窄。杂音响度都不超过三级。心肌炎好转后即消失。

5.心律失常

极常见,各种心律失常都可出现,以房性与室性期前收缩最常见,其次为房室传导阻滞,此外,心房颤动、病态窦房结综合征均可出现。心律失常是造成猝死的原因之一。

6.心力衰竭

重症弥漫性心肌炎患者可出现急性心力衰竭,属于心肌泵血功能衰竭,左右心同时发生衰竭,引起心排血量过低,故除一般心力衰竭表现外,易合并心源性休克。

三、辅助检查

(一)心电图

心电图异常的阳性率高,且为诊断的重要依据,起病后心电图由正常可突然变为异常,随感染的消退而消失。主要表现有 ST 段下移、T 波低平或倒置。

(二)X 线检查

由于病变范围及病变严重程度不同,放射线检查亦有较大差别,1/3~1/2 的患者心脏扩大,多为轻中度扩大,明显扩大者多伴有心包积液,心影呈球形或烧瓶状,心搏动减弱,局限性心肌炎或病变较轻者,心界可完全正常。

(三)血液检查

白细胞计数在病毒性心肌炎可正常,偏高或降低,血沉大多正常,亦可稍增快,C 反应蛋白大多正常,GOT、GPT、LDH、CPK 正常或升高,慢性心肌炎多在正常范围。有条件者可做病毒分离或抗体测定。

四、诊断

病毒性心肌炎的诊断必须建立在有心肌炎的证据和病毒感染的证据基础上。胸闷、心悸常可提示心脏波及,心脏扩大、心律失常或心力衰竭为心脏明显受损的表现,心电图上 ST-T 改变与异位心律或传导障碍反映心肌病变的存在。病毒感染的证据有以下各点:①有发热、腹泻或流感症状,发生后不久出现心脏症状或心电图变化。②血清病毒中和抗体测定阳性结果,由于柯萨奇 B 病毒最为常见,通常检测此组病毒的中和抗体,—在起病早期和 2~4 周各取血标本 1 次,如 2 次抗体效价示 4 倍上升或其中 1 次≥1∶640,可作为近期感染该病毒的依据。③咽、肛拭病毒分离,如阳性有辅助意义,有些正常人也可阳性,其意义须与阳性中和抗体测定结果相结合。④用聚合酶链反应法从粪便、血清或心肌组织中检出病毒 RNA。⑤心肌活检,从取得的活组织做病毒检测,病毒学检查对心肌炎的诊断有帮助。

五、治疗

应卧床休息,以减轻组织损伤,病变加速恢复。伴有心律失常,应卧床休息2～4周,然后逐渐增加活动量,严重心肌炎伴有心脏扩大者,应休息6个月至1年,直到临床症状完全消失,心脏大小恢复正常。应用免疫抑制剂,激素的应用尚有争论,但重症心肌炎伴有房室传导阻滞、心源性休克心功能不全者,均可应用激素。常用泼的松,40～60 mg/d,病情好转后逐渐减量,6周1个疗程。必要时亦可用氢化可的松或地塞米松,静脉给药。心力衰竭者可用强心、利尿、血管扩张剂。心律失常者同一般心律失常的治疗。

六、病情观察

(1)定时测量体温、脉搏,其体温与脉率增速不成正比。

(2)密切观察患者的呼吸频率、节律的变化,及早发现是否心功能不全。

(3)定时测量血压,观察记录尿量,以及早判断有无心源性休克的发生。

(4)密切观察心率与心律,及早发现有无心律失常,如室性期前收缩、不同程度的房室传导阻滞等,严重者可出现急性心力衰竭、心律失常等。

七、对症护理

(一)心悸、胸闷

保证患者休息,急性期卧床。按医嘱及时使用改善心肌营养与代谢的药物。

(二)心律失常

当急性病毒性心肌炎患者引起四度房室传导阻滞或窦房结病变引起窦房传导阻滞、窦房停搏而致阿-斯综合征者,应就地进行心肺复苏,并积极配合医师进行药物治疗或紧急做临时心脏起搏处理。

(三)心力衰竭

按心力衰竭护理常规。

八、护理措施

(1)遵医嘱给予氧气吸入,给予药物治疗。注意心肌炎时心肌细胞对洋地黄的耐受性较差,应用洋地黄时应特别注意其毒性反应。

(2)休息与活动:反复向患者解释急性期卧床休息可减轻心脏负荷,减少心肌耗氧量,有利于心功能的恢复,防止病情恶化或转为慢性病程。患者常需卧床2～3周,待症状、体征和实验室检查恢复后,方可逐渐增加活动量。

(3)心理护理:告诉患者体力恢复需要一段时间,不要急于求成。当活动耐力有所增加时,应及时给予鼓励。对不愿意活动或害怕活动的患者,应给予心理疏导,督促患者完成范围内的活动量。

(4)病情观察:急性期严密监测患者的体温、心率、心律、血压的变化,发现心率突然变慢、血压偏低、频发期前收缩、房室传导阻滞及时报告。观察患者有无脉速、易疲劳、呼吸困难、烦躁及肺水肿的表现。

(5)活动中监测:病情稳定后,与患者及其家属一起制订并实施每天活动计划,严密监测活动时心率、心律、血压变化。若活动后出现胸闷、心悸、呼吸困难、心律失常等,应停止活动,以此作为限制最大活动量的指征。

九、健康教育

(1)讲解充分休息的必要性及心肌营养药物的作用。指导患者进食高蛋白、高维生素、易消化的食物,尤其是补充富含维生素 C 的食物如新鲜蔬菜、水果,以促进心肌代谢与修复,戒烟酒。

(2)告诉患者经积极治疗后多数可以痊愈,少数可留有心律失常后遗症,极少数患者在急性期因严重心律失常、急性心力衰竭和心源性休克而死亡,有部分患者演变成慢性心肌炎。

(3)积极预防感冒,避免受凉及接触传染源,恢复期每天有一定时间的户外活动,以适应环境,增强体质。

(4)积极治疗和消除细菌感染灶,如慢性扁桃体炎、慢性鼻窦炎、中耳炎等。

(5)遵医嘱按时服药,定期复查。

(6)教会患者及其家属测脉搏、节律,发现异常或有胸闷、心悸等不适应及时复诊。

(王　燕)

第七节　心　肌　病

心肌病是指由多种原因(遗传病因较多见)引起的以心肌结构及功能异常为主的一组心肌疾病。根据病理生理特点将心肌病分为扩张型心肌病、肥厚型心肌病、限制型心肌病、致心律失常性右心室心肌病和未分类心肌病。其中,以扩张型心肌病的发病率最高,其次为肥厚型心肌病。据统计,在住院的心血管病患者中,心肌病患者可占 0.6%～4.3%。本节重点阐述扩张型心肌病、肥厚型心肌病。

一、扩张型心肌病

扩张型心肌病是以一侧或双侧心腔扩大、心肌收缩功能减退为主要特征。本病常伴有心律失常、充血性心力衰竭。近年来,发病率呈上升趋势,病死率较高,男性多于女性(2.5∶1),是临床心肌病最常见的一种类型。

(一)病因

病因迄今未明,除特发性、家族遗传因素外,近年来认为持续病毒感染是其重要原因。病毒对心肌的直接损伤或体液细胞免疫反应所致心肌炎均可导致和诱发扩张型心肌病。此外,乙醇中毒、抗癌药物、系统性红斑狼疮、嗜铬细胞瘤等因素亦可引起本病。

(二)临床表现

起病缓慢,早期患者可有心脏轻度扩大而无明显症状。此后出现的临床表现以充血性心力衰竭的症状和体征为主,如活动后心悸、气短、胸闷、乏力、夜间阵发性呼吸困难、水肿、肝大等。主要体征有心浊音界向两侧扩大,常可闻及第三或第四心音,心率快时呈奔马律。多数患者合并各种类型的心律失常,部分患者可发生猝死或栓塞。

（三）辅助检查

1.X线检查

可见心影明显增大,心胸比＞50％,肺淤血征。

2.心电图检查

可见多种心律失常如室性心律失常、心房颤动、传导阻滞等。此外尚有 ST-T 改变,低电压,少数可见病理性 Q 波。

3.超声心动图检查

心脏各腔均扩大,以左心室扩大早而显著,室壁运动减弱,提示心肌收缩力下降。

4.其他检查

心导管检查和心血管造影、心脏放射性核素检查、心内膜心肌活检等。

（四）处理原则及治疗要点

因本病原因未明,尚无特殊治疗方法。目前治疗原则主要针对心力衰竭和各类心律失常。一般是限制体力活动,卧床休息,低盐饮食,应用洋地黄和利尿药等,但需注意患者容易发生洋地黄中毒,故应慎用。近年来,发现合理选用 β 受体阻滞剂,从小剂量开始,根据症状、体征调整用量,长期口服不但能控制心力衰竭,而且能延缓病情进展,对提高患者生存率有益。中药黄芪、生脉散等有抗病毒、调节免疫、改善心功能等作用,对改善症状及预后有一定作用。

二、肥厚型心肌病

肥厚型心肌病是一类由常染色体显性遗传造成的原发性心肌病,以心室壁非对称性肥厚、心室腔变小、左心室血液充盈受限、舒张期顺应性下降为特征的心肌病。临床上,根据有无左心室流出道梗阻分为梗阻型和非梗阻型。本病为青年猝死的常见原因。

（一）病因

病因未明,本病常有明显家族史或有明显的家族聚集倾向,目前认为家族性常染色体显性遗传是主要病因。

（二）临床表现

1.症状

起病缓慢,部分患者可无自觉症状,因猝死或体检时才被发现。许多患者有心悸、胸痛、劳力性呼吸困难,伴有流出道梗阻的患者由于左心室舒张充盈不足,心排血量减低可在起立或运动时出现眩晕,甚至神志丧失等。

2.体征

心脏轻度增大,心脏冲动向左下移位,能听到第四心音。梗阻性肥厚型心肌病患者可在胸骨左缘第3～4肋间听到较粗糙的喷射性收缩期杂音,心尖部也常可闻及吹风样收缩期杂音。凡能影响心肌收缩力,改变左心室容量及射血速度的因素,均可使杂音的响度有明显变化。

（三）辅助检查

1.X线检查

心影增大多不明显,如有心力衰竭,则心影明显增大。

2.心电图检查

最常见的表现为左心室肥大,可有 ST-T 改变、深而不宽的病理性 Q 波。此外,室内传导阻滞和期前收缩亦常见。

3.超声心动图检查

主要的诊断手段。检查可显示室间隔的非对称性肥厚,舒张期室间隔厚度与左心室后壁厚度之比≥1.3,间隔运动低下。

4.心导管检查和心血管造影检查

左心室舒张末期压上升。心室造影显示左心室腔变小、心壁增厚。冠状动脉造影多无异常。

5.其他检查

磁共振成像检查对诊断有重要意义;心内膜心肌活检:心肌细胞畸形肥大,排列紊乱。

(四)处理原则及治疗要点

目前主张应用β受体阻滞剂及钙通道阻滞剂治疗,以减慢心率、降低心肌收缩力,减轻流出道梗阻。常用药物有普萘洛尔、美托洛尔和维拉帕米等。避免使用增强心肌收缩力和减少心脏容量负荷的药物,如洋地黄、硝酸类制剂等。有些肥厚型心肌病患者,随着病情进展,逐渐呈现扩张型心肌病的症状与体征,对此类患者可采用扩张型心肌病伴有心力衰竭时的治疗措施进行治疗。对药物治疗效果不佳的重症梗阻性患者可考虑采用介入或外科手术治疗,植入 DDD 型起搏器、消融或切除最肥厚部分的心肌。

三、护理评估

(一)病史

询问患者首次发病的症状及时间,是否有呼吸困难、胸闷、心悸、乏力、头晕的症状;评估患者发生心律失常时的类型和采取的治疗措施及疗效;做过的相关检查及结果等。询问患者相关疾病的家族史及遗传史;有无明确诊断的其他心血管相关疾病或与心血管相关的疾病,以及进行的相关治疗及疗效。

(二)身体状况

评估患者目前主要不适、诱发因素及加重情况;评估是否有呼吸困难、胸闷心悸、乏力、头晕的症状;评估患者的心功能情况、目前的活动量、耐受能力和自理能力;评估心脏增大程度、心脏杂音、心脏冲动位置、双肺是否闻及水泡音或哮鸣音。

(三)心理-社会状况

评估患者的职业、文化程度、对疾病相关知识的了解程度。评估患者的心理状态及社会支持情况。

四、护理措施

(一)生活护理

保持病室安静、通风、温湿度适宜。减少探视,避免不良刺激。心肌病患者应限制体力活动,可减轻心脏负荷,增加心肌收缩力,改善心功能。有心力衰竭症状者应绝对卧床休息,注意照顾其饮食起居。肥厚型心肌病患者活动后有晕厥和猝死的危险,故应避免持重、屏气及剧烈的运动如跑步、球类比赛等。有晕厥史者避免独自外出活动,以免发生意外。

(二)饮食护理

宜给予低脂、低盐、高蛋白、高维生素、易消化的食物,避免进食刺激性食物。多食新鲜蔬菜和水果、少量多餐及增加粗纤维食物,防止便秘。心力衰竭时应低盐饮食,限制进食含钠量高的食物。

(三)病情观察

观察胸痛的部位、性质、程度、持续时间、诱因及缓解方式,注意血压、心率、心律及心电图变化。如疼痛加重或伴有冷汗、恶心、呕吐时,应及时与医师联系。对已有严重心律失常、心绞痛及晕厥症状的患者,加强心电监护;密切观察有无脑、肺和肾等器官及周围动脉栓塞的征象。对于长期慢性心力衰竭的患者重点观察肢体的温度、色泽、感觉和运动障碍,皮肤瘀点、瘀斑及有无突发胸痛、剧烈咳嗽、咯血等;注意有无心排血量减少导致的心、脑供血不足表现。

(四)给药护理

遵医嘱用药,观察疗效及不良反应。扩张型心肌病患者,对洋地黄耐受性较差,使用时应密切观察,警惕发生中毒;应用利尿药时,注意电解质紊乱,尤其是低血钾;应用β受体阻滞剂和钙通道阻滞剂时,注意有无心动过缓等不良反应。肥厚型心肌病患者出现心绞痛时不宜用硝酸酯类药物。

(五)对症护理

1.胸痛

嘱患者立即停止活动,卧床休息。应安慰患者,解除紧张情绪。遵医嘱使用药物,持续吸氧。嘱其避免剧烈运动、屏气、持重、情绪激动、饱餐、寒冷等诱发因素,戒烟酒。

2.心悸、呼吸困难

停止活动,嘱患者卧床休息,以减少心肌耗氧量,休息时采用半卧位。必要时予以吸氧,根据缺氧程度、心功能状态调节氧流量。

3.晕厥

立即让患者平躺于空气流通处,将头部位置放低;松开衣领、腰带;注意肢体保暖;吸氧;做好急救准备。

(六)心理护理

应经常与患者沟通、交流,了解其心理特点,多关心体贴患者,常予以鼓励和安慰,耐心地向患者介绍有关疾病的知识、治疗方案及心理调节与康复的关系,帮助其解除顾虑,消除悲观情绪,增强治疗信心,积极配合治疗。

五、健康指导

(一)疾病知识指导

避免诱因,防寒保暖,预防发生上呼吸道感染。对无明显症状的早期患者,可从事轻体力工作,但要避免劳累。戒烟戒酒,给予高蛋白、高维生素、易消化的食物,心力衰竭时给予低盐的食物。

(二)用药与随访

坚持服用抗心力衰竭、抗心律失常的药物,以延长存活年限。说明药物的名称、剂量、用法,指导患者及其家属观察药物产生的疗效及不良反应。嘱患者定期门诊随访,症状加重时立即就诊,防止病情进一步发展,甚至恶化。

(干 星)

第八节 风湿性心脏瓣膜病

风湿性心脏瓣膜病简称风心病。本病多见于 20～40 岁,女性多于男性,约 1/3 的患者无典型风湿热病史。二尖瓣病变最常见,发生率达 95%～98%;主动脉瓣病变次之,发生率为 20%～35%;三尖瓣病变为 5%;肺动脉瓣病变仅为 1%;联合瓣膜病变占 20%～30%。非风湿性心瓣膜病见于老年瓣膜病、二尖瓣脱垂综合征、先天性瓣膜异常、感染性心内膜炎、外伤等。

一、二尖瓣狭窄

(一)病因和发病机制

二尖瓣狭窄(MS)几乎均为风湿性,2/3 为女性,急性风湿热一般 10 年后(至少 2 年)才出现杂音,常于 25～30 岁时出现症状。先天性 MS 罕见,患儿的存活时间一般不超过 2 年。老年性二尖瓣狭窄患者并不罕见。占位性病变,如左心房黏液瘤或血栓形成很少导致 MS。

MS 是一种进行性损害性病变,狭窄程度随年龄增加而逐渐加重。无症状期为 10～20 年。多数患者在风湿热发作后 10 年内无狭窄的临床症状。在随后的 10 年内,多数患者可做出二尖瓣狭窄的诊断,但患者常无症状。正常二尖瓣瓣口面积为 4～6 cm²。当瓣口缩小到 1.5～2.5 cm² 时,才出现明显的血流动力学障碍。患者可感到劳累时心悸气促,此时患者一般在 20～40 岁。再过 10 年,当瓣口缩小到 1.1～1.5 cm² 时,就会出现明显的左心力衰竭症状。当瓣口小于 1.0 cm² 时,肺动脉压明显升高,患者出现右心衰竭的症状和体征,随后因反复发作心力衰竭而死亡。

(二)临床表现

1.症状

MS 的临床表现主要有呼吸困难、咯血、咳嗽、心悸,少数患者可有胸痛、晕厥。合并快速性心房颤动、肺部感染等,可发生急性左心衰竭。有胸痛者,常提示合并冠心病、严重主动脉瓣病变或肺动脉高压(致右心室缺血)等。出现晕厥者少见,如反复发生晕厥,多提示合并主动脉瓣狭窄、左心房球形血栓、并发肺栓塞或左心房黏液瘤等。由于患者左心房扩大和肺动脉扩张而挤压左喉返神经而引起声音嘶哑,压迫食管可引起吞咽困难。肺水肿为重度二尖瓣狭窄的严重并发症,患者突然出现重度呼吸困难,不能平卧,咳粉红色泡沫样痰,双肺布满啰音,如不及时抢救,往往致死。长期的肺淤血可引起肺动脉高压、右心衰竭而使患者出现颈静脉怒张、肝大、直立性水肿和胸腔积液、腹水等;右心衰竭发生后患者的呼吸困难减轻,发生急性肺水肿和大咯血的危险性减少。

MS 常并发心房颤动(发生率为 20%～60%,平均为 50%),主要见于病程晚期;房颤发生后心排血量减少 20% 左右,可诱发、加重心功能不全,甚至引起急性肺水肿。房颤发生后平均存活年限为 5 年左右,但也有存活长达 25 年以上者。由于房颤后心房内血流缓慢及淤滞,故易促心房内血栓形成,血栓脱落后可引起栓塞。其他并发症有感染性心内膜炎(8%)、肺部感染等。

2.体征

查体可有二尖瓣面容——双颧绀红色,心尖区第一心音(S_1)亢进和开瓣音(如瓣膜钙化僵硬则第一心音减弱、开瓣音消失),心尖区有低调的隆隆样舒张中晚期杂音,常伴舒张期震颤。肺动脉高压时可有肺动瓣第二音(P₂)亢进,也可有肺动脉扩张及三尖瓣关闭不全的杂音。心房颤动特别是伴有较快心室率时,心尖区舒张期杂音可发生改变或暂时消失,心率变慢后杂音又重新出现。所谓"哑型 MS"是指有 MS 存在,但临床上未能闻及心尖区舒张期杂音。这种情况可见于快速性心房颤动、重度二尖瓣反流或主动脉瓣病变、心脏重度转位、肺气肿、肥胖及重度心功能不全等。

(三)诊断

1.辅助检查

(1)X 线:典型表现为二尖瓣型心脏,左心房大、右心室大、主动脉结小,食管下段后移,肺淤血,间质性肺水肿和含铁血黄素沉着等征象。

(2)心电图:可出现二尖瓣型 P 波,PTFV1(+),心电轴右偏和右心室肥厚。

(3)超声心动图:可确定狭窄瓣口面积及形态,M 型超声可见二尖瓣运动曲线呈典型"城垛样改变"。

2.诊断要点

查体发现心尖区隆隆样舒张期杂音、心尖区 S₁ 亢进和开瓣音、P₂ 亢进,可考虑 MS 的诊断。辅助检查可明确诊断。

依瓣口大小,将 MS 分为轻、中、重度;其瓣口面积分别为 $1.5\sim2.0$ cm^2、$1.0\sim1.5$ cm^2、小于 1.0 cm^2。

3.鉴别诊断

临床上应与下列情况的心尖区舒张期杂音相鉴别,如功能性 MS、左心房黏液瘤或左心房球形血栓、扩张型或肥厚型心肌病、三尖瓣狭窄、Austin-Flint 杂音、Carey-Coombs 杂音,以及甲状腺功能亢进症、贫血、二尖瓣关闭不全、室缺等流经二尖瓣口的血流增加时产生的舒张期杂音。

(四)治疗

MS 患者左心室并无压力负荷或容量负荷过重,因此没有任何特殊的内科治疗。内科治疗的重点是针对房颤和防止血栓栓塞并发症。对出现肺淤血或肺水肿的患者,可慎用利尿药和静脉血管扩张药,以减轻心脏前负荷和肺淤血。洋地黄仅适用于控制快速性房颤时的心室率。β受体阻滞剂仅适用于心房颤动并快速心室率或有窦性心动过速时。MS 的主要治疗措施是手术。

二、二尖瓣关闭不全

(一)病因和发病机制

二尖瓣关闭(MR)包括急性和慢性两种类型。急性二尖瓣关闭不起病急、病情重。急性MR 多为腱索断裂或乳头肌断裂引起。此外,感染性心内膜炎所致的瓣膜穿孔、二尖瓣置换术后发生的瓣周漏、MS 的闭式二尖瓣分离术或球囊扩张术的瓣膜撕裂等也可引起。慢性 MR 在我国以风心病为其最常见原因,在西方国家则二尖瓣脱垂为常见原因。其他原因有冠心病、老年瓣膜病、感染性心内膜炎、左心室显著扩大、先天畸形、特发性腱索断裂、系统性红斑狼疮、类风湿关节炎、肥厚型梗阻性心肌病、心内膜心肌纤维化和左心房黏液瘤等。

急性 MR 时,左心房压急速上升,进而导致肺淤血,甚至急性肺水肿,相继出现肺动脉高压及右心衰竭;而左心室的前向排血量明显减少。慢性 MR 时,左心房顺应性增加,左心房扩大。同时扩大的左心房、左心室在较长时间内适应容量负荷增加,使左心房室压不至于明显上升,故肺淤血出现较晚。持续的严重过度负荷,终致左心衰竭,肺淤血、肺动脉高压、右心衰竭相继出现。

(二)临床表现

1.症状

轻度 MR 患者,如无细菌性心内膜炎等并发症,可无症状。最早症状常为活动后易疲乏,或体力活动后心悸、呼吸困难。当出现左心衰竭时,可表现为活动后呼吸困难或端坐呼吸,但较少发生肺水肿及咯血。一旦出现左心衰竭,多呈进行性加重,病情多难以控制。急性 MR 时,起病急,病情重,肺淤血,甚至急性肺水肿,相继出现肺动脉高压及右心衰竭。

2.体征

查体于心尖区可闻及全收缩期吹风样高调一贯性杂音,可伴震颤;杂音一般向左腋下和左肩胛下区传导。心尖冲动呈高动力型;瓣叶缩短所致重度关闭不全者,第一心音常减弱。

二尖瓣脱垂者的收缩期非喷射性喀喇音和收缩晚期杂音为本病的特征。凡使左心室舒张末期容积减少的因素,如从平卧位到坐位或直立位,吸入亚硝酸异戊酯等都可以使喀喇音提前和收缩期杂音延长;凡使左心室舒张末期容积增加的因素,如下蹲、握拳、使用普萘洛尔(心得安)等均使喀喇音出现晚和收缩期杂音缩短。严重的二尖瓣脱垂产生全收缩期杂音。

(三)诊断

1.辅助检查

(1)左心室造影:为本病半定量反流严重程度的"金标准"。

(2)多普勒超声:诊断 MR 敏感性几乎达 100%,一般将左心房内最大反流面积<4 cm² 为轻度反流,4~8 cm² 为中度反流,面积>8 cm² 为重度反流。

(3)超声心动图:可显示二尖瓣形态特征,并提供心腔大小、心功能及并发症等情况。

2.诊断要点

MR 的主要诊断依据为心尖区响亮而粗糙的全收缩期杂音,伴左心房、左心室增大。确诊有赖于超声心动图等辅助检查。

3.鉴别诊断

因非风湿性 MR 占全部 MR 的 55%,加之其他心脏疾病也可在心尖区闻及收缩期杂音,故应注意鉴别。非风湿性 MR 杂音可见于房缺合并 MR、乳头肌功能不全或断裂、室间隔缺损、三尖瓣关闭不全、主动脉瓣狭窄及关闭不全、二尖瓣腱索断裂或瓣叶穿孔、二尖瓣脱垂、二尖瓣环钙化、扩张型心肌病、直背综合征等。

(四)治疗

1.二尖瓣关闭不全

无症状的慢性 MR、左心室功能正常时,并无公认的内科治疗。如无高血压,也无应用扩血管药或 ACEI 的指征。主要的治疗措施是手术。

2.二尖瓣脱垂

二尖瓣脱垂不伴有 MR 时,内科治疗主要是预防心内膜炎和防止栓塞。β 受体阻滞药可应用于二尖瓣脱垂患者伴有心悸、心动过速或伴交感神经兴奋增加的症状,以及有胸痛、忧虑的患者。

三、主动脉瓣狭窄

(一)病因和发病机制

主动脉瓣狭窄(AS)的主要原因是风湿性、先天性和老年退行性瓣膜病变。风湿性 AS 约占慢性风湿性心脏病的 25%，男性多见，几乎均伴发二尖瓣病变和主动脉瓣关闭不全。

正常瓣口面积≥3.0 cm²。当瓣口面积减少一半时，收缩期无明显跨瓣压差；≤1.0 cm² 时，左心室收缩压明显增高，压差显著。左心室对慢性 AS 所致后负荷增加的代偿机制为进行性左心室壁向心性肥厚，顺应性降低，左心室舒张末期压力进行性增高；进而导致左心房代偿性肥厚，最终由于室壁应力增高、心肌缺血和纤维化而致左心衰竭。严重的 AS 致心肌缺血。

(二)临床表现

1.症状

AS 可多年无症状，一旦出现症状平均寿命仅为 3 年。典型的 AS 三联症是晕厥、心绞痛和劳力性呼吸困难。呼吸困难是最常见的症状，约见于 90% 的患者，先是劳力性呼吸困难，进而发生端坐呼吸、阵发性夜间呼吸困难和急性肺水肿。心绞痛见于 60% 的有症状患者，多发生于劳累或卧床时，3%～5% 的患者可发生猝死。晕厥或晕厥先兆可见于 1/3 的有症状患者，可发生于用力或服用硝酸甘油时，表明 AS 严重。晕厥也可由心室纤颤引起。少部分患者可发生心律失常、感染性心内膜炎、体循环栓塞、胃肠道出血和猝死等。

2.体征

查体心尖部抬举性搏动十分有力且有滞留感，心尖部向左下方移位。80% 的患者于心底部主动脉瓣区可能触及收缩期震颤，反映跨膜压差＞5.3 kPa(40 mmHg)。典型的 AS 收缩期杂音在 3/6 级以上，为喷射性，呈递增-递减型，菱峰位于收缩中期，在胸骨右缘第 2 肋间及胸骨左缘第 3～4 肋间最清楚。主动脉瓣区第二心音减弱或消失。收缩压显著降低，脉压小，脉搏弱。高度主动脉瓣狭窄时，杂音可不明显，而心尖部可闻及第四心音，提示狭窄严重，跨膜压差在 9.3 kPa(70 mmHg)以上。

(三)诊断

1.辅助检查

(1)心电图：可表现为左心室肥厚、伴 ST-T 改变和左心房增大。

(2)超声心动图：有助于确定瓣口狭窄的程度和病因诊断。

(3)心导管检查：可测出跨瓣压差并据此计算出瓣口面积，面积＞1.0 cm² 为轻度狭窄，0.75～1.0 cm² 为中度狭窄，面积＜0.75 cm² 为重度狭窄。根据压差判断，则平均压差＞6.7 kPa(50 mmHg)或峰压差＞9.3 kPa(70 mmHg)为重度狭窄。

2.诊断和鉴别诊断

根据病史、主动脉瓣区粗糙而响亮的喷射性收缩期杂音和收缩期震颤，诊断多无困难。应鉴别是风湿性、先天性、老年钙化性 AS 或特发性肥厚型主动脉瓣下狭窄(IHSS)。病史、超声心动图等可助鉴别。

(四)治疗

无症状的 AS 患者并无特殊内科治疗。有症状的 AS 则必须手术。有肺淤血的患者，可慎用利尿药。ACEI 具有血管扩张作用，应慎用于瓣膜狭窄的患者，以免前负荷过度降低致心排血量减少，引起低血压、晕厥等。AS 患者亦应避免应用 β 受体阻滞药等负性肌力药物。重度 AS 患者应选用瓣膜置换术。经皮主动脉球囊成形术尚不成熟，仅适用于不能手术患者的姑息治疗。

四、主动脉瓣关闭不全

(一)病因和发病机制

主动脉瓣关闭不全(AR)系由主动脉瓣和主动脉根部病变所引起,分急性与慢性两类。慢性AR的病因有风湿性、先天性畸形、主动脉瓣脱垂、老年瓣膜病变、主动脉瓣黏液变性、梅毒性AR、升主动脉粥样硬化与扩张、马方综合征、强直性脊柱炎、特发性升主动脉扩张、严重高血压和/或动脉粥样硬化等,其中,2/3的AR为风心病引起,单纯风湿性AR少见。

急性AR的原因有:感染性心内膜炎、主动脉根部夹层或动脉瘤,以及由外伤或其他原因导致的主动脉瓣破裂或急性脱垂、AS行球囊成形术或瓣膜置换术的并发症。

急性AR时,心室舒张期血流从主动脉反流入左心室,左心室同时接受左心房和主动脉反流的血液,左心室急性扩张以适应容量过度负荷的能力有限,故左心室舒张压急剧上升,随之左心房压升高、肺淤血、肺水肿。同时,AR使心脏前向排血量减少。

慢性AR时,常缓慢发展、逐渐加重,故左心室有充足的时间进行代偿;使左心室能够在反流量达心排血量80%左右的情况下,多年不出现严重循环障碍的症状;晚期才出现心室收缩功能降低,左心衰竭。

(二)临床表现

1.症状

急性AR,轻者可无症状,重者可出现急性左心衰竭和低血压。慢性AR可多年(5~10年)无症状,首发症状可为心悸、胸壁冲撞感、心前区不适、头部强烈搏动感;随着左心功能减退,出现劳累后气急或呼吸困难,左心衰竭逐渐加重后,可随时发生阵发性夜间呼吸困难、肺水肿及端坐呼吸,随后发生右心衰竭。亦可发生心绞痛(较主动脉瓣狭窄少见)和晕厥。在出现左心衰竭后,病情呈进行性恶化,常于1~2年内死亡。

2.体征

查体在胸骨左缘第3~4肋间或胸骨右缘第2肋间闻及哈气样递减型舒张期杂音。该杂音沿胸骨左缘向下传导,达心尖部及腋前线,取坐位、前倾、深呼气后屏气最清楚。主动脉瓣区第二心音减弱或消失。脉压升高,有水冲脉,周围血管征常见。

(三)诊断

1.辅助检查

(1)X线胸片:表现为左心室、左心房大,心胸比率增大,左心室段延长及隆突,心尖向下延伸,心腰凹陷,心脏呈主动脉型,主动脉继发性扩张。

(2)心电图:表现为左心室肥厚伴劳损。

(3)超声心动图:可见主动脉增宽,AR时存在裂隙或瓣膜撕裂、穿孔等,二尖瓣前叶舒张期纤细扑动或震颤(为AR的可靠征象,但敏感性只有43%),左心室扩大,室间隔活动增强并向右移动等。

(4)心脏多普勒超声心动图:可显示血液自主动脉反流入左心室。

(5)主动脉根部造影:是诊断本病的金标准,若注射造影剂后,造影剂反流到左心室,可确定AR的诊断。若左心室造影剂浓度低于主动脉内造影剂浓度,则提示为轻度AR;若两者浓度相近,则提示中度反流;若左心室浓度高于主动脉浓度,则提示重度反流。

2.诊断要点

如在胸骨左缘或主动脉瓣区有哈气样舒张期杂音,左心室明显增大,并有周围血管征,则

AR之诊断不难确立。超声心动图、心脏多普勒超声心动和主动脉根部造影可明确诊断。风湿性AR常与AS并存,同时合并二尖瓣病变。

3.鉴别诊断

风湿性AR需与老年性和梅毒性AR、马方综合征、瓣膜松弛综合征、先天性主动脉瓣异常、细菌性心内膜炎、高血压和动脉粥样硬化性主动脉瓣病变、主动脉夹层、动脉瘤,以及外伤等所致的AR相鉴别。

(四)治疗

有症状的AR患者必须手术治疗,而不是长期内科治疗的对象。血管扩张药(包括ACEI)应用于慢性AR患者,目的是减轻后负荷,增加前向心排血量而减轻反流,但是否能有效降低左心室舒张末容量,增加LVEF尚不肯定。

五、护理措施

注意休息,劳逸结合,避免过重体力活动。但在心功能允许情况下,可进行适量的轻体力活动或轻体力的工作。预防感冒、防止扁桃体炎、牙龈炎等。如果发生感染可选用青霉素治疗。对青霉素过敏者可选用红霉素或林可霉素治疗。心功能不全者应控制水分的摄入,饮食中适量限制钠盐,每天以10 g以下为宜,切忌食用盐腌制品。服用利尿剂者应吃些水果,如香蕉、橘子等。房颤的患者不宜做剧烈活动。应定期门诊随访;在适当时期要考虑行外科手术治疗,何时进行,应由医师根据具体情况而定。如需拔牙或做其他小手术,术前应采用抗生素预防感染。

(李思文)

第九节 慢性肺源性心脏病

慢性肺源性心脏病简称慢性肺心病,是由肺组织、肺血管或胸廓的慢性病变引起的肺组织结构和功能异常,导致肺血管阻力增加、肺动脉压力增加,右心室扩张、肥大,伴或不伴有右心衰竭的心脏病。

肺心病是我国中老年人的常见病、多发病,患病年龄多为40岁以上,随年龄增长患病率增高。我国肺心病的平均患病率约为0.4%,农村高于城市,吸烟者比不吸烟者明显增多。急性呼吸道感染是肺心病急性发作的主要诱因,常导致肺、心功能衰竭。目前重症肺心病的病死率仍然较高。

一、病因及发病机制

按原发病的不同部位,其病因分为三类。

(一)支气管、肺疾病

以慢性阻塞性肺疾病最为多见,占80%～90%。其次为支气管哮喘、支气管扩张、重症肺结核、尘肺、慢性弥漫性肺间质纤维化、结节病等。

(二)胸廓运动障碍性疾病

较少见,如脊椎后凸或侧凸、脊椎结核、类风湿关节炎等引起的严重胸廓或脊柱畸形;神经肌肉疾病,如脊髓灰质炎、多发性神经炎等,引起胸廓活动受限、肺受压、支气管扭曲或变形,肺功能受损。

(三)肺血管疾病

甚少见,如广泛或反复发生的多发性肺小动脉栓塞与肺小动脉炎,以及原因不明的原发性肺动脉高压等。引起右心室肥大的因素很多,但先决条件是肺的结构和功能的不可逆性改变。气道的反复感染、低氧血症和/或高碳酸血症等一系列体液因子和肺血管的变化,使肺血管阻力增加和肺动脉血管重构、血容量增多和血液黏稠度增加,导致肺动脉高压,而肺动脉高压的形成是肺心病发生的关键因素。

二、临床表现

本病发展缓慢,临床上除原有肺、心疾病的各种症状和体征外,主要是逐步出现的肺、心功能衰竭和其他器官损害的表现。

(一)肺、心功能代偿期

1.症状

咳嗽、咳痰、气促,活动后有心悸、呼吸困难、乏力和活动耐力下降。急性感染可使上述症状加重。少有胸痛或咯血。

2.体征

可有不同程度的发绀和肺气肿体征。偶有干、湿性啰音,心音遥远。肺动脉瓣区第二心音亢进,提示有肺动脉高压。三尖瓣区出现收缩期杂音,或剑突下心脏搏动增强,提示有右心室肥厚。部分患者因肺气肿胸膜腔内压升高,阻碍腔静脉回流,可见颈静脉充盈。因膈肌下降,有肝界下移。

(二)肺、心功能失代偿期

1.呼吸衰竭

(1)症状:呼吸困难加重,夜间为甚,常有头痛、失眠、食欲下降,但白天嗜睡,甚至有表情淡漠、神志恍惚、谵妄等肺性脑病的表现。

(2)体征:明显发绀,球结膜充血、水肿,严重时可有视网膜血管扩张、视盘水肿等颅内压升高的表现。腱反射减弱或消失,出现病理反射。因高碳酸血症可出现周围血管扩张的表现,如皮肤潮红、多汗。

2.右心衰竭

(1)症状:气促更明显,心悸、气急、腹胀、食欲缺乏、恶心、呕吐等。

(2)体征:发绀更明显,颈静脉怒张,心率增快,可出现心律失常,三尖瓣区可闻及收缩期杂音,甚至出现舒张期杂音。肝大伴压痛、肝颈静脉回流征阳性、下肢水肿,严重者有腹水。少数患者可出现肺水肿及全心衰竭的体征。

(三)并发症

由于低氧血症和高碳酸血症,使多个重要脏器受累,出现严重并发症,如肺性脑病、酸碱失衡及电解质紊乱、心律失常、休克、消化道出血、弥散性血管内凝血等。

三、辅助检查

(一)胸部 X 线检查

除原发病的 X 线征象外,尚有肺动脉高压和右心室肥大的征象。

（二）心电图检查

主要为右心室肥大的改变。

（三）血气分析

出现低氧血症、高碳酸血症，当 $PaO_2 < 8.0$ kPa(60 mmHg)，$PaCO_2 > 6.7$ kPa(50 mmHg)时，提示呼吸衰竭。

（四）血液检查

红细胞和血红蛋白升高，全血黏度和血浆黏度增加；并发感染时，白细胞总数增高，中性粒细胞增加。部分患者血清学检查有肾功能、肝功能的异常及电解质紊乱。

（五）其他检查

肺功能检查对早期或缓解期肺心病患者有意义。痰细菌学检查对急性加重期肺心病指导抗生素的选用。

四、诊断要点

有慢性支气管、肺、胸疾病的病史，有肺动脉高压、右心室肥大或伴有右心功能不全的表现，结合实验室检查，可做出诊断。但需排除其他心脏病的存在，如冠心病、风心病等。

五、治疗要点

（一）急性加重期

1.控制感染

社区获得性感染以革兰氏阳性菌占多数，医院感染则以革兰氏阴性菌为主。选用两者兼顾的抗生素，如青霉素类、氨基糖苷类、喹诺酮类及头孢菌素类等控制感染。

2.合理用氧

纠正缺氧和二氧化碳潴留，维持呼吸道通畅，改善呼吸功能。

3.控制心力衰竭

慢性肺心病患者一般在积极控制感染，改善呼吸功能后，心力衰竭便能得到改善；对治疗无效的重症患者，适当选用利尿、强心或血管扩张药物控制心力衰竭。

（1）利尿药：以缓慢、小量和间歇用药为原则。常用药物有氢氯噻嗪；尿量多时需加用10%的氯化钾，或选用保钾利尿药，如氨苯喋啶。重度或需要快速利尿者，肌内注射或口服呋塞米。

（2）强心剂：宜选用速效、排泄快的制剂，剂量宜小。常用药物有毒毛花苷 K 0.125～0.25 mg，或毛花苷 C 0.2～0.4 mg 加入 10%葡萄糖溶液内缓慢静脉推注。

（3）控制心律失常：一般经过治疗肺心病的感染、缺氧后，心律失常自行消失；如果持续存在，根据心律失常的类型选用药物。

（二）缓解期

以中西医结合的综合措施为原则，防治原发病，去除诱发因素，避免或减少急性发作，提高机体免疫功能，延缓病情的发展。

六、常用护理诊断

（一）气体交换受损

与呼吸道阻塞、呼吸面积减少引起通气和换气功能障碍有关。

(二)清理呼吸道无效

与呼吸道感染、痰液过多而黏稠或咳嗽无力有关。

(三)体液过多

与右心功能不全、静脉回流障碍、静脉压升高有关。

(四)潜在并发症

肺性脑病。

七、护理措施

(一)一般护理

1.休息与活动

急性发作期,卧床休息,取半卧位,减少机体耗氧量,减轻心脏负担。缓解期,在医护人员指导下根据肺心功能状况适当地进行活动,增强体质,改善心肺功能。

2.合理氧疗

翻身、拍背排出呼吸道分泌物,使呼吸道保持通畅,是改善通气功能的一项有效措施。在此基础上持续低流量、低浓度给氧,氧流量 $1\sim2$ L/min,浓度在 $25\%\sim29\%$,可纠正缺氧,并且防止高浓度吸氧抑制呼吸,加重二氧化碳潴留,导致肺性脑病。

3.饮食护理

摄取低盐、低热量、清淡、易消化和富含维生素及纤维的食物。限制钠盐摄入,液体摄入量限制在 $1\sim1.5$ L/d。根据患者饮食习惯,少量多餐。应用排钾利尿剂的患者注意钾的摄入,鼓励患者多吃含钾高的食物和水果,如香蕉、枣子等,保持大便通畅。

4.皮肤护理

对久病卧床、水肿明显者应加强皮肤护理。避免腿部和踝部交叉受压;保持衣服宽大、柔软;在受压部位垫气圈或海面垫,有条件者用气垫床;帮助患者抬高下肢,促进静脉回流;定时变换体位,预防压疮。

(二)病情观察

密切观察病情变化,监测生命体征及血气分析。观察呼吸频率、节律、深度及其变化特点。如患者出现点头、提肩等呼吸,或呼吸由深而慢,转为浅而快等不规则呼吸,提示呼吸衰竭。如果患者出现注意力不集中、好言多动、烦躁不安、昼睡夜醒、神志恍惚等,提示肺性脑病的先兆症状,立即报告医师,并协助抢救。

(三)用药护理

1.利尿剂

尽可能在白天给药,以免因频繁排尿而影响患者夜间睡眠。用药后应观察精神症状、痰液黏稠度、有无腹胀、四肢无力等,准确记录液体出入量。过多应用利尿剂可能导致:①脱水使痰液黏稠不易咳出,加重呼吸衰竭;②低钾、低氯性碱中毒,抑制呼吸中枢,通气量降低,耗氧量增加,加重神经精神症状;③血液浓缩增加循环阻力,且易发生弥散性血管内凝血。

2.强心剂

遵医嘱给药,注意药效并观察毒性反应。由于肺心病患者长期处于缺氧状态,对洋地黄类药物耐受性很低,故疗效差、易中毒,用药前注意纠正缺氧。

3.呼吸兴奋剂

遵医嘱使用呼吸兴奋剂。注意保持呼吸道通畅,适当增加吸入氧浓度。用药过程中如出现恶心、呕吐、震颤,甚至惊厥,提示药物过量,及时通知医师。

(四)心理护理

关爱患者,多与患者交谈,给予患者理解与支持,鼓励患者积极配合治疗与护理,树立信心;教会自我护理,避免各种诱发因素,保护肺、心功能;动员患者的家人与亲友多陪护探视,增强患者的支持系统。

(五)健康教育

1.疾病知识指导

使患者和家属了解疾病发生、发展过程及防止原发病的重要性,减少反复发作的次数。积极防治原发病,避免和防治各种可能导致病情急性加重的诱因。坚持家庭氧疗等。

2.生活指导

加强饮食营养,以保证机体康复的需要。病情缓解期应根据肺、心功能及体力情况进行适当的体育锻炼和呼吸功能锻炼,如散步、气功、太极拳、腹式呼吸、缩唇呼吸等,改善呼吸功能,提高机体免疫功能。

3.用药指导

向患者介绍药物的用法和注意事项,观察疗效及不良反应。

4.自我监测指导

告知患者及其家属病情变化的征象,如体温升高、呼吸困难加重、咳嗽剧烈、咳痰不畅、尿量减少、水肿明显或发现患者神志淡漠、嗜睡、躁动、口唇发绀加重等,均提示病情变化或加重,需及时就医诊治。

(周　苗)

第十节　心 力 衰 竭

心力衰竭是由于心脏收缩机能及(或)舒张功能障碍,不能将静脉回心血量充分排出心脏,造成静脉系统淤血及动脉系统血液灌注不足,而出现的综合征。

一、病因

(一)基本病因

1.心肌损伤

任何大面积(大于心室面积的40%)的心肌损伤都会导致心脏收缩及/或舒张功能的障碍。

2.心脏负荷过重

压力负荷(后负荷)过重,心脏排血阻力增大,心排血量降低,心室收缩期负荷过度,引起心室肥厚性心力衰竭;容量负荷(前负荷)过重,心脏舒张期容量增大,心排血量减低,引起心室扩张性心力衰竭。

3.机械障碍

腱索或乳头肌断裂,心室间隔穿孔,心脏瓣膜严重狭窄或关闭不全等引起的心脏机械功能衰退,导致心力衰竭。

4.心脏负荷不足

如缩窄性心包炎、大量心包积液、限制性心肌病等,使静脉血液回心受限,因而心室心房充盈不足,腔静脉及门脉系统淤血,心排血量减低。

5.血液循环容量过多

如静脉过多过快输液,尤其是在无尿少尿时超量输液,急性或慢性肾炎引起高度水钠潴留,高度水肿等均引起血液循环容量急剧膨胀而致心力衰竭。

(二)诱发因素

1.感染

感染可增加基础代谢,增加机体耗氧,增加心脏排血量而诱发心力衰竭,尤其呼吸道感染较多见。

2.体力过劳

正常心脏在体力活动时,随身体代谢增高心脏排血量也随之增加。而有器质性心脏病患者体力活动时,心率增快,心肌耗氧量增加,心排血量减少,冠状动脉血液灌注不足,导致心肌缺血,心慌气急,诱发心力衰竭。

3.情绪激动

情绪激动促使儿茶酚胺释放,心率增快,心肌耗氧增加,动脉与静脉血管痉挛,增加心脏前后负荷而诱发心力衰竭。

4.妊娠与分娩

风湿性心脏病或先天性心脏病患者,心功能低下,在妊娠 32～34 周,分娩期及产褥期最初 3 d 内心脏负荷最重,易诱发心力衰竭。

5.动脉栓塞

心脏病患者长期卧床,静脉系统长期处于淤血状态,容易形成血栓,一旦血栓脱落导致肺栓塞,加重肺循环阻力诱发心力衰竭。

6.水、钠摄入量过多

心功能减退时,肾脏排水排钠机能减弱,如果水、钠摄入量过多可引起水钠潴留,血容量扩增。

7.心律失常

心动过速可使心脏无效收缩次数增加而加重心脏负荷;心脏舒张期缩短使心室充盈受限进而降低心排血量,同时心脏氧渗透期缩短不利于心肌代谢。

8.冠脉痉挛

冠状动脉粥样硬化,易发生冠脉痉挛,引起心肌缺血导致心脏收缩或舒张功能障碍。

9.药物反应

因用药或停药不当导致的心力衰竭或心力衰竭恶化不在少数。慢性心力衰竭不该停用强心剂而停用,服用过量洋地黄、利尿药或抗心律失常药,都可导致心力衰竭恶化。

二、病理生理

(一)心脏的代偿机制

正常心脏有比较充足的储备能力,以适应一般生活需要所增加的心脏负担。当心脏功能减退,心排血量降低不足以供应机体需要时,机体将同时通过神经、体液等机制进行调整,力争恢复心排血量。

(1)反射性交感神经兴奋,迷走神经抑制,代偿性心率加快及心肌收缩力加强,以维持心排血量。由于交感神经兴奋,周围血管及小动脉收缩可使血压维持正常而不随心排血量降低而下降;小静脉收缩可使静脉回心血量增加,从而使心搏血量增加。

(2)心肌肥厚:长期的负荷加重,使心肌肥厚和心室扩张,维持心排血量。然而,扩大和肥厚的心脏虽然完成较多的工作,但它耗氧量也随之增加,可是心肌内毛细血管数量并没有相应的增加,所以,扩大肥厚的心肌细胞相对的供血不足。

(3)心率增快:心率加快在一定范围内使心排血量增加,但如果心率太快,则心脏舒张期显著缩短,使心室充盈不足,导致心排血量降低及静脉淤血加重。

(二)心脏的失代偿机制

当心脏储备力耗损至不能适应机体代谢的需要时,心功能便由代偿转为失代偿阶段,即心力衰竭。

心力衰竭时,心排血量相对或绝对地降低,一方面供给各器官的血流不足,引起各器官组织的功能改变,血液重新分配,首先为保证心、脑、肾血液供应,皮肤、内脏、肌肉的供血相应有较大的减少。肾血流量减少时,可使肾小球滤过率降低和肾素分泌增加,进而促使肾上腺皮质的醛固酮分泌增加,引起水钠潴留、血容量增加、静脉和毛细血管充血和压力增加。另一方面,心脏收缩力减弱,不能完全排出静脉回流的血液,心室收缩末期残留血量增多,心室舒张末期压力升高,遂使静脉回流受阻,引起静脉淤血和静脉压力升高,从而引起外周毛细血管的漏出增加,水分渗入组织间隙引起各脏器淤血、水肿;肝脏淤血时对醛固酮的灭活减少;以及抗利尿激素分泌增加,肾排水量进一步减少,水钠潴留进一步加重,这也是水肿发生和加重的原因。

根据心脏代偿功能发挥的情况及失代偿的程度,可将心力衰竭分为三度,或心功能Ⅳ级。

Ⅰ级:有心脏病的客观证据,而无呼吸困难、心悸、水肿等症状。(心功能代偿期)

Ⅱ级:日常劳动并无异常感觉,但稍重劳动即有心悸、气急等症状。(心力衰竭Ⅰ度)

Ⅲ级:普通劳动亦有症状,但休息时消失。(心力衰竭Ⅱ度)

Ⅳ级:休息时也有明显症状,甚至卧床仍有症状。(心力衰竭Ⅲ度)

三、临床表现

心力衰竭在早期可仅有一侧衰竭,临床上以左心力衰竭为多见,但左心力衰竭后,右心也相继发生功能损害,最后导致全心力衰竭。临床表现的轻重,常依病情发展的快慢和患者的耐受能力的不同而不同。

(一)左心力衰竭

1.呼吸困难

轻症患者自觉呼吸困难,重者同时有呼吸困难和短促的征象。早期仅发生于劳动或运动时,休息后很快消失。这是由于劳动促使回心血量增加,肺淤血加重的缘故。随着病情加重,轻度劳动即感到呼吸困难,严重者休息时亦感呼吸困难,以致被迫采取半卧位或坐位,为端坐呼吸。

2.阵发性呼吸困难

多发生于夜间,故又称为阵发性夜间性呼吸困难。患者常在熟睡中惊醒,出现严重呼吸困难及窒息感,被迫坐起,咳嗽频繁,咳粉红色泡沫样痰液。轻者数分钟,重者经1～2 h逐渐停止。

阵发性呼吸困难发生的原因如下。①睡眠时平卧位,回心血量增加,超过左心负荷的限度,加重了肺淤血。②睡眠时,膈肌上升,肺活量减少。③夜间迷走神经兴奋性增高,使冠状动脉和支气管收缩,影响了心肌的血液供应,发生支气管痉挛,降低心肌收缩性能和肺通气量,肺淤血加重。④熟睡时中枢神经敏感度降低,因此,肺淤血必须达到一定程度后方能使患者因气喘惊醒。

3.急性肺水肿

急性肺水肿是左心力衰竭的重症表现,是阵发性呼吸困难的进一步发展。常突然发生,呈端坐呼吸,表情焦虑不安,频频咳嗽,咳大量泡沫状或血性泡沫性痰液,严重时可有大量泡沫样液体由鼻涌出,面色苍白,口唇青紫,皮肤湿冷,两肺布满湿啰音及哮鸣音,血压可下降,甚至休克。

4.咳嗽和咯血

咳嗽和咯血为肺泡和支气管黏膜淤血所致,多与呼吸困难并存,咳白色泡沫样黏痰或血性痰。

5.其他症状

可有疲乏无力、失眠、心悸、发绀等。严重患者脑缺氧缺血时可出现陈-施氏呼吸、嗜睡、眩晕、意识丧失、抽搐等。

6.体征

除原有心脏病体征外,可有舒张期奔马律、交替脉、肺动脉瓣区第二心音亢进。轻症肺底部可听到散在湿性啰音,重症则湿啰音满布全肺。有时可伴哮鸣音。

7.X线及其他检查

X线检查,可见左心扩大及肺淤血,肺纹理增粗。急性肺水肿时可见由肺门伸向肺野呈蝶形的云雾状阴影。心电图检查可出现心率快及左心室肥厚图形。臂舌循环时间延长(正常为10～15 s),臂肺时间正常(4～8 s)。

(二)右心力衰竭

1.水肿

皮下水肿是右心力衰竭的典型症状。在水肿出现前,由于体内已有钠、水潴留,体液潴留达5 kg以上才出现水肿,故多只有体重增加。水肿多先见于下肢,卧床患者则在腰、背及骶部等低重部位明显,呈凹陷性水肿。重症者则波及全身。水肿多于傍晚发生或加重,休息一夜后消失或减轻,伴有夜间尿量增加。这是由于夜间休息时,回心血量比白天活动时增多,心脏能将静脉回流血量排出,心室收缩末期残留血量减少,静脉和毛细血管压力有所减轻,因而水肿减轻或消退。

少数患者可出现胸腔积液和腹水。胸腔积液可同时见于左、右两侧胸腔,但以右侧较多,其原因不甚明了。由于壁层胸膜静脉回流体静脉,而脏层胸膜静脉血流入肺静脉,因而胸腔积液多见于左右心力衰竭并存时。腹水多由心源性肝硬化引起。

2.颈静脉怒张和内脏淤血

坐位或半卧位时可见颈静脉怒张,其出现常较皮下水肿或肝大出现为早,同时可见舌下、手臂等浅表静脉异常充盈。肝大并压痛可先于皮下水肿出现。长期肝淤血,缺氧,可引起肝细胞变性、坏死,并发展为心源性肝硬化,肝功能检查异常或出现黄疸。若有三尖瓣关闭不全并存,肝脏触诊呈扩张性搏动。胃肠道淤血常引起消化不良、食欲减退、腹胀、恶心和呕吐等症状。肾淤血致尿量减少,尿中可有少量蛋白和细胞。

3.发绀

右心力衰竭患者多有不同程度发绀,首先见于指端、口唇和耳郭,较单纯左心功能不全者为

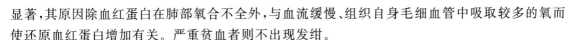

显著,其原因除血红蛋白在肺部氧合不全外,与血流缓慢、组织自身毛细血管中吸取较多的氧而使还原血红蛋白增加有关。严重贫血者则不出现发绀。

4.神经系统症状

可有神经过敏、失眠、嗜睡等症状。重者可发生精神错乱,可能是脑出血、缺氧或电解质紊乱等原因引起。

5.心脏及其他检查

主要为原有心脏病体征,由于右心力衰竭常继发于左心力衰竭的基础上,因而左、右心均可扩大。右心扩大引起了三尖瓣关闭不全时,在三尖瓣音区可听到收缩期吹风样杂音。静脉压增高。臂肺循环时间延长,因而臂舌循环时间也延长。

(三)全心力衰竭

左、右心功能不全的临床表现同时存在,但患者或以左心力衰竭的表现为主或以右心力衰竭的表现为主,左心力衰竭肺充血的临床表现可因右心力衰竭的发生而减轻。

四、护理

(一)护理要点

(1)减轻心脏负担,预防心力衰竭的发生。

(2)合理使用强心、利尿、扩血管药物,改善心功能。

(3)密切观察病情变化,及时救治急性心力衰竭。

(4)健康教育。

(二)减轻心脏负担,预防心力衰竭

休息可减少全身肌肉活动,减少氧的消耗,也可减少静脉回心血量及减慢心率,从而减轻心脏负担。根据患者病情适当安排其生活和劳动,可以尽量减轻心脏负荷。对于轻度心力衰竭患者,可仅限制其体力活动,并规定充分的午睡时间或较正常人多一些的夜间睡眠时间。较重的心力衰竭患者均应卧床休息,并尽可能使卧床休息患者的体位舒适。当心力衰竭表现有明显改善时,应尽快允许和鼓励患者逐渐恢复体力活动,恢复体力活动的速度和程度视患者心力衰竭的严重程度和发作时间的长短及患者对治疗的反应等而定。若心脏功能已完全恢复正常或接近正常,则每天可作轻度的体力活动。

饮食应少食多餐,给予低热量、多维生素、易消化食物,避免过饱,加重心脏负担。目前由于利尿剂应用方便。对钠盐限制不必过于严格,一般轻度心力衰竭患者每天摄入食盐 5 g 左右(正常人每天摄入食盐 10 g 左右),中度心力衰竭患者给予低盐饮食(含钠 2～4 g),重度心力衰竭患者给予无钠饮食。如果经一般限盐、利尿,病情未能很好控制者,则应进一步严格限盐,摄入量不超过 1 g。饮水量一般不加限制,仅在并发稀释性低钠血症者,限制每天入水量 500 mL 左右。

(三)合理使用强心药物并观察毒性反应

洋地黄类强心苷是目前治疗心力衰竭的主要药物,能直接加强心肌收缩力,增加心排血量,从而使心脏收缩末期残余血量减少,舒张末期压力下降,有利于缓解各器官的淤血,增加尿量,减慢心率。常用的给药方法:负荷量加维持量,在短期内,1～3 d 给予一定的负荷量,以后每天用维持量,适用于急性心力衰竭,较重的心力衰竭或需尽快控制病情的患者;单用维持量,近年来证实,洋地黄类药物治疗剂量的大小与其增强心肌收缩力作用呈线性关系,故对较轻的心力衰竭和易发生中毒的患者可用较小的剂量,而不采用惯用的洋地黄负荷量法,尤其是对慢性心力衰竭更适用。

洋地黄用量的个体差异大,且治疗剂量与中毒剂量较接近,故用药期间需要密切观察洋地黄的毒性反应。洋地黄毒性反应如下。①消化道反应:食欲缺乏、恶心、呕吐、腹泻等。②神经系统反应:头痛、眩晕,视觉改变(黄视或绿视)。③心脏反应:可发生各种心律失常。常见的心律失常类型为、室性期前收缩、尤其是呈二联、三联或呈多源性者。其他有房性心动过速伴有房室传导阻滞,交界性心动过速,各种不同程度的房室传导阻滞、室性心动过速、心房纤维颤动等。④血清洋地黄含量,放射性核素免疫法测定血清地高辛含量<2.0 ng/mL,或洋地黄毒苷<20 μg/mL为安全剂量。中毒者多数大于以上浓度。

使用洋地黄类药物时注意事项。①服药前要先了解病史,如询问已用洋地黄情况,利尿剂的使用情况及电解质浓度如何。如果存在低钾、低镁,则易诱发洋地黄中毒。②心力衰竭反复发作、严重缺氧、心脏明显扩大的患者对洋地黄药物耐受性差,宜小剂量使用。③询问有无合并使用增加或降低洋地黄敏感性的药物,如普萘洛尔、利血平、利尿剂、抗甲状腺药物、维拉帕米、胺碘酮、肾上腺素等可增加洋地黄敏感性;而考来烯胺、抗酸药物、降胆固醇药及巴比妥类药,则可降低洋地黄敏感性。④了解肝脏、肾脏功能。地高辛主要自肾脏排泄,肾功能不全者,宜减少用量;洋地黄毒苷经肝脏代谢胆管排泄,部分转化为地高辛。⑤密切观察洋地黄毒性反应。⑥静脉给药时应用5％～20％的 GS 溶液稀释,混匀后缓慢静脉推注,一般不少于 10 min,用药时注意听诊心率及节律的变化。

(四)观察应用利尿剂后的反应

慢性心力衰竭患者,首选噻嗪类药,采用间歇用药,即每周固定服药 2～3 d,停用 4～5 d。若无效可加服氨苯蝶啶或螺内酯。如果上两药联用效果仍不理想可以呋塞米代替噻嗪类药物。急性心力衰竭或肺水肿者,首选呋塞米或依他尼酸或汞撒利等快速利尿药。在应用利尿剂 1 h 后,静脉缓慢注射氨茶碱0.25 g,可增加利尿效果。应用利尿剂后要密切观察尿量,每天测体重,准确记录 24 h 液体出入量,大量利尿者应测血压,脉搏和抽血查电解质,观察有无利尿过度引起的脱水,低血容量和电解质紊乱的表现,尤其是应用排钾利尿剂后有无乏力、恶心、呕吐、腹胀等低钾表现。对于利尿反应差者,应找出利尿不佳的原因,如了解肾脏功能情况,是否存在低血压、低血钾、低血镁或稀释性低钠血症,以及用药是否合理等。

(五)合理使用扩血管药物并观察用药反应

血管扩张剂可以扩张周围小动脉,减轻心脏排血时的阻力,而减轻心脏后负荷;又可以扩张周围静脉,减少回心血量,减轻心脏前负荷,进而改善心功能。常用的扩张静脉为主的药物有:硝酸甘油、硝酸酯类及吗啡类药物;扩张动脉为主的药物:平胺唑啉,肼苯达嗪、硝苯地平;兼有扩张动脉和静脉的药物有:硝普钠、哌唑嗪及卡托普利等。在开始使用血管扩张剂时,要密切观察病情和用药前后血压、心率的变化,慎防血管扩张过度、心脏充盈不足、血压下降、心率加快等不良反应。用血管扩张药注意应从小剂量开始,用药前后对比心率,血压变化情况或床边监测血流动力学。根据具体情况,每 5～10 min 测量 1 次,若用药后血压较用药前降低 1.3～2.7 kPa(10～20 mmHg),应谨慎调整药物浓度或停用。

(六)急性肺水肿的救治及护理

急性肺水肿为急性左心功能不全或急性左心力衰竭的主要表现。多因突发严重的左心室排血不足或左心房排血受阻引起肺静脉及肺毛细血管压力急剧升高所致。当肺毛细血管压升高超过血浆胶体渗透压时,液体即从毛细血管漏到肺间质、肺泡甚至气道内,引起肺水肿。典型发作表现为突然严重气急,每分钟呼吸可达 30～40 次,端坐呼吸,阵阵咳嗽,面色苍白,大汗,常咳出泡沫样痰,严重者可从口腔和鼻腔内涌出大量粉红色泡沫液体。发作时心率、脉搏增快,血压在起始时可升高,以后降至正常或低于正常。两肺内可闻及广泛的水泡音和哮鸣音。心尖部可听到奔马律。

1.治疗原则

(1)减少肺循环血量和静脉回心血量。

(2)增加心搏量,包括增强心肌收缩力和降低周围血管阻力。

(3)减少血容量。

(4)减少肺泡内液体漏出,保证气体交换。

2.护理措施

(1)使患者取坐位或半卧位,两腿下垂,减少下肢静脉回流,减少回心血量。

(2)立即皮下注射吗啡 10 mg 或哌替啶 50~100 mg,使患者安静及减轻呼吸困难。但对昏迷、严重休克、有呼吸道疾病或痰液极多者忌用,年老、体衰、瘦小者应减量。

(3)改善通气-换气功能,轻度肺水肿早期高流量氧气吸入,开始是 2~3 L/min,以后逐渐增至 4~6 L/min,氧气湿化瓶内加 75 %乙醇或选用有机硅消泡沫剂,以降低肺泡内泡沫的表面张力,使泡沫破裂,改善通气功能。肺水肿明显出现即应作气管插管进行加压辅助呼吸,改善通气与氧的弥散,减少肺内分流,提高血氧分压。肺水肿基本控制后,可采用呼吸机间歇正压呼吸,如果动脉血氧分压<9.3 kPa时,可改为持续正压呼吸。

(4)速给毛花苷 C 0.4 mg 或毒毛花苷 K 0.25 mg,加入葡萄糖溶液中缓慢静脉推注。

(5)快速利尿,如呋塞米 20~40 mg 或依他尼酸 25 mg 静脉注射。

(6)静脉注射氨茶碱 0.25 g 用 50%葡萄糖液 20~40 mL 稀释后缓慢注入,减轻支气管痉挛,增加心肌收缩力和促进尿液排出。

(7)氢化可的松 100~200 mg,或地塞米松 10 mg 溶于葡萄糖中静脉注射。

(七)健康教育

随着人民生活水平的不断提高,人们对生活质量的要求也越来越高。心力衰竭的转归及治愈程度将直接影响患者的生活质量。因此,预防心力衰竭发生以保证患者的生活质量就显得更为重要。首先要避免诱发因素,如气候转换时要预防感冒,及时添加衣服;以乐观的态度对待生活,情绪平稳,不要大起大落、过于激动;体力劳动不要过重;适当掌握有关的医学知识以便自我保健等。其次,对已明确心功能Ⅱ级、Ⅲ级的患者要按一般治疗标准,合理正确按医嘱服用强心、利尿、扩血管药物,注意休息和营养,并定期门诊随访。

(吴彩虹)

第十一节 急性冠状动脉综合征

急性冠状动脉综合征(ACS)指冠心病中急性发病的临床类型,包括不稳定型心绞痛(UA)、非 ST 段抬高型心肌梗死(NSTEMI)和 ST 段抬高型心肌梗死(STEMI)。前两者合称为非 ST 段抬高型 ACS,约占 3/4;后者称为 ST 段抬高型 ACS,约占 1/4。ACS 有共同的病理生理机制,视心肌缺血程度、范围和侧支循环形成速度的不同,临床表现也不同。主要临床表现为持久而剧烈的胸痛、心电图进行性衍变和血清心肌酶的增高,常有心律失常、心力衰竭和/或休克甚至猝死。需要指出的是,ACS 是由危险程度和预后不同的一系列不同临床表现组成,也可能是疾病进展的不同阶段,其中,若 UA 和 NSTEMI 未及时治疗,可能进展成 STEMI。

一、一般护理

(1)执行内科一般护理常规。

(2)卧位与休息:UA 和 NSTEMI 患者应住冠心病监护室,患者应立即卧床休息 12～24 h,给予心电监护。保持环境安静,应尽量对患者进行必要的解释和鼓励,使其能积极配合治疗,解除焦虑和紧张,遵医嘱应用小剂量镇静剂和抗焦虑药物,使患者得到充分休息和减轻心脏负担。病情稳定或血运重建后症状控制,应鼓励早期活动,活动量的增加应循序渐进。下肢做被动运动可防止静脉血栓形成。

二、饮食护理

在最初 2～3 d 饮食应以流质为主,以后随着症状减轻而逐渐增加易消化的半流质,宜少量多餐,避免过饱。钠盐和液体的摄入量应根据汗量、尿量、呕吐量及有无心力衰竭而做适当调节。避免浓茶、咖啡及辛辣刺激性食物。戒烟限酒。保持大便通畅,便时避免用力,如便秘可给予缓泻剂。

三、用药护理

(一)抗栓治疗

抗栓治疗可预防冠状动脉内进一步血栓形成,促进内源性纤溶活性溶解血栓和减少冠状动脉狭窄程度,从而可减少事件进展的风险和预防冠状动脉完全阻塞。抗栓治疗包括抗血小板和抗凝两部分。在给予抗血小板治疗时应遵医嘱给予阿司匹林,用药前应首先获取完整的病史和用药史,严重的肝脏、肾脏疾病患者应慎用。阿司匹林通过抑制血小板环氧化酶,可降低 ACS 患者的短期和长期病死率。若无禁忌证,所有 ACS 患者应尽早接受阿司匹林治疗,起始负荷剂量为 300 mg,以后改用长期服用小剂量 75～100 mg/d 维持。用药期间注意观察患者有无胃肠道反应和上消化道出血等主要不良反应。对阿司匹林不能耐受的患者,氯吡格雷可替代阿司匹林作为长期的抗血小板治疗。抗凝治疗常用的抗凝药包括普通肝素(UFH)、低分子肝素(LMWH)和比伐卢定等。肝素应用期间应监测血小板计数以早期检出肝素诱导的血小板减少症。

(二)硝酸酯类药物

心绞痛发作时给予患者舌下含服硝酸甘油,用药后注意观察患者胸痛变化情况,如服药后 3～5 min 仍不缓解可重复使用,每 5 min 1 次,连续 3 次仍未能缓解者,应考虑 ACS 的可能,及时通知医师。对有持续性胸部不适、高血压、急性左心衰竭的患者,应遵医嘱给予硝酸酯类药物静脉滴注,有利于控制心肌缺血的发作,用药期间应观察患者有无症状缓解,监测血压变化,使平均压降低 10%,但收缩压不低于 12.0 kPa(90 mmHg)。控制滴速,并告知患者及其家属不可擅自调节滴速,防止发生低血压。部分患者用药后出现面部潮红、头部胀痛、头晕、心动过速、心悸等不适,应告知患者是由于药物所产生的血管扩张作用导致,以解除顾虑。

(三)镇痛剂

如硝酸酯类药物不能使疼痛迅速缓解,应遵医嘱立即给予吗啡,以减轻患者交感神经过度兴奋和濒死感。有使用吗啡禁忌证(低血压和既往过敏史)者,可遵医嘱使用哌替啶替代。用药期间应注意观察患者低血压和呼吸抑制的不良反应。如出现低血压,应协助患者平卧,遵医嘱给予静脉滴注 0.9％氯化钠溶液维持血压;如出现呼吸抑制,应遵医嘱给予纳洛酮 0.4～0.8 mg。

四、并发症护理

(一)心力衰竭

主要是急性左心衰竭,可在起病最初几天内发生,或在疼痛、休克好转阶段出现,为梗死后心脏收缩力显著减弱或不协调所致,发生率为 32％～48％。观察患者是否出现呼吸困难、咳嗽、发绀、烦躁等症状,严重者可发生肺水肿,随后可发生颈静脉怒张、肝大、水肿等右心衰竭表现。右心室心肌梗死患者开始即出现右心衰竭表现,伴血压下降。

(二)猝死

急性期严密观察心电监护的变化,及时发现心律失常的发生。当出现频发、多源、成对或“R-on-T”现象的室性期前收缩、严重房室传导阻滞时,立即通知医师,遵医嘱使用利多卡因或胺碘酮等药物处理,警惕室颤或心脏骤停、心脏性猝死的发生。心肌梗死患者在溶栓治疗后24 h内易发生再灌注性心律失常,特别是在溶栓治疗即刻至溶栓后 2 h 内应设专人床旁心电监护。监测电解质和酸碱平衡状况,当发生电解质紊乱和酸碱平衡失调时更容易并发心律失常。准备好急救药物和抢救设备,除颤仪应处于随时备用状态,当发生室颤时,应立即进行非同步直流电除颤,并立即进行心肺复苏。

五、病情观察

(1)评估患者疼痛的部位、性质、持续时间、伴随症状及症状有无减轻或消失。UA 和 NSTEMI 胸部不适的部位及性质与典型的稳定性心绞痛相似,但通常程度更重,持续时间更长,可达 30 min,胸痛可在休息时发生。疼痛的特点如下。

部位:主要在胸骨体上段或中下段之后,可波及心前区,有手掌大小范围,甚至横贯前胸,界限不很清楚。常放射至左肩、左臂内侧达无名指和小指,或至颈、咽或下颌部。

性质:胸痛常为压迫、发闷或紧缩感,也可有烧灼感,但不尖锐,不像针刺或刀扎样痛,偶伴濒死的恐惧感。发作时,患者往往不自觉地停止活动,而原来可以缓解心绞痛的措施此时变得无效或不完全有效。老年、女性、糖尿病患者症状可不典型。

(2)给予心电监护,严密监测心率、心律、血压、呼吸、血氧饱和度的变化,有明确低氧血症(动脉血氧饱和度低于 92％)或存在左心室功能衰竭给予吸氧,氧流量 2～5 L/min。

(3)连续监测心电图,以发现缺血和心律失常。观察心电图是否有心肌梗死的特征性、动态性变化,对下壁心肌梗死者应加做右胸导联,判断有无右心室梗死。

(4)右心室心肌梗死患者通常表现为下壁心肌梗死伴休克或低血压而无左心衰竭的表现。应在血流动力学监测下静脉输液,直到低血压得到纠正,如肺楔压达 2.0 kPa(约 15 mmHg),应及时通知医师,遵医嘱停止输液。如低血压未能纠正,可遵医嘱应用正性肌力药物。不能用硝酸酯类药物和利尿剂,它们可降低前负荷,引起严重低血压。伴有房室传导阻滞时,可予以临时起搏。

六、健康指导

(一)改变生活方式

指导患者合理膳食、控制体重、适当运动、戒烟、减轻精神压力,避免诱发因素,告知患者及其家属过度劳累、情绪激动、饱餐、寒冷刺激等都是心绞痛发作的诱因,应注意尽量避免。

(二)病情自我监测指导

教会患者及其家属心绞痛发作时的缓解方法,如停止活动,舌下含服硝酸甘油,胸痛发作频繁、程度较重、时间较长,服用硝酸酯制剂疗效较差时,应及时就医。

(三)用药指导

指导患者遵医嘱服药,告知药物的作用和不良反应,并教会患者自测脉搏,硝酸甘油的使用及保存方法等。

(四)康复指导

建议患者出院后在医师指导下进行心脏康复训练,循序渐进,逐步改善心脏功能。

(五)照顾者指导

心肌梗死是心脏性猝死的高危因素,应教会家属心肺复苏的基本技术。

(王　燕)

第十二节　心源性休克

心源性休克是指由于严重的心脏泵功能衰竭或心功能不全导致心排血量减少,各重要器官和周围组织灌注不足而发生的一系列代谢和功能障碍综合征。

一、临床表现

多数心源性休克患者,在出现休克之前有相应心脏病史和原发病的各种表现,如急性心肌梗死患者可表现严重心肌缺血症状,心电图可能提示急性冠状动脉供血不足,尤其是广泛前壁心肌梗死;急性心肌炎者则可有相应感染史,并有发热、心悸、气短及全身症状,心电图可有严重心律失常;心脏手术后所致的心源性休克,多发生于手术 1 周内。

对于心源性休克,目前国内外比较一致的诊断标准如下。

(1)收缩压低于 12.0 kPa(90 mmHg)或原有基础血压降低 4.0 kPa(30 mmHg),非原发性高血压患者一般收缩压小于 10.7 kPa(80 mmHg)。

(2)循环血量减少的征象。①尿量减少,常少于 20 mL/h。②神志障碍、意识模糊、嗜睡、昏迷等。③周围血管收缩,伴四肢厥冷、冷汗,皮肤湿凉、脉搏细弱快速、颜面苍白或发绀等末梢循环衰竭征象。

(3)纠正引起低血压和低心排血量的心外因素(如低血容量、心律失常、低氧血症、酸中毒等)后,休克依然存在。

二、诊断

(1)有急性心肌梗死、急性心肌炎、原发性或继发性心肌病、严重的恶性心律失常、具有心肌毒性的药物中毒、急性心脏压塞及心脏手术等病史。

（2）早期患者烦躁不安、面色苍白，诉口干、出汗，但神志尚清；后逐渐表情淡漠、意识模糊、神志不清直至昏迷。

（3）体检心率逐渐增快，常＞120次/分钟。收缩压＜10.7 kPa（80 mmHg），脉压＜2.7 kPa（20 mmHg），后逐渐降低，严重时血压测不出。脉搏细弱，四肢厥冷，肢端发绀，皮肤出现花斑样改变。心音低钝，严重者呈单音律。尿量＜17 mL/h，甚至无尿。休克晚期出现广泛性皮肤、黏膜及内脏出血，即弥漫性血管内凝血的表现，以及多器官衰竭。

（4）血流动力学监测提示心脏指数降低、左室舒张末压升高等相应的血流动力学异常。

三、检查

（1）血气分析。

（2）弥漫性血管内凝血的有关检查。血小板计数及功能检测，出凝血时间，凝血酶原时间，凝血因子Ⅰ，各种凝血因子和纤维蛋白降解产物（FDP）。

（3）必要时做微循环灌注情况检查。

（4）血流动力学监测。

（5）胸部X线片，心电图，必要时做动态心电图检查，条件允许时行床旁超声心动图检查。

四、治疗

（一）一般治疗

（1）绝对卧床休息，有效止痛，由急性心肌梗死所致者吗啡3～5 mg或哌替啶50 mg，静脉注射或皮下注射，同时予安定、苯巴比妥（鲁米那）。

（2）建立有效的静脉通道，必要时行深静脉插管。留置导尿管监测尿量。持续心电、血压、血氧饱和度监测。

（3）氧疗：持续吸氧，氧流量一般为4～6 L/min，必要时气管插管或气管切开，人工呼吸机辅助呼吸。

（二）补充血容量

首选低分子右旋糖酐250～500 mL静脉滴注，或0.9％氯化钠液、平衡液500 mL静脉滴注，最好在血流动力学监护下补液，前20 min内快速补液100 mL，如中心静脉压上升不超过0.2 kPa（1.5 mmHg），可继续补液直至休克改善，或输液总量达500～750 mL。无血流动力学监护条件者可参照以下指标进行判断：诉口渴，外周静脉充盈不良，尿量＜30 mL/h，尿比重＞1.02，中心静脉压＜0.8 kPa（6 mmHg），则表明血容量不足。

（三）血管活性药物的应用

首选多巴胺或与间羟胺（阿拉明）联用，从2～5 $\mu g/(kg \cdot min)$开始渐增剂量，在此基础上根据血流动力学资料选择血管扩张剂。①肺充血而心排血量正常，肺毛细血管嵌顿压＞2.4 kPa（18 mmHg），而心脏指数＞2.2 L/(min·m²)时，宜选用静脉扩张剂，如硝酸甘油15～30 $\mu g/min$静脉滴注或泵入，并可适当利尿。②心排血量低且周围灌注不足，但无肺充血，即心脏指数＜2.2 L/(min·m²)，肺毛细血管嵌顿压＜2.4 kPa（18 mmHg）而肢端湿冷时，宜选用动脉扩张剂，如酚妥拉明100～300 $\mu g/min$静脉滴注或泵入，必要时增至1 000～2 000 $\mu g/min$。③心排血量低且有肺充血及外周血管痉挛，即心脏指数＜2.2 L/(min·m²)，肺毛细血管嵌顿压＜2.4 kPa

(18 mmHg)而肢端湿冷时,宜选用硝普钠,10 μg/min 开始,每 5 min 增加 5～10 μg/min,常用量为 40～160 μg/min,也有高达 430 μ/min 才有效。

(四)正性肌力药物的应用

1.洋地黄制剂

一般在急性心肌梗死的 24 h 内,尤其是 6 h 内应尽量避免使用洋地黄制剂,在经上述处理休克无改善时可酌情使用毛花苷 C 0.2～0.4 mg,静脉注射。

2.拟交感胺类药物

对心排血量低、肺毛细血管嵌顿压不高、体循环阻力正常或低下,合并低血压时选用多巴胺,用量同前;而心排血量低、肺毛细血管嵌顿压高、体循环血管阻力和动脉压在正常范围者,宜选用多巴酚丁胺5～10 μg/(kg·min),亦可选用多培沙明 0.25～1.0 μg/(kg·min)。

3.双异吡啶类药物

常用氨力农 0.5～2 mg/kg,稀释后静脉注射或静脉滴注,或米力农 2～8 mg,静脉滴注。

(五)其他治疗

1.纠正酸中毒

常用 5% 碳酸氢钠或摩尔乳酸钠,根据血气分析结果计算补碱量。

2.激素应用

早期(休克 4～6 h 内)可尽早使用糖皮质激素,如地塞米松(氟美松)10～20 mg 或氢化可的松100～200 mg,必要时每 4～6 h 重复 1 次,共用 1～3 d,病情改善后迅速停药。

3.纳洛酮

首剂 0.4～0.8 mg,静脉注射,必要时在 2～4 h 后重复 0.4 mg,继以 1.2 mg 置于 500 mL 液体内静脉滴注。

4.机械性辅助循环

经上述处理后休克无法纠正者,可考虑主动脉内气囊反搏(IABP)、体外反搏、左室辅助泵等机械性辅助循环。

5.原发疾病治疗

如急性心肌梗死患者,应尽早进行再灌注治疗,溶栓失败或有禁忌证者应在 IABP 支持下进行急诊冠状动脉成形术;急性心包填塞者应立即心包穿刺减压;乳头肌断裂或室间隔穿孔者应尽早进行外科修补等。

6.心肌保护

1,6-二磷酸果糖 5～10 g/d,或磷酸肌酸(护心通)2～4 g/d,酌情使用血管紧张素转换酶抑制剂等。

(六)防治并发症

1.呼吸衰竭

治疗包括持续氧疗,必要时呼气末正压给氧,适当应用呼吸兴奋剂,如尼可刹米(可拉明)0.375 g 或洛贝林(山梗菜碱)3～6 mg 静脉注射;保持呼吸道通畅、定期吸痰、加强抗感染等。

2.急性肾衰竭

注意纠正水、电解质紊乱及酸碱失衡,及时补充血容量,酌情使用利尿剂,如呋塞米 20～40 mg 静脉注射。必要时可进行血液透析、血液滤过或腹膜透析。

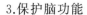

3.保护脑功能

酌情使用脱水剂及糖皮质激素,合理使用兴奋剂及镇静剂,适当补充促进脑细胞代谢药,如脑活素、胞磷胆碱、三磷酸腺苷等。

4.防治弥散性血管内凝血(DIC)

休克早期应积极应用低分子右旋糖酐、阿司匹林(乙酰水杨酸)、双嘧达莫(潘生丁)等抗血小板及改善微循环药物,有 DIC 早期指征时应尽早使用肝素抗凝,首剂 3 000~6 000 U 静脉注射,后续以 500~1 000 U/h 静脉滴注,监测凝血时间调整用量,后期适当补充消耗的凝血因子,对有栓塞表现者可酌情使用溶栓药如小剂量尿激酶(25 万~50 万 U)或链激酶。

五、护理

(一)急救护理

(1)护理人员熟练掌握常用仪器、抢救器材及药品。

(2)各抢救用物定点放置、定人保管、定量供应、定时核对、定期消毒,使其保持完好备用状态。

(3)患者一旦发生晕厥,应立即就地抢救并通知医师。

(4)应及时给予吸氧,建立静脉通道。

(5)按医嘱准、稳、快地使用各类药物。

(6)若患者出现心脏骤停,立即进行心、肺、脑复苏。

(二)护理要点

1.给氧用面罩或鼻导管给氧

面罩要严密,鼻导管吸氧时,导管插入要适宜,调节氧流量 4~6 L/min,每天更换鼻导管一次,以保持导管通畅。如发生急性肺水肿时,立即给患者端坐位,两腿下垂,以减少静脉回流,同时加用 30%乙醇吸氧,降低肺泡表面张力,特别是患者咳大量粉红色泡沫样痰时,应及时用吸引器吸引,保持呼吸道通畅,以免发生窒息。

2.建立静脉输液通道

迅速建立静脉通道。护士应建立静脉通道 1~2 条。在输液时,输液速度应控制,应当根据心率、血压等情况,随时调整输液速度,特别是当液体内有血管活性药物时,更应注意输液通畅,避免管道滑脱、输液外渗。

3.尿量观察

单位时间内尿量的观察,对休克病情变化及治疗是十分敏感和有意义的指标。如果患者 6 h 无尿或尿量少于 20~30 mL/h,说明肾小球滤过量不足,如无肾实质变说明血容量不足。相反,尿量大于 30 mL/h,表示微循环功能良好,肾血灌注好,是休克缓解的可靠指标。如果血压回升,而尿量仍很少,考虑发生急性肾功能衰竭,应及时处理。

4.血压、脉搏、末梢循环的观察

血压变化直接标志着休克的病情变化及预后,因此,在发病几小时内应严密观察血压,15~30 min 1 次,待病情稳定后 1~2 h 观察 1 次。若收缩压下降到 10.7 kPa(80 mmHg)以下,脉压小于 2.7 kPa(20 mmHg)或患者原有高血压,血压的数值较原血压下降 2.7~4.0 kPa(20~30 mmHg)以上,要立即通知医师迅速给予处理。

脉搏的快慢取决于心率,其节律是否整齐,也与心搏节律有关,脉搏强弱与心肌收缩力及排血量有关。所以休克时脉搏在某种程度上反映心功能,同时,临床上脉搏的变化,往往早于血压变化。

心源性休克由于心排血量减少,末梢循环灌注量减少,血流留滞,末梢发绀,尤其以口唇、黏膜及甲床最明显,四肢也因血运障碍而冰冷,皮肤潮湿。这时,即使血压不低,也应按休克处理。当休克逐步好转时,末梢循环得到改善,发绀减轻,四肢转温。所以末梢的变化也是休克病情变化的一个标志。

5.心电监护的护理患者入院后

立即建立心电监护,通过心电监护可及时发现致命的室速或室颤。当患者入院后一般监测24～48 h,有条件可直到休克缓解或心律失常纠正。常用标准Ⅱ导进行监测,必要时描记心电记录。在监测过程中,要严密观察心律、心率的变化,对于频发室早(每分钟 5 个以上)、多源性室早,室早呈二联律、三联律,室性心动过速,R-on-T、R-on-P(室早落在前一个 P 波或 T 波上)立即报告医师,积极配合抢救,准备各种抗心律失常药,随时做好除颤和起搏的准备,分秒必争,以挽救患者的生命。

此外,还必须做好患者的保温工作,防止呼吸道并发症和预防压疮等方面的基础护理工作。

(王　燕)

第十三节　心源性猝死

一、疾病概述

(一)概念和特点

心源性猝死(sudden cardiac death,SCD)是指由心脏原因引起的急性症状发作后、以意识突然丧失为特征的自然死亡。世界卫生组织将发病后、立即或 24 h 内的死亡定为猝死;2007 年美国 ACC 会议上将发病 1 h 内死亡定为猝死。

据统计,全世界每年有数百万人因心源性猝死丧生,占死亡人数的 15%～20%。美国每年有约 30 万人发生心源性猝死,占全部心血管病死亡人数的 50% 以上,而且是 20～60 岁男性的首位死因。在我国,心源性猝死也居死亡原因的首位,虽然没有大规模的临床流行病学资料报道,但心源性猝死比例在逐年增高,且随年龄增加发病率也逐渐增高,老年人心源性猝死的概率高达 80%～90%。

心源性猝死的发病率男性较女性高。美国弗明翰(Framingham)心脏研究 20 年随访冠心病猝死发病率男性为女性的3.8倍;世界卫生健康组织报告心源性猝死年发生率男性为 1.9%,女性为 0.6%。

(二)相关病理生理

冠状动脉粥样硬化是最常见的病理表现。病理研究显示,心源性猝死患者急性冠状动脉内血栓形成的发生率为 15%～64%。陈旧性心肌梗死也是心源性猝死的病理表现,这类患者也可见心肌肥厚、冠状动脉痉挛、心电不稳与传导障碍等病理改变。

心律失常是导致心源性猝死的重要原因,通常包括致命性快速心律失常、严重缓慢心律失常和心室停顿。致命性快速心律失常导致冠状动脉血管事件、心肌损伤、心肌代谢异常和/或自主神经张力改变等因素相互作用,从而引起的一系列病理生理变化,引发心源性猝死,但其最终作用机制仍无定论。严重缓慢性心律失常和心室停顿的电生理机制是当窦房结和/或房室结功能异常时,次级自律细胞不能承担起心脏的起搏功能,常见于病变弥漫累及心内膜下浦肯野纤维的严重心脏疾病。

非心律失常导致的心源性猝死较少,常由心脏破裂、心脏流入和流出道的急性阻塞、急性心脏压塞等原因导致。心肌电-机械分离是指心肌细胞有电兴奋的节律活动,而无心肌细胞的机械收缩,是心源性猝死较少见的原因之一。

(三)病因与危险因素

1.基本病因

绝大多数心源性猝死发生在有器质性心脏病的患者。Braunward 认为心源性猝死的病因有十大类:①冠状动脉病;②心肌肥厚;③心肌病和心力衰竭;④心肌炎症、浸润、肿瘤及退行性变;⑤瓣膜疾病;⑥先天性心脏病;⑦心电生理异常;⑧中枢神经及神经体液影响的心电不稳;⑨婴儿猝死综合征及儿童猝死;⑩其他。

(1)冠状动脉疾病:主要包括冠心病及其引起的冠状动脉栓塞或痉挛等。而另一些较少见的,如先天性冠状动脉异常、冠状动脉栓塞、冠状动脉炎、冠状动脉机械性阻塞等都是引起心源性猝死的原因。

(2)心肌问题和心力衰竭:心肌的问题引起的心源性猝死常在剧烈运动时发生,其机制认为是心肌电生理异常的作用。慢性心力衰竭患者由于其射血分数较低常常引发猝死。

(3)瓣膜疾病:在瓣膜病中最易引发猝死的是主动脉瓣狭窄,瓣膜狭窄引起心肌突发性、大面积的缺血而导致猝死。梅毒性主动脉炎、主动脉扩张引起主动脉瓣关闭不全时引起的猝死也不少见。

(4)电生理异常及传导系统的障碍:心传导系统异常、Q-T 间期延长综合征、不明或未确定原因的室颤等都是引起心源性猝死的病因。

2.主要危险因素

(1)年龄:从年龄关系而言,心源性猝死有两个高峰期,即出生后至 6 个月内及 45～75 岁之间。成年人心源性猝死的发病率随着年龄增长而增长,而老年人是成年人心源性猝死的主要人群。随着年龄的增长,高血压、高血脂、心律失常、糖尿病、冠心病和肥胖的发生率增加,这些危险因素促进了心源性猝死的发生率。

(2)冠心病和高血压:在西方国家,心源性猝死约 80% 是由冠心病及其并发症引起。冠心病患者发生心肌梗死后,左室射血分数降低是心源性猝死的主要因素。高血压是冠心病的主要危险因素,且在临床上两种疾病常常并存。高血压患者左室肥厚、维持血压应激能力受损,交感神经控制能力下降易出现快速心律失常而导致猝死。

(3)急性心功能不全和心律失常:急性心功能不全患者心脏机械功能恶化时,可出现心肌电活动紊乱,引发心力衰竭患者发生猝死。临床上多种心脏病理类型几乎都是由心律失常恶化引发心源性猝死的。

(4)抑郁:其机制可能是抑郁患者交感或副交感神经调节失衡,导致心脏的电调节失调所致。

(5)时间:美国 Framingham 38 年随访资料显示,猝死发生以 7～10 时和 16～20 时为两个高峰期,这可能与此时生活、工作紧张,交感神经兴奋,诱发冠状动脉痉挛,导致心律失常有关。

(四)临床表现

心源性猝死可分为 4 个临床时期:前驱期、终末事件期、心搏骤停期与生物学死亡期。

1.前驱期

前驱症状表现形式多样,具有突发性和不可测性,如在猝死前数天或数月,有些患者可出现胸痛、气促、疲乏、心悸等非特异性症状,但也可无任何前驱症状,瞬间发生心脏骤停。

2.终末事件期

终末事件期是指心血管状态出现急剧变化到心搏骤停发生前的一段时间,时间从瞬间到1 h不等。心源性猝死所定义时间多指该时期持续的时间。其典型表现包括严重胸痛、急性呼吸困难、突发心悸或眩晕等。在猝死前常有心电活动改变,其中以致命性快速心律失常和室性异位搏动为主因室颤猝死者,常先有室性心动过速,少部分以循环衰竭为死亡原因。

3.心脏骤停期

心搏骤停后脑血流急剧减少,患者出现意识丧失,伴有局部或全身的抽搐。心搏骤停刚发生时可出现叹息样或短促痉挛性呼吸,随后呼吸停止伴发绀,皮肤苍白或发绀,瞳孔散大,脉搏消失,二便失禁。

4.生物学死亡期

从心搏骤停至生物学死亡的时间长短取决于原发病的性质和复苏开始时间。心搏骤停后4~6 min脑部出现不可逆性损害,随后经数分钟发展至生物学死亡。心搏骤停后立即实施心肺复苏和除颤是避免发生生物学死亡的关键。

(五)急救方法

1.识别心搏骤停

在最短时间内判断患者是否发生心搏骤停。

2.呼救

在不影响实施救治的同时,设法通知急救医疗系统。

3.初级心肺复苏

初级心肺复苏即基础生命活动支持,包括人工胸外按压、开放气道和人工呼吸,被简称 CBA三部曲。如果具备 AED 自动电除颤仪,应联合应用心肺复苏和电除颤。

4.高级心肺复苏

高级心肺复苏即高级生命支持,是在基础生命支持的基础上,应用辅助设备、特殊技术等建立更为有效的通气和血运循环,主要措施包括气管插管、电除颤转复心律、建立静脉通道并给药维护循环等。在这一救治阶段应给予心电、血压、血氧饱和度及呼气末二氧化碳分压监测,必要时还需进行有创血流动力学监测,如动脉血气分析、动脉压、中心动脉压、肺动脉压、肺动脉楔压等。早期电除颤对于救治心搏骤停至关重要,如有条件越早进行越好。心肺复苏的首选药物是肾上腺素,每3~5 min重复静脉推注 1 mg,可逐渐增加剂量到 5 mg。低血压时可使用去甲肾上腺素、多巴胺、多巴酚丁胺等,抗心律失常药物常用胺碘酮、利多卡因、β受体阻滞剂等。

5.复苏后处理

处理原则是维护有效循环和呼吸功能,特别是维持脑灌注,预防再次发生心搏骤停,维护水、电解质和酸碱平衡,防止脑水肿、急性肾衰竭和继发感染等,其中重点是脑复苏提高营养补充。

(六)预防

1.识别高危人群、采用相应预防措施

对高危人群,针对其心脏基础疾病采用相应的预防措施能减少心源性猝死的发生率,如对冠心病患者采用减轻心肌缺血、预防心肌梗死或缩小梗死范围等措施;对急性心肌梗死、心肌梗死后充血性心力衰竭的患者应用β受体阻滞剂;对充血性心力衰竭患者应用血管紧张素转换酶抑制剂。

2.抗心律失常

胺碘酮在心源性猝死的二级预防中优于传统的Ⅰ类抗心律失常药物。抗6心律失常的外科手术治疗对部分药物治疗效果欠佳的患者有一定的预防心源性猝死的作用。近年研究证明,埋藏式心脏复律除颤器(implantable cardioverter defibrillator,ICD)能改善一些高危患者的预后。

3.健康知识和心肺复苏技能的普及

高危人群尽量避免独居,对其及家属进行相关健康知识和心肺复苏技能普及。

二、护理评估

(一)一般评估

(1)识别心搏骤停:当发现无反应或突然倒地的患者时,首先观察其对刺激的反应,并判断有无呼吸和大动脉搏动。判断心搏骤停的指标包括:意识突然丧失或伴有短阵抽搐;呼吸断续,喘息,随后呼吸停止;皮肤苍白或明显发绀;瞳孔散大,大小便失禁;颈、股动脉搏动消失;心音消失。

(2)患者主诉:胸痛、气促、疲乏、心悸等前驱症状。

(3)相关记录:记录心搏骤停和复苏成功的时间。

(4)复苏过程中须持续监测血压、血氧饱和度,必要时进行有创血流动力学监测。

(二)身体评估

1.头颈部

轻拍肩部呼叫,观察患者反应、瞳孔变化情况,气道内是否有异物。手指于胸锁乳突肌内侧沟中检测颈总动脉搏动(耗时不超过10 s)。

2.胸部

视诊患者胸廓起伏,感受呼吸情况,听诊呼吸音判断自主呼吸恢复情况。

3.其他

观察全身皮肤颜色及肢体活动情况,触诊全身皮肤温湿度等。

(三)心理-社会评估

复苏后应评估患者的心理反应与需求,家庭及社会支持情况,引导患者正确配合疾病的治疗与护理。

(四)辅助检查结果评估

(1)心电图:显示心室颤动或心电停止。

(2)各项生化检查情况和动脉血气分析结果。

(五)常用药物治疗效果的评估

1.血管升压药的评估要点

(1)用药剂量和速度、用药的方法(静脉滴注、注射泵/输液泵泵入)的评估与记录。

(2)血压的评估:患者意识是否恢复,血压是否上升到目标值,尿量、肤色和肢端温度的改变等。

2.抗心律失常药的评估要点

(1)持续监测心电,观察心律和心率的变化,评估药物疗效。

(2)不良反应的评估:应观察用药后不良反应是否发生,如使用胺碘酮可能引起窦性心动过缓、低血压等现象,使用利多卡因可能引起感觉异常、窦房结抑制、房室传导阻滞等。

三、主要护理诊断/问题

(一)循环障碍

与心脏收缩障碍有关。

(二)清理呼吸道无效

与微循环障碍、缺氧和呼吸形态改变有关。

(三)潜在并发症

脑水肿、感染、胸骨骨折等。

四、护理措施

(一)快速识别心搏骤停,正确及时进行心肺复苏和除颤

心源性猝死抢救成功的关键是快速识别心搏骤停和启动急救系统,尽早进行心肺复苏和复律治疗。快速识别是进行心肺复苏的基础,而及时行心肺复苏和尽早除颤是避免发生生物学死亡的关键。

(二)合理饮食

多摄入水果、蔬菜和黑鱼等易消化的清淡食物,可通过改善心律变异性预防心源性猝死。

(三)用药护理

应严格按医嘱用药,并注意观察常用药的疗效和毒不良反应,发现问题及时处理等。

(四)心理护理

复苏后部分患者会对曾发生的猝死产生明显的恐惧和焦虑心情,应帮助患者正确评估所面对情况,鼓励患者和积极参与治疗和护理计划的制订,使之了解心源性猝死的高危因素和救治方法。帮助患者建立良好有效的社会支持系统,帮助患者克服恐惧和焦虑的情绪。

(五)健康教育

1.高危人群

对高危人群,如冠心病患者应教会患者及其家属了解心源性猝死早期出现的症状和体征,做到早发现、早诊断、早干预。教会家属基本救治方法和技能,患者外出时随身携带急救物品和救助电话,以方便得到及时救助。

2.用药原则

按时、正确服用相关药物,让患者了解常用药物不良反应及自我观察要点。

五、急救效果的评估

(1)患者意识清醒。

(2)患者恢复自主呼吸和心跳。

(3)患者瞳孔缩小。

(4)患者大动脉搏动恢复。

(王　燕)

第十四节 急性动脉栓塞

急性动脉栓塞(acute arterial embolism,AAE)是指血栓或动脉硬化斑块形成的栓子自心脏或近侧动脉壁脱落,或自外界进入动脉的栓子,被血流冲向远侧,停顿在口径相当的动脉内,骤然造成血流障碍,而导致肢体或内脏器官缺血以至于坏死的一种病理过程。

一、病因

动脉栓塞的栓子90%以上来自心血管系统,特别是左心室。非心脏病栓塞,可来源于血管、人造瓣膜、人造血管,以及各种介入疗法应用所产生的并发症。另外,肿瘤、空气、脂肪、异物等虽然都可以成为栓塞动脉的栓子,但均极少见。血栓的来源有下列几方面。

(一)心源性栓子

心源性栓子是最常见的来源,心脏疾病中以风湿性心脏病、二尖瓣狭窄和心肌梗死引起的心房颤动占多数。

1.心房纤颤

80%的动脉栓塞患者伴有心房纤颤,在二尖瓣狭窄时,心房内血流滞缓,心房纤颤使之更为加剧,加上内膜的风湿病变,使血液中的血小板更易与心房壁黏附、聚集和形成血栓。在应用洋地黄或利尿剂时,使血液浓缩,血黏稠度增高,纤维蛋白浓度升高,促使血栓形成。

2.心肌梗死

致心肌纤维化,室壁瘤形成,相应部位心内膜上形成附壁血栓,后者脱落形成栓子。有时动脉栓塞可成为心肌梗死的首要表现。随着动脉硬化发病率的增高,由缺血性心脏病造成动脉栓塞的比例日趋增高。

3.心脏瓣膜移植术

人造瓣膜的表面,并没有内皮细胞覆盖,因而容易发生血栓形成。

4.其他因素

亚急性细菌性或真菌性心内膜炎也可成为动脉栓塞的病因,特别是在年轻患者中,对取出的血栓做病理检查。若血栓中发现白细胞和细菌,即应考虑该类疾病。

(二)血管源性栓子

血管源性栓子占动脉栓塞的5%。动脉瘤、动脉硬化、动脉壁炎症或创伤时,血管壁上可有血栓形成,血栓或动脉硬化斑块脱落形成栓子。

(三)医源性栓子

随着心脏、大血管手术的不断开展,医源性栓塞也成为动脉栓塞的重要原因之一。二尖瓣置换术较主动脉瓣置换术的动脉栓塞率高,分别为17%和11.5%。采用股动脉穿刺插管技术,将药物注入病变部位治疗各种肿瘤、股骨头缺血坏死,可收到显著疗效。但随着该疗法的广泛深入开展,其操作不当所造成的股动脉栓塞并发症逐渐增多。

(四)外源性栓子

非心源性肿瘤或其他外源性物质(脂肪、空气和羊水)等进入血管系统,常见原发性或转移性肺恶性肿瘤,易侵犯肺血管和心脏。年轻的急性肢体动脉栓塞患者应首先排除肺癌的可能,延误诊治可导致致命性后果。

(五)来源不明性栓子

一般认为,4%～5%的患者经仔细检查仍不能发现血栓的来源。如特殊人群的高凝状态引起的血栓导致的动脉栓塞。

二、病理生理和病理解剖

肢体因动脉栓塞而发生急性缺血后,主要有 3 种病理变化或 3 个病理阶段。首先,栓子远端动脉由于血液灌注急剧减少,血液缓慢甚至停止而继发血栓形成,堵塞动脉分支及侧肢循环。其次,缺血组织尤其是肌肉组织水肿,导致肌筋膜室内高压,继而可发生骨筋膜室综合征。最后,小血管的细胞缺血肿胀,进一步加重微循环灌注阻力。所有这些病理变化都急剧加重组织缺血,如不予以及时治疗,其结果必然是组织细胞不可逆性坏死。

三、临床表现

动脉栓塞的症状轻重,决定于栓塞的位置、程度、侧支循环的多寡和是否发挥作用、新的血栓形成情况及对全身影响等因素。

(一)局部症状

动脉栓塞的肢体常具有特征性的所谓"6P"征:疼痛、苍白、无脉、肢体发凉、麻木和运动障碍。现分述如下。

1.疼痛

大多数患者的主要症状是剧烈、持久的疼痛,疼痛部位低于栓塞动脉平面,以后渐向远处伸延。动脉栓塞后期,疼痛减轻常提示病情加重。

2.苍白

由于组织缺血,皮肤呈蜡样苍白。后期,在苍白皮肤间可出现散在大理石样青紫花斑,进一步发展引起皮肤坏死脱落。肢体周径缩小,浅表静脉萎瘪。

3.无脉

栓塞部位的动脉有压痛,栓塞以下动脉搏动消失或减弱。

4.肢体发凉

皮下出现细蓝色线条,皮肤厥冷,肢体远端尤为明显,皮温可降低 3 ℃～5 ℃。

5.麻木

患肢远端呈袜套型感觉丧失区,还可以有针刺样感觉。

6.运动障碍

肌力减弱,可出现不同程度的足和腕下垂,足下垂与腓总神经缺血有关。

(二)全身症状

动脉栓塞后加重对心血管系统的扰乱,重者可并发心力衰竭,最常见的是急性充血性心力衰竭合并全身水肿、急性心肌梗死、慢性阻塞性肺疾病。

四、辅助检查

(一)皮温测定

能精确测定皮温正常与降低交界处,从而推测栓塞发生部位。

(二)超声波检查

多普勒超声波检查能测定动脉血流情况,能更精确地做出栓塞的定位,而且可以提供供血不足基线,便于术前和术后比较,达到了解血管重建情况和监测血管通畅等目的。

(三)动脉造影检查

造影是栓塞定位最正确的方法,大多数患者根据临床症状和体征,以及多普勒超声就能做出诊断。仅在诊断上有疑问,或在取栓术后必须了解动脉是否通畅才进行动脉造影。

(四)实验室检查

血常规和肝、肾功能检查有助于判断急性动脉栓塞严重程度。当 CPK 和 LDH 明显升高时,提示可能已发生肌肉坏死。

五、治疗

周围动脉栓塞后,治疗的早晚与肢体的存活有密切关系。肢体急性动脉栓塞应尽早手术取栓,并予溶栓抗凝治疗。治疗原则是首先要考虑治疗严重心、肺疾病,如心肌梗死、心力衰竭、严重心律失常和/或休克等以挽救生命,其次是积极治疗动脉栓塞,解除肢体急性缺血。

(一)非手术治疗

非手术治疗是手术治疗的有效辅助方法,术前和术后经过适当非手术治疗的准备和处理,更能提高手术疗效。

1.肢体局部处理

患肢安置在心脏平面以下的位置,一般下垂 15°左右,以利于动脉血液流入肢体。室温保持在 27 ℃左右。避免局部冷敷热敷,前者可加重血管收缩,减少血供。后者增高组织代谢,加重肢体缺氧。

2.抗凝治疗

动脉栓塞后应用肝素和香豆素类衍化物等抗凝剂,可防止栓塞的远、近端动脉内血栓延伸。

3.溶栓治疗

溶栓剂(尿激酶等)仅能溶解新鲜血栓,一般对发病 3 d 以内的血栓效果最好。抗凝与溶栓不可同时给予,两者的疗效常不能预断,疗效显然较正规取栓术为差。

4.祛聚治疗

即抗血小板聚集药物,除少数直接作用于血小板外,主要抑制花生四烯酸的代谢过程。用药期间需检测血小板计数、出凝血时间。

5.解除血管痉挛的治疗

血管扩张药,如罂粟碱 30～60 mg 或妥拉唑林 25～50 mg,可直接注入栓塞近端的动脉腔内,也可肌内注射或静脉滴注。

6.其他

高压氧舱可增加血氧饱和度,对改善肢体缺血有一定帮助。

（二）手术治疗

1.取栓术加内膜切除术

当动脉栓塞发生在粥样硬化的动脉部位时,单作取栓术常难以充分恢复局部血流循环,此时需同时将增厚的动脉内膜切除。

2.血管架桥移植术

原则是膝关节以上者,可用人工血管,过膝者应采用自体静脉移植为宜。

六、护理要点

（一）术前护理

1.卧床休息

患者入院后应绝对卧床休息,患肢应低于心脏水平15°左右,下肢动脉栓塞患者应抬高床头15°,而上肢动脉栓塞患者则应采取半卧位。

2.完善术前检查和准备

对伴有心功能不全者应做好心电监控,并准备急救物品及药品。

3.注意患肢保暖

禁用热水袋,以免加重患肢的缺血性变化。

4.术前用药

应用抗生素预防感染,使用肝素和低分子右旋糖酐静脉滴注,以预防血栓繁衍,诊断明确者可使用哌替啶类止痛剂,以减轻患者痛苦。

（二）术后护理

1.严密观察生命体征变化

定时测量血压、脉搏及呼吸,并注意神志变化。

2.密切监护心功能变化

继续治疗心脏疾病,恢复正常心律。

3.观察患肢足背动脉搏动、末梢血运及皮温情况

在动脉搏动不清时,用多普勒血流仪探测血流,怀疑有患肢动脉供血不良时,应及时通知主管医师。

4.血管再通综合征的护理

临床常出现重度酸中毒、高钾血症、低血压休克及肾衰竭,因此,术后应密切注意患者的全身状况、精神状态、呼吸情况及尿量改变。

5.骨筋膜室综合征的护理

骨筋膜室综合征是急性动脉栓塞的一种严重并发症,表现为小腿前方骤然剧痛、局部水肿、皮肤呈紫红色、局部压痛明显、足和足趾不能跖屈,出现胫前神经麻痹,第一趾间感觉障碍。对于此类患者应早期发现,进行深筋膜切开减压术,以避免截肢。

6.抗凝及溶栓治疗的护理

应遵医嘱按时用药,严密检测各项凝血指标,注意观察刀口有无渗血及皮下血肿,拔针时注意针眼渗血情况,有无齿龈出血及血尿等表现,以观察药物对凝血功能的影响,发现异常及时通知医师,以调整药物的剂量和间隔时间,防止出血并发症的发生。

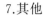

7.其他

卧位时避免被子对患肢末梢的压迫,可在床尾使用支被架,肢体保暖可保证末梢血管扩张,但局部不可热敷,以免组织代谢增高,加重缺血缺氧。

(三)心理护理

理解同情患者,运用治疗性沟通技巧,消除患者的紧张及恐惧感,更好地配合手术。

(四)出院指导

(1)指导患者戒烟戒酒。

(2)指导患者饮食清淡,避免食用高胆固醇、高脂肪含量的食物。

(3)避免寒冷刺激,积极治疗原发病。

（王 燕）

第十五节 主动脉夹层动脉瘤

主动脉夹层动脉瘤(dissecting aortic aneurysm,DAA)又叫主动脉夹层血肿(简称主动脉夹层),是主动脉内膜撕裂、血液进入动脉壁中层所形成的血肿或血流旁路,男性发病是女性的2~3倍。如DAA未得到及时有效的治疗,死亡率极高,有58%的患者死亡于24 h内,仅有30%~35%的患者可过渡为慢性。

一、病因与发病机制

任何破坏中层弹性或肌肉成分完整性的疾病都可使主动脉易患夹层分离。中层胶原及弹性硬蛋白变性所致的中层退行性变是首要的易患因素。囊性中层退行病变是多种遗传性结缔组织缺陷(马方综合征和Ehlers Danlos综合征)的内在特点。年龄增长和高血压可能是中层退行病变两个重要因素。主动脉夹层的好发年龄为60~70岁,男性为女性发病率的2倍。某些其他先天性心血管畸形,如主动脉瓣单瓣畸形和主动脉缩窄也易并发主动脉夹层。另外,动脉内导管术及主动脉内球囊反搏等诊疗操作也可能引起主动脉夹层。

主动脉夹层开始于主动脉内膜撕裂,血液穿透病变中层,将中层平面一分为二,主动脉壁即出现夹层。由于管腔压力不断推动,分离过程沿主动脉壁推进,典型的为顺行推进,即被主动脉血流向前的力推动,有时也可见从内膜撕裂处逆向推进。主动脉壁分离层之间被血液充盈的空间成为一个假腔,剪切力可能导致内膜进一步撕裂,为假腔内的血流提供出口或额外的进口。假腔可由于血液充盈而扩张,引起内膜突入真腔内,使血管腔狭窄变形。

二、分类

绝大多数主动脉夹层起源于升主动脉和/或降主动脉。主动脉夹层有三种主要的分类方法,对累及的主动脉的部位及范围进行定义(表7-3,图7-1)。考虑预后及治疗的不同,所有这三种分类方法都是基于主动脉夹层是否累及升主动脉而定。一般而言,夹层分离累及升主动脉有外科手术指征,而对那些未累及升主动脉的夹层分离可考虑药物保留治疗。

表 7-3　常用的主动脉夹层分类方法

分类	起源和累及的主动脉范围
DeBakey 分类法	
Ⅰ型	起源于升主动脉,扩展至主动脉弓或其远端
Ⅱ型	起源并局限于升主动脉
Ⅲ型	起源于降主动脉沿主动脉向远端扩展
Stanford 分类法	
A 型	所有累及升主动脉的夹层分离
B 型	所有不累及升主动脉的夹层分离
解剖描述分类法	
近端	包括 DeBakeyⅠ型和Ⅱ型、Stanford 法 A 型
远端	包括 DeBakeyⅢ型、Stanford 法 B 型

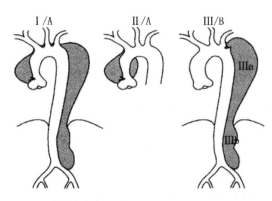

Ⅰ/A:DeBakeyⅠ型/StanfordA 型;Ⅱ/A:DeBakeyⅡ型/StanfordA 型;Ⅲ/B:DeBakeyⅢ型/StanfordB 型

图 7-1　主动脉夹层分类

三、诊断

(一)临床表现特点

1.症状

急性主动脉夹层最常见的症状是剧烈疼痛,而慢性夹层分离多数可能并无疼痛。典型的疼痛突然发生,开始时即为剧痛。患者主诉疼痛呈撕裂、撕扯或刀刺样。当夹层分离沿主动脉伸展时,疼痛可沿着夹层分离的走向逐步向其他部位转移。疼痛部位对判断主动脉夹层的部位有帮助,因为局部的症状通常反应累及的主动脉。如胸痛只在前胸部,或最痛之处在前胸部,提示夹层绝大多数累及升主动脉。如胸痛只在肩胛之间,或最痛之处在肩胛之间,则绝大部分累及降主动脉。颈、喉、颌、面部的疼痛强烈提示夹层累及升主动脉。另外,疼痛在背部的任何部位,或腹部和下肢,强烈提示累及降主动脉。

其他一些不常见情况包括充血性心力衰竭、晕厥、脑血管意外、缺血性周围神经病变、截瘫、猝死等。急性充血性心力衰竭几乎均由近端主动脉夹层所致的严重主动脉瓣反流引起。无神经定位体征的晕厥占主动脉夹层的 4%～5%,一般需紧急外科手术。

2.体征

在一些患者中,单纯的体检结果就足以提示诊断,而在另外一些情况下,即使存在广泛的主动脉夹层,相应的体征也不明显。远端主动脉夹层患者80%~90%以上存在高血压,但在近端主动脉夹层患者中高血压较少见。近端主动脉夹层患者与远端主动脉夹层患者相比更易发生低血压。低血压通常是由于心脏压塞、胸腔或腹腔内动脉破裂所致。与主动脉夹层相关的最典型体征如脉搏短缺、主动脉反流杂音、神经系统表现更多见于近端夹层分离。急性胸痛伴脉搏短缺(减弱或缺如)强烈提示主动脉夹层。近端主动脉夹层分离中的50%有脉搏短缺,而远端主动脉夹层中只占15%。

主动脉瓣反流是近端主动脉夹层的重要并发症,一些患者可听到主动脉瓣反流杂音。与近端主动脉夹层相关的主动脉瓣膜反流杂音常呈乐音样,胸骨右缘比胸骨左缘听诊更清晰。根据反流的严重程度不同,可能存在其他主动脉瓣关闭不全的周围血管征象,如水冲脉和脉压增宽。

许多疾病的表现可酷似主动脉夹层,包括急性心肌梗死或严重心肌缺血,非主动脉夹层引起的急性主动脉反流,非夹层分离引起的胸主动脉瘤、腹主动脉瘤、心包炎、肌肉骨骼痛或纵隔肿瘤。

(二)实验室和其他辅助检查特点

临床上,一旦诊断上已怀疑主动脉夹层,必须迅速并准确地确定诊断。目前可用的诊断方法包括主动脉造影、造影增强CT扫描、磁共振成像(MRI)、经胸或经食管的心脏超声。

1.胸片

最常见的异常是主动脉影变宽,占患者的80%~90%,局限性的膨出往往出现于病变起源部位。一些患者可出现上纵隔影变宽。若见主动脉内膜钙化影,则可估测主动脉壁的厚度,正常为2~3 mm,如主动脉壁厚度增加到10 mm以上,高度提示主动脉夹层(图7-2)。虽然绝大多数患者有一种或多种胸片的异常表现,但有相当部分患者胸片改变不明显。因此,正常的X线胸片绝不能排除主动脉夹层。

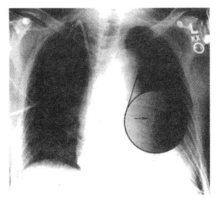

图7-2　主动脉夹层,胸片可见主动脉内膜

(钙化影与主动脉影外侧缘相距10 mm以上)

2.主动脉造影

逆行主动脉造影是主动脉夹层的最可靠诊断技术,如考虑行手术治疗或血管内支架治疗,术前须行主动脉造影。血管造影诊断主动脉夹层的直接征象包括主动脉双腔或分离内膜片,提示夹层分离的间接征象包括主动脉腔变形、主动脉壁变厚、分支血管异常,以及主动脉瓣反流。主动脉造影的主要优点在于能明确主动脉夹层和累及的分支血管范围,也能显示主动脉夹层的一些主要并发症,如假腔内血栓和主动脉瓣反流。

3.计算机体层摄影(CT)

增强 CT 扫描时,如发现内膜片分割或以造影剂密度差来区分的两个明显的主动脉腔时即可诊断主动脉夹层。与主动脉造影不同,CT 扫描的优点在于它是无创的,但需要使用静脉内造影剂。CT 还有助于识别假腔内的血栓,发现心包积液。但 CT 扫描不能可靠地发现有无主动脉瓣反流和分支血管病变。

4.磁共振成像(MRI)

MRI 特别适用于诊断主动脉夹层,能显示主动脉夹层的真假腔、内膜的撕裂位置、剥离的内膜片和可能存在的血栓等。MRI 是无创性检查,也不需使用静脉内造影剂从而避免了离子辐射。虽然 MRI 以其高度的准确性成为目前无创性诊断主动脉夹层的主要标准,但它存在一些缺点,如对已植入起搏器、血管夹、人工金属心脏瓣膜和人工关节的患者禁忌。MRI 也仅提供有限的分支血管图像,不能可靠地识别主动脉瓣反流的存在。另外,由于显影所需时间较长,急性主动脉夹层患者行 MRI 有风险。

5.超声心动图(UCG)

UCG 对诊断升主动脉夹层具有重要意义,且易识别并发症(如心包积血、主动脉瓣关闭不全和胸腔积血等)。在 M 型超声中可见主动脉根部扩大,夹层分离处主动脉壁由正常的单条回声带变成两条分离的回声带。在二维超声中可见主动内分离的内膜片呈内膜摆动征,主动脉夹层形成主动脉真假双腔征。有时可见心包或胸腔积液。多普勒超声不仅能检出主动脉夹层管壁双重回声之间的异常血流,而且对主动脉夹层的分型、破口定位及主动脉瓣反流的定量分析都具有重要的诊断价值。经食管超声心动图(TEE)克服了经胸廓 UCG 的一些局限性。它可以采用更高频率的超声检查,从而提供更好的解剖细节。

几种影像方法都各有其特定的优、缺点。在选择时,必须考虑各种检查的准确性、安全性和可行性(表 7-4)。

表 7-4 几种影像学方法诊断主动脉夹层的性能

诊断性能	ANGIO	CT	MRI	TEE
敏感性	++	++	+++	+++
特异性	+++	+++	+++	++/+++
内膜撕裂部位	++	+	+++	+
有无血栓	+++	++	+++	+
有无主动脉关闭不全	+++	－	+	+++
心包积液	－	++	+++	+++
分支血管累积	+++	+	++	+
冠状动脉累及	++	－	－	++

注:+++极好,++好,+一般,－无法检测。ANGLO:主动脉造影;CT:计算机体层摄影;MRI:磁共振成像;TEE:经食管超声心动图。

四、治疗

治疗主动脉夹层的主要目的在于阻止夹层分离的进展。那些致命的并发症并不是内膜撕裂本身,而是随之而来的主动脉夹层的并发症,如分离主动脉破裂、急性主动脉瓣关闭不全、急性心脏压塞等。如果不进行及时、适当的治疗,主动脉夹层有很高的死亡率。

(一)紧急内科处理

对所有高度怀疑有急性主动脉夹层的患者必须予以监护。首要的治疗目的在于解除疼痛并将收缩压降至 13.3~14.7 kPa(100~110 mmHg)[平均动脉压为 8.0~9.3 kPa(60~70 mmHg)]。无论是否存在疼痛和高血压,均应使用 β 受体阻滞剂以降低 dp/dt 。对可能要进行手术的患者要避免使用长效降压药物,以免使术中血压控制变得复杂。疼痛本身可以加重高血压和心动过速,可静脉注射吗啡以缓解疼痛。

硝普钠对紧急降低动脉血压十分有效。开始滴速 20 $\mu g/min$,然后根据血压反应调整滴速,最高可达 800 $\mu g/min$。当单独使用时,硝普钠可能升高 dp/dt ,这一作用可能潜在地促进夹层分离的扩展。因此,同时使用足够剂量的 β 受体阻滞剂十分必要。

为了迅速降低 dp/dt,应静脉内剂量递增地使用 β 受体阻滞剂,直至出现满意的 β 受体阻滞效应(心率为 60~70 次/分钟)。超短效 β 受体阻滞剂艾司洛尔对动脉血压不稳定准备行手术治疗的患者十分有用,因为如果需要,可随时停用。当存在使用 β 受体阻滞剂的禁忌证,如窦缓、二度或三度房室传导阻滞、充血性心力衰竭、气管痉挛,应当考虑使用其他降低动脉压和 dp/dt 的药物,如钙通道阻滞剂。

当分离的内膜片损害一侧或双侧肾动脉时,可引起肾素大量释放,导致顽固性高血压。在这种情况下可静脉内注射血管紧张素转化酶(ACE)抑制剂。

如果患者血压正常而非高血压,可单独使用 β 受体阻滞剂降低 dp/dt 。如果存在禁忌证,可选择使用非二氢吡啶类钙通道阻滞剂,如地尔硫䓬或维拉帕米。

如果可疑主动脉夹层的患者表现为严重低血压,提示可能存在心脏压塞或主动脉破裂,应快速扩容。如果迫切需要升压药治疗顽固性低血压,可使用去甲肾上腺素。

治疗后一旦患者情况稳定,应立即进行诊断检查。如果病情不稳定,优先使用 TEE,因为它能在急诊室或重症监护病房床边操作而不需停止监护和治疗。如果一个高度可疑夹层分离的患者病情变得极不稳定,很可能发生了主动脉破裂或心脏压塞,患者应立即送往手术室而不是进行影像学诊断。在这种情况下可使用术中 TEE 确定诊断,同时指导手术修补。

(二)心脏压塞的处理

急性近端主动脉夹层经常伴有心脏压塞,这是患者死亡的最常见原因之一。心脏压塞往往是主动脉夹层患者低血压的常见原因。在这种情况下,在等待外科手术修补时通常应进行心包穿刺以稳定病情。

(三)外科手术治疗

主动脉夹层的手术指征见表 7-5。应该尽可能在患者就诊之初决定是否手术,因为这将帮助选择何种诊断检查方法。手术目的包括切除最严重的主动脉病变节段,切除内膜撕裂部分,通过缝合夹层分离动脉的近端和远端以闭塞假腔的入口。下列因素增加患者的手术风险:高龄、伴随其他严重疾病(特别是肺气肿)、动脉瘤破裂、心脏压塞、休克、心肌梗死、脑血管意外等。

表 7-5　主动脉夹层外科手术和药物治疗的指征

手术指征	药物治疗指征
1.急性近端夹层分离	1.无并发症的远端夹层分离
2.急性远端夹层分离伴下列情况之一	2.稳定的孤立的主动脉弓夹层分离
·重要脏器进行性损害	3.稳定的慢性夹层分离
·主动脉破裂或接近破裂	
·主动脉瓣反流	
·夹层逆行进展至升主动脉	
·马方综合征并发夹层分离	

(四)血管内支架技术

使用血管内介入技术可治疗主动脉夹层的高危患者。如夹层分离累及肾动脉或内脏动脉时手术死亡率超过 50%,血管内支架置入可降低死亡率。带膜支架植入血管隔绝术主要适用于stanford B 型夹层。

五、急救护理

(一)护理目标

(1)密切注意病情变化,维持生命体征稳定性。

(2)协助患者迅速进入诊疗程序,适应监护室环境,挽救患者生命。

(3)做好各项基础护理,增加患者舒适感。

(4)加强心理护理,增强患者战胜疾病的信心。

(5)加强术后监护,提高患者生存质量。

(6)帮助患者及其家庭了解疾病,掌握自护知识。

(二)护理措施

1.密切注意病情变化

严密监测患者的呼吸、血压、脉搏的变化及颈静脉充盈度、末梢循环情况,持续心电图监护,观察患者的心电图、心率、心律的变化。严格记录出入量,备好抢救药品、物品等,做好心肺复苏等应急准备。

(1)休克的观察和护理:注意休克的特殊性。在急性发病期约有 1/3 的患者出现面色苍白、出汗、四肢皮肤湿冷、脉搏快而弱和呼吸急促等休克现象。休克早期患者血压反而升高,这种情况下有效地降压、止痛是治疗休克的关键。

(2)血肿压迫症状的观察:夹层动脉瘤可向近段扩展,影响主动脉瓣的功能和冠状动脉血流,导致急性左心衰竭、急性心肌缺血甚至急性心肌梗死。因此要经常听诊心脏杂音,严密监测心电图,观察有无 P 波和 ST 段改变,及早发现冠状动脉供血不足和缺血征象。

(3)神经系统的观察:夹层动脉瘤向远段扩展,影响主动脉弓的三大分支。任何一支发生狭窄,均可引起脑部或上肢供血不足,出现偏瘫甚至昏迷。注意观察患者的意识、肢体活动情况。

(4)泌尿系统和胃肠道的观察:夹层动脉瘤向远段发展,可延及腹主动脉下端,累及肠系膜上动脉或肾动脉,引起器官供血不足和缺血症状。每 1~2 h 观察 1 次尿量、尿色、性状,准确记录24 h 出入量;并观察有无便秘、便血、呕血、腹痛。

（5）下肢及脏器功能观察：部分主动脉夹层动脉瘤患者因夹层隔膜阻塞主动脉分支开口，往往会引起肢体及重要器官急性缺血，必须密切观察肢体的皮温、皮色、动脉搏动情况，有无腹痛、腹胀情况，密切观察患者的肌酐、尿素氮及尿量变化。

（6）周围血管搏动观察：本病发病后数小时常出现周围动脉阻塞现象，经常检查四肢动脉（桡、股、足背动脉）和颈动脉搏动情况，观察搏动是否有消失现象或双侧足背动脉是否对称。

2.协助患者迅速进入诊疗程序，适应监护室环境，挽救患者生命

（1）确诊为夹层动脉瘤的患者即入急诊监护室，绝对卧床休息，镇痛，吸氧，进行心电监护及血压监测，迅速建立静脉通道，确保静脉降压药物的使用。

（2）疼痛的护理：剧烈的疼痛为DAA发病时最明显的症状。注意疼痛的性质、部位、时间及程度。DAA疼痛的高峰时间一般较急性心肌梗死早，并为持续性、撕裂样尖锐疼痛或跳痛，有窒息甚至伴濒死感。动脉夹层撕裂部位不同，疼痛的部位及放射方向各异。疼痛一般是沿着血管夹层分离的走向放射至头颈、胸腹、背部等引起疼痛。疼痛缓解是夹层血肿停止扩展和治疗显效的重要指标，如果疼痛减轻后又再出现，提示夹层动脉瘤继续扩展；疼痛突然加重则提示血肿有破裂趋势；血肿溃入血管腔，疼痛可骤然减轻。因此，疼痛性质及部位的改变都是病情变化的重要标志。护士一旦发现应立即测量生命体征，同时报告医师处理。本病引起的疼痛用一般镇痛药效果较差，可遵医嘱给予吗啡5～10 mg、哌替啶（度冷丁）50～100 mg，肌内注射，同时嘱患者疼痛处忌拍打、按压、热敷。使用吗啡等镇痛药物，注意观察呼吸、血压，呕吐时防止窒息、误吸。

（3）严密监测血压，避免其过高或过低。迅速建立静脉液路，同时每5～10 min测量血压，血压明显升高可增加主动脉管壁压力，易导致血管瘤破裂。护士遵医嘱及时、准确地给予静脉降压药物，根据血压调整给药量。病情平稳后继续遵医嘱给予硝普钠等药物，每30～60 min测量1次血压。同时积极予以镇痛治疗，提供舒适的环境，保证患者能够得到充分的休息和稳定的心理状态，从而减少诱发血压升高的因素。另外，夹层动脉瘤影响主动脉弓的三大分支，导致上肢供血不足，可出现受累侧上肢脉搏减弱，血压降低。因此，测量血压应该双侧对比，避免提供错误信息。

（4）安全护送患者病情稳定时，应及时遵医嘱送患者做必要的检查（CT、MRI）以进一步确诊，或及时送患者入CCU继续治疗，而主动脉夹层患者在运送途中常因路上车床推动引起的振动会发生病情突变，因此在运送患者前，应做好充分的准备。

3.加强基础护理

（1）患者应绝对卧床休息，避免情绪激动，以免交感神经兴奋，导致心率加快、血压升高，加重血肿形成。床上用餐、大小便。避免体位突然改变，避免引起腹压升高的因素如震动性咳嗽、屏气等。

（2）饮食以粗纤维、低脂、易消化、营养丰富的流质、半质饮食或软食为主，少量多餐，每餐不宜过饱。

（3）保持大便通畅，预防便秘。主动脉夹层动脉瘤患者发病急性期常常是绝对卧床休息，大部分患者由于活动减少或不习惯床上大小便而引起便秘。便秘时，由于用力排便使腹压增加导致血压增高易引起夹层动脉血肿的破裂，所以在急性期，常采用如下的护理措施：指导患者养成按时排便的习惯；合理调节饮食，每天补充足够的水分，多食新鲜的水果、蔬菜及粗纤维食物；按摩、热敷下腹部，促进肠蠕动。常规给予缓泻剂，如酚酞等口服，以保证每天排便1次。

（4）病室整洁、安静通风，保持合适温湿度，限制探视。

4.心理护理

剧烈疼痛感受及该病起病突然、进展迅速、病情凶险以及特殊的住院监护环境、绝对卧床的限

制,使患者紧张、无助,易产生恐惧、焦虑心理。护理人员要避免只忙于抢救而忽略患者的感受。对于意识清楚的患者,用和蔼的语言安慰、体贴患者,消除患者的紧张、恐惧情绪,增强患者的信任和安全感,树立战胜疾病的信心。可将 Orem 护理系统理论中的支持教育、部分补偿性护理,用于主动脉夹层动脉瘤患者的护理,给患者提供情感支持,以启发患者乐观期待,淡化其对预后的忧虑。同时,给予患者信息支持,使他们获得疾病治疗及护理知识,从被动接受治疗、护理转为主动参与治疗、护理,帮助他们形成新的生活方式,为回归家庭、社会及提高生存质量打下良好的基础。

5.加强术后监护,提高患者生存质量

(1)术后出血的观察:因为转机时间长,凝血功能破坏,吻合口张力过大,主动脉压力过高而发生手术创面及人造血管吻合口渗血或裂开,如不及时处理可导致休克、缺血性肾衰竭、心律失常等。术后应派专人护理,持续心电、血压监测,常规使用止血药,随时观察引流液的量、颜色、性质,定时挤压胸管,保持引流管在位通畅。如引流液超过 100 mL/h,连续 2 h 或短期内引流出大量鲜红色血液,要警惕活动性出血的可能并及时向医师报告病情的变化。值班护士必须严格记录出入量,保持出入量平衡,特别是尿量的观察。

(2)循环系统的观察与护理:术中失血、心肌创伤都会导致术后患者血容量不足、心肌收缩无力、血管扩张改变,植入的人造血管渗血及大量利尿剂的使用均使血容量更加不足,因此,要尽快补充血容量,以提高心室充盈度,增加心排血量。值班护士必须严格记录出入量,保持出入量平衡,特别是尿量的观察。动脉瘤患者术后大部分表现为高动力状态,心率快,血压高,术后尽早使用血管扩张剂减轻血管阻力,首选药物硝普钠,使动脉平均压维持正常较低水平,以防止高血压所致的吻合口出血或破裂。同时适量应用正性肌力药物如多巴胺或毛花苷 C(西地兰)强心,用药期间严密观察血压。

(3)神经系统的观察:手术经股动脉插管逆行转机,阻断主动脉时间较长,术后吻合口及移植血管内血栓形成易导致脑组织缺血,也可因血供恢复后引起脑组织缺血、再灌注损伤等引起神志异常和肢体功能障碍,出现昏迷、抽搐、偏瘫等,因此,护理方面要特别注意患者术后神志是否清醒,瞳孔大小,双侧是否对称,对光反射及有无病理反射;肢体的感觉、运动功能有无障碍。

(4)呼吸道的护理:术后常规应用呼吸机辅助呼吸,由于术后早期需充分镇静,故辅助时间应适当延长。每 30 min 听肺部呼吸音 1 次,如有痰鸣音,及时吸痰。定时监测血气,根据血气结果,调整呼吸机参数。严禁使用呼气末正压(PEEP),以减少胸腔内压力,使吻合口承受最小压力。拔除气管插管后,给予面罩吸氧,鼓励咳嗽、排痰,无肺部并发症。咳嗽时不宜过于剧烈,以免增加吻合口张力。

(5)消化系统的观察:夹层动脉瘤或腹部主动脉手术可累及腹腔动脉、肠系膜动脉,引起消化道出血、坏死。临床表现为便血、肠梗阻、腹痛等症状。故应注意有无发热、恶心、食欲下降、黄疸等症状。还应注意胃液的颜色、量和性状,听诊肠鸣音,监测腹围的变化。

(6)预防感染:术后遵医嘱进行抗菌治疗,预防感染,伤口敷料遵循外科换药原则,严格无菌操作,监测体温变化,如有异常,及时向医师汇报。病情稳定后,尽早拔除体内各种管道,减少异物感染机会。另一方面,给予患者高热量、高蛋白饮食,以促进吻合口愈合。

6.介入手术后的护理

(1)术后患者返回 CCU,严密监测生命体征的变化,特别是血压、心率、血氧饱和度、尿量等。

(2)术后护理同时应注意切口护理,由于术中应用抗凝剂,术后应严密观察切口出血、渗血情况,动脉穿刺口加压包扎止血,用1 kg沙袋放在右侧股动脉处压迫止血8 h。观察伤口有无血肿或瘀斑及感染。若发现敷料浸润,要及时更换敷料。术后3周内避免剧烈活动,以利于血管内、外膜的生长。

(3)肢体血供的观察及护理:术中在支架释放后有可能将左锁骨下动脉封堵,导致左上肢缺血。带膜支架也可能封堵脊椎动脉,影响脊髓供血导致截瘫。因此,应密切注意监测患者上下肢的血压、动脉搏动(桡动脉、足背动脉)、皮肤颜色及温度,同时注意患者的肢体感觉、运动及排便情况。

(三)健康教育

1.宣传、教育

在疾病的不同阶段根据患者的文化程度做好有关知识的宣传和教育,讲解急性期绝对卧床休息的意义和必要性,让患者知晓需控制血压骤升,警惕瘤体破裂。若出现突发胸、背、腰、腹剧烈疼痛应及时报告,以便医务人员立即采取有效降压止痛措施。

2.活动和休息

本病急性期应严格卧床休息。提供舒适安静的环境以利于患者休息,指导患者平卧位休息,预防体位改变的血压变化对动脉瘤的不利压力,不可活动过度,最重要的是防止跌倒。由于跌倒可致动脉瘤破裂,所以降低环境中跌倒的潜在危险因素很重要。恢复期患者生命体征稳定后可逐步开展床上、床边活动,并嘱患者避免剧烈咳嗽、活动过度和情绪波动等。

3.用药

嘱患者严格按医嘱用药,按时服药,不要随意增减药物剂量及种类。行主动脉瓣置换术者需终身服用华法林。服药过程中,需定期抽血监测凝血酶,以指导用药剂量。

4.观察病情

教育患者自己观察病情变化,如有背痛、胸痛、肢体活动障碍时,及时报告医护人员。密切观察血压变化,保持血压的稳定状态,并指导患者掌握自测血压的方法。另外需密切观察有无出血倾向,如牙龈出血、血尿、皮肤瘀斑等,如有不适,随时就诊。

5.饮食

由于夹层动脉瘤的患者多与动脉硬化有关,因此,饮食治疗是必要的。嘱患者食用低盐、低脂、低胆固醇的食物,不宜过饱,并戒烟、酒,多食新鲜水果、蔬菜及富含粗纤维的食物,以保持大便通畅。

6.预防感冒

及时增减衣服,冬、春季节尽量避免到人群集中的场所。

7.心理护理

不管患者是否接受外科手术治疗,多会害怕和恐惧夹层动脉瘤的破裂及其可能死亡的后果。护士评估患者对其潜在危险性的理解程度,鼓励患者改变高危行为,密切配合医护人员,避免动脉瘤的破裂。评估患者的焦虑程度,向患者解释治疗原则,因焦虑可导致血流动力学改变,必要时可遵医嘱使用镇静剂。指导患者学会自我调整心理状态,调控不良情绪。

8.出院指导

指导患者出院后仍以休息为主,活动量要循序渐进。

9.复查

出院后1个月内来院复查1～2次,出现情况随时来院复查。

(王 燕)

第 八 章

消化内科护理

第一节 反流性食管炎

反流性食管炎(reflux esophagitis,RE)是指胃、十二指肠内容物反流入食管所引起的食管黏膜炎症、糜烂、溃疡和纤维化等病变,甚至引起咽喉、气道等食管以外的组织损害。其发病男性多于女性,男女比例大约为3∶2,发病率为1.92%。随着年龄的增长,食管下段括约肌收缩力下降,胃、十二指肠内容物自发性反流,致使老年人反流性食管炎的发病率有所增加。

一、病因与发病机制

(一)抗反流屏障削弱

食管下括约肌是指食管末端3~4 cm长的环形肌束。正常人静息时压力为1.3~4.0 kPa(10~30 mmHg),为一高压带,防止胃内容物反流入食管。由于年龄的增长,机体老化导致食管下括约肌的收缩力下降引起食物反流。一过性食管下括约肌松弛也是反流性食管炎的主要发病机制。

(二)食管清除作用减弱

正常情况下,一旦发生食物的反流,大部分反流物通过1~2次食管自发和继发性的蠕动性收缩将食管内容物排入胃内,即容量清除,剩余的部分则由唾液缓慢地中和。老年人食管蠕动缓慢和唾液产生减少,影响了食管的清除作用。

(三)食管黏膜屏障作用下降

反流物进入食管后,可以凭借食管上皮表面黏液、不移动水层和表面 HCO_3^-、复层鳞状上皮等构成上皮屏障,以及黏膜下丰富的血液供应构成的后上皮屏障,发挥其抗反流物对食管黏膜损伤的作用。随着机体老化,食管黏膜逐渐萎缩,黏膜屏障作用下降。

二、护理评估

(一)健康史

询问患者的饮食结构与习惯,以及有无长期服用药物史。

(二)身体评估

1.反流症状

反酸、反胃(指胃内容物在无恶心和不用力的情况下涌入口腔)、嗳气等,多在餐后明显或加重,平卧或躯体前屈时易出现。

2.反流物引起的刺激症状

患者胸骨后或剑突下有烧灼感、胸痛、吞咽困难等。由胸骨下段向上伸延,常在餐后1 h出现,平卧、弯腰或腹压增高时可加重。反流物刺激食管痉挛导致胸痛,常发生在胸骨后或剑突下。严重时可为剧烈刺痛,可放射到后背、胸部、肩部、颈部、耳后,有的酷似心绞痛的特点。

3.其他症状

咽部不适,有异物感、棉团感或堵塞感,可能与酸反流引起食管上段括约肌压力升高有关。

4.并发症

(1)上消化道出血:因食管黏膜炎症、糜烂及溃疡可以导致上消化道出血。

(2)食管狭窄:食管炎反复发作致使纤维组织增生,最终导致瘢痕性狭窄。

(3)Barrett食管:在食管黏膜的修复过程中,食管-贲门交界处2 cm以上的食管鳞状上皮被特殊的柱状上皮取代,称之为Barrett食管。Barrett食管发生溃疡时,又称Barrett溃疡。Barrett食管是食管癌的主要癌前病变,其腺癌的发生率较正常人高30～50倍。

(三)辅助检查

1.内镜检查

内镜检查是反流性食管炎最准确、最可靠的诊断方法,能判断其严重程度和有无并发症,结合活检可与其他疾病相鉴别。

2.24 h食管pH监测

应用便携式pH记录仪在生理状态下对患者进行24 h食管pH监测,可提供食管是否存在过度酸反流的客观依据。在进行该项检查前3天,应停用抑酸药与促胃肠动力的药物。

3.食管吞钡X线检查

对不愿意接受或不能耐受内镜检查者行该检查。严重患者可发现阳性X线征。

(四)心理-社会状况

反流性食管炎长期持续存在,病情反复、病程迁延,因此患者会出现食欲减退,体重下降,导致患者心情烦躁、焦虑;合并消化道出血时会使患者紧张、恐惧。应注意评估患者的情绪状态及对本病的认知程度。

三、常见护理诊断及问题

(一)疼痛

胸痛与胃食管黏膜炎性病变有关。

(二)营养失调

低于机体需要量与害怕进食、消化吸收不良等有关。

(三)有体液不足的危险

体液不足的危险与合并消化道出血引起活动性体液丢失、呕吐及液体摄入量不足有关。

(四)焦虑

焦虑与病情反复、病程迁延有关。

（五）知识缺乏

缺乏对反流性食管炎病因和预防知识的了解。

四、诊断要点与治疗原则

（一）诊断要点

临床上有明显的反流症状；内镜下有反流性食管炎的表现，过度酸反流的客观依据即可做出诊断。

（二）治疗原则

以药物治疗为主，对药物治疗无效或发生并发症者可做手术治疗。

1.药物治疗

目前多主张采用递减法，即开始使用质子泵抑制剂加促胃肠动力药，迅速控制症状，待症状控制后再减量维持。

（1）促胃肠动力药：目前主要常用的药物是西沙必利。常用量为每次 5～15 mg，每天 3～4 次，疗程8～12周。

（2）抑酸药。①H_2 受体拮抗剂（H_2RA）：西咪替丁 400 mg、雷尼替丁 150 mg、法莫替丁 20 mg，每天2 次，疗程 8～12 周；②质子泵抑制剂（PPI）：奥美拉唑 20 mg、兰索拉唑 30 mg、泮托拉唑 40 mg、雷贝拉唑 10 mg 和埃索美拉唑 20 mg，每天 1 次，疗程 4～8 周；③抗酸药：仅用于症状轻、间歇发作的患者作为临时缓解症状用。反流性食管炎有并发症或停药后很快复发者，需要长期维持治疗。H_2RA、西沙必利、PPI 均可用于维持治疗，其中以 PPI 效果最好。维持治疗的剂量因患者而异，以调整至患者无症状的最低剂量为合适剂量。

2.手术治疗

手术为不同术式的胃底折叠术。手术指征：①经内科治疗无效；②虽经内科治疗有效，但患者不能忍受长期服药；③经反复扩张治疗后仍反复发作的食管狭窄；④确证由反流性食管炎引起的严重呼吸道疾病。

3.并发症的治疗

（1）食管狭窄：大部分狭窄可行内镜下食管扩张术治疗。扩张后予以长程 PPI 维持治疗，可防止狭窄复发。少数严重瘢痕性狭窄需行手术切除。

（2）Barrett 食管：药物治疗是预防 Barrett 食管发生和发展的重要措施，必须使用 PPI 治疗及长期维持。

五、护理措施

（一）一般护理

为减少平卧时及夜间反流可将床头抬高 15～20 cm。避免睡前 2 h 内进食，白天进餐后亦不宜立即卧床。应避免食用使食管下括约肌压力降低的食物和药物，如高脂肪、巧克力、咖啡、浓茶及硝酸甘油、钙通道阻滞剂等。应戒烟及禁酒。减少一切影响腹压增高的因素，如肥胖、便秘、紧束腰带等。

（二）用药护理

遵医嘱给予药物治疗，注意观察药物的疗效及不良反应。

1.H_2 受体拮抗剂

药物应在餐中或餐后即刻服用，若需同时服用抗酸药，则两药应间隔 1 h 以上。若静脉给药,应注意控制速度,过快可引起低血压和心律失常。西咪替丁对雄性激素受体有亲和力,可导致男性乳腺发育、阳痿及性功能紊乱,应做好解释工作。该药物主要通过肾排泄,用药期间应监测肾功能。

2.质子泵抑制剂

奥美拉唑可引起头晕,应嘱患者用药期间避免开车或做其他必须高度集中注意力的工作。兰索拉唑的不良反应包括荨麻疹、皮疹、瘙痒、头痛、口苦、肝功能异常等,轻度不良反应不影响继续用药,较严重时应及时停药。泮托拉唑的不良反应较少,偶可引起头痛和腹泻。

3.抗酸药

该药在饭后1 h和睡前服用。服用片剂时应嚼服,乳剂给药前应充分摇匀。抗酸剂应避免与奶制品、酸性饮料及食物同时服用。

(三)饮食护理

(1)指导患者有规律地进餐,饮食不宜过饱,选择营养丰富、易消化的食物。避免摄入过咸、过甜、过辣的刺激性食物。

(2)制定饮食计划:与患者共同制定饮食计划,指导患者及其家属改进烹饪技巧,增加食物的色、香、味,引起患者食欲。

(3)观察并记录患者每天进餐的次数、量、种类,以了解其摄入营养素的情况。

六、健康指导

(一)疾病知识的指导

向患者及其家属介绍本病的有关病因,避免诱发因素。保持良好的心理状态,平时生活要有规律,合理安排工作和休息时间,注意劳逸结合,积极配合治疗。

(二)饮食指导

指导患者加强饮食卫生和饮食营养,养成有规律的饮食习惯;避免过冷、过热、辛辣等刺激性食物及浓茶、咖啡等饮料;嗜酒者应戒酒。

(三)用药指导

根据病因及病情进行指导,嘱患者长期维持治疗,介绍药物的不良反应,如有异常及时复诊。

(张　静)

第二节　慢　性　胃　炎

慢性胃炎是指由多种原因引起的胃黏膜慢性炎症。其发病率在各种胃病中居首位,男性多于女性,各个年龄段均可发病,且随年龄增长发病率逐渐增高。慢性胃炎的分类方法很多,2000年全国慢性胃炎研讨会共识意见中采纳了国际上新悉尼系统的分类方法,将慢性胃炎分为浅表性(又称非萎缩性)、萎缩性和特殊类型三大类。慢性浅表性胃炎是指不伴有胃黏膜萎缩性改变的慢性炎症,幽门螺杆菌感染是其主要病因;慢性萎缩性胃炎是指胃黏膜已经发生了萎缩性改变,常伴有肠上皮化生,又分为多灶萎缩性胃炎和自身免疫性胃炎两大类;特殊类型胃炎种类很多,临床上较少见。

一、病因及诊断检查

(一)致病因素

1.幽门螺杆菌感染

幽门螺杆菌感染是慢性浅表性胃炎最主要的病因。幽门螺杆菌具有鞭毛,其分泌的黏液素可直接侵袭胃黏膜,释放的尿素酶可分解尿素产生 NH_3 中和胃酸,使幽门螺杆菌在胃黏膜定居和繁殖,同时可损伤上皮细胞膜;幽门螺杆菌产生的细胞毒素还可引起炎症反应和菌体壁诱导自身免疫反应的发生,导致胃黏膜慢性炎症。

2.饮食因素

高盐饮食,长期饮烈酒、浓茶、咖啡,摄取过热、过冷、过于粗糙的食物等,均易引起慢性胃炎。

3.自身免疫

患者血液中存在自身抗体,如抗壁细胞抗体和抗内因子抗体,可使壁细胞数目减少,胃酸分泌减少或缺失,还可使维生素 B_{12} 吸收障碍导致恶性贫血。

4.其他因素

各种原因引起的十二指肠液反流入胃,削弱或破坏胃黏膜的屏障功能而损伤胃黏膜;老年人胃黏膜退行性病变;胃黏膜营养因子缺乏,如胃泌素缺乏;服用非甾体抗炎药等,均可引起慢性胃炎。

(二)身体状况

慢性胃炎起病缓慢,病程迁延,常反复发作,缺乏特异性症状。由幽门螺杆菌感染引起的慢性胃炎患者多数无症状;部分患者有上腹不适、腹部隐痛、腹胀、食欲减退、恶心和呕吐等消化不良的表现;少数患者可有少量上消化道出血;自身免疫性胃炎患者可出现明显厌食、体重减轻和贫血。体格检查可有上腹部轻微压痛。

(三)心理-社会状况

病情反复、病程迁延不愈可使患者出现烦躁、焦虑等不良情绪。

(四)实验室及其他检查

1.胃镜及活组织检查

胃镜及活组织检查是诊断慢性胃炎最可靠的方法。慢性浅表性胃炎可见红斑(点、片状或条状)、黏膜粗糙不平、出血点或出血斑;慢性萎缩性胃炎可见黏膜呈颗粒状、黏膜血管显露、色泽灰暗、皱襞细小。

2.幽门螺杆菌检测

可通过侵入性(如快速尿素酶试验、组织学检查和幽门螺杆菌培养等)和非侵入性(如 ^{13}C 或 ^{14}C 尿素呼气试验、粪便幽门螺杆菌抗原检测和血清学检查等)方法检测幽门螺杆菌。

3.胃液分析

自身免疫性胃炎时,胃酸缺乏;多灶萎缩性胃炎时,胃酸分泌正常或偏低。

4.血清学检查

自身免疫性胃炎时,血清抗壁细胞抗体和抗内因子抗体可呈阳性,血清胃泌素水平明显升高;多灶萎缩性胃炎时,血清胃泌素水平正常或偏低。

二、护理诊断及医护合作性问题

(一)疼痛

腹痛与胃黏膜炎性病变有关。

(二)营养失调

低于机体需要量与厌食、消化吸收不良等有关。

(三)焦虑

焦虑与病情反复、病程迁延有关。

(四)潜在并发症

癌变。

(五)知识缺乏

缺乏对慢性胃炎病因和预防知识的了解。

三、治疗及护理措施

(一)治疗要点

治疗原则是积极祛除病因,根除幽门螺杆菌感染,对症处理,防治癌前病变。

1.病因治疗

(1)根除幽门螺杆菌感染:目前多采用的治疗方案是以胶体铋剂或质子泵抑制药为基础加上两种抗生素的三联治疗方案。如常用奥美拉唑或枸橼酸铋钾,与阿莫西林及甲硝唑或克拉霉素3种药物联用,2周为1个疗程。治疗失败后再治疗比较困难,可换用两种抗生素,或采用胶体铋剂和质子泵抑制药合用的四联疗法。

(2)其他病因治疗:因非甾体抗炎药引起者,应立即停药并给予制酸药或硫糖铝;因十二指肠液反流引起者,应用硫糖铝或氢氧化铝凝胶吸附胆汁;因胃动力学改变引起者,应给予多潘立酮或莫沙必利等。

2.对症处理

有胃酸缺乏和贫血者,可用胃蛋白酶合剂等以助消化;对于上腹胀满者,可选用胃动力药、理气类中药;有恶性贫血时可肌内注射维生素 B_{12}。

3.胃黏膜异型增生的治疗

异型增生是癌前病变,应定期随访,给予高度重视。对不典型增生者可给予维生素 C、维生素 E、β 胡萝卜素、叶酸和微量元素硒预防胃癌的发生;对已经明确的重度异型增生可手术治疗,目前多采用内镜下胃黏膜切除术。

(二)护理措施

1.病情观察

主要观察有无上腹不适、腹胀、食欲减退等消化不良的表现;观察腹痛的部位、性质,呕吐物与大便的颜色、量及性状;评估实验室及胃镜检查结果。

2.饮食护理

(1)营养状况评估:观察并记录患者每天进餐的次数、量和品种,以了解机体的营养摄入状况。定期监测体重,监测血红蛋白浓度、血清蛋白等有关营养指标的变化。

(2)制定饮食计划:①与患者及其家属共同制定饮食计划,以营养丰富、易消化、少刺激为原则。②胃酸低者可适当食用刺激胃酸分泌或酸性的食物,如浓肉汤、鸡汤、山楂、食醋等;胃酸高者应指导患者避免食用酸性和多脂肪食物,可进食牛奶、菜泥、面包等。③鼓励患者养成良好的饮食习惯,进食应规律,少食多餐,细嚼慢咽。④避免摄入过冷、过热、过咸、过甜、辛辣和粗糙的食物,戒除烟酒。⑤提供舒适的进餐环境,改进烹饪技巧,保持口腔清洁卫生,以促进患者的食欲。

3.药物治疗的护理

(1)严格遵医嘱用药,注意观察药物的疗效及不良反应。

(2)枸橼酸铋钾:宜在餐前半小时服用,因其在酸性环境中方起作用;服药时要用吸管直接吸入,防止将牙齿、舌染黑;部分患者服药后出现便秘或黑粪,少数患者有恶心、一过性血清转氨酶升高,停药后可自行消失,极少数患者可能出现急性肾衰竭。

(3)抗菌药物:服用阿莫西林前应详细询问患者有无青霉素过敏史,用药过程中要注意观察有无变态反应的发生;服用甲硝唑可引起恶心、呕吐等胃肠道反应及口腔金属味、舌炎、排尿困难等不良反应,宜在餐后半小时服用。

(4)多潘立酮及西沙必利:应在餐前服用,不宜与阿托品等解痉药合用。

4.心理护理

护理人员应主动安慰、关心患者,向患者说明不良情绪会诱发和加重病情,经过正规的治疗和护理,慢性胃炎可以康复。

5.健康指导

向患者及其家属介绍本病的有关知识、预防措施等;指导患者避免诱发因素,保持愉快的心情,生活规律,养成良好的饮食习惯,戒除烟酒;向患者介绍服用药物后可能出现的不良反应,指导患者按医嘱坚持用药,定期复查,如有异常,及时复诊。

(张　静)

第三节　消化性溃疡

消化性溃疡主要指发生于胃和十二指肠的慢性溃疡,即胃溃疡(GU)和十二指肠溃疡(DU),因溃疡的形成与胃酸/胃蛋白酶的消化作用有关而得名。临床以慢性病程、周期性发作和节律性上腹部疼痛为主要特点。消化性溃疡是消化系统的常见病,我国总发病率为10%～12%,秋冬之交和冬春之交好发。临床上十二指肠溃疡较胃溃疡多见,二者之比约为3∶1。男性患病较女性多见,男女之比为(3～4)∶1。十二指肠溃疡好发于青壮年,胃溃疡的发病年龄高峰比十二指肠溃疡约晚10年。

一、病因及诊断检查

(一)致病因素

1.幽门螺杆菌感染

大量研究表明幽门螺杆菌感染是消化性溃疡的主要病因,尤其是十二指肠溃疡。其机制尚未完全阐明,可能是幽门螺杆菌感染通过直接或间接作用于胃、十二指肠黏膜,胃酸分泌增加,使

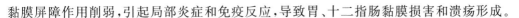

黏膜屏障作用削弱,引起局部炎症和免疫反应,导致胃、十二指肠黏膜损害和溃疡形成。

2.胃酸和胃蛋白酶

消化性溃疡的最终形成是由于胃酸/胃蛋白酶对黏膜的自身消化所致。胃酸分泌增多不仅破坏胃黏膜屏障,还能激活胃蛋白酶,从而降解蛋白质分子,损伤黏膜,故胃酸在溃疡的形成过程中起关键作用,是溃疡形成的直接原因。

3.非甾体抗炎药

非甾体抗炎药如阿司匹林、吲哚美辛、糖皮质激素等可直接作用于胃、十二指肠黏膜,损害黏膜屏障,主要通过抑制前列腺素合成,削弱其对黏膜的保护作用。

4.其他因素

(1)遗传:O型血人群的十二指肠溃疡发病率高于其他血型。

(2)吸烟:烟草中的尼古丁成分可引起胃酸分泌增加、幽门括约肌张力降低、胆汁及胰液反流增多,从而削弱胃肠黏膜屏障。

(3)胃十二指肠运动异常:胃排空增快,可使十二指肠壶腹部酸负荷增大;胃排空延缓,可引起十二指肠液反流入胃,而损伤胃黏膜。

总之,胃酸/胃蛋白酶的损害作用增强和/或胃、十二指肠黏膜防御/修复机制减弱是本病发生的根本环节。但胃和十二指肠溃疡发病机制也有所不同,胃溃疡的发病主要是防御/修复机制减弱,十二指肠溃疡的发病主要是损害作用增强。

(二)身体状况

临床表现轻重不一,部分患者可无症状或症状较轻,或以出血、穿孔等并发症为首发表现。典型的消化性溃疡有如下临床特点。①慢性病程:病史可达数年至数十年。②周期性发作:发作与缓解交替出现,发作常有季节性,多在春、秋季好发。③节律性上腹部疼痛:腹痛与进食之间有明显的相关性和节律性。

1.症状

(1)上腹部疼痛:为本病的主要症状,疼痛部位多位于中上腹,偏右或偏左。疼痛性质可为钝痛、胀痛、灼痛、剧痛或饥饿不适感。多数患者疼痛有典型的节律性,胃溃疡疼痛常在餐后 1 h 内发生,至下次餐前消失,即进食-疼痛-缓解,故又称饱食痛;十二指肠溃疡疼痛常在两餐之间发生,至下次进餐后缓解,即疼痛-进食-缓解,故又称空腹痛或饥饿痛,部分患者也可出现午夜痛。

(2)其他:可有反酸、嗳气、恶心、呕吐、腹胀、食欲减退等消化不良的症状,或有失眠、多汗等自主神经功能失调的表现,病程长者可出现消瘦、体重下降和贫血。

2.体征

溃疡发作期上腹部可有局限性轻压痛,胃溃疡压痛点常位于剑突下或剑突下稍偏左,十二指肠溃疡压痛点多在中上腹或中上腹稍偏右。缓解期无明显体征。

3.并发症

(1)出血:是最常见的并发症。出血引起的临床表现取决于出血的量和速度,轻者仅表现为呕血与黑粪,重者可出现低血量持久休克征象。

(2)穿孔:急性穿孔是最严重的并发症,常见诱因有饮食过饱、饮酒、劳累、服用非甾体抗炎药等。表现为突发的剧烈腹痛,迅速蔓延至全腹,并出现腹肌紧张、弥漫性腹部压痛、反跳痛,肝浊音界缩小或消失,肠鸣音减弱或消失等体征,部分患者出现休克。慢性穿孔的症状不如急性穿孔剧烈,往往表现为腹痛规律的改变,顽固而持久,常放射至背部。

(3)幽门梗阻:多由十二指肠溃疡或幽门管溃疡引起。溃疡急性发作时炎症水肿可引起暂时性梗阻,慢性溃疡愈合后形成瘢痕可致永久性梗阻。主要表现为上腹胀痛,餐后明显,频繁大量呕吐,呕吐物含酸腐味宿食。严重呕吐可致脱水和低氯低钾性碱中毒,常继发营养不良和体重减轻。上腹部空腹振水音、胃蠕动波及插胃管抽液量超过 200 mL 是幽门梗阻的特征性表现。

(4)癌变:少数胃溃疡可发生癌变。对有长期胃溃疡病史、年龄在 45 岁以上、胃溃疡上腹痛的节律性消失、症状顽固且经严格内科治疗无效、粪便隐血试验持续阳性者,应考虑癌变,需进一步检查和定期随访。

(三)心理-社会状况

由于本病病程长、周期性发作和节律性腹痛,会使患者产生紧张、焦虑或抑郁等情绪,当并发出血、穿孔或癌变时,易产生恐惧心理。

(四)实验室及其他检查

1.胃镜及胃黏膜活组织检查

胃镜及胃黏膜活组织检查是确诊消化性溃疡首选的检查方法。胃镜检查可直接观察溃疡部位、病变大小和性质,还可在直视下取活组织做病理学检查及幽门螺杆菌检测。

2.X 线钡剂检查

龛影是溃疡的 X 线检查直接征象,对溃疡有确诊价值;激惹和变形等间接征象,提示可能有溃疡的发生。

3.幽门螺杆菌检测

幽门螺杆菌检测是消化性溃疡诊断的常规检查项目,因为有无幽门螺杆菌感染决定治疗方案的选择。

4.粪便隐血试验

隐血试验阳性提示溃疡活动期,胃溃疡患者如隐血试验持续阳性,提示有癌变的可能。

二、护理诊断及医护合作性问题

(1)疼痛:腹痛与胃酸刺激溃疡面、引起化学性炎症或并发穿孔等有关。

(2)营养失调(低于机体需要量):与疼痛所致摄食减少或频繁呕吐有关。

(3)焦虑:与溃疡反复发作、迁延不愈或出现并发症使病情加重有关。

(4)潜在并发症:上消化道出血、穿孔、幽门梗阻、癌变。

(5)缺乏溃疡病防治知识。

三、治疗及护理措施

(一)治疗要点

本病的治疗目的是消除病因、控制症状、促进溃疡愈合、防止复发和防治并发症。

1.一般治疗

注意休息,劳逸结合,饮食规律,戒烟、酒,消除紧张、焦虑情绪,停用或慎用非甾体抗炎药等。

2.药物治疗

(1)抑制胃酸药物:有碱性抗酸药和抑制胃酸分泌药两大类。

碱性抗酸药:如氢氧化铝、铝碳酸镁及其复方制剂等,能中和胃酸,缓解疼痛,因其疗效差,不良反应较多,现很少应用。

抑制胃酸分泌的药物。①H$_2$受体拮抗药:目前临床使用最为广泛的抑制胃酸分泌、治疗消化性溃疡的药物。常用药物有西咪替丁、雷尼替丁和法莫替丁等,4~6周为1个疗程。②质子泵抑制药:目前最强的抑制胃酸分泌药物,其解除溃疡疼痛,促进溃疡愈合的效果优于H$_2$受体拮抗药,且能抑制幽门螺杆菌的生长。常用药物有奥美拉唑、兰索拉唑和泮托拉唑等,疗程一般为6~8周。

(2)保护胃黏膜药物:常用硫糖铝、枸橼酸铋钾和米索前列醇。

(3)根除幽门螺杆菌药物:对于有幽门螺杆菌感染的消化性溃疡,无论初发或复发、活动或静止、有无并发症,均应予以根除幽门螺杆菌治疗。

3.手术治疗

对于大量出血经内科治疗无效、急性穿孔、瘢痕性幽门梗阻、胃溃疡有癌变、正规内科治疗无效的顽固性溃疡者可选择手术治疗。

(二)护理措施

1.病情观察

密切观察患者腹痛的规律和特点,与进食、服药的关系,呕吐物及粪便的颜色和性状;监测生命体征及腹部体征的变化。观察患者有无出血、穿孔、幽门梗阻和癌变征象,一旦发现及时通知医师,并配合做好各项护理工作。

2.生活护理

(1)适当休息:溃疡活动期且症状较重或有并发症者,应适当休息。

(2)饮食护理:基本要求同慢性胃炎。指导患者进餐定时定量、少食多餐、细嚼慢咽。选择营养丰富、易消化、低脂、适量蛋白质的食物,如脱脂牛奶、鸡蛋和鱼等;主食以面食为主,因其柔软、含碱且易消化,不习惯于面食则以软米饭或米粥代替;避免辛辣、油炸、过酸、过咸食物及浓茶、咖啡等刺激食物和饮料,以减少胃酸分泌。

3.药物治疗的护理

严格遵医嘱用药,注意观察药物的疗效及不良反应,并告知患者用药的注意事项。

(1)碱性抗酸药:应在饭后1h和睡前服用,避免与奶制品、酸性食物及饮料同服。氢氧化铝凝胶能阻碍磷的吸收,引起磷缺乏症,长期大量服用还可引起严重便秘;服用镁制剂可引起腹泻。

(2)H$_2$受体拮抗药:应在餐中或餐后即刻服用,也可将一日的剂量在睡前顿服,若与抗酸药联用时,两药间隔1h以上。静脉给药时要注意控制速度,避免低血压和心律失常的发生。长期大量应用西咪替丁可出现男性乳房肿胀、性欲减退、腹泻、眩晕、头痛、肌肉痉挛或肌痛、皮疹、脱发,偶见粒细胞减少、精神错乱等。

(3)质子泵抑制药:奥美拉唑可引起头晕,告知患者服药期间避免从事注意力高度集中的工作;兰索拉唑的主要不良反应有荨麻疹、皮疹、瘙痒、头痛、口干、肝功能异常等,不良反应严重时应及时停药;泮托拉唑的不良反应较少,偶有头痛和腹泻。

(4)保护胃黏膜药物:硫糖铝片应在餐前1h服用,可有便秘、口干、皮疹、眩晕、嗜睡等不良反应;米索前列醇可引起子宫收缩,孕妇禁用。

(5)根除幽门螺杆菌药物:应在餐后服用抗生素,尽量减少对胃黏膜的刺激,服药要定时定量,以达到根除幽门螺杆菌的目的。

4.并发症的护理

(1)穿孔:急性消化道穿孔时,禁食并胃肠减压,做好术前准备工作;慢性穿孔时,密切观察疼痛的性质,指导患者遵医嘱用药。

(2)幽门梗阻:观察患者呕吐物的性状,准确记录出入液量,重者禁食禁水、胃肠减压,及时纠正水、电解质、酸碱平衡紊乱。

5.心理护理

正确评估患者及其家属的心理反应,告知患者及其家属,经过正规治疗和积极预防,溃疡是可以痊愈的,并说明不良情绪会诱发和加重病情,使患者树立信心,消除紧张、恐惧心理。指导患者心理放松,转移注意力,保持乐观的情绪。

6.健康指导

(1)疾病知识指导:向患者及其家属介绍导致溃疡发生及加重的相关因素;指导患者生活规律,保持乐观的心态,保证充足的睡眠和休息,适当锻炼,提高机体抵抗力;建立合理的饮食习惯和结构,戒除烟酒,避免摄入刺激性食物。

(2)用药指导:指导患者严格遵医嘱正确服药,学会观察药物疗效和不良反应,不可擅自停药和减量,以避免溃疡复发;忌用或慎用对胃黏膜有损害的药物,如阿司匹林、咖啡因、糖皮质激素等;若用药后腹痛节律改变或出现并发症应及时就医。

(张　静)

第四节　病毒性肝炎

一、甲型病毒性肝炎

甲型病毒性肝炎旧称流行性黄疸或传染性肝炎,早在 8 世纪就有记载。目前全世界有 40 亿人口受到该病的威胁。近年对其病原学和诊断技术等方面的研究进展较大,并已成功研制出甲型肝炎病毒减毒活疫苗和灭活疫苗,可有效控制甲型肝炎的流行。

(一)病因

甲型肝炎传染源是患者和亚临床感染者。潜伏期后期及黄疸出现前数天传染性最强,黄疸出现后2周粪便仍可能排出病毒,但传染性已明显减弱。本病无慢性甲肝病毒(HAV)携带者。

(二)诊断要点

甲型病毒性肝炎主要依据流行病学资料、临床特点、常规实验室检查和特异性血清学诊断。流行病学资料应参考当地甲型肝炎流行疫情,病前有无肝炎患者密切接触史及个人、集体饮食卫生状况。急性黄疸型病例黄疸期诊断不难。在黄疸前期获得诊断称为早期诊断,此期表现似"感冒"或"急性胃肠炎",如尿色变为深黄色应疑及本病。急性无黄疸型及亚临床型病例不易早期发现,诊断主要依赖肝功能检查。根据特异性血清学检查可做出病因学诊断。凡慢性肝炎和重型肝炎,一般不考虑甲型肝炎的诊断。

1.分型

甲型肝炎潜伏期为2～6周,平均为4周,临床分为急性黄疸型(AIH)、急性无黄疸型和亚临床型。

(1)急性黄疸型。①黄疸前期:急性起病,多有畏寒发热,体温38 ℃左右,全身乏力,食欲缺

186

乏,厌油、恶心、呕吐,上腹部饱胀不适或腹泻。少数病例以上呼吸道感染症状为主要表现,偶见荨麻疹,继之尿色加深。本期一般持续5～7 d。②黄疸期:热退后出现黄疸,可见皮肤巩膜不同程度黄染。肝区隐痛,肝大,触之有充实感,伴有叩痛和压痛,尿色进一步加深。黄疸出现后全身及消化道症状减轻,否则可能发生重症化,但重症化者罕见。本期持续2～6周。③恢复期:黄疸逐渐消退,症状逐渐消失,肝脏逐渐回缩至正常,肝功能逐渐恢复。本期持续2～4周。

(2)急性无黄疸型:起病较缓慢,除无黄疸外,其他临床表现与黄疸型相似,症状一般较轻。多在3个月内恢复。

(3)亚临床型:部分患者无明显临床症状,但肝功能有轻度异常。

(4)急性淤胆型:本型实为黄疸型肝炎的一种特殊形式,特点是肝内胆汁淤积性黄疸持续较久,消化道症状轻,肝实质损害不明显。而黄疸很深,多有皮肤瘙痒及粪色变浅,预后良好。

2.实验室检查

(1)常规检查:外周血白细胞总数正常或偏低,淋巴细胞相对增多,偶见异型淋巴细胞,一般不超过10％,这可能是淋巴细胞受病毒抗原刺激后发生的母细胞转化现象。黄疸前期末尿胆原及尿胆红素开始呈阳性反应,是早期诊断的重要依据。血清丙氨酸氨基转移酶(ALT)于黄疸前期早期开始升高,血清胆红素在黄疸前期末开始升高。血清ALT高峰在血清胆红素高峰之前,一般在黄疸消退后一至数周恢复正常。急性黄疸型血浆球蛋白常见轻度升高,但随病情恢复而逐渐恢复。急性无黄疸型和亚临床型病例肝功能改变以单项ALT轻、中度升高为特点。急性淤胆型病例血清胆红素显著升高而ALT仅轻度升高,两者形成明显反差,同时伴有血清碱性磷酸酶(ALP)及γ-谷氨酰转移肽酶(GGT)明显升高。

(2)特异性血清学检查:特异性血清学检查是确诊甲型肝炎的主要指标。血清IgM型甲型肝炎病毒抗体(抗-HAV-IgM)于发病数天即可检出,黄疸期达到高峰,一般持续2～4个月,以后逐渐下降乃至消失。目前临床上主要用酶联免疫吸附法(ELISA)检查血清抗-HAV-IgM,以作为早期诊断甲型肝炎的特异性指标。血清抗-HAV-IgM出现于病程恢复期,较持久,甚至终生阳性,是获得免疫力的标志,一般用于流行病学调查。新近报道应用线性多抗原肽包被进行ELISA检测HAV感染,其敏感性和特异性分别高于90％和95％。

(三)鉴别要点

本病需与药物性肝炎、传染性单核细胞增多症、钩端螺旋体病、急性结石性胆管炎、原发性胆汁性肝硬化、妊娠期肝内胆汁淤积症、胆总管梗阻、妊娠急性脂肪肝等鉴别。其他如血吸虫病、肝吸虫病、肝结核、脂肪肝、肝淤血及原发性肝癌等均可有肝大或ALT升高,鉴别诊断时应加以考虑。与乙型、丙型、丁型及戊型病毒型肝炎急性期鉴别除参考流行病学特点及输血史等资料外,主要依据血清抗-HAV-IgM的检测。

(四)规范化治疗

急性期应强调卧床休息,给予清淡而营养丰富的食物,外加充足的B族维生素及维生素C。进食过少及呕吐者,应每天静脉滴注10％的葡萄糖液1 000～1 500 mL,酌情加入能量合剂及10％氯化钾。热重者可服用茵陈蒿汤、栀子柏皮汤加减;湿重者可服用茵陈胃苓汤加减;湿热并重者宜用茵陈蒿汤和胃苓汤合方加减;肝气郁结者可用逍遥散;脾虚湿困者可用平胃散。

二、乙型病毒性肝炎

慢性乙型病毒性肝炎是由乙型肝炎病毒感染致肝脏发生炎症及肝细胞坏死,持续6个月以上而病毒仍未被清除的疾病。我国是慢性乙型病毒性肝炎的高发区,人群中约有9.09％为乙型肝炎病毒携带者。该疾病呈慢性进行性发展,间有反复急性发作,可演变为肝硬化、肝癌或肝功能衰竭等,严重危害人民健康,故对该疾病的早发现、早诊断、早治疗很重要。

(一)病因

1.传染源

传染源主要是有HBV DNA复制的急、慢性患者和无症状慢性HBV携带者。

2.传播途径

主要通过血清及日常密切接触而传播。血液传播途径除输血及血制品外,可通过注射,刺伤,共用牙刷、剃刀及外科器械等方式传播,经微量血液也可传播。由于患者的唾液、精液、初乳、汗液、血性分泌物均可检出HBsAg,故密切的生活接触可能是重要传播途径。所谓"密切生活接触"可能是由于微小创伤所致的一种特殊经血传播形式,而非消化道或呼吸道传播。另一种重要的传播方式是母-婴传播(垂直传播)。生于HBsAg/HBeAg阳性母亲的婴儿,HBV感染率高达95％,大部分在分娩过程中感染,低于10％可能为宫内感染。因此,医源性或非医源性经血液传播,是本病的传播途径。

3.易感人群

感染后患者对同一HBsAg亚型HBV可获得持久免疫力。但对其他亚型免疫力不完全,偶可再感染其他亚型,故极少数患者血清抗-HBs(某一亚型感染后)和HBsAg(另一亚型再感染)可同时阳性。

(二)诊断要点

急性肝炎病程超过半年,或原有乙型病毒性肝炎或HBsAg携带史,本次又因同一病原再次出现肝炎症状、体征及肝功能异常者可以诊断为慢性乙型病毒性肝炎。发病日期不明或虽无肝炎病史,但肝组织病理学检查符合慢性乙型病毒性肝炎,或根据症状、体征、化验及B超检查综合分析,也可做出相应诊断。

1.分型

据HBeAg可分为2型。

(1)HBeAg阳性慢性乙型病毒性肝炎:血清HBsAg、HBV DNA和HBeAg阳性,抗-HBe阴性,血清ALT持续或反复升高,或肝组织学检查有肝炎病变。

(2)HBeAg阴性慢性乙型病毒性肝炎:血清HBsAg和HBVDNA阳性,HBeAg持续阴性,抗-HBe阳性或阴性,血清ALT持续或反复异常,或肝组织学检查有肝炎病变。

2.分度

根据生化学试验及其他临床和辅助检查结果,可进一步分3度。

(1)轻度:临床症状、体征轻微或缺如,肝功能指标仅1或2项轻度异常。

(2)中度:症状、体征、实验室检查居于轻度和重度之间。

(3)重度:有明显或持续的肝炎症状,如乏力、食欲缺乏、尿黄、便溏等,伴有肝病面容、肝掌、蜘蛛痣、脾大,并排除其他原因,且无门静脉高压症者。实验室检查血清ALT和/或天冬氨酸氨基转移酶(AST)反复或持续升高,清蛋白降低或A/G比值异常,球蛋白明显升高。除前述条件外,凡清蛋白不超过32 g/L,胆红素大于5倍正常值上限,凝血酶原活动度为40％～60％,胆碱酯酶低于2 500 U/L,4项检测中有1项达上述程度者即可诊断为重度慢性肝炎。

3.B超检查结果可供慢性乙型病毒性肝炎诊断参考

(1)轻度:B超检查肝脾无明显异常改变。

(2)中度:B超检查可见肝内回声增粗,肝脏和/或脾脏轻度肿大,肝内管道(主要指肝静脉)走行多清晰,门静脉和脾静脉内径无增宽。

(3)重度:B超检查可见肝内回声明显增粗,分布不均匀;肝表面欠光滑,边缘变钝;肝内管道走行欠清晰或轻度狭窄、扭曲;门静脉和脾静脉内径增宽;脾大;胆囊有时可见"双层征"。

4.组织病理学诊断

组织病理学诊断包括病因(根据血清或肝组织的肝炎病毒学检测结果确定病因)、病变程度及分级分期结果。

(三)鉴别要点

本病应与慢性丙型病毒性肝炎、嗜肝病毒感染所致肝损害、酒精性及非酒精性肝炎、药物性肝炎、自身免疫性肝炎、肝硬化、肝癌等鉴别。

(四)规范化治疗

1.治疗的总体目标

最大限度地长期抑制或消除乙肝病毒,减轻肝细胞炎症坏死及肝纤维化,延缓和阻止疾病进展,减少和防止肝脏失代偿、肝硬化、肝癌及其并发症的发生,从而改善生活质量和延长存活时间。主要包括抗病毒、免疫调节、抗炎保肝、抗纤维化和对症治疗,其中抗病毒治疗是关键,只要有适应证且条件允许。就应进行规范的抗病毒治疗。

2.抗病毒治疗的一般适应证

(1)HBV DNA$\geqslant 2\times 10^4$ U/mL(HBeAg 阴性者为不低于 2×10^3 U/mL)。

(2)ALT$\geqslant 2\times$ULN;如用干扰素治疗,ALT 应不高于 $10\times$ULN,血总胆红素水平应低于$2\times$ULN。

(3)如 ALT$<2\times$ULN,但肝组织学显示 Knodell HAI$\geqslant 4$ 或$\geqslant G_2$。

具有(1)并有(2)或(3)的患者应进行抗病毒治疗;对达不到上述治疗标准者,应监测病情变化,如持续 HBV DNA 阳性且 ALT 异常,也应考虑抗病毒治疗。ULN 为正常参考值上限。

3.HBeAg 阳性慢性乙型肝炎患者

对于 HBV DNA 定量不低于 2×10^4U/mL,ALT 水平不低于 $2\times$ULN 者,或 ALT$<2\times$ULN,但肝组织学显示 Knodell HAI$\geqslant 4$ 或$\geqslant G_2$ 炎症坏死者,应进行抗病毒治疗。可根据具体情况和患者的意愿,选用IFN-α,ALT 水平应低于 $10\times$ULN,或核苷(酸)类似物治疗。对 HBV DNA 阳性但低于 2×10^4U/mL者,经监测病情 3 个月,HBV DNA 仍未转阴且 ALT 异常,则应抗病毒治疗。

(1)普通 IFN-α:5 MU(可根据患者的耐受情况适当调整剂量),每周 3 次或隔天 1 次,皮下或肌内注射,一般疗程为 6 个月。如有应答,为提高疗效也可延长疗程至 1 年或更长。应注意剂量及疗程的个体化。如治疗 6 个月无应答者,可改用其他抗病毒药物。

(2)聚乙二醇干扰素 α-2a:180 μg,每周 1 次,皮下注射,疗程为 1 年。剂量应根据患者耐受性等因素决定。

(3)拉米夫定:100 mg,每天 1 次,口服。治疗 1 年时,如 HBV DNA 检测不到(PCR 法)或低于检测下限、ALT 复常、HBeAg 转阴但未出现抗-HBe 者,建议继续用药直至 HBeAg 血清学转归,经监测 2 次(每次至少间隔 6 个月)仍保持不变者可以停药,但停药后需密切监测肝脏生化学和病毒学指标。

（4）阿德福韦酯：10 mg，每天 1 次，口服。疗程可参照拉米夫定。

（5）恩替卡韦：0.5 mg（对拉米夫定耐药患者 1 mg），每天 1 次，口服。疗程可参照拉米夫定。

4.HBeAg 阴性慢性乙型肝炎患者

HBV DNA 定量不低于 2×10^3 U/mL，ALT 水平不低于 $2 \times$ ULN 者或 ALT＜2ULN，但肝组织学检查显示 Knodell HAI≥4 或 G2 炎症坏死者，应进行抗病毒治疗。由于难以确定治疗终点，因此，应治疗至检测不出 HBVDNA（PCR 法），ALT 复常。此类患者复发率高，疗程宜长，至少为 1 年。

因需要较长期治疗，最好选用 IFN-α（ALT 水平应低于 $10 \times$ ULN）或阿德福韦酯或恩替卡韦等耐药发生率低的核苷（酸）类似物治疗。对达不到上述推荐治疗标准者，则应监测病情变化，如持续 HBV DNA 阳性，且 ALT 异常，也应考虑抗病毒治疗。

（1）普通 IFN-α：5 MU，每周 3 次或隔天 1 次，皮下或肌内注射，疗程至少 1 年。

（2）聚乙二醇干扰素 α-2a：180 μg，每周 1 次，皮下注射，疗程至少 1 年。

（3）阿德福韦酯：10 mg，每天 1 次，口服，疗程至少 1 年。当监测 3 次（每次至少间隔 6 个月）HBV DNA 检测不到（PCR 法）或低于检测下限和 ALT 正常时可以停药。

（4）拉米夫定：100 mg，每天 1 次，口服，疗程至少 1 年。治疗终点同阿德福韦酯。

（5）恩替卡韦：0.5 mg（对拉米夫定耐药患者 1 mg），每天 1 次，口服。疗程可参照阿德福韦酯。

5.应用化疗和免疫抑制剂治疗的患者

对于因其他疾病而接受化疗、免疫抑制剂（特别是肾上腺糖皮质激素）治疗的 HBsAg 阳性者，即使 HBV DNA 阴性和 ALT 正常，也应在治疗前 1 周开始服用拉米夫定，每天 100 mg，化疗和免疫抑制剂治疗停止后，应根据患者病情决定拉米夫定停药时间。对拉米夫定耐药者，可改用其他已批准的能治疗耐药变异的核苷（酸）类似物。核苷（酸）类似物停用后可出现复发，甚至病情恶化，应十分注意。

6.其他特殊情况的处理

（1）经过规范的普通 IFN-α 治疗无应答患者，再次应用普通 IFN-α 治疗的疗效很低。可试用聚乙二醇干扰素 α-2a 或核苷（酸）类似物治疗。

（2）强化治疗是指在治疗初始阶段、每天应用普通 IFN-α，连续 2～3 周，之后改为隔天 1 次或每周3 次的治疗。目前对此疗法意见不一，因此不予推荐。

（3）应用核苷（酸）类似物发生耐药突变后的治疗，拉米夫定治疗期间可发生耐药突变，出现"反弹"，建议加用其他已批准的能治疗耐药变异的核苷（酸）类似物，并重叠 1～3 个月或根据 HBV DNA 检测阴性后撤换拉米夫定，也可使用 IFN-α（建议重叠用药 1～3 个月）。

（4）停用核苷（酸）类似物后复发者的治疗，如停药前无拉米夫定耐药，可再用拉米夫定治疗，或其他核苷（酸）类似物治疗。如无禁忌证，也可用 IFN-α 治疗。

7.儿童患者间隔

12 岁以上慢性乙型病毒性肝炎患儿，其普通 IFN-α 治疗的适应证、疗效及安全性与成人相似，剂量为3～6 μU/m²，最大剂量不超过 10 μU/m²。在知情同意的基础上，也可按成人的剂量和疗程用拉米夫定治疗。

三、丙型病毒性肝炎

慢性丙型病毒性肝炎是一种主要经血液传播的疾病，是由丙型肝炎病毒（HCV）感染导致的慢性传染病。慢性 HCV 感染可导致肝脏慢性炎症坏死,部分患者可发展为肝硬化甚至肝细胞癌(HCC),严重危害人民健康,已成为严重的社会和公共卫生问题。

(一)病因

1.传染源

传染源主要为急、慢性患者和慢性 HCV 携带者。

2.传播途径

传播途径与乙型肝炎相同,主要有以下 3 种。

(1)通过输血或血制品传播:由于 HCV 感染者病毒血症水平低,所以输血和血制品(输 HCV 数量较多)是最主要的传播途径。经初步调查,输血后非甲非乙型肝炎患者血清丙型肝炎抗体(抗-HCV)阳性率高达 80% 以上,已成为大多数(80%~90%)输血后肝炎的原因。但供血员血清抗-HCV 阳性率较低,欧美各国为 0.35%~1.4%,故目前公认,反复输入多个供血员血液或血制品者更易发生丙型肝炎,输血3次以上者感染 HCV 的危险性增高 2~6 倍。国内曾因单采血浆回输血细胞时污染,造成丙型肝炎暴发流行,经 2 年以上随访,血清抗-HCV 阳性率达到 100%。1989 年国外综合资料表明,抗-HCV 阳性率在输血后非甲非乙型肝炎患者为 85%,血源性凝血因子治疗的血友病患者为 60%~70%,静脉药瘾患者为 50%~70%。

(2)通过非输血途径传播:丙型肝炎也多见于非输血人群,主要通过反复注射、针刺、含 HCV 血液反复污染皮肤黏膜隐性伤口及性接触等其他密切接触方式而传播。这是世界各国广泛存在的散发性丙型肝炎的传播途径。

(3)母婴传播:要准确评估 HCV 垂直传播很困难,因为在新生儿中所检测到的抗-HCV 实际可能来源于母体(被动传递)。检测 HCV RNA 提示,HGV 有可能由母体传播给新生儿。

3.易感人群

对 HCV 无免疫力者普遍易感。在西方国家,除反复输血者外,静脉药瘾者、同性恋等混乱性接触者及血液透析患者丙型肝炎发病率较高。本病可发生于任何年龄,一般儿童和青少年 HCV 感染率较低,中青年次之。男性 HCV 感染率大于女性。HCV 多见于 16 岁以上人群。HCV 感染恢复后血清抗体水平低,免疫保护能力弱,有再次感染 HCV 的可能性。

(二)诊断要点

1.诊断依据

HCV 感染超过 6 个月,或发病日期不明、无肝炎史,但肝脏组织病理学检查符合慢性肝炎,或根据症状、体征、实验室及影像学检查结果综合分析,做出诊断。

2.病变程度判定

慢性肝炎按炎症活动度(G)可分为轻、中、重 3 度,并应标明分期(S)。

(1)轻度慢性肝炎(包括原慢性迁延性肝炎及轻型慢性活动性肝炎):$G_{1\sim2}$,$S_{0\sim2}$。①肝细胞变性,点、灶状坏死或凋亡小体。②汇管区有(无)炎症细胞浸润、扩大,有或无局限性碎屑坏死(界面肝炎)。③小叶结构完整。

(2)中度慢性肝炎(相当于原中型慢性活动性肝炎):G_3,$S_{1\sim3}$。①汇管区炎症明显,伴中度碎屑坏死。②小叶内炎症严重,融合坏死或伴少数桥接坏死。③纤维间隔形成,小叶结构大部分保存。

(3)重度慢性肝炎(相当于原重型慢性活动性肝炎):G_4,$S_{2\sim4}$。①汇管区炎症严重或伴重度碎屑坏死。②桥接坏死累及多数小叶。③大量纤维间隔,小叶结构紊乱,或形成早期肝硬化。

3.组织病理学诊断

组织病理学诊断包括病因(根据血清或肝组织的肝炎病毒学检测结果确定病因)、病变程度及分级分期结果,如病毒性肝炎,丙型、慢性、中度、G_3/S_4。

(三)鉴别要点

本病应与慢性乙型病毒性肝炎、药物性肝炎、酒精性肝炎、非酒精性肝炎、自身免疫性肝炎、病毒感染所致肝损害、肝硬化、肝癌等鉴别。

(四)规范化治疗

1.抗病毒治疗的目的

清除或持续抑制体内的 HCV,以改善或减轻肝损害,阻止进展为肝硬化、肝衰竭或 HCC,并提高患者的生活质量。治疗前应进行 HCV RNA 基因分型(1 型和非 1 型)和血中 HCV RNA 定量,以决定抗病毒治疗的疗程和利巴韦林的剂量。

2.HCV RNA 基因为 1 型或(和)HCV RNA 定量不低于 $4×10^5$ U/mL 者

可选用下列方案之一。

(1)聚乙二醇干扰素 α 联合利巴韦林治疗方案:聚乙二醇干扰素 α-2a 180 μg,每周 1 次,皮下注射,联合口服利巴韦林 1 000 mg/d,至 12 周时检测 HCV RNA。

如 HCV RNA 下降幅度少于 2 个对数级,则考虑停药;如 HCV RNA 定性检测为阴转,或低于定量法的最低检测限。继续治疗至 48 周;如 HCV RNA 未转阴,但下降超过 2 个对数级,则继续治疗到 24 周;如 24 周时 HCV RNA 转阴,可继续治疗到 48 周;如果 24 周时仍未转阴,则停药观察。

(2)普通 IFN-α 联合利巴韦林治疗方案:IFN-α 3~5 mU,隔天 1 次,肌内或皮下注射,联合口服利巴韦林 1 000 mg/d,建议治疗 48 周。

(3)不能耐受利巴韦林不良反应者的治疗方案:可单用普通 IFN-α 复合 IFN 或 PEG-IFN,方法同上。

3.HCV RNA 基因为非 1 型或(和)HCV RNA 定量小于 $4×10^5$ U/mL 者

可采用以下治疗方案之一。

(1)聚乙二醇干扰素 α 联合利巴韦林治疗方案:聚乙二醇干扰素 α-2a 180 μg,每周 1 次,皮下注射,联合应用利巴韦林 800 mg/d,治疗 24 周。

(2)普通 IFN-α 联合利巴韦林治疗方案:IFN-α 3 mU,每周 3 次,肌内或皮下注射,联合应用利巴韦林 800~1 000 mg/d,治疗 24~48 周。

(3)不能耐受利巴韦林不良反应者的治疗方案:可单用普通 IFN-α 或聚乙二醇干扰素 α。

四、丁型病毒性肝炎

丁型病毒型肝炎是由于丁型肝炎病毒(HDV)与 HBV 共同感染引起的、以肝细胞损害为主的传染病,呈世界性分布,易使肝炎慢性化和重型化。

(一)病因

HDV 感染呈全球性分布。意大利是 HDV 感染的发现地。地中海沿岸、中东地区、非洲和南美洲亚马孙河流域是 HDV 感染的高流行区。HDV 感染在地方性高发区的持久流行,是由 HDV 在 HBsAg 携带者之间不断传播所致。除南欧为地方性高流行区之外,其他发达国家 HDV 感染率一般只占 HBsAg 携带者的 5% 以下。发展中国家 HBsAg 携带者较高,有引起

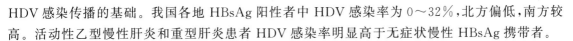

HDV 感染传播的基础。我国各地 HBsAg 阳性者中 HDV 感染率为 $0 \sim 32\%$，北方偏低，南方较高。活动性乙型慢性肝炎和重型肝炎患者 HDV 感染率明显高于无症状慢性 HBsAg 携带者。

1.传染源

传染源主要是急、慢性丁型肝炎患者和 HDV 携带者。

2.传播途径

输血或血制品是传播 HDV 的最重要途径之一。其他包括经注射和针刺传播、日常生活密切接触传播以及围生期传播等。我国 HDV 传播方式以生活密切接触为主。

3.易感人群

HDV 感染分两种类型。①HDV/HBV 同时感染，感染对象是正常人群或未接受 HBV 感染的人群。②HDV/HBV 重叠感染，感染对象是已受 HBV 感染的人群，包括无症状慢性 HBsAg 携带者和乙型肝炎患者，他们体内含有 HBV 及 HBsAg，一旦感染 HDV，极有利于 HDV 的复制，所以，这一类人群对 HDV 的易感性更强。

(二)诊断要点

我国是 HBV 感染高发区，应随时警惕 HDV 感染。HDV 与 HBV 同时感染所致急性丁型肝炎，仅凭临床资料不能确定病因。凡无症状慢性 HBsAg 携带者突然出现急性肝炎样症状、重型肝炎样表现或迅速向慢性肝炎发展者，以及慢性乙型肝炎病情突然恶化而陷入肝衰竭者，均应想到 HDV 重叠感染，及时进行特异性检查，以明确病因。

1.临床表现

HDV 感染一般只与 HBV 感染同时发生或继发于 HBV 感染者中，故其临床表现部分取决于 HBV 感染状态。

(1)HDV 与 HBV 同时感染(急性丁型肝炎)：潜伏期为 $6 \sim 12$ 周，其临床表现与急性自限性乙型肝炎类似，多数为急性黄疸型肝炎。在病程中可先后发生两次肝功能损害，即血清胆红素和转氨酶出现两个高峰。整个病程较短，HDV 感染常随 HBV 感染终止而终止，预后良好，很少向重型肝炎、慢性肝炎或无症状慢性 HDV 携带者发展。

(2)HDV 与 HBV 重叠感染：潜伏期为 $3 \sim 4$ 周。其临床表现轻重悬殊，复杂多样。

急性肝炎样丁型肝炎：在无症状慢性 HBsAg 携带者基础上重叠感染 HDV 后，最常见的临床表现形式是急性肝炎样发作，有时病情较重，血清转氨酶持续升高达数月之久，或血清胆红素及转氨酶升高呈双峰曲线。在 HDV 感染期间，血清 HBsAg 水平常下降，甚至转阴，有时可使 HBsAg 携带状态结束。

慢性丁型肝炎：无症状慢性 HBsAg 携带者重叠感染 HDV 后，更容易发展成慢性肝炎。慢性化后发展为肝硬化的进程较快。早期认为丁型肝炎不易转化为肝癌，近年来在病理诊断为原发性肝癌的患者中，HDV 标志阳性者可达 $11\% \sim 22\%$，故丁型肝炎与原发性肝癌的关系不容忽视。

(3)重型丁型肝炎：在无症状慢性 HBsAg 携带者基础上重叠感染 HDV 时，颇易发展成急性或亚急性重型肝炎。在"暴发性肝炎"中，HDV 感染标志阳性率高达 $21\% \sim 60\%$，认为 HDV 感染是促成大块肝坏死的一个重要因素。按国内诊断标准，这些"暴发性肝炎"应包括急性和亚急性重型肝炎。HDV 重叠感染易使原有慢性乙型肝炎病情加重。如有些慢性乙型肝炎患者，病情本来相对稳定或进展缓慢，血清 HDV 标志转阳，临床状况可突然恶化，继而发生肝衰竭，甚至死亡，颇似慢性重型肝炎，这种情况国内相当多见。

2.实验室检查

近年丁型肝炎的特异诊断方法日臻完善,从受检者血清中检测到 HDAg 或 HDV RNA,或从血清中检测抗-HDV,均为确诊依据。

(三)鉴别要点

应注意与慢性重型乙型病毒型肝炎相鉴别。

(四)规范化治疗

丁型病毒性肝炎以护肝对症治疗为主。近年研究表明,IFN-α 可能抑制 HDV RNA 复制,经治疗后,可使部分病例血清 DHV RNA 转阴,所用剂量宜大,疗程宜长。目前 IFN-α 是唯一可供选择的治疗慢性丁型肝炎的药物,但其疗效有限。IFN-α 900 万 U,每周 3 次,或者每天 500 万 U,疗程 1 年,能使40%～70%的患者血清中 HDV RNA 消失,但是抑制 HDV 复制的作用很短暂,停止治疗后 60%～97%的患者复发。

五、戊型病毒性肝炎

戊型病毒型肝炎原称肠道传播的非甲非乙型肝炎或流行性非甲非乙型肝炎。其流行病学特点及临床表现颇像甲型肝炎,但两者的病因完全不同。

(一)病因

戊型肝炎流行最早发现于印度,开始疑为甲型肝炎,但回顾性血清学分析,证明既非甲型肝炎,也非乙型肝炎。本病流行地域广泛,在发展中国家以流行为主,发达国家以散发为主。其流行特点与甲型肝炎相似,传染源是戊型肝炎患者和阴性感染患者,经粪-口传播。潜伏期末和急性期初传染性最强。流行规律大体分 2 种:一种为长期流行,常持续数月,可长达 20 个月,多由水源不断污染所致;另一种为短期流行,约 1 周即止,多为水源一次性污染引起。与甲型肝炎相比,本病发病年龄偏大,16～35 岁者占 75%,平均为 27 岁。孕妇易感性较高。

(二)诊断要点

流行病学资料、临床特点和常规实验室检查仅作临床诊断参考,特异血清病原学检查是确诊依据,同时排除 HAV、HBV、HCV 感染。

1.临床表现

本病潜伏期为15～75 d,平均约为 6 周。绝大多数为急性病例,包括急性黄疸型和急性无黄疸型肝炎,两者比例约为 1：13。临床表现与甲型肝炎相似,但其黄疸前期较长,症状较重。除淤胆型病例外,黄疸常于 1 周内消退。戊型肝炎胆汁淤积症状(如灰浅色大便、全身瘙痒等)较甲型肝炎为重,约 20%的急性戊型肝炎患者会发展成淤胆型肝炎。部分患者有关节疼痛。

2.实验室检查

用戊型肝炎患者急性期血清 IgM 型抗体建立酶联免疫吸附(ELISA)法,可用于检测拟诊患者粪便内的 HEAg,此抗原在黄疸出现第 14～18 d 的粪便中较易检出,但阳性率不高。用荧光素标记戊型肝炎恢复期血清 IgG,以实验动物 HEAg 阳性肝组织作抗原片,进行荧光抗体阻断实验,可用于检测血清戊型肝炎抗体(抗-HEV),阳性率为 50%～100%。但本法不适用于临床常规检查。

用重组抗原或合成肽原建立 ELISA 法检测血清抗-HEV,已在国内普遍开展,敏感性和特异性均较满意。用本法检测血清抗-HEV-IgM,对诊断现症戊型肝炎更有价值。

(三)鉴别要点

应注意与 HAV、HBV、HCV 相鉴别。

(四)规范化治疗

急性期应强调卧床休息,给予清淡而营养丰富的食物,外加充足的 B 族维生素及维生素 C。HEV ORF2 结构蛋白可用于研制有效疫苗,并能对 HEV 株提供交叉保护。HEV ORF2 蛋白具有较好的免疫原性,用其免疫猕猴能避免动物发生戊型肝炎和 HEV 感染。该疫苗正在研制,安全性和有效性正在评估。

六、护理措施

(1)甲、戊型肝炎进行消化道隔离;急性乙型肝炎进行血液(体液)隔离至 HBsAg 转阴;慢性乙型和丙型肝炎患者应分别按病毒携带者管理。

(2)向患者及其家属说明休息是肝炎治疗的重要措施。重型肝炎、急性肝炎、慢性活动期应卧床休息;慢性肝炎病情好转后,体力活动以不感疲劳为度。

(3)急性期患者宜进食清淡、易消化的食物,蛋白质以营养价值高的动物蛋白为主 1.0～1.5 g/(kg·d);慢性肝炎患者宜进食高蛋白、高热量、高维生素易消化的食物,蛋白质 1.5～2.0 g/(kg·d);重症肝炎患者宜进食低脂、低盐、易消化的食物,有肝性脑病先兆者应限制蛋白质摄入,蛋白质摄入小于0.5 g/(kg·d);合并腹水、少尿者,钠摄入限制在 0.5 g/d。

(4)各型肝炎患者均应戒烟和禁饮酒。

(5)皮肤瘙痒者及时修剪指甲,避免搔抓,防止皮肤破损。

(6)应向患者解释注射干扰素后可出现发热、头痛、全身酸痛等"流感样综合征",体温常随药物剂量增大而增高,不良反应随治疗次数增加而逐渐减轻。发热时多饮水、休息,必要时按医嘱对症处理。

(7)密切观察有无皮肤瘀点及瘀斑、牙龈出血、便血等出血倾向;观察有无性格改变、计算力减退、嗜睡、烦躁等肝性脑病的早期表现。如有异常及时报告医师。

(8)让患者家属了解肝病患者易生气、易急躁的特点,对患者要多加宽容理解;护理人员多与患者热情、友好交谈沟通,缓解患者的焦虑、悲观、抑郁等心理问题;向患者说明保持豁达、乐观的心情对于肝脏疾病的重要性。

七、应急措施

(一)消化道出血

(1)立即取平卧位,头偏向一侧,保持呼吸道通畅,防止窒息。

(2)通知医师,建立静脉液路。

(3)合血、吸氧、备好急救药品及器械,准确记录出血量。

(4)监测生命体征的变化,观察有无四肢湿冷、面色苍白等休克体征的出现,如有异常,及时报告医师并配合抢救。

(二)肝性脑病

(1)如有烦躁,做好保护性措施,必要时给予约束,防止患者自伤或伤及他人。

(2)昏迷者,平卧位,头偏向一侧,保持呼吸道通畅。

(3)吸氧,密切观察神志和生命体征的变化,定时翻身。

（4）遵医嘱给予准确及时的治疗。

八、健康教育

（1）宣传各类型病毒性肝炎的发病及传播知识,重视预防接种的重要性。

（2）对于急性肝炎患者要强调彻底治疗的重要性及早期隔离的必要性。

（3）慢性患者、病毒携带者及其家属采取适当的家庭隔离措施,对家中密切接触者鼓励尽早进行预防接种。

（4）应用抗病毒药物者必须在医师的指导、监督下进行,不得擅自加量或停药,并定期检查肝功能和血常规。

（5）慢性肝炎患者出院后避免过度劳累、酗酒、不合理用药等,避免反复发作,并定期监测肝功能。

（6）对于乙肝病毒携带者禁止献血和从事饮食、水管、托幼等工作。

（张　静）

第五节　肝　硬　化

肝硬化是一种由不同病因引起的慢性进行性弥漫性肝病。病理特点为广泛的肝细胞变性坏死、再生结节形成、结缔组织增生,致使正常肝小叶结构破坏和假小叶形成。临床可有多系统受累,主要表现为肝功能损害和门静脉高压,晚期出现消化道出血、肝性脑病、感染等严重并发症。在我国,肝硬化是常见疾病和主要死因之一。

一、病因与发病机制

（一）病毒性肝炎

病毒性肝炎主要为乙型病毒性肝炎,其次为丙型肝炎,或乙型加丁型重叠感染,甲型和戊型一般不发展为肝硬化。

（二）日本血吸虫病

我国长江流域血吸虫病流行区多见。反复或长期感染血吸虫病者,虫卵及其毒性产物在肝脏汇管区刺激结缔组织增生,导致肝纤维化和门脉高压,称为血吸虫病性肝纤维化。

（三）乙醇中毒

长期大量饮酒者,乙醇及其中间代谢产物(乙醛)直接引起酒精性肝炎,并发展为肝硬化,酗酒所致的长期营养失调也对肝脏起一定损害作用。

（四）药物或化学毒物

长期服用双醋酚丁、甲基多巴等药物,或长期反复接触磷、砷、四氯化碳等化学毒物,可引起中毒性肝炎,最终演变为肝硬化。

（五）胆汁淤积

持续存在肝外胆管阻塞或肝内胆汁淤积时,高浓度的胆汁酸和胆红素损害肝细胞,导致肝硬化。

（六）循环障碍

慢性充血性心力衰竭、缩窄性心包炎、肝静脉或下腔静脉阻塞等使肝脏长期淤血,肝细胞缺氧、坏死和结缔组织增生,最后发展为肝硬化。

（七）遗传和代谢疾病

由于遗传性或代谢性疾病,某些物质或其代谢产物沉积于肝,造成肝损害,并可致肝硬化,如肝豆状核变性、血色病、半乳糖血症和 α1-抗胰蛋白酶缺乏症。

（八）营养失调

食物中长期缺乏蛋白质、维生素、胆碱等,以及慢性炎症性肠病,可引起营养不良和吸收不良,降低肝细胞对致病因素的抵抗力,成为肝硬化的直接或间接病因。

此外,部分病例发病原因难以确定,称为隐源性肝硬化,其中部分病例与无黄疸型病毒性肝炎,尤其是丙型肝炎有关。自身免疫性肝炎也可发展为肝硬化。各种病因引起的肝硬化,其病理变化和发展演变过程是基本一致的。特征为广泛肝细胞变性坏死、结节性再生、弥漫性结缔组织增生、假小叶形成。上述病理变化造成肝内血管扭曲、受压、闭塞而致血管床缩小,肝内门静脉、肝静脉和肝动脉小分支之间发生异常吻合而形成短路,导致肝血循环紊乱。这些严重的肝内血液循环障碍,是形成门静脉高压的病理基础,且使肝细胞营养障碍加重,促使肝硬化病变进一步发展。

二、临床表现

肝硬化的病程发展通常比较缓慢,可隐伏 3～5 年或更长时间。临床上分为肝功能代偿期和失代偿期。

（一）代偿期

早期症状轻,以乏力、食欲缺乏为主要表现,可伴有恶心、厌油腻、腹胀、上腹隐痛及腹泻等。症状常因劳累或伴发病而出现,经休息或治疗可缓解。患者营养状况一般或消瘦,肝轻度大,质地偏硬,可有轻度压痛,脾轻至中度大。肝功能多在正常范围内或轻度异常。

（二）失代偿期

失代偿期主要为肝功能减退和门静脉高压所致的全身多系统症状和体征。

1.肝功能减退

(1)全身症状和体征:一般状况与营养状况均较差,乏力、消瘦、不规则低热、面色灰暗黝黑(肝病面容)、皮肤干枯粗糙、水肿、舌炎、口角炎等。

(2)消化道症状:食欲减退甚至畏食、进食后上腹饱胀不适、恶心、呕吐、稍进油腻肉食易引起腹泻,因腹水和胃肠积气而腹胀不适。肝细胞有进行性或广泛性坏死时可出现黄疸。

(3)出血倾向和贫血:常有鼻出血、牙龈出血、皮肤紫癜和胃肠出血等倾向,系肝合成凝血因子减少、脾功能亢进和毛细血管脆性增加所致。贫血可因缺铁、缺乏叶酸和维生素 B_{12}、脾功能亢进等因素引起。

(4)内分泌失调:①雌激素增多、雄激素和糖皮质激素减少,肝对雌激素的灭活功能减退,故体内雌激素增多。雌激素增多时,通过负反馈抑制腺垂体分泌促性腺激素及促肾上腺皮质激素的功能,致雄激素和肾上腺糖皮质激素减少。雌激素与雄激素比例失调,男性患者常有性欲减退、睾丸萎缩、毛发脱落及乳房发育;女性患者可有月经失调、闭经、不孕等。部分患者出现蜘蛛痣,主要分布在面颈部、上胸、肩背和上肢等上腔静脉引流区域;手掌大小鱼际和指端腹侧部位皮肤发红称为肝掌。肾上腺皮质功能减退,表现为面部和其他暴露部位皮肤色素沉着。②醛固酮和血管升压素增多、肝功能减退时对醛固酮和血管升压素的灭活作用减弱,致体内醛固酮及血管升压素增多。醛固酮作用于远端肾小管,使钠重吸收增加;血管升压素作用于集合管,使水的重吸收增加。水钠潴留导致尿少、水肿,并促进腹水形成。

2.门静脉高压

(1)脾大:门静脉高压致脾静脉压力增高,脾淤血而肿大,一般为轻、中度大,有时可为巨脾。上消化道大量出血时,脾脏可暂时缩小,待出血停止并补足血容量后,脾脏再度增大。晚期脾大常伴有对血细胞破坏增加,使周围血中白细胞、红细胞和血小板减少,称为脾功能亢进。

(2)侧支循环的建立和开放:正常情况下,门静脉系与腔静脉系之间的交通支很细小,血流量很少。门静脉高压形成后,来自消化器官和脾脏的回心血液流经肝脏受阻,使门腔静脉交通支充盈扩张,血流量增加,建立起侧支循环(图 8-1)。

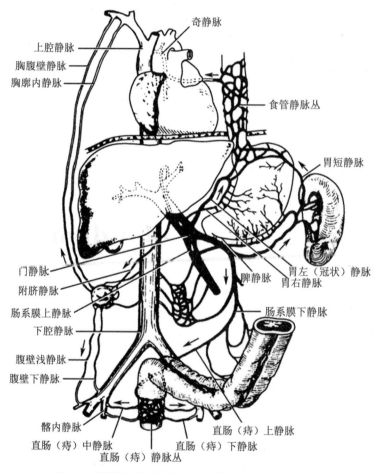

图 8-1　门静脉回流受阻时,侧支循环血流方向示意图

临床上重要的侧支循环有:①食管下段和胃底静脉曲张,主要是门静脉系的胃冠状静脉和腔静脉系的食管静脉、奇静脉等沟通开放,常在恶心、呕吐、咳嗽、负重等使腹内压突然升高,或因粗糙食物机械损伤、胃酸反流腐蚀损伤时,导致曲张静脉破裂出血,出现呕血、黑便及休克等表现。②腹壁静脉曲张,由于脐静脉重新开放,与附脐静脉、腹壁静脉等连接,在脐周和腹壁可见迂曲静脉以脐为中心向上及下腹壁延伸。③痔核形成,为门静脉系的直肠上静脉与下腔静脉系的直肠中、下静脉吻合扩张形成,破裂时引起便血。

(3)腹水:肝硬化肝功能失代偿期最为显著的临床表现。腹水出现前,常有腹胀,以饭后明显。大量腹水时腹部隆起,腹壁绷紧发亮,患者行动困难,可发生脐疝,膈抬高,出现呼吸困难、心悸。部分患者伴有胸腔积液。

腹水形成的因素:①门静脉压力增高使腹腔脏器毛细血管床静水压增高,组织间液回吸收减少而漏入腹腔。②低清蛋白血症系指血浆清蛋白＜30 g/L,肝功能减退使清蛋白合成减少及蛋白质摄入和吸收障碍,低清蛋白血症时血浆胶体渗透压降低,血管内液外渗。③肝淋巴液生成过多,肝静脉回流受阻时,肝内淋巴液生成增多,超过胸导管引流能力,淋巴内压力增高,使大量淋巴液自肝包膜和肝门淋巴渗出至腹腔。④血管升压素及继发性醛固酮增多,引起水钠重吸收增加。⑤肾脏因素,有效循环血容量不足致肾血流量减少,肾小球滤过率降低,排钠和排尿量减少。

3.肝脏情况

早期肝脏增大,表面尚平滑,质中等硬;晚期肝脏缩小,表面可呈结节状,质地坚硬;一般无压痛,但在肝细胞进行性坏死或并发肝炎和肝周围炎时可有压痛与叩击痛。

三、并发症

(一)上消化道出血

上消化道出血为本病最常见的并发症。由于食管下段或胃底静脉曲张破裂,引起突然大量的呕血和黑便,常引起出血性休克或诱发肝性脑病,死亡率高。

(二)感染

由于患者抵抗力低下、门腔静脉侧支循环开放等因素,增加细菌入侵繁殖机会,易并发感染如肺炎、胆道感染、大肠埃希菌败血症、自发性腹膜炎等。自发性腹膜炎系指无任何邻近组织炎症的情况下发生的腹膜和/或腹水的细菌性感染。其主要原因是肝硬化时单核-吞噬细胞的噬菌作用减弱,肠道内细菌异常繁殖并经由肠壁进入腹膜腔,以及带菌的淋巴液漏入腹腔引起感染,致病菌多为革兰氏阴性杆菌。患者可出现发热、腹痛、腹胀、腹膜刺激征、腹水迅速增长或持续不减,少数病例发生中毒性休克。

(三)肝性脑病

肝性脑病是晚期肝硬化的最严重并发症。

(四)原发性肝癌

肝硬化患者短期内出现肝脏迅速增大、持续性肝区疼痛、腹水增多且为血性、不明原因的发热等,应考虑并发原发性肝癌,需做进一步检查。

(五)功能性肾衰竭

功能性肾衰竭又称肝、肾综合征,表现为少尿或无尿、氮质血症、稀释性低钠血症和低尿钠,但肾无明显器质性损害。主要由于肾血管收缩和肾内血液重新分布,导致肾皮质血流量和肾小球滤过率下降等因素引起。

(六)电解质和酸碱平衡紊乱

出现腹水和其他并发症后患者电解质紊乱趋于明显,常见情形如下。

1.低钠血症

长期低钠饮食致原发性低钠,长期利尿和大量放腹水等致钠丢失,血管升压素增多使水潴留超过钠潴留而致稀释性低钠。

2.低钾低氯血症与代谢性碱中毒

进食少、呕吐、腹泻、长期应用利尿剂或高渗葡萄糖液、继发性醛固酮增多等可引起低钾低氯,而低钾低氯血症可致代谢性碱中毒,诱发肝性脑病。

四、护理

(一)护理目标

患者能描述营养不良的原因,遵循饮食计划,保证各种营养物质的摄入;能叙述腹水和水肿的主要原因,腹水和水肿有所减轻,身体舒适感增加;能了解常见并发症防治知识,尽力避免并发症;无皮肤破损或感染,焦虑减轻或消失。

(二)护理措施

1.一般护理

(1)休息和活动:休息代偿期患者宜适当减少活动、避免劳累、保证休息,失代偿期、尤其当出现并发症时患者需卧床休息。

(2)饮食护理:饮食以高热量、高蛋白(肝性脑病除外)和维生素丰富而易消化的食物为原则。盐和水的摄入视病情调整,有腹水者应低盐或无盐饮食,钠限制在每天 500～800 mg(氯化钠1.2～2.0 g),进水量限制在每天 1 000 mL 左右。应向患者介绍各种食物的成分。例如,高钠食物有咸肉、酱菜、酱油、罐头食品、含钠味精等,应尽量少食用;含钠较少的食物有粮谷类、瓜茄类、水果等;含钾多的食物有水果、硬壳果、马铃薯、干豆、肉类等。评估患者有无不恰当的饮食习惯而加重水钠潴留,切实控制钠和水的摄入量。限钠饮食常使患者感到食物淡而无味,可适量添加柠檬汁、食醋等,改善食品的调味,以增进食欲。禁酒,忌用对肝有损害的药物。有食管静脉曲张者避免进食粗糙、坚硬食物。避免损伤曲张静脉,食管胃底静脉曲张者应食菜泥、肉末、软食,进餐时细嚼慢咽,咽下的食团宜小且外表光滑,切勿混入糠皮、硬屑、鱼刺、甲壳等,药物应磨成粉末,以防损伤曲张的静脉导致出血。

2.体液过多的护理

(1)休息和体位:多卧床休息,卧床时尽量取平卧位,以增加肝、肾血流量,改善肝细胞的营养,提高肾小球滤过率。可抬高下肢,以减轻水肿。阴囊水肿者可用托带托起阴囊,以利水肿消退。大量腹水者卧床时可取半卧位,以使膈下降,有利于呼吸运动,减轻呼吸困难和心悸。

(2)避免腹内压骤增:大量腹水时,应避免使腹内压突然剧增的因素,如剧烈咳嗽、打喷嚏、用力排便等。

(3)用药护理:使用利尿剂时应特别注意维持水、电解质和酸碱平衡。利尿速度不宜过快,以每天体重减轻不超过 0.5 kg 为宜。

(4)病情监测:观察腹水和下肢水肿的消长,准确记录出入量,测量腹围、体重,并教会患者正确的测量和记录方法。进食量不足、呕吐、腹泻者,或遵医嘱应用利尿剂、放腹水后更应密切观察。监测血清电解质和酸碱度的变化,以及时发现并纠正水、电解质、酸碱平衡紊乱,防止肝性脑病、功能性肾衰竭的发生。

(5)腹腔穿刺放腹水的护理:术前说明注意事项,测量体重、腹围、生命体征,排空膀胱以免受伤;术中及术后监测生命体征,观察有无不适反应;术毕用无菌敷料覆盖穿刺部位,如有溢液可用吸收性明胶海绵处置;术毕缚紧腹带,以免腹内压骤然下降;记录抽出腹水的量、性质和颜色,标本及时送检。

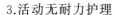

3.活动无耐力护理

肝硬化患者的精神、体力状况随病情进展而减退,疲倦乏力、精神不振逐渐加重,严重时衰弱而卧床不起。应根据病情适当安排休息和活动。代偿期患者无明显的精神、体力减退,可参加轻工作,避免过度疲劳;失代偿期患者以卧床休息为主,但过多的躺卧易引起消化不良、情绪不佳,故应视病情安排适量的活动,活动量以不感到疲劳、不加重症状为度。

4.有皮肤完整性受损危险的护理

肝硬化患者因常有皮肤干燥、水肿,有黄疸时可有皮肤瘙痒和长期卧床等因素,易发生皮肤破损和继发感染。除常规的皮肤护理、预防压疮措施外,应注意沐浴时避免水温过高,或使用有刺激性的皂类和沐浴液,沐浴后可使用性质柔和的润肤品,以减轻皮肤干燥和瘙痒;皮肤瘙痒者给予止痒处理,嘱患者勿用手抓搔,以免皮肤破损。

5.心理护理

及时了解并减轻各种焦虑,护理人员应关心患者,鼓励其说出心中的顾虑与疑问,护士应耐心倾听并给予解答。

6.健康指导

(1)心理指导:护士应帮助患者和家属掌握本病的有关知识和自我护理方法,分析和消除不利于个人和家庭应对的各种因素,家属应理解和关心患者,细心观察、及早识别病情变化。例如,当患者出现性格、行为改变等可能为肝性脑病的前驱症状时,或消化道出血等其他并发症时,应及时就诊。定期门诊随诊。

(2)休息指导:保证身心两方面的休息,应有足够的休息和睡眠,生活起居有规律。活动量以不加重疲劳感和其他症状为度。应十分注意情绪的调节和稳定。在安排好治疗、身体调理的同时,勿过多考虑病情,遇事豁达开朗。

(3)生活指导:注意保暖和个人卫生,预防感染。切实遵循饮食治疗原则和计划,安排好营养食谱。

(4)用药指导:按医师处方用药,加用药物需征得医师同意,以免服药不当而加重肝脏负担和肝功能损害。应向患者详细介绍所用药物的名称、剂量、给药时间和方法,教会其观察药物疗效和不良反应。例如,服用利尿剂者,如出现软弱无力、心悸等症状时,提示低钠、低钾血症,应及时就医。

(三)护理评价

患者能自己选择符合饮食治疗计划的食物,保证每天所需热量、蛋白质、维生素等营养成分的摄入;能陈述减轻水钠潴留的有关措施,正确测量和记录出入量、腹围和体重,腹水和皮下水肿及其引起的身体不适有所减轻;能按计划进行活动和休息,活动未致疲乏感加重,活动耐力增加;皮肤无破损和感染,瘙痒感减轻或消失。

（张　静）

第六节　慢性胰腺炎

慢性胰腺炎是一种伴有胰实质进行性毁损的慢性炎症,我国以胆石症为常见原因,国外则以慢性乙醇中毒为主要病因。慢性胰腺炎可伴急性发作,称为慢性复发性胰腺炎。由于本病临床表现缺乏特异性,可为腹痛、腹泻、消瘦、黄疸、腹部肿块、糖尿病等,易被误诊为消化性溃疡、慢性胃炎、胆管疾病、肠炎、消化不良、胃肠神经官能症等。本病虽发病率不高,但近年来有逐步增高的趋势。

一、病因

慢性胰腺炎的发病因素与急性胰腺炎相似,主要有胆道系统疾病、乙醇、腹部外伤、代谢和内分泌障碍、营养不良、高钙血症、高脂血症、血管病变、血色病、先天性遗传性疾病、肝脏疾病及免疫功能异常等。

二、临床表现

慢性胰腺炎的症状繁多且无特异性。典型病例可出现五联症,即上腹疼痛、胰腺钙化、胰腺假性囊肿、糖尿病及脂肪泻。但是,同时具备上述五联症的患者较少,临床上常以某一或某些症状为主要特征。

(一)腹痛

腹痛为最常见症状,见于 60%～100% 的病例,疼痛常剧烈,并持续较长时间。一般呈钻痛或钝痛,绞痛少见。多局限于上腹部,放射至季肋下,半数以上病例放射至背部。疼痛发作的频度和持续时间不一,一般随着病变的进展,疼痛期逐渐延长,间歇期逐渐变短,最后整天腹痛。在无痛期,常有轻度上腹部持续隐痛或不适。

痛时患者取坐位,膝屈曲,压迫腹部可使疼痛部分缓解,躺下或进食则加重(这种体位称为胰体位)。

(二)体重减轻

体重减轻是慢性胰腺炎常见的表现,约见于 3/4 以上病例。主要由于患者担心进食后疼痛而减少进食所致。少数患者因胰功能不全、消化吸收不良或糖尿病而有严重消瘦,经过补充营养及助消化剂后,体重减轻往往可暂时好转。

(三)食欲减退

患者常有食欲欠佳,特别是厌油类或肉食。有时食后腹胀、恶心和呕吐。

(四)吸收不良

吸收不良表现疾病后期,胰脏丧失 90% 以上的分泌能力,可引起脂肪泻。患者有腹泻,大便量多、带油滴、恶臭。由于脂肪吸收不良,临床上也可出现脂溶性维生素缺乏症状。碳水化合物的消化吸收一般不受影响。

(五)黄疸

少数病例可出现明显黄疸(血清胆红素高达 20 mg/dL),由胰腺纤维化压迫胆总管所致,但更常见假性囊肿或肿瘤的压迫所致。

(六)糖尿病症状

约有 2/3 的慢性胰腺炎病例有葡萄糖耐量降低,半数有显性糖尿病,常出现于反复发作腹痛持续几年以后。当糖尿病出现时,一般均有某种程度的吸收不良存在。糖尿病症状一般较轻,易用胰岛素控制。偶可发生低血糖、糖尿病酸中毒、微血管病变和肾病变。

(七)其他

少数病例腹部可扪及包块,易误诊为胰腺肿瘤。个别患者呈抑郁状态或有幻觉、定向力障碍等。

三、并发症

慢性胰腺炎的并发症甚多,一些与胰腺炎有直接关系,另一些则可能是病因(如乙醇)作用的后果。

(一)假性囊肿

假性囊肿见于 9%~48% 的慢性胰腺炎患者。多数为单个囊肿。囊肿大小不一,表现多样。假性囊肿内胰液泄漏至腹腔,可引起胰性无痛性腹水,呈隐匿起病,腹水量甚大,内含高活性淀粉酶。

巨大假性囊肿,压迫胃肠道,可引起幽门或十二指肠近端狭窄,甚至压迫十二指肠空肠交接处和横结肠,引起不全性或完全性梗阻。假性囊肿破入邻近脏器可引起内瘘。囊肿内胰酶腐蚀囊肿壁内小血管可引起囊肿内出血,如腐蚀邻近大血管,可引起消化道出血或腹腔内出血。

(二)胆管梗阻

8%~55% 的慢性胰腺炎患者发生胆总管的胰内段梗阻,临床上有无黄疸不定。有黄疸者中罕有需手术治疗者。

(三)其他

酒精性慢性胰腺炎可合并存在酒精性肝硬化。慢性胰腺炎患者好发口腔、咽、肺、胃和结肠癌肿。

四、实验室检查

(一)血清和尿淀粉酶测定

慢性胰腺炎急性发作时血尿淀粉酶浓度和 Cam/Ccr 比值可一过性地增高。随着病变的进展和较多的胰实质毁损,在急性炎症发作时可不合并淀粉酶升高。测定血清胰型淀粉酶同工酶(Pam)可作为反映慢性胰腺炎时胰功能不全的试验。

(二)葡萄糖耐量试验

葡萄糖耐量试验可出现糖尿病曲线。有报告慢性胰腺炎患者中 78.7% 试验阳性。

(三)胰腺外分泌功能试验

在慢性胰腺炎时有 80%~90% 病例胰外分泌功能异常。

(四)吸收功能试验

最简便的是做粪便脂肪和肌纤维检查。

(五)血清转铁蛋白放射免疫测定

慢性胰腺炎血清转铁蛋白明显增高,特别是对酒精性钙化性胰腺炎有特异价值。

五、护理

(一)体位

协助患者卧床休息,选择舒适的卧位。有腹膜炎者宜取半卧位,利于引流和使炎症局限。

(二)饮食

脂肪对胰腺分泌具有强烈的刺激作用并可使腹痛加剧。因此,一般以适量的优质蛋白、丰富的维生素、低脂无刺激性半流质或软饭为宜,如米粥、藕粉、脱脂奶粉、新鲜蔬菜及水果等。每天脂肪供给量应控制在 20~30 g,避免粗糙、干硬、胀气及刺激性食物或调味品。少食多餐、禁止饮酒。对伴糖尿病患者,应按糖尿病饮食进餐。

(三)疼痛护理

绝对禁酒、避免进食大量肉类食物、服用大剂量胰酶制剂等均可使胰液与胰酶的分泌减少,缓解疼痛。护理中应注意观察疼痛的性质、部位、程度及持续时间,有无腹膜刺激征。协助取舒适卧位以减轻疼痛。适当应用非麻醉性镇痛剂,如阿司匹林、吲哚美辛、布洛芬、对乙酰氨基酚等非团体抗感染药。对腹痛严重、确实影响生活质量者,可酌情使用麻醉性镇痛剂,但应避免长期使用,以免导致患者对药物产生依赖性。给药 20~30 min 后须评估并记录镇痛药物的效果及不良反应。

(四)维持营养需要量

蛋白-热量营养不良在慢性胰腺炎患者是非常普遍的。进餐前 30 min 为患者镇痛,以防止餐后腹痛加剧,使患者惧怕进食。进餐时胰酶制剂同食物一起服用,可以保证酶和食物适当混合,取得满意效果。同时,根据医嘱及时给予静脉补液,保证热量供给,维持水、电解质、酸碱平衡。严重的慢性胰腺炎患者和中至重度营养不良者,在准备手术阶段应考虑提供肠外或肠内营养支持。护理上需加强肠内、外营养液的输注护理,防止并发症。

(五)心理护理

因病程迁延,反复疼痛、腹泻等症状,患者常有消极悲观的情绪反应,对手术及预后的担心常引起焦虑和恐惧。护理上应关心患者,采用同情、安慰、鼓励法与患者沟通,稳定患者情绪,讲解疾病知识,帮助患者树立战胜疾病的信心。

(张　静)

第七节　急性胰腺炎

急性胰腺炎是常见的急腹症之一,为胰酶对胰脏本身自身消化所引起的化学性炎症。胰腺病变轻重不等,轻者以水肿为主,临床经过属自限性,一次发作数天后即可完全恢复,少数呈复发性急性胰腺炎;重者胰腺出血坏死,易并发休克、胰假性囊肿和脓肿等,死亡率高达 25%~40%。

关于急性胰腺炎的发生率,目前尚无精确统计。国内报告急性胰腺炎患者占住院患者的0.32%~2.04%。本病患者一般女多于男,患者一般年龄为 50~60 岁。职业以工人多见。

一、病因及发病机制

胰腺是一个其有内、外分泌功能的实质性器官,胰腺的腺泡分泌胰液(外分泌),对食物的消化起重要作用;而散在地分布在胰腺内的胰岛,其功能细胞主要分泌胰岛素和胰高糖素(内分泌)。正常情况下,当胰液中无活力的胰蛋白酶原等进入十二指肠时,在碱性环境中被胆汁和十二指肠液中的肠激酶激活,成为具有消化能力的胰蛋白酶。在胆总管、胰管、壶腹部炎症、梗阻等病理情况下,多种胰酶在胰腺内被激活,并大量溢出管壁及腺泡壁外,导致胰腺自身消化,引起水肿、出血、坏死等,而产生急性胰腺炎。

引起急性胰腺炎的病因甚多。常见病因为胆道疾病、酗酒。急性胰腺炎的各种致病相关因素。

（一）梗阻因素

胆石症常是老年人急性胰腺炎首次发作的原因,老年女性特别常见。一般认为是在胆石一过性阻塞胰管开口处或紧邻此开口处的胆总管时发生。如在胆石性胰腺炎发作后立即仔细收集和检查粪便,常常可以找到胆结石。胆石症引起胰腺炎的机制尚不清楚。可能是乏特氏壶腹被胆石阻塞,引起胆汁反流入胰管,损伤胰腺实质。也有认为是胰管一过性梗阻而无胆汁反流。

有人认为副乳头的先天畸形和狭窄必然引起胰腺炎。奥狄氏括约肌压力增高是急性胰腺炎反复发作的原因之一,据此内镜下括约肌切开术治疗已获得良好效果。胰小管或壶腹周围的小肿瘤也能引起胰腺炎。

（二）毒素和药物因素

乙醇、甲醇、蝎毒和有机磷杀虫剂等均可引起急性胰腺炎。

药物诱发的胰腺炎通常与对药物的超敏有关而与剂量无关。其特点是在接触药物的第一个月内发生,通常病情轻且有自限性。与成人胰腺炎发病有关的药物最常见的是硫唑嘌呤及其类似物 6-巯基嘌呤。应用这类药物的个体中有 3%～5% 发生胰腺炎,引起儿童胰腺炎最常见的药物是丙戊酸。

（三）代谢因素

三酰甘油水平超过 11.3 mmol/L 时,易发中至重度的急性胰腺炎。如其水平降至5.65 mmol/L以下,反复发作次数可明显减少。各种原因引起的高钙血症亦易发生急性胰腺炎。

（四）外伤因素

胰腺的创伤或手术都可引起胰腺炎。内镜逆行胰胆管造影所致创伤也可引起胰腺炎,发生率为 1%～5%。

（五）先天性因素

胰腺炎的易感性呈常染色体显性遗传。临床特点是儿童或青年期起病,逐渐演变成慢性胰腺炎和胰功能不全。胰腺结石可显著。少数家族还合并有氨基酸尿症。

（六）感染因素

血管功能不全(低容量灌注、动脉粥样硬化)和血管炎可能因减少胰腺血流而引起或加重胰腺炎。

二、临床表现

急性胰腺炎的临床表现和病程,取决于其病因、病理类型和治疗是否及时。水肿型胰腺炎一般 3～5 d 内症状即可消失,但常有反复发作。如症状持续 1 周以上,应警惕已演变为出血坏死型胰腺炎。出血坏死型胰腺炎亦可在一开始时即发生,呈暴发性经过。

（一）腹痛

腹痛为本病最主要表现,约见于 95% 急性胰腺炎病例,多数突然发作,常在饱餐和饮酒后发生。轻重不一,轻者上腹钝痛,患者常能忍受,重者呈腹绞痛、钻痛或刀割痛。疼痛常呈持续性伴阵发性加剧。疼痛的部位可因病变的部位不同而异,通常在上中腹部。如炎症以胰头部为主,疼痛常在右上腹及中上腹部;如炎症以胰体、尾部为主,常为中上腹及左上腹疼痛,并向腰背放射。疼痛在弯腰或起坐前倾时可减轻。病情轻者腹痛 3～5 d 缓解;出血坏死型的病情发展较快,腹痛延续较长。由于渗出液扩散至腹腔,腹痛可弥漫至全腹。极少数患者尤其年老体弱者可无腹痛或极轻微痛。

腹肌常紧张,并可有反跳痛。但不像消化道穿孔时表现的肌强硬,如检查者将手紧贴于患者腹部,仍可能按压下去。有时按压腹部反可使腹痛减轻。腹痛发生的原因是胰管扩张;胰腺炎症、水肿;渗出物、出血或胰酶消化产物进入后腹膜腔,刺激腹腔神经丛;化学性腹膜炎;胆管和十二指肠痉挛及梗阻。

(二)恶心、呕吐

84%的患者有频繁恶心和呕吐,常在进食后发生。呕吐物多为胃内容物,重者含胆汁甚至血样物。呕吐是机体对腹痛或胰腺炎症刺激的一种防御性反射。呕吐后,进入十二指肠的胃酸减少,从而减少胰泌素及缩胆素的释放,减少了胰液胰酶的分泌。

(三)发热

大多数患者有中度以上发热,少数可超过 39 ℃,一般持续 3～5 d。发热系胰腺炎症或坏死产物进入血循环,作用于中枢神经系统体温调节中枢所致。多数发热患者中找不到感染的证据,但如果高热不退,强烈提示合并感染或并发胰腺脓肿。

(四)黄疸

黄疸可于发病后 1～2 d 出现,常为暂时性阻塞性黄疸。黄疸的发生主要由于肿大的胰头部压迫了胆总管所致。合并存在的胆道病变如胆石症和胆道炎症亦是黄疸的常见原因。少数患者后期可因并发肝损害而引起肝细胞性黄疸。

(五)低血压及休克

出血坏死型胰腺炎常发生低血压和休克。患者烦躁不安,皮肤苍白、湿冷、呈花斑状,脉细弱,血压下降,少数可在发病后短期内猝死。发生休克的机制主要有以下几点。

(1)胰舒血管素原释放,被胰蛋白酶激活后致血浆中缓激肽生成增多。缓激肽可引起血管扩张,毛细血管通透性增加,使血压下降。

(2)血液和血浆渗出到腹腔或后腹膜腔,引起血容量不足,这种体液丧失量可达血容量的30%。

(3)腹膜炎时大量体液流入腹腔或积聚于麻痹的肠腔内。

(4)呕吐丢失体液和电解质。

(5)坏死的胰腺释放心肌抑制因子使心肌收缩不良。

(6)少数患者并发肺栓塞、胃肠道出血。

(六)肠麻痹

肠麻痹是重型或出血坏死型胰腺炎的主要表现。初期,邻近胰腺的上腹部可见扩张的充气肠襻,后期则整个肠道均发生肠麻痹性梗阻。临床上以高度腹胀、肠鸣音消失为主要表现。肠麻痹可能是肠管对腹膜炎的一种反应。另外,炎症的直接作用,血管和循环的异常、低钠和低钾血症,肠壁神经丛的损害也是肠麻痹发生的重要促发因素。

(七)腹水

胰腺炎时常有少量腹水,由胰腺和腹膜在炎症过程中液体渗出或漏出所致。淋巴受阻塞或不畅可能也起作用。偶尔出现大量的顽固性腹水,多由于假性囊肿中液体外漏引起。胰性腹水中淀粉酶含量甚高,以此可以与其他原因的腹水区别。

(八)胸膜炎

胸膜炎常见于严重病例,系腹腔内炎性渗出透过横膈微孔进入胸腔所引起的炎性反应。

(九)电解质紊乱

胰腺炎时,机体处于代谢紊乱状态,可以发生电解质平衡失调,血清钠、镁、钾常降低。特别是血钙降低,约见于 25% 的病例,常低于 2.25 mmol/L(9 mg/dL),如低于 1.75 mmol/L(7 mg/dL)提示预后不良。血钙下降的原因是大量钙沉积于脂肪坏死区,同时胰高糖素分泌增加刺激,降钙素分泌,抑制了肾小管对钙的重吸收。

(十)皮下淤血斑

出血坏死型胰腺炎,因血性渗出物透过腹膜后渗入皮下,可在肋腹部形成蓝绿-棕色血斑,称为 Grey-Turner 征;如在脐周围出现蓝色斑,称为 Cullen 征。此两种征象无早期诊断价值,但有确诊意义。

三、并发症

急性水肿型胰腺炎很少有并发症发生,而急性出血坏死型则常出现多种并发症。

(一)局部并发症

1.胰脓肿形成

出血坏死型胰腺炎起病 2～3 周以后,如继发细菌感染,于胰腺内及其周围可有脓肿形成。检查局部有包块,全身感染中毒症状。

2.胰假性囊肿

胰假性囊肿系由胰液和坏死组织在胰腺本身或其周围被包裹而成。常发生于出血坏死型胰腺炎起病后 3～4 周,多位于胰体尾部。囊肿可累及邻近组织,引起相应的压迫症状,如黄疸、门脉高压、肠梗阻、肾盂积水等。囊肿穿破可造成胰源性腹水。

3.胰性腹膜炎

含有活性胰酶的渗出物进入腹腔,可引起化学性腹膜炎。腹腔内出现渗出性腹水。如继发感染,则可引起细菌性腹膜炎。

4.其他

胰局部炎症和纤维素性渗出可累及周围脏器,引起脾周围炎、脾梗阻、脾粘连、结肠粘连(常见为脾曲综合征)、小肠坏死出血及肾周围炎。

(二)全身并发症

1.败血症

败血症常见于胰腺炎并发胰腺脓肿时,死亡率甚高。病原体大多数为革兰氏阴性杆菌,如大肠埃希菌、产碱杆菌、产气杆菌、铜绿假单胞菌等。患者表现为持续高热、白细胞升高,以及明显的全身毒性症状。

2.呼吸功能不全

因腹胀、腹痛,患者的膈运动受限,加之磷脂酶 A 和在该酶作用下生成的溶血卵磷脂对肺泡的损害,可发生肺炎、肺淤血、肺水肿、肺不张和肺梗死,患者出现呼吸困难,血氧饱和度降低,严重者发生急性呼吸窘迫综合征。

3.心律失常和心功能不全

因有效血容量减少和心肌抑制因子的释放,导致心肌缺血和损害,临床上表现为心律失常和急性心力衰竭。

4.急性肾衰竭

出血坏死型胰腺炎晚期,可因休克、严重感染、电解质紊乱和播散性血管内凝血而发生急性肾衰竭。

5.胰性脑病

出血坏死型胰腺炎时,大量活性蛋白水解酶、磷脂酶 A 进入脑内,损伤脑组织和血管,引起中枢神经系统损害综合征,称为胰性脑病。偶可引起脱髓鞘病变。患者可出现谵妄、意识模糊、昏迷、烦躁不安、抑郁、恐惧、妄想、幻觉、语言障碍、共济失调、震颤、反射亢进或消失及偏瘫等。脑电图可见异常。某些患者昏迷系并发糖尿病所致。

6.消化道出血

消化道出血可为上消化道或下消化道出血。上消化道出血主要为胃黏膜炎性糜烂或应激性溃疡,或因脾静脉阻塞引起食管静脉破裂。下消化道出血则由于结肠本身或结肠血管受累所致。近年来发现胰腺炎时可发生胃肠型微动脉瘤,瘤破裂后可引起大出血。

7.糖尿病

有 5%～35%的患者在病程中出现糖尿病,常见于暴发性坏死型胰腺炎患者,系由 B 细胞遭到破坏,胰岛素分泌下降;A 细胞受刺激,胰高糖素分泌增加所致。严重病例可发生糖尿病酮症酸中毒和糖尿病昏迷。

8.慢性胰腺炎

重症胰腺炎病例可因胰腺泡大量破坏而并发胰外分泌功能不全,演变成慢性胰腺炎。

9.猝死

猝死见于极少数病例,由胰腺-心脏性反应所致。

四、检查

实验室检查对胰腺炎的诊断具有决定性意义,一般对水肿型胰腺炎,检测血清淀粉酶和尿淀粉酶已足够,对出血坏死型胰腺炎,则需检查更多项目。

(一)淀粉酶测定

血清淀粉酶常于起病后 2～6 h 开始上升,12～24 h 达高峰。一般大于 500 U。轻者 24～72 h 即可恢复正常,最迟不超过 3～5 d。如血清淀粉酶持续增高达 1 周以上,常提示有胰管阻塞或假性囊肿等并发症。病情严重度与淀粉酶升高程度之间并不一致,出血坏死型胰腺炎,因胰腺泡广泛破坏,血清淀粉酶值可正常甚至低于正常。若无肾功能不良,则尿淀粉酶常明显增高,一般在血清淀粉酶增高后 2 h 开始增高,维持时间较长,在血清淀粉酶恢复正常后仍可增高。尿淀粉酶下降缓慢,为时可达 1～2 周,故适用于起病后较晚入院的患者。

胰淀粉酶分子量约为 55 000,易通过肾小球。急性胰腺炎时胰腺释放胰舒血管素,体内产生大量激肽类物质,引起肾小球通透性增加,肾脏对胰淀粉酶清除率增加,而对肌酐清除率无改变。故淀粉酶,肌酐清除率比率(cam/ccr)测定可提高急性胰腺炎的诊断特异性。正常人 cam/ccr 为 1.5%～5.5%。平均为 3.1±1.1%,急性胰腺炎为 9.8±1.1%,胆总管结石时为 3.2±0.3%。cam/ccr>5.5% 即可诊断急性胰腺炎。

(二)血清胰蛋白酶测定

应用放射免疫法测定,正常人及非胰病患者平均为 400 ng/mL。急性胰腺炎时增高 10～40 倍。因胰蛋白酶仅来自胰腺,故具特异性。

(三)血清脂肪酶测定

血清脂肪酶正常范围为 0.2~1.5 U。急性胰腺炎时脂肪酶血中活性升高,常人于 1.7 U。该酶在病程中升高较晚,且持续时间较长,达 7~10 d。在淀粉酶恢复正常时,脂肪酶仍升高,故对起病后就诊较晚的急性胰腺炎病例有诊断价值。特别有助于与腮腺炎加以鉴别,后者无脂肪酶升高。

(四)血清正铁清蛋白(MHA)测定

腹腔内出血后,红细胞破坏释放的血红蛋白经脂肪酸和弹性蛋门酶作用,转变为正铁血红蛋白。正铁血红蛋白与清蛋白结合形成 MHA。出血坏死型胰腺炎起病 12 h 后血中 MHA 即出现,而水肿型胰腺炎呈阴性,故可作该两型胰腺炎的鉴别。

(五)血清电解质测定

急性胰腺炎时血钙通常不低于 2.12 mmol/L。血钙 < 1.75 mmol/L。仅见于重症胰腺炎患者。低钙血症可持续至临床恢复后 4 周。若胰腺炎由高钙血症引起,则出现血钙升高。对任何胰腺炎发作期血钙正常的患者,在恢复期均应检查有无高钙血症存在。

(六)其他

测定 α_2 巨球蛋白、α_1 抗胰蛋白酶、磷脂酶 A_2、C 反应蛋白、胰蛋白酶原激活肽及粒细胞弹性蛋白酶等均有助于鉴别轻、重型急性胰腺炎,并能帮助病情判断。

五、护理

(一)休息

发作期绝对卧床休息,或取屈膝侧卧位等舒适体位,避免衣服过紧、剧痛而辗转不安者要防止坠床,保证睡眠,保持安静。

(二)输液

急性出血坏死型胰腺炎的抗休克和纠正酸碱平衡紊乱自入院始贯穿于整个病程中,护理上需经常、准确记录 24 h 出入量,依据病情灵活调节补液速度,保证液体在规定的时间内输完,每天尿量应 > 500 mL。必要时建立两条静脉通道。

(三)饮食

饮食治疗是综合治疗中的重要环节。近年来临床中发现,少数胰腺炎患者往往在有效的治疗后,因饮食不当而加重病情,甚至危及生命。采用分期饮食新法则取得较满意效果。胰腺炎的分期饮食分为禁食、胰腺炎Ⅰ号、胰腺炎Ⅱ号、胰腺炎Ⅲ号、低脂饮食五期。

1.禁食

绝对禁食可使胰腺安静休息,胰腺分泌减少至最低限度。患者需限制饮水,口渴者可含漱或湿润口唇。此期患者需静脉补充足够液体及电解质。禁食适用于胰腺炎的急性期,一般患者 2~3 d,重症患者 5~7 d。

2.胰腺炎Ⅰ号饮食

该饮食内不含脂肪和蛋白质。主要食物有米汤、果子水、藕粉、每天 6 餐,每次约 100 mL,每天热量约为 1.4 kJ(334 卡),用于病情好转初期的试餐阶段。此期仍需给患者补充足够液体及电解质。Ⅰ号饮食适用于急性胰腺炎患者的康复初期,一般在病后 5~7 d。

3.胰腺炎Ⅱ号饮食

该饮食内含少量蛋白质,但不含脂肪。主要食物有小豆汤、果子水、藕粉、龙须面和少量鸡蛋清,每天 6 餐,每次约 200 mL,每天热量约为 1.84 kJ。此期可给患者补充少量液体及电解质。Ⅱ号饮食适用于急性胰腺炎患者的康复中期(病后 8～10 d)及慢性胰腺炎患者。

4.胰腺炎Ⅲ号饮食

该饮食内含有蛋白质和极少量脂类。主要食物有米粥、小豆汤、龙须面、菜末、鸡蛋清和豆油(5～10 g/d),每天 5 餐,每次约 400 mL,总热量约为 4.5 kJ。Ⅲ号饮食适用于急、慢性胰腺炎患者康复后期,一般在病后 15 d 左右。

5.低脂饮食

该饮食内含有蛋白质和少量脂肪(约 30 g),每天 4～5 餐,用于基本痊愈患者。

(四)营养

急性胰腺炎时,机体处于高分解代谢状态,代谢率可高于正常水平的 20％～25％,同时,由于感染使大量血浆渗出。因此,如无合理的营养支持,必将使患者的营养状况进一步恶化,降低机体抵抗力、延缓康复。

1.全胃肠外营养(TPN)支持的护理

急性胰腺炎特别是急性出血坏死型胰腺炎患者的营养任务主要由 TPN 来承担。TPN 具有使消化道休息、减少胰腺分泌、减轻疼痛、补充体内营养不良、刺激免疫机制、促进胰外漏自发愈合等优点。近年来更有代谢调理学说认为,通过营养支持供给机体所需的能源和氮源,同时使用药物或生物制剂调理体内代谢反应,可降低分解代谢,共同达到减少机体蛋白质的分解,保存器官结构和功能的目的。应用 TPN 时需严密监护,最初数天每 6 h 检查血糖、尿糖,每 1～2 d 检测血钾、钠、氯、钙、磷;定期检测肝、肾功能;准确记录 24 h 出入量;经常巡视,保持输液速度恒定,不突然更换无糖溶液;每天或隔天检查导管、消毒插管处皮肤,更换无菌敷料,防止发生感染。一旦发生感染要立即拔管,尖端部分常规送细菌培养。TPN 支持一般经过 2 周左右,逐渐过渡到肠道营养(EN)支持。

2.EN 支持的护理

EN 即从空肠造口管中滴入要素饮食,混合奶、鱼汤、菜汤、果汁等多种营养。EN 护理要求如下。

(1)应用不能过早,一定待胃肠功能恢复、肛门排气后使用。

(2)EN 开始前 3 d,每 6 h 监测尿糖 1 次,每天监测血糖、电解质、酸碱度、血红蛋白、肝功能,病情稳定后改为每周 2 次。

(3)营养液浓度从 5％ 开始渐增加到 25％,多以 20％ 以下的浓度为宜。现配现用,4 ℃下保存。

(4)营养液滴速由慢到快,从 40 mL/h(15～20 滴/分)逐渐增加到 100～120 mL/h。由于小肠有规律性蠕动,当蠕动波近造瘘管时可使局部压力增高,甚至发生滴入液体逆流,因此,在滴入过程中要随时调节滴速。

(5)滴入空肠的溶液温度要恒定在 40 ℃左右,因肠管对温度非常敏感,故需将滴入管用温水槽或热水袋加温,如果应用不当,很容易发生腹胀、恶心、呕吐、腹痛、腹泻等症状。

(6)灌注时取半卧位,滴注时床头升高 45°,注意电解质补充,不足的部分可用温盐水代替。

3.口服饮食的护理

经过 3～4 周的 EN 支持,此时患者进入恢复阶段,食欲增加,护理上要指导患者订好食谱,少吃多餐,食物要多样化,告诫患者切不可暴饮暴食增加胰腺负担,防止再次诱发急性胰腺炎。

(五)胃肠减压

抽吸胃内容和胃内气体可减少胰腺分泌,防止呕吐。虽本疗法对轻-中度急性胰腺炎无明显疗效,但对并发麻痹性肠梗阻的严重病例,胃肠减压是不可缺少的治疗措施。减压同时可向胃管内间歇注入氢氧化铝凝胶等碱性药物中和胃酸,间接抑制胰腺分泌。腹痛基本缓解后即可停止胃肠减压。

(六)药物治疗的护理

1.镇痛解痉

给予阿托品、654-2、溴丙胺太林、可待因、水杨酸、异丙嗪、哌替啶等及时对症处理,减轻患者痛苦。据报道,静脉滴注硫酸镁有一定镇痛效果。禁单用吗啡止痛,因其可引起奥狄括约肌痉挛加重疼痛。抗胆碱能药亦不宜长期使用。

2.预防感染

轻症急性水肿型胰腺炎通常无须使用抗生素。出血坏死型易并发感染,应使用足量有效抗生素。处理时应按医嘱正确使用抗生素,合理安排输注顺序,保证体内有效浓度,保持患者体表清洁,尤其应注意口腔及会阴部清洁,出汗多时应尽快擦干并及时更换衣、裤等。

3.抑制胰腺分泌

抗胆碱能药物、制酸剂、H_2 受体拮抗剂、胰岛素与胰高糖素联合应用、生长抑素、降钙素、缩胆囊素受体拮抗剂(丙谷胺)等均有抑制胰腺分泌作用。使用时注意抗胆碱能药不能用于有肠麻痹者及老年人,H_2 受体拮抗剂可有皮肤过敏。

4.抗胰酶药物

早期应用抗胰酶药物可防止向重型转化和缩短病程。常用药有 FOY(Gabexate Meslate)、Micaclid、胞磷胆碱、6-氨基己酸等。使用前二者时应控制速度,药液不可溢出血管外,注意测血压,观察有无皮疹发生。对有精神障碍者慎用胞磷胆碱。

5.胰酶替代治疗

慢性胰功能不全者需长期用胰浸膏。每餐前服用效佳。注意观察少数患者可出现过敏和叶酸水平下降。

(七)心理护理

对急性发作患者应予以充分的安慰,帮助其减轻或去除疼痛加重的因素。由于疼痛持续时间长,患者常有不安和郁闷而主诉增多,护理时应以耐心的态度对待患者的痛苦和不安情绪,耐心听取其诉说,尽量理解其心理状态。采用松弛疗法、皮肤刺激疗法等方法减轻疼痛。对禁食等各项治疗处理方法及重要意义向患者充分解释,关心、支持和照顾患者,使其情绪稳定、配合治疗,促进病情好转。

（张　静）

第八节　炎症性肠病

炎症性肠病是一种病因不明的肠道慢性非特异性炎症性疾病,包括溃疡性结肠炎(ulcerative colitis,UC)和克罗恩病(Crohn's disease,CD)。一般认为,UC 和 CD 是同一疾病的不同亚类,组织损伤的基本病理过程相似,但可能由于致病因素不同,发病的具体环节不同,最终导致组织损害的表现不同。

一、溃疡性结肠炎

UC 是一种病因不明的直肠和结肠慢性非特异性炎症性疾病。病变主要位于大肠的黏膜与黏膜下层。主要症状有腹泻、黏液脓血便和腹痛,病程漫长,病情轻重不一,常反复发作。本病多见于 20～40 岁,男女发病率无明显差别。

(一)病理

病变主要位于直肠和乙状结肠,可延伸到降结肠,甚至整个结肠。病变一般仅限于黏膜和黏膜下层,少数重症者可累及肌层。活动期黏膜呈弥漫性炎症反应,可见水肿、充血与灶性出血,黏膜脆弱,触之易出血。由于黏膜与黏膜下层有炎性细胞浸润,大量中性粒胞在肠腺隐窝底部聚集,形成小的隐窝脓肿。当隐窝脓肿融合破溃,黏膜即出现广泛的浅小溃疡,并可逐渐融合成不规则的大片溃疡。结肠炎症在反复发作的慢性过程中,大量新生肉芽组织增生,常出现炎性息肉。黏膜因不断破坏和修复,丧失其正常结构,并且由于溃疡愈合形成瘢痕,黏膜肌层与肌层增厚,使结肠变形缩短,结肠袋消失,甚至出现肠腔狭窄。少数患者有结肠癌变,以恶性程度较高的未分化型多见。

(二)临床分型

临床上根据本病的病程、程度、范围和病期进行综合分型。

1.根据病程经过分型

(1)初发型:无既往史的首次发作。

(2)慢性复发型:最多见,发作期与缓解期交替。

(3)慢性持续型:病变范围广,症状持续半年以上。

(4)急性暴发型:少见,病情严重,全身毒血症状明显,易发生大出血和其他并发症。

上述后 3 型可相互转化。

2.根据病情程度分型

(1)轻型:多见,腹泻每天 4 次以下,便血轻或无,无发热、脉速,贫血轻或无,血沉正常。

(2)重型:腹泻频繁并有明显黏液脓血便,有发热、脉速等全身症状,血沉加快、血红蛋白下降。

(3)中型:介于轻型和重型之间。

3.根据病变范围分型

根据病变范围可分为直肠炎、直肠乙状结肠炎、左半结肠炎、全结肠炎,以及区域性结肠炎。

4.根据病期分型

根据病期分型可分为活动期和缓解期。

(三)临床表现

起病多数缓慢,少数急性起病,偶见急性暴发起病。病程长,呈慢性经过,常有发作期与缓解期交替,少数症状持续并逐渐加重。

1.症状

(1)消化系统表现:主要表现为腹泻与腹痛。①腹泻为最主要的症状,黏液脓血便是本病活动期的重要表现。腹泻主要与炎症导致的大肠黏膜对水钠吸收障碍及结肠运动功能失常有关。

粪便中的黏液或黏液脓血,为炎症渗出和黏膜糜烂及溃疡所致。排便次数和便血程度可反映病情程度,轻者每天排便2～4次,粪便呈糊状,可混有黏液、脓血,便血轻或无,重者腹泻每天可达10次以上,大量脓血,甚至呈血水样粪便。病变限于直肠和乙状结肠的患者,偶有腹泻与便秘交替的现象,此与病变直肠排空功能障碍有关。②腹痛,轻者或缓解期患者多无腹痛或仅有腹部不适,活动期有轻或中度腹痛,为左下腹的阵痛,亦可涉及全腹。有疼痛-便意-便后缓解的规律,大多伴有里急后重,为直肠炎症刺激所致。若并发中毒性巨结肠或腹膜炎,则腹痛持续且剧烈。③其他症状可有腹胀、食欲缺乏、恶心、呕吐等。

(2)全身表现:中、重型患者活动期有低热或中等度发热,高热多提示有并发症或急性暴发型。重症患者可出现衰弱、消瘦、贫血、低清蛋白血症、水和电解质平衡紊乱等表现。

(3)肠外表现:本病可伴有一系列肠外表现,包括口腔黏膜溃疡、结节性红斑、外周关节炎、坏疽性脓皮病、虹膜睫状体炎等。

2.体征

患者呈慢性病容,精神状态差,重者呈消瘦贫血貌。轻者仅有左下腹轻压痛,有时可触及痉挛的降结肠和乙状结肠。重症者常有明显腹部压痛和鼓肠。若有反跳痛、腹肌紧张、肠鸣音减弱等,应注意中毒性巨结肠和肠穿孔等并发症。

(四)护理

1.护理目标

患者大便次数减少,粪质正常;腹痛缓解,营养改善,体重恢复,未发生并发症,焦虑减轻。

2.护理措施

(1)一般护理。①休息与活动:在急性发作期或病情严重时均应卧床休息,缓解期适当休息,注意劳逸结合。②合理饮食:指导患者食用质软、易消化、少纤维素又富含营养、有足够热量的食物,以利于吸收、减轻对肠黏膜的刺激并供给足够的热量,以维持机体代谢的需要。避免食用冷饮、水果、多纤维的蔬菜及其他刺激性食物,忌食牛乳和乳制品。急性发作期患者,应进流质或半流质食物,病情严重者应禁食,按医嘱给予静脉高营养,以改善全身状况。应注意给患者提供良好的进餐环境,避免不良刺激,以增进患者食欲。

(2)病情观察:观察患者腹泻的次数、性质,腹泻伴随症状,如发热、腹痛等,监测粪便检查结果。严密观察腹痛的性质、部位及生命体征的变化,以了解病情的进展情况,如腹痛性质突然改变,应注意是否发生大出血、肠梗阻、中毒性巨结肠、肠穿孔等并发症。观察患者进食情况,定期测量患者的体重,监测血红蛋白、血清电解质和清蛋白的变化,了解营养状况的变化。

(3)用药护理:遵医嘱给予柳氮磺吡啶(SASP)、糖皮质激素、免疫抑制剂等治疗,以控制病情,使腹痛缓解。注意药物的疗效及不良反应,如应用 SASP 时,患者可出现恶心、呕吐、皮疹、粒细胞减少及再生障碍性贫血等。应嘱患者餐后服药,服药期间定期复查血象,应用糖皮质激素者,要注意激素不良反应,不可随意停药,防止反跳现象,应用硫唑嘌呤或巯嘌呤时患者可出现骨髓抑制的表现,应注意监测白细胞计数。

(4)心理护理:安慰鼓励患者,向患者解释病情,使患者以平和的心态应对疾病,自觉地配合治疗。

(5)健康指导。①心理指导:由于病情反复发作,迁延不愈,常给患者带来痛苦,尤其是排便次数的增加,给患者的精神和日常生活带来很多困扰,易产生自卑、忧虑,甚至恐惧心理。应鼓励患者以平和的心态应对疾病,积极配合治疗。②指导患者合理饮食及活动:指导患者食用质软、易消化、少纤维素又富含营养、有足够热量的食物,避免食用冷饮、水果、多纤维的蔬菜及其他刺激性食物,忌食牛乳和乳制品。在急性发作期或病情严重时均应卧床休息,缓解期适当休息,注意劳逸结合。③用药指导:嘱患者坚持治疗,不要随意更换药物或停药。教会患者识别药物的不良反应,出现异常症状要及时就诊,以免耽搁病情。

3.护理评价

患者腹泻、腹痛缓解,营养改善,体重恢复。

二、克罗恩病

克罗恩病(CD)是一种病因尚不十分清楚的胃肠道慢性炎性肉芽肿性疾病。病变多见于末段回肠和邻近结肠,但从口腔至肛门各段消化道均可受累,呈节段性或跳跃式分布。临床上以腹痛、腹泻、体重下降、腹块、瘘管形成和肠梗阻为特点,可伴有发热等全身表现,以及关节、皮肤、眼、口腔黏膜等肠外损害。本病有终生复发倾向,重症患者迁延不愈,预后不良。

(一)病理

病变表现为同时累及回肠末段与邻近右侧结肠者,只涉及小肠者,局限在结肠者。病变可涉及口腔、食管、胃、十二指肠,但少见。

1.大体形态上

(1)病变呈节段性或跳跃性,而不呈连续性。

(2)黏膜溃疡早期呈鹅口疮样溃疡,随后溃疡增大、融合,形成纵行溃疡和裂隙溃疡,将黏膜分割呈鹅卵石样外观。

(3)病变累及肠壁全层,肠壁增厚变硬,肠腔狭窄。

2.组织学上

(1)非干酪性肉芽肿,由类上皮细胞和多核巨细胞构成,可发生在肠壁各层和局部淋巴结。

(2)裂隙溃疡,呈缝隙状,可深达黏膜下层甚至肌层。

(3)肠壁各层炎症,伴固有膜底部和黏膜下层淋巴细胞聚集、黏膜下层增宽、淋巴扩张及神经节炎等。肠壁全层病变致肠腔狭窄,可发生肠梗阻。溃疡穿孔引起局部脓肿,或穿透至其他肠段、器官、腹壁,形成内瘘或外瘘。肠壁浆膜纤维素渗出、慢性穿孔均可引起肠粘连。

(二)临床分型

区别本病不同临床情况,有助全面估计病情和预后,制订治疗方案。

1.临床类型

依疾病行为分型,可分为狭窄型(以肠腔狭窄所致的临床表现为主)、穿通型(有瘘管形成)和非狭窄非穿通型(炎症型)。各型可有交叉或互相转化。

2.病变部位

参考影像和内镜结果确定,可分为小肠型、结肠型、回结肠型。如消化道其他部分受累亦应注明。

3.严重程度

根据主要临床表现的程度及并发症计算 CD 活动指数(CDAI),用于疾病活动期与缓解期区分、病情严重程度估计(轻、中、重度)和疗效评定。

(三)临床表现

起病大多隐匿、缓渐,从发病早期症状出现至确诊往往需数月至数年。病程呈慢性,长短不

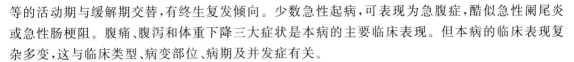

等的活动期与缓解期交替,有终生复发倾向。少数急性起病,可表现为急腹症,酷似急性阑尾炎或急性肠梗阻。腹痛、腹泻和体重下降三大症状是本病的主要临床表现。但本病的临床表现复杂多变,这与临床类型、病变部位、病期及并发症有关。

1.消化系统表现

(1)腹痛:为最常见症状。多位于右下腹或脐周,间歇性发作,常为痉挛性阵痛伴腹鸣。常于进餐后加重,排便或肛门排气后缓解。腹痛的发生可能与进餐引起胃肠反射或肠内容物通过炎症、狭窄肠段,引起局部肠痉挛有关。体检常有腹部压痛,部位多在右下腹。腹痛亦可由部分或完全性肠梗阻引起,此时伴有肠梗阻症状。出现持续性腹痛和明显压痛,提示炎症波及腹膜或腹腔内脓肿形成。全腹剧痛和腹肌紧张,提示病变肠段急性穿孔。

(2)腹泻:亦为本病常见症状,主要由病变肠段炎症渗出、蠕动增加及继发性吸收不良引起。腹泻先是间歇发作,病程后期可转为持续性。粪便多为糊状,一般无脓血和黏液。病变涉及下段结肠或肛门直肠者,可有黏液血便及里急后重。

(3)腹部包块:见于10%~20%的患者,由于肠粘连、肠壁增厚、肠系膜淋巴结肿大、内瘘或局部脓肿形成所致。多位于右下腹与脐周。固定的腹块提示有粘连,多已有内瘘形成。

(4)瘘管形成:是克罗恩病的特征性临床表现,因透壁性炎性病变穿透肠壁全层至肠外组织或器官而成。瘘分内瘘和外瘘,前者可通向其他肠段、肠系膜、膀胱、输尿管、阴道、腹膜后等处,后者通向腹壁或肛周皮肤。肠段之间内瘘形成可致腹泻加重及营养不良。肠瘘通向的组织与器官因粪便污染可致继发性感染。外瘘或通向膀胱、阴道的内瘘均可见粪便与气体排出。

(5)肛门周围病变:包括肛门周围瘘管、脓肿形成及肛裂等病变,见于部分患者,有结肠受累者较多见。有时这些病变可为本病的首发或突出的临床表现。

2.全身表现

(1)发热:为常见的全身表现之一,与肠道炎症活动及继发感染有关。间歇性低热或中度热常见,少数呈弛张高热伴毒血症。少数患者以发热为主要症状,甚至较长时间不明原因发热之后才出现消化道症状。

(2)营养障碍:由慢性腹泻、食欲减退及慢性消耗等因素所致。主要表现为体重下降,可有贫血、低蛋白血症和维生素缺乏等表现。青春期前患者常有生长发育迟滞。

3.肠外表现

本病肠外表现与溃疡性结肠炎的肠外表现相似,但发生率较高,据我国统计报道以口腔黏膜溃疡、皮肤结节性红斑、关节炎及眼病为常见。

(四)护理

1.护理目标

患者腹泻、腹痛缓解,营养改善,体重恢复,无并发症。

2.护理措施

(1)一般护理。①休息与活动:在急性发作期或病情严重时均应卧床休息,缓解期适当休息,注意劳逸结合。必须戒烟。②合理饮食:一般给予高营养、低渣的食物,适当给予叶酸、维生素B_{12}等多种维生素。重症患者酌用要素饮食或全胃肠外营养,除营养支持外还有助诱导缓解。

(2)病情观察:观察患者腹泻的次数、性质,腹泻伴随症状,如发热、腹痛等,监测粪便检查结果。严密观察腹痛的性质、部位及生命体征的变化,测量患者的体重,监测血红蛋白、血清电解质和清蛋白的变化,了解营养状况的变化。

（3）用药护理：遵医嘱腹痛、腹泻可使用抗胆碱能药物或止泻药，合并感染者静脉途径给予广谱抗生素。给予柳氮磺吡啶（SASP）、糖皮质激素、免疫抑制剂等治疗，以控制病情，使腹痛缓解。注意避免药物的不良反应，如应嘱患者餐后服药，服药期间定期复查血象，不可随意停药，防止反跳现象等。

（4）心理护理：向患者解释病情，使患者树立战胜疾病信心，自觉地配合治疗。

（5）健康指导。①疾病知识指导：指导患者合理休息与活动，戒烟，食用质软、易消化、少纤维素又富含营养、有足够热量的食物，避免食用冷饮、水果、多纤维的蔬菜及其他刺激性食物，忌食牛乳和乳制品。②安慰鼓励患者：使患者树立信心，积极地配合治疗。③用药指导：嘱患者坚持服药并了解药物的不良反应，病情有异常变化要及时就诊。

3.护理评价

患者腹泻、腹痛缓解，无发热、营养不良，体重增加。

（苏 娟）

第九章

精神科护理

第一节　精神科常见危急状态的防范与护理

　　精神疾病患者的危急状态及精神科意外事件是指患者在精神症状或药物不良反应的影响下,突然发生的、难以防范的危害个人安全的行为,常见的方式有自缢、噎食、触电坠楼、吞服异物等,若不能及时发现、及时抢救,则后果十分严重。因此,护士应加强防范意识,并应有急救和处理意外事件的能力。本节将主要叙述精神科一些意外事件的抢救流程及护理措施,为大家提供一个参考。

　　精神病患者处于兴奋状态时,其精神运动性普遍增高,有的可有攻击性暴力行为,攻击的对象可以是物或人,对他人的攻击主要是躯体攻击,可以使人致伤、致残,严重者可以致死。所以,应立即采取措施。

一、冲动行为的防范预案

(一)冲动行为发生的原因及征兆

1.冲动行为的原因

　　(1)精神疾病与精神症状:与冲动有关的精神疾病有精神分裂症、情感性精神障碍、精神活性物质滥用等,精神症状包括幻觉、妄想、意识障碍、情绪障碍等。精神疾病引起的神经系统改变、疾病、药物、脑外伤等,都可以使人产生暴力倾向,从而出现冲动行为。

　　(2)心理因素:早期的心理发育或生活经历与冲动行为密切相关,它会影响个体是否选择非暴力应对方式的能力。例如,成长期经历过严重的情感剥夺,性格形成期处于暴力环境中,智力发育迟滞等会限制个体利用支持系统的能力,容易采取冲动暴力的应对方式。另外,个性受到挫折或受到精神症状控制时,是利用暴力行为还是退缩、压抑等方式来应付,与个体的性格、应付方式有关。许多研究表明,既往有冲动行为史是预测是否发生冲动行为的最重要预测因素,因此,习惯用暴力行为来应付挫折的个体最可能再次发生冲动行为。

　　(3)社会因素:社会环境、文化等因素会影响精神疾病患者冲动行为的发生。如对成员、同辈、媒体或周围人们不良行为方式的模仿会增加冲动倾向。环境中的不良因素如炎热、拥挤、嘈杂、冲突、缺乏交流等,也可引发冲动行为。

2.冲动行为的征兆

当精神疾病患者有下列反应时,常是即将发生冲动行为的征兆,护理人员要高度警惕。

(1)说话较平时大声且具威胁性,强迫他人注意。

(2)全身肌肉紧张度增加,尤其是脸部与手臂的肌肉。

(3)反常的活动量较平时增加,如不安地来回走动。

(4)动作增加,可能有甩门、捶打物体、握拳、用拳击物等行为。

(5)挑剔、抗议、不合理要求增多,或随意指责病友或工作人员。

(6)拒绝接受治疗或反复纠缠医务人员要求出院。

(7)精神症状加剧或波动大、情感不稳定、易激惹。

(二)冲动行为的防范

密切注意有暴力危险的患者,若发现患者有冲动行为的先兆,应进行及时有效的护理干预,把冲动行为消除在萌芽状态。下列措施可帮助护理人员预防冲动行为的发生。

(1)提供适宜环境,将患者安置在安静、宽敞、温度适宜的环境中,关掉音响、电视及其他可能的噪声,室内陈设简单,减少环境的刺激作用,禁止其他患者围观、挑逗患者。此外,要管理好各种危险物品,以免被冲动的患者拿作攻击的工具。

(2)减少诱发因素,适当满足患者的一些要求,如吸烟、打电话、吃零食、提前或推后一些打扰患者的治疗或护理项目,如留取标本、注射或物理治疗,处理个人卫生如洗澡、理发等,暂不安排这类患者参加竞争性的文娱活动,绝不与患者争执等。

(3)患者教育:通过沟通性咨询及健康教育,教会患者人际沟通的方法和表达愤怒情绪的适宜方式是一项有效预防冲动行为的措施,许多患者很难识别自己的情绪、需求与愿望,更难与他人交流这些想法。因此,应鼓励患者探讨自己被尘封、忽视或压抑的情感,与其一起讨论情绪的表达方式,向其提供处理愤怒情绪的一些实用方法。如进行体育锻炼、改变环境、听音乐等,以有效提高患者的自我控制能力,减少冲动行为的发生。

(4)提高交流技巧:精神科护理人员可以通过早期的语言或非语言的交流来化解危机状态,良好的治疗性护患关系会使冲动行为的发生率下降。用平静低沉的声音与患者说话可以降低患者的激动程度,激动的患者经常大声叫喊或咒骂,护理人员应该用简短的词句与激动的患者交流,并避免不恰当的笑。对双手握拳、情绪激动的患者,与其交谈应镇静、放松,告诉患者有话好好说,嘱其放松双手,深呼吸有助于缓解激动情绪。

在交流的过程中,有暴力倾向的患者常需4倍于常人的个人空间,因此,护理人员应与患者保持交往的距离,并在身体之间形成一个角度。如果护理人员侵犯了患者的个人空间,会让其感到威胁,从而激发其攻击性,因此,护理人员在接近患者时应细心观察患者的行为,紧握拳头,面部肌肉紧张或转身走开都提示患者可能感到威胁,应立即纠正与患者的距离。具体措施如下。①加强对精神症状的控制,把患者可能的冲动倾向及时告知医师,以便做出及时有效的医疗处理。②重点监护,对有冲动倾向的患者要采取必要的保护措施。③将兴奋患者与其他患者分开,以免互相影响,并阻止其他人围观和挑逗,以保护他们的安全。同时减少外界的刺激。④对轻度兴奋的患者,要引起重视,转移其注意力;严重兴奋的患者,应住单间隔离以减少对其他患者的影响,并进行重点监护以确保安全。⑤对伤人毁物的患者要好言抚慰,答应其要求,尽量说服患者停止暴力行为。当劝导无效时,可以采取保护性约束。

二、冲动行为的应急处理流程

当早期的干预不能成功阻止患者的冲动行为时,就需要采取进一步的措施来处理已经发生的冲动行为。若患者的行为正在对自己或他人构成威胁时,要对患者采取一些身体上的限制性措施如隔离或约束等。

(1)控制场面。当患者发生冲动行为时,要呼叫其他人员协助,以尽快控制场面。疏散围观病员,转移被攻击对象,维持周围环境的安全与安静、用简单、清楚、直接的语言提醒患者暴力行为的后果。在此过程中护士必须用坚定、平和的声音和语气与患者交流,不要把任何焦虑、急躁的情绪传递给患者,使患者害怕失去控制而造成严重后果。

(2)解除危险物品。工作人员应向患者表达对其安全及行为的关心并以坚定、冷静的语气告诉患者将危险物品放下。工作人员将其移开并向患者解释此物品是被暂时保管,以后归还,以取得患者信任;可答应患者提出的要求,帮助其减轻愤怒情绪,自行停止冲动行为。如果语言制止无效,可采用一组人员转移患者的注意力,另一组人员乘其不备快速夺下危险物品。

(3)隔离与约束。当其他措施不能控制患者的冲动暴力行为时,可以遵医嘱予以隔离与约束措施。隔离与约束是为了保护患者,使其不会伤害自己或其他人,帮助患者重建对行为控制的能力,并减少对整个病房治疗体系的破坏。

(4)对被约束的患者,要加强监护,应清除患者身上的危险物品,并防止其他患者攻击被约束者。

(5)加强巡视病房,定时给被约束者松开,督促其上厕所、喝水等。约束患者应床旁交接,重点检查约束带的数量、松紧度、患者的特殊情况等。

(6)经治疗后患者安静下来表示合作时,即可解除约束。严禁用约束对不合作的患者进行惩罚。

(7)正确及时书写护理记录,重点进行交接班。

(8)冲动行为的应急处理流程见图9-1。

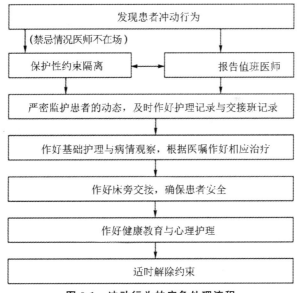

图 9-1　冲动行为的应急处理流程

三、自缢行为的防范预案

自缢是住院精神障碍患者中最多见的自杀方式。自缢致死的原因是由于身体的重力压迫颈动脉使大脑缺血缺氧,也可刺激颈动脉窦反射性地引起心脏骤停,导致死亡。患者自缢后的严重程度与自缢的时间长短和缢绳的粗细有关。患者自缢时间短暂,其面色发绀、双眼上翻、舌微外吐、呼吸停止、小便失禁,可有微弱心跳。随着时间延长,患者不仅心跳呼吸停止,大小便失禁、四肢冰凉,抢救将十分困难。因此及早发现是抢救成功的关键。对抑郁症的患者应尤其注意。

(一)自杀行为发生的原因及征兆

1.自杀行为发生的原因

(1)精神疾病:所有精神疾病都会增加自杀的危险性。自杀率比较高的精神疾病包括抑郁症、精神分裂症、酒精和药物依赖及人格障碍等。与自杀有关的精神症状包括抑郁、妄想、幻觉、睡眠障碍等。具有顽固强迫症的患者,因不能摆脱强迫观念和行为而痛苦不堪,或出现强迫性自杀观念者,自杀危险会更大。疑病性神经症伴有抑郁时自杀危险会加大。

(2)遗传因素:家族的自杀行为是自杀的重要因素,可能与家庭成员之间的认同和模仿、遗传物质的传递有关。

(3)躯体疾病:因躯体疾病导致功能受限或慢性疼痛,不能参加日常工作和社交活动,最终出现悲观绝望情绪。

(4)心理-社会因素:不良心理素质和个性特征与自杀有一定的关系,尤其心理脆弱性是导致自杀的主要心理因素。社会因素如严重的突发事件,使患者心理平衡被打破,缺少社会支持产生的孤独感,让患者无力应对而导致自杀。

2.自杀行为的征兆

有自杀倾向的患者往往在实施自杀行为前都会自觉或不自觉地流露出某些语言和行为征兆。因此,护士要充分重视患者所有关于自杀的言行举止,及时采取预防措施。

(1)有企图自杀的历史、家庭的自杀行为历史。

(2)失眠、情绪低落、绝望、经常哭泣。

(3)易冲动、易激惹、情绪不稳定、变化快。

(4)存在与自杀有关的幻觉或存在被迫害、被折磨、被惩罚的想法或言论。

(5)有对现实或想象中事物的自罪感,觉得自己不配生活在这个世界上。

(6)经常谈论与死亡、自杀有关的问题,并处理后事。

(7)将自己与他人隔离、把自己关在隐蔽的地方或反锁于室内。

(8)在较长一段时间的抑郁后突然很开心或生活方式突然改变、突然拒绝治疗等。

(9)有收集、储藏与自杀有关的物品,如绳子、刀具、药品等。

(二)自杀行为的防范

1.医护人员密切配合

全体医护人员都要互通信息,共同努力,加强防范。一些细微的征兆都可能反映了患者自杀的真实意图,如果忽视就可能错过挽救患者生命的良机。

2.安全的环境

有自杀意图的患者处于安全的环境可以防范自杀。查寻患者的危险品,包括刀具、玻璃、绳子、电源开关等。但是,除病情严重的患者外,不要把患者隔离或拿走患者的所有个人物品,这会加重患者的无用感。

3.建立良好的护患关系

在沟通、真诚、接纳、理解的基础上建立良好的护患关系。倾听患者的诉说,了解患者的内心感受,与患者一起分析导致痛苦或自杀企图的原因,探讨可以提供帮助的方法和途径。这对处于无助、无用、绝望的患者来说,是最好的预防自杀的措施。

4.密切观察病情

具有高度自杀危险的患者需要在安全的环境中持续性观察或间隔性观察(约 15 min 一次)。密切观察会帮助患者控制和约束自己的行为。有些患者由于自杀的决心已定,计划安排好了,会有情绪得到释放和轻松的感觉,护士不要被患者的伪装所迷惑,不要让患者独处,不给患者留有自杀机会。同时,还要了解患者出现自杀行为的规律,如一般在凌晨、清晨、午睡或工作忙乱时及患者抑郁情绪突然好转时容易发生意外,这些时间护士要提高警惕,加强责任心,密切观察,杜绝意外。对高度自杀危险者应有专人护理。

5.制订约束契约

对有自杀意图的患者制订约束条约。通过口头或书面的形式,患者要同意在一定的时间内不会采取自杀行动。患者的家属、亲友也可以参与条约的制订和监督。当危险期过去之后,再根据具体情况,制订新的条约。用这样的方法可以降低伤害自己的危险,也给护士一段时间来帮助患者纠正危险的行为方式。

6.提高患者自尊

参加一些有意义的活动可以帮助患者释放紧张和愤怒的情绪,提高患者的自尊、自信,增加成就感、归属感、自我价值感等,逐步消除无用感。如打扫卫生、洗衣服、修理用具、发挥特长为大家服务等。

7.调动社会支持系统

社会资源缺乏是自杀的主要原因,重建社会支持体系是护理干预的重要手段。要帮助患者学会与人沟通;做好患者亲属、朋友的工作,进行与自杀干预有关的健康教育,增加对患者的理解、接纳,对消除患者自杀意念和行为有长期意义。

8.确保及时完成各项治疗

有效的治疗措施,尽快控制精神症状是防止自杀的关键所在。护士要及时向医师报告患者的自杀企图,以便尽快采取有效治疗措施,要保证各项治疗顺利进行,保证患者能遵医嘱服药,注意患者有无藏药,以防患者悄然积存药物用于自杀。

四、自缢行为的应急处理流程

(1)一旦发现患者采取自缢行为,应立即从背部抱住患者的身体,并向上托起,迅速解脱或剪断绳套,同时通知医师。

(2)顺势将患者轻轻放下,平卧于地,注意保护患者,防止坠地跌伤,解开领口和裤带,保持呼吸道通畅。

(3)立即检查呼吸和心跳情况,如呼吸心跳尚存,可将患者的下颌抬起,使呼吸道通畅,并给予氧气吸入;若呼吸、心跳微弱或已停止,应立即就地抢救,进行人工呼吸和胸外心脏按压,遵医嘱做好抢救和护理工作。

(4)严密观察患者的病情变化,如生命体征及意识等,注意尿量观察,及早发现肾衰竭症状,正确记录出入液量。

(5)正确做好护理记录,同时保护好自缢现场及相关物品,重点进行交接班。

(6)患者清醒后应予以常规的劝导安慰和专门的支持性心理护理,避免意外的再次发生。

(7)自缢行为的应急处理流程图见图9-2。

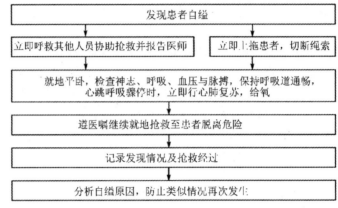

图9-2 自缢行为的应急处理流程

五、出走行为的防范预案

出走是指患者在住院期间,未经医师的同意而擅自离开医院的行为。患者的出走会使治疗中断,而且由于患者自我防护能力下降,出走可能使患者受伤或伤害他人,产生各种意外事件,给患者或他人造成严重后果。

(一)出走行为发生的原因及征兆

1.出走行为的原因

(1)精神障碍的患者常无自知力,认为自己没有病而用不着住院;或受幻觉、妄想支配,认为住院是对其陷害而突然出走;抑郁症患者会因为想采取自杀行动而寻找机会离开医院;严重的精神发育迟滞或痴呆的患者会在外出时走失。

(2)封闭式管理的精神科患者感到生活单调,行为受拘束和限制,处处不自由,想尽快脱离这种环境。

(3)一些病情好转的患者,因思念亲人,想早日回家,或急于完成某项工作而出走。

(4)患者对住院和治疗存在恐惧心理,如害怕被约束,对电抽搐治疗有误解等。

(5)工作人员态度生硬、对患者不耐心等也会使患者产生不满情绪而想离开医院。

2.出走行为的征兆

(1)有出走行为历史的患者。

(2)有明显幻觉、妄想的患者。

(3)不愿住院或强迫住院的患者。

(4)不适应住院环境,对住院和治疗恐惧的患者。

(5)强烈思念亲人,急于回家的患者。

(6)患者有寻找出走机会的行为表现。

意识清楚的患者会采取隐蔽及巧妙的方法,平时积极与医务人员拉关系取得信任、窥探情况、寻找出走的途径,在工作人员防备不当时出走。患者在准备出走期间情绪上可能会表现出焦虑、失眠,部分患者出走前坐卧不安、烦躁、频繁如厕、东张西望等。

意识不清楚的患者出走时无目的、无计划、不讲究方式,可能会不知避讳、旁若无人地从门口出去。

(二)出走行为的防范

1.严密观察病情

掌握病史,对有出走企图或不安心住院的患者应做到心中有数、及时发现、随时防范,重点监护并重点交班。

2.加强安全管理

严格执行病房的安全管理和检查制度,对损坏的门窗及时修理,患者外出活动或检查要有专人陪同。对出走危险性较高的患者要加强巡视与观察,适当限制活动范围。经常巡视病房,巡视时间不定为好,以免患者掌握规律。

3.增进沟通

护士要与患者经常交流,建立良好的护患关系,指导患者如何正确解决生活中出现的问题与矛盾,满足其心理需求,消除出走的念头。注意服务态度和服务的方法,对患者提出的合理要求尽量解决,解决不了的要耐心细致地做解释,避免用简单生硬的语言刺激患者。

4.丰富住院生活

了解患者的兴趣、爱好,满足合理的要求,鼓励参加各种娱乐活动,消除焦虑恐惧和顾虑,适当安排工娱治疗,宣泄缓解不良情绪。

5.争取社会支持

要加强与患者的家属、单位的联系,鼓励他们适时来医院探视,减少患者的被遗弃感和社会隔离感。

6.加强监护

对于精神发育迟滞、痴呆及处于谵妄状态的患者,应加强监护,防止发生意外和出走。

六、出走行为的应急处理流程

出走行为的应急处理流程如图 9-3 所示。

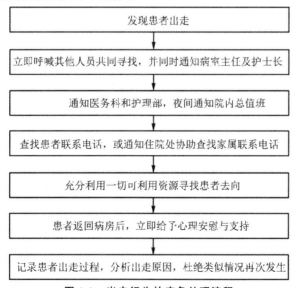

| 发现患者出走 |

| 立即呼喊其他人员共同寻找,并同时通知病室主任及护士长 |

| 通知医务科和护理部,夜间通知院内总值班 |

| 查找患者联系电话,或通知住院处协助查找家属联系电话 |

| 允分利用一切可利用资源寻找患者去向 |

| 患者返回病房后,立即给予心理安慰与支持 |

| 记录患者出走过程,分析出走原因,杜绝类似情况再次发生 |

图 9-3　出走行为的应急处理流程

(1)发生出走后应立即通知保安封锁医院大门,注意各离开医院的人员,同时向病区护士长和主任报告。

(2)积极组织力量寻找;若判断患者已离开医院,立即报告上级部门。

(3)及时与其家属取得联系,分析和判断患者出走的时间、方式、去向,配合寻找,必要时请公安部门予以协助。

(4)出走归院的患者,要慎重对待,做好心理护理,重点交班,制定防范措施,防止再次发生出走,切忌惩罚患者。

(陶希英)

第二节　脑器质性精神障碍

一、疾病概要

脑器质性精神障碍是指大脑组织器质性病理改变所致的精神疾病,与之相对应的则称功能性精神病。脑器质性精神病,包括颅内感染、颅内肿瘤、头颅外伤、脑血管疾病,以及癫痫时的精神障碍。尽管致病原因不一,但却有着共同的临床表现,神经系统检查常有阳性体征,颅脑 CT 检查常有异常发现。

脑器质性精神病的发病,与脑部病变所在部位、范围、病变进展的速度及严重程度等有关。急性起病者,临床常表现有意识障碍,对时间、地点及人物定向力消失、思维活动受损,行为紊乱,患者对发病期的表现常常不能回忆,特称之为急性脑病综合征。慢性起病者,常有不同程度的记忆减退和智能低下,近记忆减退尤为明显,对于近期内接触过的人、身旁刚刚发生过的事最易忘记。上述情况常见于脑缺氧、脑肿瘤、脑萎缩等。严重者表现为全面智能减退,记忆、计算、常识、理解、判断等能力明显下降,达到痴呆的程度,往往同时伴有一定程度的人格改变。基本生活的自理能力也受到不同程度的影响,这种情况则称为慢性脑病综合征。上述急慢性脑病综合征,也可在同一患者的不同病期分别出现。如各种原因的脑炎,在其急性期,表现主要为意识障碍。到发病的后期,则主要表现为记忆和智能的低下,在脑器质性精神患者中,后期多半不能自理生活,不能自己照顾自己。

二、临床护理

(一)一般护理

对于脑器质性精神患者来说,良好的护理措施,比一般药物治疗更为重要。病室设施宜简单。床、椅高低适度,减少倾跌、饮食数量宜足,温度要适宜,肉去骨、鱼去刺。帮其梳洗、料理个人卫生。保证充足睡眠、外出应有专人陪同、照顾,防止患者走错了门、睡错了铺,以减少不必要的争吵和误会。

(二)对症护理

对有意识障碍者,尽量少给具有强镇静作用的药物,以免加重意识障碍。白天不给具有催眠作用的药物,以免引起嗜睡。最好有专人陪护(患者亲属最好),使患者具有熟悉感。痴呆者出门

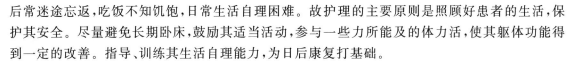

后常迷途忘返,吃饭不知饥饱,日常生活自理困难。故护理的主要原则是照顾好患者的生活,保护其安全。尽量避免长期卧床,鼓励其适当活动,参与一些力所能及的体力活,使其躯体功能得到一定的改善。指导、训练其生活自理能力,为日后康复打基础。

(三)治疗护理

脑器质性精神病的治疗,目前尚无特效药物和方法。其主要是支持性治疗和生活护理为主。在应用抗精神病药物治疗时,多从小剂量开始(一般成人用量的 1/3～1/2),缓慢递增,症状好转后即减量。治疗过程中严密观察药物不良反应。一旦发现患者血压降低,立即报告医师。

(四)康复护理

此类患者的康复护理,应以功能训练为主,以期保持患者原有的生活自理能力。稳定其情绪和心理状态,以延缓其衰退的进程。在生活自理的功能训练中,如进食、穿衣、梳洗、大小便等自理过程,多需耐心照顾,亲自指导,必要时需手把手地教。另为确保营养和水分的摄入。根据气温变化而增减被服。对那些智能影响较轻者,可引导其做一些力所能及而又无危险性的劳动或手工,使其从劳动中获取乐趣,对恢复患者的自尊、自信也有一定作用。

(陶希英)

第三节　心 境 障 碍

一、概述

心境障碍又称为情感性精神障碍,是以显著而持久的情感或心境改变为主要特征的一组精神障碍。临床上主要表现为情感异常高涨或低落,伴有相应的认知和行为改变,严重者可伴有精神病性症状,如幻觉、妄想等。大多数患者有反复发作的倾向,经治疗缓解后或发作期间精神症状基本正常,但部分患者可有残留症状或转为慢性。

临床上常见的心境障碍包括双相障碍、躁狂症、抑郁症及恶劣心境等几个类型。其中双相障碍具有躁狂和抑郁交替发作的临床特征,既往称为躁狂抑郁性精神病。躁狂症或抑郁症是指仅有躁狂或抑郁发作,习惯上称为单相躁狂或单相抑郁。临床上单相躁狂颇为少见,而抑郁症则比较常见。

流行病学调查显示,心境障碍是危害全人类身心健康的常见病,仅抑郁症而言,是世界范围内致残性疾病中的第 4 位,至 2020 年其患病率已跃居世界第 2 位,危害仅次于缺血性心脏病。西方国家心境障碍的终身患病率一般为 3‰～25‰。世界卫生组织 2001 年报告显示,全球抑郁症的患病率为 3％～5％,单相抑郁的时点患病率男性人群为 1.9％,女性为 3.2％。远远高于我国报道的数字。

我国至今仍缺少有关心境障碍的最新全国性流行病学调查资料,目前仅有的是 20 年前的调查结果。根据 1982 年国内在 12 个地区开展的精神疾病的流行病学调查,心境障碍终身患病率为 0.076‰,时点患病率为 0.037‰。1992 年又对上述的部分地区进行了复查,发现心境障碍的终身患病率为 0.083‰,时点患病率为 0.052‰。另外,在 1982 年的同一次流行病学调查中发现抑郁性神经症(现称恶劣心境)的患病率为 0.311‰,而且农村(0.412‰)高于城市(0.209‰)。

据 2003 年北京地区抑郁障碍流行病学调查结果显示,北京地区社区居民抑郁障碍的终身患病率为 6.87%,其中,男性为 5.01%,女性为 8.46%,时点患病率为 3.31%,其中男性为 2.45%,女性为 4.04%。

同一调查结果显示,北京 50 家综合医院抑郁障碍的现患病率为 5.2%、终身患病率为 8.2%;50 家综合医院住院患者"抑郁发作"的现患病率为 3.9%~5.0%,"重性抑郁障碍"的现患病率为 3.7%;50 家综合医院门诊患者抑郁症的现患病率为 2.2%~2.5%,"重性抑郁障碍"的现患病率为 2.1%。

二、病因与发病机制

心境障碍的病因目前尚不清楚,但疾病的发生与生物学因素和心理-社会因素密切相关,是两者相互作用的结果。

(一)生物学因素

生物学因素包括遗传因素,神经生化因素,神经内分泌功能异常因素,免疫功能紊乱,脑电生理功能变化因素和脑结构及功能异常因素。

学界普遍认为,心境障碍具有明显的遗传倾向。家系研究发现,与患者血缘关系越近,患病率越高,一级亲属的患病率远高于其他亲属,先证者亲属患本病的概率是一般人的 10~30 倍。双生子研究发现,单卵双生子的同病率为 56.7%,而双卵双生子为 12.9%。

神经生物化学研究发现,心境障碍患者的 5-羟色胺(5-HT)功能活动降低;去甲肾上腺素(NE)代谢紊乱;抑郁症脑内多巴胺(DA)功能降低,躁狂症 DA 功能增高。双相障碍患者血浆和脑积液中氨基丁酸(GABA)水平下降。

神经内分泌研究发现,心境障碍患者有下丘脑-垂体-肾上腺轴(HPA 轴)活性增高,抑郁患者血浆皮质醇分泌过多;下丘脑-垂体-甲状腺轴功能低下。

神经免疫学研究发现,双相情感障碍患者的免疫功能紊乱。炎症机制在抑郁症的病理机制中起至关重要的作用。抑郁发作时炎症细胞因子水平增高,常见的免疫趋炎细胞因子包括:白细胞介素(IL)1、2、3、6;肿瘤坏死因子;干扰素 α/β;快反应蛋白(如触珠蛋白、C 反应蛋白、$α_1$ 酸性糖蛋白)等;炎症细胞因子改变色氨酸代谢,色氨酸的神经毒性代谢产物(喹啉酸和犬尿酸)水平增高,导致神经细胞的损害,抑郁障碍的发生。

双相情感障碍的睡眠和脑电生理研究发现:抑郁患者常入睡困难、早醒、时睡时醒或睡眠过度;躁狂常出现睡眠要求减少;情感障碍与睡眠障碍关系密切;30%的心境障碍患者脑电图异常,睡眠脑电图、脑诱发电位等电生理研究也发现,双相情感障碍患者存在明显异常。美国学者 AG Harvey 认为,睡眠和昼夜节律紊乱是双相情感障碍的核心症状,根据睡眠剥夺可触发躁狂复发、睡眠剥夺对第二天的情感控制产生不利影响的试验结果指出,睡眠和昼夜节律紊乱与双相情感障碍的心境发作、缓解不完全和复发风险密切相关。

神经影像学研究发现,心境障碍脑室扩大的发生率为 2.5%~42%,而且,发现抑郁症患者左额叶局部脑血流量降低的程度与抑郁的严重程度呈正相关。

(二)心理-社会因素

心理-社会因素在心境障碍的发生、发展及转归中起着重要作用,尤其是抑郁症及恶劣心境中所起的作用更为重要。童年时期的亲子分离或分离威胁,不良的父母教养方式,以及成年后经历配偶、子女或父母亡故,婚姻不和谐,离婚,失业,严重躯体疾病,经济状况差等应激事件,均会明显增加心境障碍的发生率。

三、临床表现

(一)心境障碍的临床症状

心境障碍的临床症状主要表现为抑郁发作和躁狂发作,但也可以表现为既有躁狂症状又有抑郁症状的混合状态。

1.抑郁发作的主要症状

情绪低落(抑郁心境),兴趣减低,无助感,疲劳感、活力减退或丧失,思维迟缓,食欲减退、体重减轻,睡眠障碍,焦虑或激越症状,性欲改变,自杀观念、自杀企图与自杀,以及种种躯体不适症状、自主神经紊乱症状。严重抑郁发作时可出现幻觉、妄想等症状。有学者将抑郁发作的症状简要归纳为所谓的"三低症状",即情绪低落、思维抑制和行为迟缓。

2.躁狂发作的主要症状

情绪高涨,思维奔逸,言语活动显著增多,行为鲁莽、草率、不计后果,睡眠需要减少,食欲及性欲亢进,以及冲动、易激惹、酗酒、滥用药物或性行为不检点。严重躁狂发作可出现幻觉、妄想等精神症状。有学者将躁狂发作的症状归纳为所谓的"三高症状",即情感高涨或情绪易激惹、思维奔逸和言语行为增多。

3.混合发作(状态)的主要症状

混合发作(状态)的主要症状指躁狂症状和抑郁症状在一次发作中同时存在。通常在躁狂与抑郁快速转相时发生,患者既有躁狂、又有抑郁的表现。一般持续时间较短,多数较快转入躁狂相或抑郁相。混合发作时临床上的躁狂和抑郁症状不典型,容易误诊为分裂情感障碍或精神分裂症。

(二)心境障碍的临床类型

关于心境障碍的临床分类,根据不同的学术观点和不同的分类标准有不同的分类体系。传统上,心境障碍可分为双相情感障碍和单相情感障碍两大类。

1.双相情感障碍

临床上既有躁狂发作又有抑郁发作,双相情感障碍又分为4种类型。

(1)双相Ⅰ型(躁狂发作严重,抑郁发作较轻)。

(2)双相Ⅱ型(抑郁发作严重,躁狂发作较轻)。

(3)双相混合状态(既有躁狂又有抑郁症状的发作)。

(4)快速循环发作(躁狂或抑郁发作快速转换为一周期、每年四个周期以上的循环发作)。

2.单相情感障碍

该障碍又分为单相抑郁和单相躁狂两类。

(1)单相躁狂临床上较少见,国外大多数学者认为只要有躁狂发作,就应视为双相情感障碍。

(2)单相抑郁又分为:①伴有突出焦虑症状的抑郁与焦虑混合性发作;②单纯抑郁发作;③反复发作的抑郁障碍;④恶劣心境,即持续和轻度的抑郁(所谓"抑郁性人格")。

应该注意,从每次抑郁发作的严重程度来看又可分为:①中度或重度抑郁发作;②伴有和不伴有躯体症状的抑郁发作;③如属重度抑郁发作,又可分为伴有和不伴有精神病性症状的抑郁发作两类。

(3)此外,在心境障碍的分类中,有一些分类名词虽未纳入正式的分类系统中,但临床上仍在广泛应用,这些分类名称对于选择适当的药物治疗、判断患者的预后仍有一般分类不可替代的优势。常见分类如下。①原发性/继发性情感障碍:继发于躯体(包括脑)疾病、其他精神障碍、药物等原因所致的情感障碍称为继发性情感障碍,非继发于这些原因的称为原发性情感障碍。②季节性情感障碍:以季节性抑郁较多见,主要发生在冬季。其诊断标准是:必须在 3 年或更长的时间内有 3 次以上心境障碍发作,每年都起病于相同的 90 d 内,缓解也发生在每年特定的 90 d 内,季节性发作次数显著多于可能发生的非季节性发作。③内源性/反应性抑郁:直接由生物原因(内源性)或内在因素所致抑郁称为内源性抑郁,而直接由心理因素所致的抑郁称为反应性抑郁。④隐匿性抑郁:是一种以躯体不适和自主神经系统症状为主要表现,掩盖了抑郁症状的抑郁症。⑤心境恶劣:旧称为神经症性抑郁,是指病程持续两年以上、抑郁症状严重程度较轻的抑郁症。⑥双重抑郁:是指在心境恶劣持续发生的基础上叠加了一次抑郁发作的抑郁症。⑦更年期抑郁:是指发生于女性绝经后的抑郁发作,有时也可包括延续到更年期或在更年期复发的抑郁症。

四、诊断

抑郁症的诊断一般来说虽并不困难,但目前我国抑郁症的就诊率、诊出率低,漏诊率和误诊率高,尤其是在社区和综合性卫生机构。以抑郁症为例,北京地区抑郁障碍患者 62.9% 未就诊,31.39% 在综合医院就诊,只有 5.71% 在专科医院就诊。国外报道,在初级卫生保健机构,每20 位就医患者就有一位患抑郁症,而百名以上的抑郁患者,就诊于一位医师,大约有一半未能识别出是抑郁症,其中约 20% 会发展为慢性抑郁。至于双相情感障碍,情况更不乐观。有研究显示,双相情感障碍首发年龄多在 15~20 岁,而确诊在 25~30 岁,诊断延误 10 年左右,平均发作3 次或经过 3 名精神科医师就诊才能明确诊断。其误诊率也高,约 80% 的双相情感障碍患者确诊前被误诊为其他精神障碍,如单相抑郁、精神分裂症、焦虑症和其他情感障碍[儿童的注意缺陷多动障碍(ADHD)、品行障碍、物质滥用伴发的情感障碍],其中主要是误诊为单相抑郁,临床上有 50%~70% 情感障碍的抑郁实为双相Ⅱ型的抑郁。单相、双相情感障碍抑郁之间的误诊会直接导致药物治疗方案的制定,影响疗效和疾病的预后,故应认真鉴别。

防止双相抑郁误诊,可从双相抑郁的症状特征、病史特征及提高对躁狂发作的识别 3 个方面进行鉴别。

在症状特征方面,首先考虑的是患者的发病年龄。发病年龄越早、25 岁以前(高峰在 15~19 岁)首发的抑郁是双相抑郁障碍的可能性愈大。另外,临床症状具有显著的心境不稳定、波动性大,如抑郁、焦虑、欣快、烦躁不安、紧张、激越、易激惹、冲动、愤怒、甚至狂暴等短暂发作(持续1~2 d),多预示为双相抑郁。再者,抑郁发作伴不典型特征,如食欲亢进、体重增加、睡眠过多、伴精神病性特征,抑郁障碍频繁发作,一年内 4 次或 4 次以上。如发病急骤、频繁、缓解快,往往提示为双相抑郁。

在病史特征方面,有抗抑郁剂所致躁狂史;双相障碍家族史,特别是躁狂发作家族史,是双相抑郁的重要因素。

鉴别单、双相情感障碍的另一个关键要点是提高对躁狂发作的识别意识。普遍认为,只要轻躁狂持续 2~3 d,就对双相抑郁的诊断具有价值;另外具有 3 项或 3 项以上轻躁狂症状的混合状态,70% 为双相Ⅱ型抑郁;抗抑郁剂恶化病情而心境稳定剂治疗有效的抑郁应视为双相抑郁。

造成心境障碍诊出率低、误诊率高的状况,涉及多方面的因素。有关精神卫生知识的普及宣传不到位,公众对心境障碍的基本知识匮乏,不少患者由于病耻感作祟,回避就医,或由于将所患心境障碍伴发的躯体不适症状误认为其他疾病而就诊于非专科医院是诊出率低的重要因素。当然,各级医疗卫生机构、特别是社区医疗卫生机构的医护人员对心境障碍诊疗知识的不足是更为重要的原因。

在做出心境障碍诊断之前,应区别 3 种情况。首先,要分清患者当前的心境状态(比如抑郁)是正常情况下的不愉快体验,还是病态的抑郁;如果确定当前的心境状态是疾病,则要进一步区分此一病态是原发性情感障碍还是由躯体疾病、酒精或其他药物等因素所致的继发性情感障碍;最后,如果判断为原发性情感障碍,还应进一步判明是单相还是双相情感障碍。应该指出,要准确做出上述判断,可能涉及一系列复杂的鉴别诊断问题,对于社区卫生工作者、尤其是未经精神卫生专业培训的社区医师可能难以做到,故大多数心境障碍患者的鉴别诊断应由专科医疗机构的专业医师完成。

心境障碍的诊断主要根据病史、临床症状、病程及体格检查的结果进行综合分析判断来进行。当今,几乎所有关于心境障碍的诊断标准,均包括临床症状标准、病程标准和疾病严重程度标准三个纬度。只要患者的临床症状符合躁狂或抑郁发作的主要特征(如所谓"三高"或"三低"症状特征),病程持续 1 或 2 周以上,严重影响患者的正常生活功能和社会功能,就可以确立诊断。

至于患者的临床症状和疾病的严重程度,或经过治疗后症状和疾病严重程度的变化,临床上除了根据临床经验判断以外,更普遍的方法是使用躁狂和抑郁的症状评定量表。如用于评定躁狂的 Young 氏躁狂评定量表,用于评定抑郁的汉密尔顿抑郁量表(HRSD)、Zung 氏抑郁量表、蒙哥马利抑郁和躁狂量表,以及用于门诊患者筛查轻躁狂患者的轻躁狂检查项目调查表(HCL-32)等。这些量表分为患者自评和他评两大类。如 Zung 氏抑郁量表是自评量表,主要用于自我评定抑郁症状,由 20 道陈述问句组成,每一句与抑郁的一个症状相关,按 1~4 级评分。20 个条目可归纳为情感障碍、躯体症状、精神运动性障碍和心理障碍 4 个因子。累计满分为 80,换算成指数,以反映抑郁的严重程度。HCL-32 量表是 32 项自测问卷,专门针对既往是否存在轻躁狂症状的门诊患者筛查轻躁狂之用。问卷答案采用"是"/"否"选项,选"是"评 1 分,"否"得 0 分,分值可提示患双相障碍的可能。有学者认为 14 分是一个界限。也有按不同等级的分值评估,如 7 分、10 分、14 分。有学者建议,HCL≥10 分就可能强烈提示双相障碍的潜在可能。

患者本人或其周围人、社区卫生工作者均可使用简单容易操作的自评量表对疑似的心境障碍进行评估,再由经过精神卫生专业培训的社区医师或专科医师进一步做出诊断。

五、治疗

如上所述,心境障碍是一种高患病率的慢性复发性精神疾病,具有临床现象复杂、共病现象多、自杀风险大、病死率高等独特的临床特征。漏诊、误诊和不恰当的治疗将导致不良后果,严重影响预后,增加社会负担,故应引起高度重视,给予积极有效的治疗干预。

心境障碍的治疗应按照生物、心理和社会三位一体的医学模式,采取综合性的防治措施进行。针对任何一位心境障碍患者的治疗方案,均是按个体化的原则,以药物等生物治疗为基础,辅以认知行为等心理治疗和社区康复治疗、家庭治疗等综合性的治疗方案。

方案的实施,应视病情的严重程度及患者的家庭和经济状况决定。但有以下情况者均应紧急送入专科医院治疗。①病情严重,有自杀、兴奋冲动、伤人毁物等症状者。②对通常的治疗疗效不良者或为难治病例。③诊断有困难者。④合并躯体疾病、人格障碍或心境障碍治疗与严重躯体疾病治疗相互间有严重干扰者。⑤伴有精神病性症状、需要抗抑郁药物和电休克联合治疗者。⑥有高自杀危险的双相情感障碍抑郁发作的患者治疗期间需要严格监测血锂浓度者。

上述种类患者的病情得到控制后,病情处于缓解阶段的患者,可回归社区康复机构治疗或在家接受定期门诊治疗。

生物、心理和社会方面的具体治疗方法多种多样,应以个体化的原则、在认真权衡利弊、效益与风险的前提下进行选择。

(一)躁狂发作的药物治疗

1.躁狂发作药物治疗的原则

不少学者认为,只要有躁狂发作,就应视为双相情感障碍,因此,对躁狂发作应以心境稳定剂作为基础药物的联合治疗原则。心境稳定剂具有以下临床特征:①对躁狂和抑郁发作均具有治疗作用。②不会引起躁狂和抑郁转相。③防止频繁发作。④预防复发,降低复发率和自杀率。⑤某些心境稳定剂对混合型和循环发作型疗效好,如丙戊酸盐。

目前对双相情感障碍的治疗普遍存在的问题是未能将心境稳定剂作为基础的治疗药物,仍习惯性地以抗抑郁药治疗双相情感障碍的抑郁发作,以神经阻滞剂、特别是经典(第一代)抗精神病药物治疗双相情感障碍的躁狂发作。此做法的弊病如下:①导致临床相转相。②诱导快速循环发作。③频繁转相或快速循环持续存在使疾病变成难治,自杀率升高,社会功能受损加重,医疗资源消耗明显增大。

2.治疗躁狂发作的常用药物

(1)心境稳定剂:常用的有锂盐(常用的是碳酸锂)、丙戊酸盐(丙戊酸钠或丙戊酸镁)、卡马西平、拉莫三嗪等。

(2)具有某些心境稳定剂特征的药物。苯二氮䓬类药物(常用的是罗拉西泮、氯硝西泮等)和非典型(第二代)抗精神病药:氯氮平、利培酮、奥氮平、喹硫平、齐拉西酮、阿立哌唑等。

3.使用治疗躁狂发作药物的注意事项

关键问题是在选择药物时一定要认真权衡药物所致的效益与风险的关系,即认真评估被选药物可能产生的疗效与安全性和耐受性问题。

(1)锂盐:对双相情感障碍躁狂发作、抑郁发作均有效,用锂盐维持治疗可防止 2/3 的双相情感障碍患者复发,自杀率降低 8 倍。但锂盐治疗有效和安全的血药浓度范围十分狭窄(0.8~1.2 mmol/L),而且无论短期使用还是长期使用,均有明显不良反应,包括震颤、体重增加、认知损害、多饮、多尿症等,还可能产生不可逆性中枢神经系统损害,胎儿畸形、甲状腺、胃肠道和肾功能问题。此外,超过正常的血锂浓度范围,很可能发生锂中毒而致命,故在服用锂盐治疗期间,应常规定期(每两周一次)检查血锂浓度。

(2)丙戊酸钠:能有效治疗躁狂发作,对混合发作和快速循环发作疗效优于锂盐,对预防复发疗效显著。对双相抑郁的疗效不显著,但有报告指出,双丙戊酸钠有减少抑郁复发的可能性,特别是病情严重的患者。不良反应有震颤、体重增加、镇静、脱发等,少数患者可发生胃肠道反应、胎儿畸形、肝脏损害、出血性胰腺炎等毒性作用。

(3)拉莫三嗪:是目前普遍认为仅对双相抑郁发作有效的心境稳定剂,对其他类型的双相障碍无明显疗效。其总体耐受性良好,但有严重变态反应的危险性,可出现皮疹、Stevens-Johnson综合征。

(4)卡马西平:对躁狂发作和某些双相抑郁可能有效,目前多作为预防治疗中的二线用药。其不良反应包括运动失调、认知迟钝、皮肤变态反应、胎儿畸形,白细胞减少症、肝脏毒性、胰腺炎、药动学交互作用等。

(二)抑郁发作的药物治疗

1.抑郁发作的药物治疗原则

(1)对于首次抑郁发作患者,社区医师的首要任务是在专科医院精神科医师的指导下,鉴别此类抑郁发作是双相抑郁还是单相抑郁。只有确定是单相抑郁发作,才能使用抗抑郁药物治疗。如确诊为双相抑郁,绝不能单独使用抗抑郁药,否则会导致躁狂发作,甚至导致快速循环发作等难治性临床状态。如若双相抑郁严重程度高,可以在使用心境稳定剂的基础上联合抗抑郁药物治疗,待抑郁症状缓解后,逐渐减少抗抑郁药物的剂量直至完全停药,但要保持心境稳定剂继续治疗。

(2)目前,抗抑郁药物种类繁多,各自有其不同的受体药理学和药代动力学特征,因而各自有不同的疗效和不良反应。因此,在选用抗抑郁药物时,社区医师应在专科医师的指导下,根据患者个体及其所患抑郁症的临床特点,认真权衡药物的疗效和可能发生的不良反应的关系,以取得满意的疗效,最大限度地减少不良反应,以提高患者对药物治疗的依从性。

(3)对于抑郁症的药物治疗一般以单一抗抑郁药物治疗为原则,不主张两种抗抑郁药物合并治疗,即使是难治性抑郁也应尽量避免两种、特别是两种药理结构和药理机制相同的抗抑郁药物联合使用,以防 5-羟色胺综合征等严重不良事件的发生。

2.治疗抑郁发作的常用药物

抗抑郁药物的种类繁多,至今所谓的经典和非经典两大类抗抑郁药其实各自又包括若干类药理结构和药理作用各不相同的药物。所谓的经典抗抑郁药包括三环类(TCA)、单胺氧化酶抑制剂(MAOI)。非经典抗抑郁药包括选择性和非选择性两大类,以及非单胺能作用机制的新型抗抑郁药。上述各类抗抑郁药分别包括以下常用药物。

(1)三环类抗抑郁药(TCA)常用的有阿米替林、马普替林、丙米嗪、氯米帕明和多虑平等。

(2)单氨氧化酶抑制剂(MAOI)主要代表药物是苯乙肼和反苯环丙胺,还有可逆性单氨氧化酶抑制剂吗氯贝胺。

(3)所谓选择性类抗抑郁药主要是指选择性 5-羟色胺再摄取抑制,常用的有氟西汀、氟伏沙明、帕罗西汀、舍曲林、西酞普兰和艾司西酞普兰。

(4)非选择性抗抑郁药常用的有安非他酮(NDRI,即去甲肾上腺素和多巴胺再摄取抑制剂)、奈法唑酮(SARI,即 5-羟色胺和肾上腺素再摄取抑制剂)、文拉法辛、度洛西汀和米那普仑(SNRI,即 5-羟色胺和去甲肾上腺素再摄取抑制剂)、米氮平(NaSSA,即去甲肾上腺素能和特异性 5-羟色胺能抗抑郁剂)、瑞波西汀(NRI,去甲肾上腺素抑制剂)。

非单胺能作用机制的新型抗抑郁药是新近投入使用的新型抗抑郁药。代表药物是阿戈美拉汀。此药兼有褪黑激素能激动剂和互补性 5-羟色胺 2c(5-HT2c)拮抗剂的双重药理作用,通过逆转和纠正昼夜节律紊乱,恢复与正常昼夜节律同步化的效能发挥抗抑郁作用。常用剂量为 $25\sim50$ mg/d。

3.使用抗抑郁药物的注意事项

不同种类的抗抑郁药物各自有其不同的药效学(受体药理学)和药代动力学特征,使其具有其独特的疗效和不同的不良反应特征。临床医师在选择用药时,除了根据患者及其所患抑郁症的临床特征选择用药外,还要根据候选药物的受体药理学和药代动力学特征认真权衡疗效和不良反应的关系做出合理的选择。避免由于药物选择不当,严重的不良反应导致患者对药物治疗依从性差,甚至中断用药而最终影响疗效和预后。

使用抗抑郁药物引起的"不良事件"有众多潜在原因,包括抑郁发作时的某些严重症状可能导致自杀等不良事件;药物的不良反应;药物间的相互作用;突然停药所致的停药综合征;抑郁症与酒精滥用、吸毒等其他精神疾病共病,以及合并躯体疾病等。这些问题不仅存在于住院的抑郁患者,即使病情缓解出院后、继续在社区接受维持治疗的社区患者,也可能有同样的问题。因此,社区医师必须密切观察、认真对待。

(1)三环类抗抑郁药治疗抑郁症有确切的疗效,但药物的不良反应明显,常表现在下列方面。①中枢神经系统方面:眩晕、头痛、震颤、镇静、嗜睡、失眠、认知损害、神经质、食欲缺乏、饱腹感等;心脏方面:直立性低血压、高血压、心传导阻滞、心动过速等。②自主神经系统方面:口干、尿潴留、视力模糊、发汗等;胃肠道方面:恶心、便秘、呕吐、消化不良、腹泻等。③泌尿生殖器方面:勃起障碍、射精困难、性感缺乏、持续勃起等;更为严重的是,三环类抗抑郁药过量服用,往往是致死性的,应加以严密防范。三环类抗抑郁药物的常用剂量范围一般为 150 mg/d,视病情可增至 200～250 mg/d。

(2)单胺氧化酶抑制剂应严格限制与含有酪胺的食物(如奶酪、啤酒等)合用,否则会导致严重高血压致死。但新近开发的可逆性单胺氧化酶抑制剂吗氯贝胺的这种可能性明显减少。

(3)选择性和非选择性类抗抑郁药疗效与三环类抗抑郁药相当,但其明显的优势是不良反应显著减少,大多数这类药物由于没有明显的抗胆碱能机制而不产生明显的镇静作用,并且即使过量服用,也相对安全,其总体耐受性和安全性明显优越于三环类抗抑郁药。更大的优势是,此类药物摆脱了三环类抗抑郁药物复杂的剂量滴定过程,服药次数少,每天一次,有效治疗剂量范围窄,便于患者用药,因而近年来应用越来越广泛,大有逐渐部分替代三环类抗抑郁药物的趋势。但此类药物仍有不可忽视的不良反应,常见的有失眠、焦虑、激动不安、性功能障碍、恶心、呕吐、食欲减退、体重增加、头痛、出汗等。这些不良反应在不同种类的药物中有所侧重,在选择用药时应区别对待。此类药物的常用剂量:①氟西汀 20～80 mg/d,帕罗西汀 20～50 mg/d;②舍曲林 50～200 mg/d,氟伏沙明 50～300 mg/d;③西酞普兰 20～60 mg/d,米氮平 15～45 mg/d;④文拉法辛 75～225 mg/d,艾司西酞普兰 10～20 mg/d。

六、心境障碍患者的护理

(一)临床护理

1.一般护理

(1)为躁狂患者提供舒适、安静的环境,减少激惹性因素,以减少其与他人的争吵、争辩。接触患者时,声音柔和、态度镇静,对其粗俗、淫秽语言,要置若罔闻,合理而又能做到的要求,给予解决。利用分散注意力的方法,将其过盛的精力转移到有意义的活动中,如护士发药时让其提着水,约其为墙报写稿等。保证其营养和水分的摄入,以补充消耗。对因过度兴奋而无暇进食者,安排患者单独进食或是喂饭,必要时鼻饲。躁狂患者多半卫生料理较差,应按时督促。督促患者按时上床睡觉,对于极度兴奋者,也可进行保护性的约束。

(2)若为抑郁状态患者,应安置于安静、舒适,而又易于观察的房间,接触患者时应关心、耐心,以诚恳的态度、亲切的语言,使其感到护士是在真心诚意地帮助他、接纳他。关心其饮食、数量要足够。耐心地劝、喂,实在不吃时再鼻饲。引导患者参加文体活动和力所能及的劳动,以转移其注意力,减轻抑郁。患者常因悲观消极而无心料理个人卫生,一定要督促,必要时协助其洗脸、理发、刮胡须、料理月经等。注意睡眠,经常检查危险品,以确保安全。

2.对症护理

(1)减轻患者兴奋和防止其自伤、自杀是对症护理的重要任务。躁狂患者易与他人争辩,应及时将其分开。如有伤人毁物情形,可将其转移至隔离房间,必要时给予保护性约束。保护时态度要和蔼,要说明情况,不要被其误认为是对其惩罚和报复。约束与解除约束最好由同一护士执行。

(2)对抑郁患者,除及时治疗外,最重要的是加强监护以防止其自伤和自杀。对这些患者,一定要热情、耐心、尊重、鼓励,扭转其自卑、自责等情绪,促使其恢复自信和希望,使其感受到生活的美好和价值。随时注意其情绪变化,切勿被突然的好转假象所迷惑,即便在恢复期,也不应放松警惕。节、假日值班人员少,早、晚工作人员疲惫时,更应提高警惕。

3.治疗护理

(1)锂盐是治疗和预防躁狂发作的有效药物,但由于其有效治疗剂量与中毒剂量接近,故观察应特别仔细,要按时遵照医嘱送检血锂化验,保证患者液体的补充。要熟悉锂中毒的早期表现。服用锂盐的患者,一旦出现嗜睡、口齿不清、步态不稳、意识障碍等,应先停服药物,然后再报告医师。

(2)电痉挛治疗既对躁狂的兴奋有效,更能清除抑郁患者的自杀意念和行为。电痉挛治疗前应禁食、水 4 h 以上,应解大、小便,除去发卡、义齿,备好氧气和必要的急救药品。通电时,应紧托患者下颌,固定两肩及四肢,背部中期胸段垫以沙袋,以防下颌脱臼和脊椎压缩性骨折。隔天治疗 1 次,8～12 次为 1 个疗程。

(3)三环类、四环类抗抑郁药物和选择性 5-羟色胺再摄取抑制剂,是当前治疗抑郁症的常用有效药物。但都需要在用药后 2 周左右方可见效。且不可因为已经治疗即放松警惕。用药期间可有口干、便秘等不良反应。如有严重不良反应,需立即报告医师。

(二)康复护理

本病缓解后,绝大多数患者精神活动完全正常,没有残留症状,预后比较好,但仍应定期门诊复查。以前曾经发病者,常担心再度复发。一般可服用锂盐预防躁狂的复发,至于对发病期间的言行,应引导其正确对待。少数迁延不愈者,应耐心劝解、安慰、疏导,改换其他类型的药物。对抑郁症患者,引导其克服自卑情绪,帮助他们端正认识,提高自我价值感,树立信心,以社会平等一员的资格,重返社会。

(陶希英)

第四节　网络成瘾症

一、疾病概述

网络成瘾症是由于反复使用网络,不断刺激中枢神经系统,引起神经内分泌紊乱,以精神症状、躯体症状、心理障碍为主要临床表现,从而导致社会功能活动受损的一组症候群,并产生耐受性和戒断反应。多发于青少年。男性多于女性,多发生在初次上网的 1 年内,以聊天和网络游戏为主。网络成瘾对个体、家庭和社会产生一定负面影响。

(一)危害

1.生理方面的危害

(1)电磁辐射的危害:世界卫生组织通过大量的实证研究表明,电磁辐射有可能诱导细胞产生变异。生物体是由细胞构成的,其遗传物质是 DNA。母细胞复制子细胞就是 DNA 的复制传递及表达过程。因而细胞变异会导致神经系统、内分泌系统、免疫系统的失调及各功能器官的损害。

(2)对视力的危害:医学研究证实眼睛长时间的注视电脑屏幕,视网膜上的感光物质视红质消耗过多,若未能补充其合成物质维生素 A 和相关蛋白质,会导致视力下降、近视、眼睛疼痛、怕光、暗适应能力降低等眼疾,过度疲劳还会引起房水运行受阻,导致青光眼。干眼症甚至失明等。

(3)对神经内分泌系统的损害:神经系统是人类思维、认知交流、情感传递的主要通道。网络成瘾不仅会对神经系统产生不良的刺激,而且会引起神经系统功能的异化。由于上网时间过长,会使大脑神经中枢持续处于高度兴奋状态,引起肾上腺素水平异常增高,交感神经过度兴奋,血压升高,体内神经递质分泌紊乱。这些改变可以引起一系列复杂的生理生化的变化,尤其是自主神经功能紊乱(如紧张、神经衰弱),体内激素水平失衡,机体免疫功能降低,可能导致个体生长发育迟缓,还可能引发心血管疾病、胃肠神经性疾病、紧张性头痛、焦虑症、抑郁症等,甚至可导致猝死。

(4)对身体功能的损害:长时间上网而缺乏必要的锻炼,会使人进入一个亚健康状态。①电脑操作时所累及的主要部位是腰、颈、肩、肘、腕等,长时间的操作电脑而缺乏锻炼,容易导致脊椎增生,出现脊椎畸形、颈椎病、腰椎间盘突出、腕关节综合征、关节无菌性炎症等慢性病。②长时间的使用网络会引发依赖骨骼肌收缩,回流的下肢静脉的压力增高,而长时间的静脉管腔扩张会引起静脉瓣功能性关闭不全,最终发展为器质性功能不全。③由于操作电脑时总是保持相对固定的身体姿势和重复、机械的运动,强迫体位的比重越来越大,极易突发肌肉和骨骼系统的疾病,出现重力性脂肪分布异常,产生肥胖症。有些甚至出现视屏晕厥现象,伴有恶心、呕吐、大脑兴奋过度,严重者还会造成睡眠节律紊乱。④电脑发出的气体可以危害人体的呼吸系统,导致肺部疾病的发生。

2.心理方面的危害

(1)认知发展受阻:青春期是逻辑能力、空间能力,以及发散性创造思维能力高度发展的关键时期。青少年本来应该有着活跃的思维和丰富的想象力。但是,过度使用网络会让他们失去平衡和多元化发展思维的关键时期。由于网络活动信息交流途径的单一、认知方式的刻板,导致神经系统突触链接的次数减少或停止,产生神经回路废用现象,这将直接影响青少年认知思维的全面发展,更甚者会产生信息焦虑综合征和物理时间知觉错乱。

(2)反应功能失调:网络成瘾的患者整天把自己的思想情感沉浸于媒介内容之中,视野狭窄,对未来漠不关心,极端自我内化。久而久之,会造成抑郁焦虑的心理,甚至发展成抑郁等各类神经症。使得情感反应功能发生严重倒错,甚至出现"零度情感"现象。

(3)人格异化:患者长期生活在这种虚拟的环境中,必然使现实生活中形成的人格特质发生变化。他们会按照网络虚拟行为模式去组织生活方式、规范行为,最终导致心理层面的模式化和网络人格的变异,如分裂型、癔症型、强迫型、自恋型、偏执型、依赖型、反社会型、表演型等人格。

(4)此外,网络成瘾会导致患者学业荒废、工作无序、人际关系淡漠产生亲子冲突、情绪低落、思维迟缓,甚至产生自残和攻击的意念和行为,使人的社会性功能受到严重的损害。

3.公共社会方面的危害

(1)网络成瘾引发信任危机:网络空间是一个虚拟的数字社会,它很难形成像现实世界那样的社会规范,有很多行为也难以受到法律的明确约束。他们都以化名的形式上网,放纵自己的言行,忘却自己的社会责任,有的甚至任意说谎,伤害他人,从而丧失了道德感和责任感。久而久之,会使他们在现实生活中缺失真诚性而造成现实社会人际交往的混乱。

(2)网络成瘾引发网络犯罪:网络交往具有弱社会性和弱规范性的特征,他们自由自在、无所不为的网上行为特征使网络安全与犯罪问题凸显。

(3)网络成瘾引发道德沦丧:如因"网恋"而引发的婚外情,导致的家庭破裂和重组,有些网恋的双方在网上互相调情,后来证实是父女或是母子等。

(4)网络成瘾引发暴力犯罪:大多数网络成瘾的青少年没有经济来源,但因迷恋网络,又无法支付上网的费用,为弄钱上网而走上犯罪的道路。有关专家指出,目前网络成瘾症正在成为诱发青少年犯罪的重要因素。

据此,网络成瘾,或称网络病态,已成为一个世界性的社会问题,成千上万的人因此不能有正常的生活,成千上万的家庭也因此不能有正常的功能。所以,救治网络成瘾患者不仅是在拯救个人,也是在拯救社会。

(二)临床类型

网络成瘾症的类型可分为网络游戏成瘾、网络关系成瘾、网络色情成瘾、网络信息成瘾、网络交易成瘾等。其临床表现形式也多种多样,初期患者只是表现为对网络的精神依赖,之后就很容易发展成为躯体依赖。羞耻和隐瞒、回避是网瘾的根本特征。主要表现如下。

(1)患者随着反复使用网络,感觉阈限增高,对原有的上网行为不敏感,为了获得满足,不断增加上网的时间和投入程度,即表现为耐受性增强。

(2)上网占据了患者整个思想与行为,表现为强烈的心理渴求与依赖。

(3)患者一旦停止或减少上网就会产生消极的情绪,表现出坐立不安、情绪波动、失眠、焦虑、双手颤抖、烦躁、食欲下降、注意力不集中、神情呆滞等症状,体现了戒断反应。

(4)对他人隐瞒迷恋网络的程度或因使用网络而放弃其他活动和爱好。

(5)在生理症状上,由于患者上网时间过长,会使大脑神经中枢持续处于高度兴奋状态,引起肾上腺素水平异常增高、交感神经过度兴奋、血压升高、体内神经递质分紊乱。

(6)精神症状与心理障碍认知的改变,思维迟缓,注意力不集中,自知力不完整。情感反应及行为活动的异常;包括淡漠僵化和情绪极不稳定,表现冲动、毁物等行为,甚至萌生自杀或攻击性意念和行为。

(7)社会功能的缺失孤僻、不合群、胆小沉默、不爱交往,社会活动兴趣减弱、进取心缺乏、意志薄弱等,甚至引发亲子冲突、人际交往受阻等。

以上症状并不单一存在,病情严重者可以继发或伴有焦虑、抑郁、强迫、恐惧、人格改变及精神分裂症样的症状。

(三)辅助检查

首先完善其他病因的检查,然后进一步完善实验室及其他检查,对网络成瘾症并发症的诊断有着重要意义。根据疾病诊断的需要,进行必要的检查,如血、尿、大便、脑脊液等的检查;心电图、脑电图、超声波、核素及放射影像学检查等,以及心理测验和诊断量表也有一定的帮助。

(四)诊断要点

如果根据患者病史提示诊断该疾病并不困难,但是也需要排除其他疾病所致相同症状。

1.诊断标准

目前国际上没有明确统一的诊断标准,但是每个国家诊断的核心依据大致相同。国内较为认可的是师建国 2008 年提出的如下网络瘾诊断标准。

(1)自己诉说具有难以控制的强烈上网欲望,虽然努力自控,但还是欲罢不能。

(2)戒断症状,如果有一段时间减少或停止上网后就会明显感到焦躁不安。

(3)每周上网至少 5 d 以上,每次至少 4 h 以上。

(4)专注于思考或想象上网行为或有关情景。

(5)由于上网社会功能明显受损。

(6)上网的时间越来越长。

(7)企图缩短上网时间的努力总以失败告终。

如果在过去 12 个月内表现出以上 3 条相符,就可以确诊为网络瘾。

2.中国网瘾评测标准

(1)前提条件:上网给青少年的学习、工作或现实中的人际交往带来不良影响。

(2)补充选项:总是想着去上网;每当网络的线路被掐断或由于其他原因不能上网时会感到烦躁不安、情绪低落或无所适从;觉得在网上比在现实生活中更快乐或更能实现自我。

在满足前提条件的基础上必须至少满足补充选项中的任意一个,才能判定该网民属于网瘾,这是目前国内常用的网瘾测评标准。

3.网瘾临床病症分级

(1)偶尔上网,对正常生活与学习基本没有什么负面影响。

(2)时间比第一项稍长,但基本上自己可以控制。

(3)自己有些控制不住,但在家长的提醒下可得以控制,对学习已经产生一定影响。

(4)开始对家长的限制有反感,逐步对学习失去兴趣。

(5)有时瞒着家属上网,并且用说谎的方式为自己掩饰,开始厌学。

(6)已产生对网络的依赖,一天不上网就不舒服。

(7)与父母有公开的冲突,亲子关系紧张,上网成了生活的主要目的。

(8)对父母的强烈厌倦,经常逃学,连续上网,通宵不归。并有其他很不理智的行为:如开始在家有暴力行为,敲打或毁坏东西等。

(9)不顾一切也要上网,若父母干涉,非打即骂,不但毫无亲情,甚至伤害亲人、逼父母分居或离婚。

(10)为了上网不惜走上犯罪的道路。

4.网瘾诊断量表

目前网络瘾的诊断也可以通过量表进行测量。常用的量表有:网络成瘾倾向的检测量表、网络瘾的诊断量表、网络瘾严重程度的测定量表(表 9-1~表 9-3)。

表 9-1　网络成瘾倾向的检测量表

(1)如果不上网冲浪,你是否会感到烦躁不安?	是	否
(2)你是否原来只打算上网 15 min,但最终竟超过了 2 个小时?	是	否
(3)你每月的电话账单是否越来越长?	是	否

注:如果以上回答均为是,则肯定有网络成瘾倾向。

表 9-2 网络瘾的诊断量表

(1)是否觉得上网已占据了你的身心?

(2)是否觉得只有不断增加上网的时间才能感到满足,从而使得上网的时间经常比预定的时间长?

(3)是否无法控制自己使用因特网的冲动?

(4)是否因在线线路被掐断或由于其他原因不能上网时感到焦躁不安或情绪低落?

(5)是否将上网作为解脱痛苦的唯一方法?

(6)是否对家人或亲人隐瞒迷恋因特网的程度?

(7)是否因迷恋因特网而面临失学、失业或失去家庭的危险?

(8)是否在支付高额上网费用时有所后悔,但第二天却依然忍不住还要上网?

注:如果有其中 4 项以上的表现肯定且持续时间达 1 年以上,即为网瘾。

表 9-3 网络严重程度的测定量表

仔细阅读下列每道题,然后划出适合你的分数:①几乎不会;②偶尔会;③有时候;④大多数时间;⑤总是

	①	②	③	④	⑤
(1)你会发现上网时间常常超过原先计划的时间吗?	1	2	3	4	5
(2)你会不顾家事而将时间都用来上网吗?	1	2	3	4	5
(3)你会觉得上网时的兴奋感更胜于伴侣之间的亲密感吗?	1	2	3	4	5
(4)你常会在网上结交新朋友吗?	1	2	3	4	5
(5)你会因为上网费时间而受到他人的抱怨吗?	1	2	3	4	5
(6)你会因为上网费时间而产生学习和工作上的困扰吗?	1	2	3	4	5
(7)你会不由自主地检查电子信箱吗?	1	2	3	4	5
(8)你会因为上网而使得工作表现或成绩不理想吗?	1	2	3	4	5
(9)当有人问你在网上做什么的时候,你会有所防卫和隐藏吗?	1	2	3	4	5
(10)你会因为现实生活纷扰不安而在上网后得到欣慰吗?	1	2	3	4	5
(11)再次上网前,你会迫不及待地想提前上网吗?	1	2	3	4	5
(12)你会觉得"少了网络,人生是黑白的吗"?	1	2	3	4	5
(13)当有人在你上网时打扰你,你会叫骂或是感觉受到妨碍吗?	1	2	3	4	5
(14)你会因为上网而牺牲晚上的睡眠时间吗?	1	2	3	4	5
(15)你会在离线时对网络念念不忘或是一上网便充满"遐思"吗?	1	2	3	4	5
(16)你上网时会常常说"再过几分钟就好了"这句话吗?	1	2	3	4	5
(17)你尝试过欲缩减上网时间却无法办到的体验吗?	1	2	3	4	5
(18)你会试着隐瞒自己的上网时间吗?	1	2	3	4	5
(19)你会选择把时间花在网络上而不想与他人出去走走吗?	1	2	3	4	5
(20)你会因为没上网而心情郁闷、易怒、情绪不稳定,但一上网就"百病全消"吗?	1	2	3	4	5

评分标准:各题分数相加,得总分。得分 20～49 分:你是正常上网行为,虽然有时候你会多花了时间上网消遣,但仍有自我控制能力;得分 50～79 分:你正面临着来自网络的问题,虽然并未达到积重难返的地步,但是你还是应该正视网络带给你人生的全面冲击;得分 80～100 分:你的网络生涯已经到了引起严重生活问题的程度了,你恐怕需要很坚强的意志力,甚至需求助于心理医师才能恢复正常生活了。

本病主要通过鉴别致瘾源来与其他成瘾行为进行鉴别。

(五)治疗要点

网络成瘾症的治疗是需要多种治疗相结合的系统治疗,包括药物治疗、饮食治疗、物理治疗、心理治疗等。

1.药物治疗

在临床实践中,发现相当一部分网络成瘾的患者会伴有体内微量元素含量的异常及精神症状,如抑躁状态、焦虑症状、强迫症状、睡眠障碍等生理和心理问题。故患者可通过有效的药物使用来纠正神经内分泌紊乱和排除体内重金属物质的蓄积,改善所伴有的精神症状,中医补气、补血,调整体内的阴阳失衡,也可使患者恢复正常的身体状况。

2.饮食治疗

经过对人类的大脑的深入研究,人的精神行为除了与遗传因素和环境因素有关外,饮食结构对精神行为亦有一定的影响,如体内维生素 C 缺乏可引起抑郁症、孤僻、性格改变等精神障碍。因此,针对网络成瘾患者要调配适合他们营养状态的饮食,如牛奶、动物肝脏、玉米、绿叶蔬菜、鱼类、水果等。如香蕉可以更好地补充因上网带来的营养物质的缺乏及造成的精神行为的改变。此外,多饮绿茶可以抵抗电脑的射线。

3.物理治疗

利用物理治疗仪参照中医穴位针灸刺激治疗,以及运用中医理论给予经络针灸给氧疗法提高血氧含量、调节大脑供血等来缓解患者的自主神经功能紊乱症状。

4.心理治疗

心理治疗在网络成瘾症患者的治疗中很重要,但大多数患者是在家长的要求下,被迫接受治疗的。其对心理治疗的接受、顺从或抵触程度也各有不相同,缺乏治疗的积极动机,对治疗的过程和目标也缺乏认识;对言语性的治疗不感兴趣,部分存在的或完全不存在的自知力等是他们所共有的特性。因此,他们需要专业的心理治疗师根据其各自不同的情况给予制定各自不同的治疗方案,并给予足够的耐心去解决他们各自的问题。

5.其他治疗

(1)家庭治疗:孩子戒除网瘾,父母也得改错。必须打破原来一味地打骂埋怨或者放纵溺爱,应该学会转移孩子的兴趣。

(2)内观疗法:是日本吉本伊信先生于 1937 年提出的一种源于东方文化的独特心理疗法。内观疗法的三个主题是:"他人为我所做的""我给他人的回报"和"我给他人带来的麻烦"。内观者围绕这三个主题,把自己的一生分成若干年龄段进行回顾,对自己人生中的基本人际关系进行验证,从而彻底洞察自己的人际关系,改变自我中心意识。这种治疗方法有一定的效果。

(3)此外,临床心理学家奥尔扎克认为:网瘾治疗方案与治疗赌博和酗酒的方法类似,但是网络瘾患者面临着一大挑战,就是电脑已经成为日常生活的一部分,诱惑依然存在。他们必须学会有节制地使用电脑,就像饮食失调症患者必须学会为了生存而进食一样。

二、护理

网络成瘾患者的护理对护理人员的要求较高,它涉及多门学科,专业知识面广,患者心理依赖突出,应实行整体护理。另外,还需配合医师和专业心理治疗师进行有针对性的护理干预,以提高网络成瘾患者在住院期间的康复护理质量。

(一)护理评估

进行生理、心理和社会状态评估的主要方法是客观检查、心理测评、访谈,以及心理和行为观察。

1.生理方面

(1)患者的营养发育是否正常,有无躯体疾病,以及健康史。

(2)患者的生活习惯、有无特殊嗜好、生活自理能力、个人卫生等。

(3)患者的生理功能方面、睡眠情况、二便情况等。

(4)患者的自主神经功能状态。

2.心理方面

(1)患者对住院的态度及合作程度。

(2)患者以前的应激水平,正常的应激能力的高低。

(3)患者对疾病的理解程度。

(4)患者的精神状态焦虑、抑郁、认知状态、情感反应等。

(5)患者对网络的认识程度。

3.社会功能方面

(1)患者的一般社会情况与同伴、家人的关系及社会适应能力。

(2)患者文化程度的高低、家属的文化程度,以及对患者的关心程度、教育方式等。

(3)患者网络成瘾后主要的心理-社会问题。

(二)护理诊断

(1)幻觉妄想、焦虑抑郁、自卑:与网络依赖引起的认知改变、情感反应变化有关。

(2)潜在或现存的冲动行为:与网络依赖引起的认知改变、焦虑等情感反应有关。

(3)自知力不全或缺乏:与网络依赖引起的认知改变有关。

(4)潜在或现存的自伤自杀行为:与网络依赖引起羞耻和隐瞒、回避症状等有关。

(5)社会功能障碍:与网络依赖引起认知改变、情感反应变化、自知力不全或缺乏有关。

(6)有外走的危险:与网络依赖引起认知改变、情感反应变化有关。

(7)不合作:与网络依赖引起认知改变、自知力不全或缺乏有关。

(8)应激能力减退:与网络依赖引起的认知改变、焦虑等情感反应有关。

(9)网络依赖:与反复使用网络,所产生的精神依赖与躯体依赖有关。

(三)护理问题

(1)患者潜在或现存的营养不足,少食、偏食。

(2)睡眠障碍,失眠。

(3)生活自理能力下降或丧失。

(4)知识缺乏。

(四)护理目标

(1)患者能够摄入足够的营养,保证水、电解质的平衡。

(2)患者的睡眠状况改善。

(3)患者没有受伤,并能述说如何预防受伤。

(4)患者未因感知、思维过程改变出现意外,并能正确应对。

(5)患者能对疾病有恰当的认识和评价,适应环境的改变,焦虑和恐惧情绪减轻。

（6）患者生活应激能力逐步提高。

（7）患者维护健康的能力和信心得到提高。

（8）患者对网络的依赖程度下降。

（五）护理措施

1.生活安全护理

（1）提供良好的病房环境,安全、安静、卫生。

（2）做好日常生活护理,注意态度,建立良好的护患关系。

（3）注意对患者的安全教育,争取病友、家属的理解和支持。

（4）遵医嘱给予相关的治疗,并观察药物的治疗作用与不良反应。

2.心理护理

（1）患者心理依赖突出,应予整体认知疗法护理。

（2）年龄跨度大,护理措施应予以个性化实施。

（3）大部分患者系被动入院,抵触情绪较大,环境的改变也会加重患者的焦虑程度,是心理活动复杂化,应积极与患者进行语言或非语言的沟通。

（4）积极开展心理治疗与护理,协助患者根据个人能力和以往的经验培养其解决问题的能力。

（5）重视非语言性的沟通,因其对思想、情感交流有重要作用。

（6）经常深入地接触患者,了解病情的动态变化和心理活动。针对不同病情的患者采取不同的心理护理方法。

3.特殊护理

（1）大多数患者思想活跃、反应灵敏,但自律能力差,缺乏自理能力,因此,应予进行社会行为技能的训练,包括生活、学习、工作能力与社交能力等方面,主要培养患者生活自理能力,建立个人卫生技能量表,如洗漱、洗衣、饮食、整理内务等活动。要求整理房间规范、整齐,培养患者的自立、责任感。

（2）通过工娱治疗和适当的健身训练,鼓励网瘾患者积极参与群体活动,扩大交往接触面,达到提高生活情趣、促进身心健康的目的。如听音乐、看电视、庆祝节日等,以及带有学习和竞技的参与性活动,如健身、球类、书画等,通过大量的体能训练使过剩的能量得到宣泄释放,恢复健康的心理状态。

（3）组织其观看优秀的青春励志影片,共同探讨积极的话题,引导患者从积极的方面去思考和解决生活中的实际问题。

（4）网络成瘾的患者一旦脱离网络会产生不同程度的戒断反应,甚至伴有精神症状和冲动行为,必要时应予保护性约束和隔离,因病情具有突发性和爆发性。应避免强光、声音等刺激,经常巡视病房,预防自伤、自残、毁物等意外情况的发生。应避免患者接触可能产生伤害的刀叉,玻璃等锐利工具。外出活动应予患者适当的活动指导,防止肌肉拉伤。

（5）尽可能地创造一个社会性的体验学习环境,提高其应对现实问题的能力。

（六）护理评价

（1）患者的饮食生活规律。

（2）患者的独立生活能力增强。

（3）患者的精神状态,情感活动正常。

（4）患者未发生冲动行为。

（5）患者对网络的依赖性减弱或消失。

（七）健康指导

（1）指导患者以理智的态度严格控制网络使用时间。网上娱乐一天不要超过 2 h,通常连续操作电脑 1 h 应休息 5～10 min,父母与患者共同签订一个协议,并使他们懂得人生的任何游戏也像网络游戏一样,是有规则的,遵守规则才能继续,从而达到预防网络成瘾的目的。

（2）以健全的心态进入网络。强化自我防范意识,增强抵御网上不良诱惑的心理免疫力。随时提醒自己上网的目的,在面对网络上纷繁复杂的信息时,有一个清醒的辨识。

（3）鼓励患者积极参加社会活动,逐步建立信任的、和谐的、支持的人际关系。保持正常而有规律的生活,娱乐有度,不过于痴迷。每天应抽出时间与同学、同事、家人交流,感受亲情、友情。

（4）如果发现自己无法控制上网的冲动,要尽快借助周围的力量监督自己,从而获得支持和帮助,培养自己对家庭和社会的责任心。

（5）应对家属和患者同时进行指导,对患者做出行为界定,并与家属和患者达成共识。

三、预后及预防

（一）预后

网络成瘾症经过一段时间的系统治疗后,一般可以完全康复,但是需要家庭、社会、学校对患者的关注,加强警戒教育,并指导其正确地使用网络,避免再次成瘾。

（二）预防

青少年网络成瘾症的预防要以个人-家庭-社会总动员的模式。首先,自己要培养成熟的心理品质、积极自我的认知,培养自己的自尊自信及有效的压力管理能力,培养自己的沟通技巧及有效的时间管理能力;其次,对于家庭来说,良好的亲子沟通对于预防网瘾有着举足轻重的作用,根据他们的身心特征调整教养方式,和孩子有效的沟通帮助其规划人生,了解网络知识并言传身教,正确使用网络;第三,对于学校来说,应该构建多维的评价体系,丰富学校的主题活动,建立良好的师生关系,开展网络实践活动,正确地利用网络提高青少年的学习兴趣;而对于社会,我们应该建立完善的网络法规和监管制度,努力净化网络环境。总之,建立科学有效的预防策略已是迫在眉睫的首要任务。

（陶希英）

第五节　心理因素相关生理障碍

心理因素相关生理障碍是指一组在病因方面以心理-社会因素为主要原因,临床表现方面以生理障碍为主要表现形式的疾病。随着社会的发展和生活、工作节律的加快,人们的生活方式发生着变化,心理因素相关生理障碍越发引起关注。

一、进食障碍

（一）疾病概述

进食障碍指以进食行为异常为显著特征的一组综合征,主要包括神经性厌食症、神经性贪食症和神经性呕吐。也有人将单纯性肥胖症和异食癖归入进食障碍。该综合征的临床特征容易识别,多见于青少年女性。

1.临床类型及表现

(1)神经性厌食:本病的主要临床表现通常起病于 $10\sim30$ 岁,以女性多见。本病可以急性、亚急性起病。若无系统化的治疗,以后多呈慢性持续状态,自然病程预后不良,导致多种心理、社会和躯体后果。即使参与治疗,患者阻抗较大。临床表现如下。①心理症状:对发胖有强烈恐惧、过分关注体形,即使明显影响健康也在所不惜。患者表现为主观上自觉过胖。除此核心症状外,可合并有其他精神症状,较常见的是抑郁、焦虑、强迫、恐惧等。部分患者具有突出的人格特征,如固执、完美主义倾向等。②节食行为:主动节制饮食,使体重显著减轻,或者使体重明显达不到生长发育阶段的要求。患者故意减少食量,避免进食有营养的食物,偏食低热量食物。加强减轻体重的效果。常过度运动、诱导呕吐,或使用泻药、利尿药物、食欲抑制剂。部分患者在饥饿感或自责、内疚感的驱使下,出现阵发性贪食症,继而又采取前述的各种减肥措施。③躯体症状和体征:出现饥饿、营养不良相关的全身代谢、内分泌紊乱,以及各种器官的功能障碍、形态学改变。常见的有:轻到重度营养不良,体重低于正常,面色差,皮肤干燥、变薄、皮下脂肪消失、微循环差、水肿、毛发稀疏、低体温;怕冷肌肉瘦弱、下丘脑-垂体-性腺轴功能低下,副性特征减弱或不明显,性发育迟缓,女性闭经,低血压、心律不齐、心包积液消化功能减弱,胃炎、腹胀、便秘、肠梗阻等。④实验室检查:可见相应的微量元素低下、激素分泌减少、骨密度降低、脑代谢降低等。

(2)神经性贪食:本病是一种以反复发作性暴食及强烈的控制体重的先占观念为特征的综合征。作为进食障碍的一种类型,它可以是神经性厌食的延续,比神经性厌食常见。西方社会中女性的患病率估计为 $2\%\sim4\%$,约高出男性 10 倍;普通人群中的患病率约为 1% 。虽然此病患者比神经性厌食症患者更愿意求助,但由于部分患者体重正常,且一些患者对贪食、暴食行为有羞耻感而不愿告诉别人,甚至在诊治与此相关的精神障碍或躯体疾病也不愿意告诉医师,贪食行为的识别率却较低。起病多见于青少年期,女性多见。临床表现如下。①暴食行为:患者经常在不连续的较短时间内过量进食,通常吃到十分难受为止。症状持续时间超过 3 个月。约一半的患者在出现暴食行为之前出现过短暂的或较长的厌食行为。②心理症状:暴食发作时感到对过量进食失去控制,对此感到内疚、恐惧、烦躁,害怕体重增加、身材发胖,继而有抵消进食效果的冲动。除此之外,可伴有其他精神症状,如抑郁、焦虑、强迫、恐惧;冲动控制不良、易怒、叛逆等。③补偿性减肥行为:常过度运动、诱导呕吐,或使用催吐药、泻药、利尿药、食欲抑制剂等。④躯体症状和体征:视减肥行为的不同效果,体重可以保持正常,也可以低于或高于正常。在低体重患者,也可以出现与饥饿、营养不良相关的代谢疾病。此外,由于频繁的呕吐可能出现低钾、低氯性碱中毒的表现。

(3)神经性呕吐:指一组自发或故意诱发反复呕吐的心理障碍。不影响下次进食的食欲,常与心情不快、紧张、内心冲突有关,无器质性病变。临床表现如下。①反复发生于进食后的呕吐(自发的或故意诱发的),呕吐物为刚吃进的食糜。②体重减轻不显著(体重保持在正常平均体重值的80%以上)。③无害怕发胖和减轻体重的想法。④无导致呕吐的神经和躯体疾病。没有癔症症状。

2.辅助检查

(1)由于进食不良导致的营养不良可导致电解质紊乱和各种微量元素低下。

(2)地塞米松抑制试验呈阳性。

（3）CT检查：可见不同程度的脑萎缩,可见骨密度改变等。

（4）激素分泌检查：可发现生长激素水平升高、性腺激素水平低下等,这些改变随着体重的回升而恢复正常。

（5）可出现代谢性碱中毒以及其他各种异常,如贫血、低蛋白血症、电解质的紊乱、低血糖、各种激素水平的异常等。

3.诊断要点

（1）神经性厌食：本症的诊断必须符合下列条件。①体重保持在标准体重期望值的85%以下的水平,即体重减轻超过了期望体重的15%以上,或Quetelet体重指数为17.5或更低[Quetelet体重指数＝体重公斤数/(身高米数)²]。②体重减轻是自己造成的,包括拒食"发胖食物",即下列一种或多种手段：自我引吐；自行导致的腹泻；过度运动；服用食物抑制剂。③有特异的精神病理形式的体像歪曲,表现为持续存在一种害怕发胖的、无法抗拒的超价观念,患者强加给自己的一个较低的体重限度。④下丘脑-垂体-性腺轴广泛的内分泌障碍。在妇女表现为闭经；男性表现为性欲减退。下列情况也可以发生：生长激素及可的松水平升高,甲状腺素外周代谢变化及胰岛素分泌异常。⑤如果在青春期前发病,青春期发育会减慢甚至停滞。随着病情的恢复,青春期多可以正常度过。⑥症状至少已3个月,可有间歇发作的暴饮暴食。排除躯体疾病所致的体重减轻。

（2）神经性贪食：本症的诊断标准包括以下几点。①存在一种持续的、难以控制的进食和渴求食物的优势观念,并且患者屈从于短时间内摄入大量食物的贪食发作。②至少用下列一种方法抵消食物的发胖作用：自我诱发呕吐；滥用泻药；间歇禁食；使用厌食剂、甲状腺素类制剂或利尿剂。如果是糖尿病患者,可能会放弃胰岛素治疗。③常有病理性怕胖。④常有神经性厌食既往史,两者间隔数月至数年不等。⑤发作性暴食至少每周两次,持续3个月。⑥排除神经系统器质性病变所致的暴食,以及癫痫、精神分裂症等精神障碍继发的暴食。

（3）神经性呕吐：本症的诊断标准包括以下几点。①自发的或故意诱发的反复发生于进食后的呕吐,呕吐物为刚吃进的食物。②体重减轻不显著(体重保持在正常平均体重值的80%以上)。③可有害怕发胖或减轻体重的想法。④这种呕吐几乎每天发生,并至少已持续1个月。⑤排除躯体疾病导致的呕吐以及癔症或神经症等。

4.治疗要点

治疗包括门诊和住院条件下的心理治疗和躯体治疗。最重要的治疗目的：①矫正核心病理信念,重建自我观念,改进情绪及行为调节能力。②患者愿意主动进食,停止异常进食及减肥行为,体重恢复到并维持在正常范围。③处理共病、并发症。④5年内持续随访,预防复发。具体治疗方法如下。

（1）住院治疗：对于患者的疾病特点以及患者的合作程度、个人的应对能力等,都应该制定适合个体的治疗方案,但是大部分含有：进食行为管理、体重监测、个别心理治疗；家庭教育与家庭治疗；营养治疗,处理躯体并发症,必要时辅以精神药物治疗。

（2）心理治疗。①一般心理治疗：给予患者解释、疏泄、安慰、鼓励,帮助其了解与进食障碍相关的知识,并予以心理支持。②认知心理治疗：通过探讨和纠正患者的错误认知,可帮助其正确认识自己的体像和疾病,从而消除心理冲突。③行为治疗：通过充分利用正强化和负强化的方法,调动患者自己的积极性,可以有效地改善清除行为,逐渐建立规律适量的饮食习惯,对短期内增加体重有一定治疗效果。

（3）家庭治疗：尽可能对患者家庭进行访谈，选择家庭干预方法，包括心理教育式家庭治疗、结构式家庭治疗、认知行为家庭治疗和系统式家庭治疗。

（4）药物治疗：药物治疗主要针对患者的抑郁、焦虑等情感症状，选用抗抑郁药、抗精神病药等。

（二）护理

1.护理评估

主要包括营养状况、生命体征、体重变化情况、饮食习惯和结构、节食情况、情绪状况、患者所认为的理想体重和对自身体型的看法、患者为减轻体重所进行的活动种类和量、患者对治疗的合作程度、患者与家属的关系，以及家属对疾病的知识和态度等。

2.护理诊断

（1）营养失调：营养摄入低于机体需要量，限制和/或拒绝进食，或存在消除行为有关。

（2）体液不足：体液不足与摄入不足或过度运动、自行吐泻行为导致消耗过大有关。

（3）应对无效：应对无效与感觉超负荷、支持系统不得力、对成长过程的变化缺乏心理准备有关。

（4）身体意向紊乱：身体意向紊乱与社会文化因素、心理因素导致对身体形象看法改变有关。

（5）活动无耐力：活动无耐力与饮食不当引起的能量供给不足有关。

（6）有感染的危险：感染与营养不良导致机体抵抗力下降有关。

3.护理问题

（1）家庭应对无效、妥协或无能：家庭应对无效、妥协或无能与家庭关系矛盾有关。

（2）患者心理应对无效：患者心理应对无效与患者的认知功能失控，心理平衡调节失控有关。

（3）患者的饮食习惯改变：患者的饮食习惯改变与患者自身体像认知功能障碍有关。

（4）患者对治疗依从性改变：患者对治疗依从性改变与患者的认知失控，心理冲突没有得到消除有关。

4.护理目标

（1）恢复正常营养状况。

（2）重建正常进食行为模式。

（3）纠正体像障碍，重组导致进食障碍发生的歪曲信念。

（4）掌握可行的应对策略，预防复发。

5.护理措施

（1）生理护理。①向患者讲解低体重的危害，并解释治疗目的，以取得患者配合。②评估患者达到标准体重和正常营养状态所需的热量，与营养师和患者一起制定饮食计划和体重增长计划，确定目标体重和每天应摄入的最低限度、热量及进食时间。③鼓励患者按照计划进食，并提供安静舒适的进食环境，鼓励患者自行选择食物种类，或提供适合患者口味的食物。④每天定时使用固定体重计测量患者体重，并密切观察和记录患者的生命体征、出入量、心电图、实验室检查结果（如电解质、酸碱度、血红蛋白等），直至以上项目指标趋于平稳为止。⑤进食时和进食后需严密观察患者，以防患者采取引吐、导泻等清除行为。⑥其他生理护理问题，如贫血和营养不良导致的活动无耐力、体液不足、有感染的危险等，需采取相应护理常规。

（2）心理护理。①与患者建立相互信任的关系，向患者表示关心和支持，使患者有被接纳感。

②评估患者对肥胖的感受和态度,鼓励患者表达对自己体像的看法,帮助患者认识其主观判断的错误。③帮助患者认识"完美"是不现实的,并通过正向反馈如表扬、鼓励等,帮助患者学会接受现实的自己。④帮助患者正确理解体型与食物的关系,帮助其认识营养相关问题,重建正常进食行为模式。⑤帮助患者识别引起逃避食物摄取行为的负性认知,如"进食导致肥胖""感到肥胖就是真的肥胖"等。指出其思维方式和信念是不合理的,并帮助患者学习以合理的信念思考问题。⑥教会患者处理应激事件的策略,使其掌握可行的应对策略,预防复发。⑦其他心理问题的护理,如有无抑郁、有无自杀的危险等,根据情况进行相应的心理护理。

（3）家庭干预:主要方法是指导家庭对患者的教育管理方法,提倡疏导而不是制约;指导家庭与患者之间加强沟通等。

6.护理评价

（1）患者营养状况是否改善,躯体并发症是否好转。

（2）患者能否遵从治疗计划。

（3）患者是否已建立健康的进食习惯。

（4）患者对形象的理解是否现实。

（5）患者家庭是否能够提供足够支持。

（6）患者是否已掌握有效可行的应对策略。

7.健康指导

（1）鼓励家属携带患者特别喜好的家庭制作的食品。

（2）避免饮咖啡（会降低食欲）和碳酸盐饮料（导致饱胀感）。

（3）限制过量活动,活动量以能增加营养物质的代谢和作用,以增加食欲为宜。

（4）告知患者家属摄入足够、均衡营养的重要性:高热量和高蛋白、足量维生素的食物可以促进体重增加和维持氮平衡。

（三）预后及预防

1.预后

神经性厌食症的病程变异较大,有的一次发作不久即完全缓解,但更多的则是迁延数年不愈。完全治愈的病例不多,部分患者症状有好转,但仍会持续存在体像障碍、进食障碍和心理问题。本病的死亡率为 $10\% \sim 20\%$。

神经性贪食症呈慢性病程,症状可迁延数年。如无电解质紊乱或代谢低下等病症时对患者的生命没有严重伤害。约有 30% 的患者可完全缓解,40% 的患者残留部分症状。

与进食障碍预后良好相关的因素有:发病年龄小、病程短、不隐瞒症状、病前的心理-社会适应情况较好、体重降低不太明显、对疾病的自我认识水平较高。预后不良的因素多是:家庭矛盾突出,病前的心理-社会适应情况差,社会经济水平低,体重降低过多,对疾病认识不足、有诱吐、服泻剂等清除行为,有强迫、焦虑、抑郁等症状。

2.预防

进食障碍的预防包括对社区加强知识宣教,尤其是目标人群如青春期、女性、学生等人群定期进行多途径的相关知识介绍。宣传体形美的正常标准和内涵、合理营养的必要性以及过度消瘦的后果。

二、睡眠障碍

(一)疾病概述

睡眠是一种周期性、可逆的静息现象,它与醒觉交替进行,且与昼夜节律相一致。睡眠的调节系统和过程,是一种基于自主生理心理基础调节的,受环境、认知和心境影响的中枢多维神经网络调节系统和过程。精神科常见的睡眠障碍是各种心理-社会因素引起的非器质性睡眠和觉醒障碍,包括失眠症、嗜睡症、发作性睡病、异常睡眠等。

1.临床类型及表现

(1)失眠症:一种对睡眠的质和量持续相当长时间的不满意状况,是最常见的睡眠障碍。失眠症的临床表现主要为入睡困难、睡眠不深、易惊醒、自觉多梦、早醒、醒后不易再睡、醒后感到疲乏或缺乏清醒感。其中,最常见的症状是难以入睡,其次是早醒和维持睡眠困难,如经常醒转、多梦、醒后不易再睡等。

(2)嗜睡症:指不存在睡眠量不足的情况下出现白天睡眠过多、或醒来时达到完全觉醒状态的过渡时间延长的情况。本病的临床表现为白昼睡眠时间延长,醒转时要想达到完全的觉醒状态非常困难,醒转后常有短暂的意识模糊,呼吸及心率增快,常可伴有抑郁情绪。部分患者可有白天睡眠发作,发作前多有难以控制的困倦感,常影响工作、学习和生活,患者为此感到苦恼、焦虑。

(3)发作性睡病:又称为醒觉不全综合征,是一种原因不明的睡眠障碍,主要表现为长期警醒程度降低和不可抗拒的发作性睡眠。大多数患者有一种或几种附加症状,如猝倒症、睡前幻觉或睡瘫;若包括以上全部症状,则成为发作性睡病四联症。本病最基本的症状是白天有不可抗拒的短暂睡眠发作,发作时常在 $1\sim2$ min 内进入睡眠状态,时间一般持续数分钟至数十分钟。睡眠发作前有不可抗拒的困倦感,部分患者可无发作先兆,从相对清醒状态突然陷入睡眠。发作性睡病可在任何活动中入睡。因此,睡眠发作的后果有时很严重。

(4)异常睡眠:指在睡眠过程或觉醒过程中所发生的异常现象,包括神经系统、运动系统和认知过程的异常;分为 3 类:梦魇症、夜惊症和睡行症。

梦魇症:指在睡眠过程中被噩梦所惊醒,梦境内容通常涉及对生存、安全的恐惧事件,如被怪物追赶、攻击或是伤及自尊的事件。该症的一个显著特征是患者醒后对梦境中的恐惧内容能清晰回忆,伴有心跳加快和出汗,但患者能很快恢复定向力,处于清醒状态,部分患者难以再次入睡。患者白天可出现头昏、注意力不集中、易激惹,使工作、生活能力受到影响。

睡惊症:出现在夜间的极度恐惧和惊恐发作,伴有强烈的语言、运动形式和自主神经系统的高度兴奋状态。患者表现为睡眠中突然惊叫、哭喊、骚动或坐起,双目圆睁,表情恐惧,大汗淋漓,呼吸急促,心率增快,有时还伴有重复机械动作,有定向障碍,对别人问话、劝慰无反应,历时数分钟而醒转或继续安睡。患者若醒转,仅能对发作过程有片段回忆,次晨完全遗忘且无梦境体验。

睡行症:俗称梦游症,是睡眠和觉醒现象同时存在的一种意识模糊状态。主要表现为患者在睡眠中突然起身下床徘徊数分钟至半小时或进食、穿衣出家门等,有的口中还念念有词,但口齿欠清,常答非所问,无法交谈。睡行时常表情茫然、双目凝视,难以唤醒,一般历时数分钟,少数持续 $0.5\sim1$ h,继而自行上床或随地躺下入睡。次日醒后对所有经过不能回忆。

2.辅助检查

(1)了解睡眠障碍的最重要方法是应用脑电图多导联描记装置进行全夜睡眠过程的监测。

因为睡眠不安和白天嗜睡的主诉有各种不同,而脑电图多导联描记对于准确诊断是必不可少的。各种量表测定如:夜间多相睡眠图(nocturnal polysomnography ic recordings,NPSG)、Epworth睡眠量表(ESS)、多相睡眠潜伏期测定(multiple sleep latency test,MSLT);NPSG最适用于评价内源性睡眠障碍(如阻塞性睡眠呼吸暂停综合征)和周期性腿动或经常性深睡状态(如REM行为紊乱或夜间头动)。对于失眠、尤其是入睡困难为主的失眠的评价则无裨益。MSLT常在NPSG后进行用于评价睡眠过度,该法常可发现发作性睡病中的日间过度睡眠和入睡初期的REM期。MSLT应该在患者正常的清醒周期中进行,并随后观察一个正常的夜间睡眠。

(2)其他辅助检查:CT及MRI检查、血常规、血电解质、血糖、尿素氮、心电图、腹部B超、胸透。

3.诊断要点

(1)失眠症。①症状标准:几乎以失眠为唯一症状,包括难以入睡、睡眠不深、多梦、早醒,或醒后不易再睡,醒后不适感、疲乏,或白天困倦等;具有失眠和极度关注失眠结果的优势观念。②严重标准:对睡眠数量、质量的不满引起明显的苦恼或社会功能受损。③病程标准:至少每周发生3次,并至少已1个月。④排除标准:排除躯体疾病或精神障碍症状导致的继发性失眠。如果失眠是某种躯体疾病或精神障碍(如神经衰弱、抑郁症)症状的一个组成部分,不另诊断为失眠症。

(2)嗜睡症。①症状标准:白天睡眠过多或睡眠发作;不存在睡眠时间不足;不存在从唤醒到完全清醒的时间延长或睡眠中呼吸暂停;无发作性睡病附加症状(猝倒、睡眠瘫痪、入睡前幻觉、醒前幻觉)。②严重标准:明显痛苦或影响社会功能。③病程标准:几乎每天发生,至少已1个月。④排除标准:不是由于睡眠不足、药物、酒精、躯体疾病、某种精神障碍的症状组成部分。多导睡眠图检查:平均睡眠潜伏期小于8分,以及小于2次的入睡快眼动睡眠。

(3)发作性睡病:①嗜睡或突然感觉肌无力。②白天频繁小睡或突然进入睡眠,症状持续至少3个月。③猝倒发作。④相关症状还包括睡眠瘫痪、睡眠幻觉、自动行为、夜间频繁觉醒。⑤多导睡眠图证实下述一项以上:睡眠潜伏期<10 min;REM睡眠潜伏期<20 min;多次小睡潜伏期实验(MSLT)平均潜伏期<5 min;出现两次或两次以上睡眠始发的REM睡眠。⑥HLA检测证实DQB1:0602或DR2阳性。⑦临床症状不能用躯体和精神方面疾病解释。⑧可以伴有其他睡眠障碍,如周期性肢体运动障碍、中枢性或外周性睡眠呼吸暂停,但不足以称为引起以上症状的主要原因。上述8项中如符合第②和第③两项,或符合①、④、⑤和⑦项,均可诊断。

(4)睡眠异常。①梦魇症:从夜间睡眠或午睡中惊醒,并能清晰和详细地回忆强烈恐惧的梦境,这些梦境通常危及生存、安全或自尊,一般发生于后半夜的睡眠中;一旦从恐怖的梦境中惊醒,患者能迅速恢复定向和完全苏醒;患者感到非常痛苦。②睡惊症:反复发作地、在一声惊恐性尖叫后从睡眠中醒来,不能与环境保持适当接触,并伴有强烈的焦虑、躯体运动,以及自主神经功能亢进(如心动过速、呼吸急促、出汗等),持续1~10 min,通常发生在睡眠初1/3阶段;对别人试图干涉夜惊发作的活动相对缺乏反应,若干涉几乎总是出现至少几分钟的定向障碍和持续动作;事后遗忘,即使能回忆,也极有限;排除器质性疾病(如痴呆、脑瘤、癫痫等)导致的继发性夜惊发作,也需排除热性惊厥;睡行症可与夜惊并存,此时应并列诊断。③睡行症:反复发作的睡眠中起床行走,发作时,睡行者表情茫然、目光呆滞,对别人的招呼或干涉行为相对缺乏反应,要使患者清醒相当困难;发作后自动回到床上继续睡觉或躺在地上继续睡觉;尽管在发作后的苏醒初期,可有短暂意识和定向障碍,但几分钟后,即可恢复常态,不论是即刻苏醒还是次晨醒来,均完全遗忘;不明显影响日常生活和社会功能;反复发作的睡眠中起床行走数分钟至半小时;排除器质性疾病(如痴呆、癫痫等)导致的继发性睡眠-觉醒节律障碍,但可与癫痫并存,应与癫痫性发作鉴别,排除癔症;睡行症可与夜惊并存,此时应并列诊断。

4.治疗要点

失眠症的治疗主张首先使用非药物治疗,并强调调节睡眠卫生和体育锻炼的重要性。一些研究表明,体育锻炼可以获得和某些药物相当的疗效。

(1)心理治疗。①支持性心理治疗是最基本最普遍的心理治疗措施,其内容包括给失眠者以关心与安慰,向他们解释失眠的性质,并宣讲睡眠卫生知识。②认知行为治疗是失眠心理干预的重要组成部分,其目的是改变使失眠持续存在的适应不良的认知行为活动,加强睡眠行为与卧床、睡眠时间和卧室周围的环境之间的联系,使患者睡在床上的时间比以前缩短并加强睡眠。③认知治疗方法是引导患者重新评估自己对失眠原因、失眠过程的症状体验和可能后果的看法的正确性,改变不良的潜在的认知过程以缓解心理上的困扰,纠正不良的睡眠习惯,最终改变睡眠模式。

(2)药物治疗:常用的改善睡眠药有苯二氮䓬类、巴比妥类和醛类镇静催眠药及中药等。但是进行药物治疗需要有药物治疗的指征:①期望立即控制症状;②失眠导致严重的功能受损;③非药物治疗疗效不满意;④其他医学情况得到治疗后失眠仍持续存在。

(二)护理

1.护理评估

了解失眠发生的时间、失眠的表现、失眠的原因,既往治疗情况和效果,患者对待失眠的态度和认识,患者的精神症状、心理状态,以及患者的躯体症状,如生命体征、是否有受伤史、应激原、睡眠习惯、工作状态等。

2.护理诊断

(1)睡眠形态紊乱:与心理-社会因素刺激、焦虑、睡眠环境改变、药物影响等有关。

(2)疲乏:与失眠、异常睡眠引起的不适状态有关。

(3)焦虑:与睡眠形态紊乱有关。

(4)恐惧:与异常睡眠引起的幻觉、梦魇有关。

(5)绝望:与长期处于失眠或异常睡眠状态有关。

(6)个人应对无效:与长期处于失眠或异常睡眠有关。

3.护理问题

(1)社会功能受损:与长期睡眠习惯改变导致社会功能改变有关。

(2)情绪不稳定:与长期睡眠习惯改变导致心境改变有关。

(3)个人角色功能改变:与异常睡眠导致角色功能发挥受阻有关。

4.护理目标

(1)对于失眠症患者重建规律、有质量的睡眠模式。

(2)对于其他睡眠障碍患者要做到保证患者安全、减少发作次数、消除心理恐惧。

5.护理措施

(1)对失眠患者的护理:包括心理护理、睡眠知识宣教、用药指导等。

心理护理。①建立良好的护患关系,加强护患间的理解和沟通,了解患者深层次的心理问题。②帮助患者认识心理刺激、不良情绪对睡眠的影响,使患者学会自行调节情绪,正确面对心理因素,消除失眠诱因。③帮助患者了解睡眠的基本知识,如睡眠的生理规律、睡眠质量的高低不在于睡眠时间的长短等,引导患者认识睡眠,以正确的态度对待失眠,消除对失眠的顾虑,解除心理负担。

睡眠知识宣教:①生活规律,将三餐、睡眠、工作的时间尽量固定。②睡前避免易兴奋的活动,如看刺激紧张的电视节目、长久谈话等,避饮用浓茶、咖啡、可乐等兴奋剂。③白天多在户外活动,接受太阳光照。④睡前使用诱导放松的方法,包括腹式呼吸、肌肉松弛法等,使患者学会有意识地控制自身的心理生理活动,降低唤醒水平。⑤营造良好的睡眠环境:保持环境安静,空气流通,温、湿度适宜,避免光线过亮等。⑥教会患者一些促进入睡的方法,如睡前喝杯热牛奶,听轻音乐等。

用药指导:指导患者按医嘱服药,并向患者讲解滥用药物的危害,以及正确用药的 5 个基本要点。①选择半衰期较短的药,并使用最低有效剂量,以减轻白天镇静作用。②间断给药(每周2～4 次)。③短期用药(连续用药 3～4 周)。④缓慢停药,酌情减量。⑤用药不可同时饮酒,否则会增加药物成瘾的危险性。

(2)对其他睡眠障碍的护理:包括保证患者安全、消除心理恐惧、减少发作次数等。

保证患者安全:对家属和患者进行健康宣教,帮助其对该病的认识,增强他们的安全意识,以有效防范意外的发生。

消除心理恐惧:对患者和家属进行健康宣教,帮助他们认识该病的实质、特点及发生原因,以纠正其对该病的错误认识,消除恐惧、害怕心理。同时又要客观面对该病,做好终生带病生活的思想准备。

减少发作次数:帮助患者及其家属认识和探索疾病的诱发因素,尽量减少可能诱使疾病发作的因素,如睡眠不足,饮酒等。另外,建立生活规律化,减少心理压力,避免过度疲劳和高度紧张,白天定时小睡等,都可使患者减少发作的次数。发作频繁者,可在医师指导下,服用相应药物,也可达到减少发作的目的。

6.护理评价

(1)患者睡眠是否改善。

(2)患者对其睡眠质量是否满意。

(3)患者睡眠过程中是否无安全意外发生。

(4)患者及其家属对睡眠障碍的相关知识是否已了解。

7.健康指导

(1)生活要规律:指导睡眠障碍患者生活要规律,将三餐、睡眠、工作的时间尽量固定。①睡前避免易兴奋的活动,如看刺激紧张的电视节目、长久谈话等,避用浓茶、咖啡、可乐等兴奋剂。②白天应多在户外活动,接受太阳光照。③睡前使用诱导放松的睡眠方法,包括腹式呼吸、肌肉松弛法等,学会有意识地控制自身的心理生理活动,降低唤醒水平。④创造营造、良好的睡眠环境,保持环境安静,空气流通,温、湿度适宜,避免光线过亮等。⑤教会患者一些促进入睡的方法,如睡前喝杯热牛奶,听轻音乐等。

(2)按医嘱服药:指导患者按医嘱服药,并向患者讲解滥用药物的危害,以及正确用药的 5 个基本要点。①选择半衰期较短的药,并使用最低有效剂量,以减轻白天镇静作用。②间断给药(每周2～4 次)。③短期用药(连续用药不超过 3～4 周)。④缓慢停药,酌情减量。⑤用药不可同时饮酒,否则会增加药物成瘾的危险性。

（三）预后及预防

1.预后

睡眠与健康的关系历来受到人们的重视,对于各种原因引起的睡眠障碍,首先要针对原发因素进行处理,经过科学规范的治疗后一般预后良好。少数由于器质性所致的睡眠障碍预后较差。

2.预防

(1)首先要缓解精神过度的紧张。

(2)要纠正对睡眠的种种误解,消除对失眠的畏惧心理。

(3)要正确评价自己。

(4)客观看待外界事物,学会疏泄自己。

(5)可采用一些自我催眠措施。

(6)建立良好、规律的生活方式,适当锻炼。

三、性功能障碍

（一）疾病概述

性功能障碍是指个体不能有效地参与所期望的性活动,不能产生满意的性交所必需的生理反应和体会不到相应的快感。在人的一生中,约有 40% 的男性和 60% 的女性出现过性功能障碍。

1.临床类型及表现

(1)性欲障碍。①性欲减退:指成年人对性的渴望与兴趣下降,也称为性冷淡。患者主要表现为对性生活不感兴趣,无性交愿望,常导致夫妻关系紧张、婚姻危机,甚至家庭破裂。②性厌恶:指对性生活的极度恐惧和不安。当患者想到或即将要与性伴侣发生性关系时,即产生负情绪,表现为紧张、不安、焦虑和恐惧,并采取回避行动,部分患者会有呕吐、恶心、心悸、大汗等现象。

(2)性兴奋障碍。①男性性激起障碍:表现为阴茎勃起障碍,也称为阳痿。②女性性激起障碍:表现为持续存在或反复出现阴道干燥,润滑性分泌液减少,缺乏主观的兴奋和快感,也称阴冷症。

(3)性高潮障碍。①早泄:指持续地发生性交时射精过早,在阴茎进入阴道之前、正当进入阴道时、或进入不久、或阴茎尚未充分勃起即发生射精,以致使性交双方都不能得到性快感或满足。②阴道痉挛:指性交时环绕阴道口外 1/3 部位的肌肉非自主性痉挛或收缩,使阴茎不能插入或引起阴道疼痛。

2.辅助检查

(1)实验室检查:包括血常规、尿常规、肝功能、肾功能、血糖、尿糖、血脂、卵泡刺激素(FSH)、黄体生成素(LH)、睾酮(T)、催乳素(PRL)、雌二醇(E_2)、甲状腺刺激素(TSH)、糖耐量试验,必要时需查染色体等。根据各项检查的临床意义,可以做出是否为内分泌勃起功能障碍或其他疾病所致勃起功能障碍的诊断。

(2)体格检查:除一般体检外,应重点了解心血管、神经、生殖系统及第二性征发育情况。①如有的人足背动脉搏动扪不清,但能触到胫后动脉搏动,提示阴茎动脉可能存在疾病。②神经系统要进行深反射、浅反射、自主神经反射检查,如怀疑为神经性勃起功能障碍,还应测定海绵体肌反射时间有无延长和尿路动力学检查。③外生殖器检查应观察阴茎的长度、大小和在疲软状态时有无畸形,注意有无包茎、包皮炎、阴茎头炎。阴茎部尿道下裂或会阴部尿道下裂若伴有痛性阴茎勃起,往往导致勃起功能障碍。④睾丸的大小与质地的检查。一般睾丸小于 6 mL 会明显影响睾酮的分泌,睾丸畸形或无睾症及第二性征发育不良,也可导致勃起功能障碍。⑤前列腺的大小、质地和有无结节的检查,以了解有无前列腺良性增生、炎症或癌肿。

(3)特殊检查:①视听觉性刺激反应测定(VSS)、夜间阴茎勃起测试(NPT),以及观察快速严冬相睡眠期(REM),用以鉴别是心理性勃起功能障碍还是器质性勃起功能障碍。②球海绵体肌反射、骶髓延迟反射、躯体感觉诱发电位试验、尿流率、尿流动力学等试验,用以确定是否为神经性勃起功能障碍。③多普勒超声阴茎血压指数测定、阴茎海绵体灌流试验、阴茎海绵体造影、阴茎内动脉造影等,用以确定是否为血管性勃起功能障碍。

3.诊断要点

指一组与心理-社会因素密切相关的性功能障碍。一般表现为对性活动缺乏兴趣或缺乏快感、没有能力体验或控制性欲高潮,或者患有某种妨碍有效性交的生理障碍(如阴茎勃起失败、阴道不能润滑)。常见为性欲减退、阳痿、早泄、性乐高潮缺乏、阴道痉挛、性交疼痛等。可以同时存在一种以上的性功能障碍。

(1)症状标准:成年人不能进行自己所希望的性活动。

(2)严重标准:对日常生活或社会功能有所影响。

(3)病程标准:符合症状标准至少已 3 个月。

(4)排除标准:不是由于器质性疾病、药物、酒精及衰老所致的性功能障碍,也不是其他精神障碍症状的一部分。

4.治疗要点

(1)心理治疗:对起病与心理、精神因素关系密切的患者,可对其实施心理治疗,包括夫妻治疗、认知行为治疗和精神分析治疗。夫妻治疗的主要任务是帮助夫妻增进感情,以减少对性生活的心理压力及对性交失败的担心。认知行为治疗可帮助患者增强对性行为的正确的正性感受和满意度,并消除负行为,建立新的适应行为。精神分析治疗主要是帮助患者找出导致其性欲下降的相关心理因素或心理创伤。

(2)药物治疗:如西地那非,但药物治疗对提高患者性功能的作用有限。抗抑郁药可提高部分患者的性欲,镇痛剂可减轻性交疼痛。

(3)技术治疗:如抚摸性器官、身体接触等。此治疗方法可有效降低夫妻双方在性交全过程中可能出现的焦虑或担忧,使用于各种性功能障碍。

(二)护理

1.护理评估

由于多数患者羞于谈及性问题,因此,在评估前首先要保证环境安静、私密,并征得患者同意。同时向患者保证谈话内容保密后再进行评估。评估一般包括以下几方面内容。

(1)患者性生活的类型和质量:性生活方式、性交频率,是否获得过快感。

(2)患者既往和现有的性问题:性问题的表现、程度、持续时间。

(3)患者对现存性问题和潜在性问题的感受:患者是否担心、焦虑,是否认为性问题影响自己的生活。

(4)患者的性观念:患者对性和性生活的认识水平。

(5)可能的影响因素:夫妻关系及情感,有无健康问题、压力、焦虑,童年生活经历及创伤情况。

(6)既往和目前的治疗情况:接受哪些治疗方法,效果如何。

2.护理诊断

(1)无效性生活形态:与害怕怀孕,对生活应激缺乏有效应对、与性伴侣关系紧张等因素有关。

(2)性功能障碍:指个体所经受的一种得不到满足和不愉快、不恰当的性功能改变的状态,与价值观冲突、对相关知识缺乏或误解、有过创伤经历等因素有关。

(3)焦虑:与长期不能获得满意性生活有关。

(4)个人应对无效:与性问题长期存在有关。

3.护理问题

(1)家庭功能受损:与个人生理方面与患者的性功能不良有关。

(2)情绪不稳定:与性功能障碍导致情绪改变有关。

(3)知识缺乏:与缺乏相关性科学知识有关。

4.护理目标

(1)患者能确认与性功能障碍有关的压力源。

(2)患者能建立有效的应对方式。

(3)患者能恢复满意的性生活。

5.护理措施

(1)评估患者的性生活史和对性生活的满意度,影响患者性功能的因素及患者对疾病的感受。

(2)探明患者的家庭环境、出生成长经历,找出引起其消极性态度(如压抑、低自尊、内疚、恐惧或厌恶)的原因。

(3)帮助患者理解生活压力与性功能障碍的关系。

(4)帮助患者确认影响其性功能的因素有哪些。

(5)与患者讨论如何改变其应对压力的方式,和怎样变通解决问题的方法。

(6)帮助患者寻找增加性生活满意度的方法,如自慰、在性生活前采取淋浴、相互爱抚等增加性生活情趣的技巧,以患者降低对性生活的焦虑恐惧,可有效提高性欲或消除性交疼痛。必要时向患者提供相关材料。

(7)了解患者的用药史和药物不良反应,确认性障碍是否是由药物所致。

(8)向患者讲解有关性解剖和性行为的基础知识,帮助患者正确认识和理解,以降低患者的无能感和焦虑程度。

(9)如患者紧张不安,不能有效参与性治疗时,可在治疗前向患者教授放松技巧。

(10)帮助患者认识其性欲的降低来自自己的心理因素。例如,不愉快的回忆或者性配偶的行为特征,如动作粗暴、缺乏修饰等,使患者能有意识地避免这些因素对性生活带来的负性影响。

6.护理评价

(1)患者是否能够确认与性功能障碍有关的压力源。

(2)患者是否掌握有效的应对方式。

(3)患者是否恢复满意的性生活。

(4)患者是否正确认识和理解有关性和性功能的知识。

7.健康指导

(1)遇到烦恼忧伤,应冷静思考,不应长期背上精神负担,及时放松与调整紧张心态,缓和与消除焦虑不安的情绪。做一些自己喜欢的事情,如欣赏音乐、参加集体活动和阅读有益的书籍,或找家人亲友倾诉,心情反而会舒畅,性压抑也会逐渐消失。

(2)积极参加体育锻炼。持续的、适当的体育锻炼和户外活动很有益处,坚持日常运动,可调节紧张的脑力劳动或神经体液失衡,如每天慢跑或散步 30 min。争取有规律的生活,保证充足的睡眠,积极减肥。

(3)避免不良生活习惯。避免不健康的饮食习惯,减少应酬,避免酗酒,控制饮食,充分认识到戒烟的重要性和必要性。

(4)必要时应去医院,排除泌尿系统疾病,如慢性前列腺炎、附睾炎、尿道炎,或其他如内分泌疾病、各种全身性慢性疾病。

(三)预后及预防

1.预后

由于个体差异或病因不同,性功能障碍的预后也不尽相同,部分患者可自然缓解,多数患者有复发的可能,甚至终生患病。总病程受患者与性伴侣的关系及患者年龄的影响较大。

2.预防

增加对性相关知识的了解、加强体育锻炼、增加配偶间的沟通交流、积极治疗躯体疾病,减少服用对性功能有影响的药物等,均能有效预防性功能障碍的发生。

（王　蕾）

第六节　偏执性精神障碍

一、概述

偏执性精神障碍又称妄想性障碍,旧称偏执状态、偏执狂、偏执性精神病,这是一种以系统妄想为突出临床特征的精神病性障碍。

至今对偏执性精神障碍的诊断在精神病学者之间仍有很大分歧。有人认为不存在这种诊断,而将这类疾病划入精神分裂症。他们认为,偏执性精神障碍与偏执型精神分裂症无本质区别,只是临床发展进程的快慢不同。也有的学者将这种精神障碍称为妄想痴呆。他们认为,妄想痴呆为精神分裂症的一个特殊亚型。但是多数学者认为,偏执性精神障碍应划入独立的疾病单元,因其与精神分裂症在起病年龄、遗传倾向、症状表现及转归方面都不同。近年来我国学者倾向于将偏执性精神障碍与精神分裂症区别开来。在 1984 年中华医学会精神疾病分类中列为独立疾病诊断单元。

此病病因未明,也未发现病理解剖学改变。起病年龄多在 30 岁以后。病前性格多具固执、主观、敏感、猜疑、好强等特征。一般认为,本病是在个性缺陷的基础上遭受刺激而诱发。生活环境的改变如移民、服役、被监禁及社会隔绝状态,可能成为诱因。老年人中出现的感官功能缺陷如失聪、失明,也易伴发妄想症状。若有幻觉,则历时短暂且不突出。病程多迁延,但较少引起精神衰退,人格保持完整。在不涉及妄想的情况下,一般无明显的其他心理方面的异常。

本组疾病不常见,中国内尚无确切统计数字。据国外统计,终身患病概率为 0.5%～1%。

二、病因

病因不明,可能是异质性的。遗传因素、人格特征及生活环境在发病中起一定的作用。本病患者患病前往往存在特定的个性缺陷,如主观、固执、敏感、多疑、高傲、自负和容易嫉妒等。面对社会常抱着不满的心理,当遭遇某种心理-社会因素或内在冲突时将事实加以曲解或赋予特殊意义,认为他们是社会不公的牺牲品,错误地理解他人的举动和态度,把挫折和失败归因于社会和他人;不断地从环境中寻找可以理解其挫折和失败的线索和证据,而且仅选择和接受可以证明其妄想信念的一面,认为这些材料才是真的。患者逐渐将有关材料联系起来,在歪曲和误解的基础上发展成结构较为严密的妄想系统。

也有人认为,偏执性精神障碍患者的基本信赖心没有得到发展。弗洛伊德(Freud)认为,偏执症状来源于心理防御机制中的否认和投射。一个人不会有意识地承认自己的不足与不信任,但却把它投射到环境之中,怪罪于他人。弗洛伊德还认为,同性恋愿望是偏执性思维的主要原因,其妄想是在无意识中否定其同性恋感情时产生的。但临床上发现偏执性精神障碍患者多不是同性恋者。按照巴甫洛夫学派的观点,这类人的神经系统具有抑制过程不足,兴奋过程亢进的特点。当遭遇挫折时,神经系统的兴奋过程就过度进展,在大脑皮质形成了病理惰性兴奋灶。这个"孤立性病灶"与异常牢固的情感体验和意图有关,并且由于他的兴奋性非常强烈,通过负诱导的机制在其周围出现广泛的抑制,阻滞了大脑皮质其他部分对它的影响,因而,患者对自己的精神状态缺乏批判,从而形成系统的妄想。总之,该病的发病原因可能是个人素质因素和某些诱发因素相互影响、相互作用的结果。

三、临床表现

本组精神障碍发展缓慢,多不为周围人所察觉的特点是出现一种或一整套相互关联的妄想,妄想往往持久,有的持续终身。妄想的内容变异很大,常为被害妄想、疑病妄想、嫉妒妄想或夸大妄想等,有的与诉讼有关;有的坚信其身体畸形,或确信他人认为自己有异味或是同性恋等。典型病例缺乏其他精神病理改变,但可间断地出现抑郁症状,某些患者可出现短暂、片段的幻觉,如幻听、幻嗅、幻味等。通常中年起病,但有时可在成年早期发病(尤其是确信身体畸形的病例)。妄想的内容及出现时间常与患者的生活处境有关,如少数民族患者出现的被害妄想。除了与妄想或妄想系统直接相关的行为和态度外,情感、言语和行为均正常。

本类障碍主要有两大类主要表现:偏执狂和偏执状态(偏执性精神障碍)。偏执狂发病缓慢,且以系统妄想为主要症状,可伴有与系统妄想有关的情感和意向活动,人格保持较完整。妄想建立在与患者人格缺陷有关的一些错误判断或病理思考的基础上,条理分明,推理具备较好的逻辑性,内容不荒谬、不泛化,常不伴幻觉,患者坚信不疑,多见于40岁左右的中年人,男性占70%,脑力劳动者的发生率较高。偏执状态的妄想结构没有偏执狂那么系统,也不十分固定,有的可伴有幻觉,多于30~40岁起病,以女性较常见,未婚者居多。

以下列举一些特殊的偏执性精神障碍。

(一)被害狂

被迫害偏执狂较为常见,常常与夸大性偏执狂同时存在。患者在生活或工作中遭受挫折时,不但不能实事求是地检查和分析主观和客观原因,反而片面地把失败归咎于客观条件,坚信不疑地认为是他人在暗中捣鬼、有意陷害,以致疑窦丛生、捕风捉影,把周围发生的现象或别人的一言一行皆牵强附会地加以歪曲,认为这一切变化都是针对他的。在猜疑的基础上形成关系妄想和被害妄想,患者往往以反抗的态度进行斗争,尽管到处碰壁,也绝不妥协。经常向法院和公安机关控诉"迫害者"的罪行,要求伸张正义,保障自己的安全。患者在进行反"迫害"斗争时可能发生伤人或其他暴力行为。在分析别人为什么要加害于他时,有的患者会产生夸大妄想,也可以夸大妄想为主要症状,认为自己有特殊的才干,因而引起他人的嫉妒,遭到种种打击和陷害,这又加强了患者的被害妄想,因而不断地申诉和控告。夸大和被害交织在一起,相互影响。

(二)诉讼狂

诉讼狂也是偏执性精神障碍中较为多见的一个类型。患病前往往具有强硬、自负、固执己见,同时又很敏感、脆弱的人格缺陷。妄想的形成以好诉讼性人格障碍为前提,在某些生活事件的作用下,部分人由好诉讼性人格转为诉讼妄想,其间并无明显的界限。如果追溯妄想的形成,发现患者往往有委屈、失意、受到不公正待遇等生活经历。诉讼妄想一旦形成,患者不再怀疑自己行为、态度的正确性和合法性。患者坚持认为自己受到不公待遇、人身迫害、名誉受损、权利被侵犯等,而采用上访、信访、诉讼等手段。患者的陈述有逻辑性、层次分明、内容详尽,即使内容被查明不属实、诉讼被驳回,依然不肯罢休,坚持真理在自己手中,听不进他人的劝告,极不理智,不断夸大敌对面,从最初的所谓"对手"扩大至其他人、主管部门,甚至整个国家和社会,给相关人员和部门带来极大的麻烦。

(三)被钟情偏执狂

被钟情偏执狂多见于女性。患者坚信某一男性,而且通常是年龄较大、社会地位较高的男性迷恋于她,便想尽办法追求和接近对方,甚至发展到不择手段的地步。这类妄想往往具有一个基本的公式:即是对方挑动了情网,他是唯一的、最爱我的人。患者带有一种超人的洞察力和少有的幸福感来留神对方的一举一动,将对方的一言一行都罗织进系统化妄想中。即使对方对己大发脾气,甚至辱骂、殴打,也不能减轻追求的狂热。患者往往反而认为这些只是对她的爱情的考验。很多病例的发展过程中常经历三个时期:希望、苦恼和怨恨。在怨恨的阶段,常常派生出主题意外的一些妄想,如怀疑有人在暗中破坏而派生的被害妄想。

(四)嫉妒狂

嫉妒狂患者坚信配偶或性伴侣对自己不忠、有外遇,常常千方百计地寻找配偶或性伴侣对自己不忠的证据,并由牵强附会、不可靠的证据得出不正确的结论,引证自己的结论。妄想常伴强烈的情感反应和相应的行为。常常对配偶或性伴侣进行质问,甚至拷打,得不到满意的答复时,往往采取跟踪监视,偷偷检查配偶或性伴侣的提包、抽屉、信件或手机,或偷偷打印对方的通话记录,试图找到可靠的证据,甚至在日常活动中限制其自由。严重者可发生暴力行为。此类患者具有潜在攻击伤害的风险。男性多于女性。

(五)夸大狂

夸大狂患者自命不凡,坚信自己才华出众、智慧超群、能力巨大,或声称有重大发明,或者自感精力充沛、思维敏捷、有敏锐的洞察力、能遇见未来等,到处炫耀自己的才华。

四、诊断与鉴别诊断

(一)诊断

该组精神障碍的诊断主要依靠完成的病史采集、可靠细致的临床评估,诊断时需排除伴有妄想的其他精神障碍,并对患者的危险度进行评定。严谨的诊断过程有如下几个环节。

1.全面调查

为了全面掌握患者情况,亲自调查有时十分必要,调查内容包括患者的一贯人格特征、有关的生活事件真相等。调查对象要包括涉及的各方面人员。尽可能收集患者的书面材料。

2.细致检查

精神检查的关键是让患者暴露想法,因此,检查者要有足够耐心及精湛技巧,多用开放式的提问,不要当患者的想法一露头,马上转换话题,而应"一鼓气"询问追究到底。如果患者合作,明尼苏达多项人格测验(Minnesota multiphasic personality inventory,MMPI)有参考价值。

3.客观分析

医师要站在客观立场,利用调查所得材料及精神检查所见,用客观态度去进行分析。

4.完整记录

要把所发现的精神症状客观地、完整地、及时地记录下来,不要仅记录症状术语,一定要记录患者原话,这样才可能在发生诊断异议时经得起考验。

典型的临床症状是诊断本组精神障碍的最基本条件。一种或一整套相互关联的持久性妄想是最突出的或唯一的临床特征,妄想必须存在至少 3 个月,必须明确地为患者的个人观念,而非亚文化观念。可间断性地出现抑郁症状甚至完全的抑郁发作,但没有心境障碍时妄想仍持续存在。患者的社会功能严重受损。

(二)鉴别诊断

1.精神分裂症

两者都以妄想为主要临床表现,人格都可相对保持完整。有些偏执型分裂症患者可以长时期地保持相对良好的社会适应功能,与荒谬妄想"和平共处",因此,两者的鉴别主要是根据妄想的特点,还是根据人格及社会适应状况,在对待具体病例的诊断上,临床上常出现见仁见智现象。

根据传统的观点及近代的精神障碍分类与诊断标准,都认为偏执性精神障碍以系统妄想为主要症状,人格保持相对完整,社会适应良好,但患者对妄想的存在无自知力。这里所指系统妄想主要是指妄想的结构;至于妄想内容,虽大都有一定的现实联系,但夸大性、钟情性、虚构性妄想的内容可显得荒谬而不切实际,仍可出现在偏执性精神障碍的患者。下列特点倾向于偏执型分裂症诊断。①妄想的结构:不严密、支离破碎、推理荒谬、对象泛化。②幻觉的频度和内容:存在持久而频繁的幻觉(尤其是幻听),而且有与妄想联系的幻觉内容,为争议性、评论性、命令性幻听等。③存在思维形式障碍及被动体验。④情感和意志状态:相对淡漠和减退。

2.偏执性人格障碍

这两种精神障碍的鉴别核心取决于是否存在妄想。因后者是以结构严密的系统妄想为特征的精神病。偏执性人格障碍经常可有超价观念。偏执性人格障碍的超价观念与偏执性精神障碍的系统妄想,两者的形成都可能发现与其人格和个人经历有关,内容也反映现实生活中的遭遇,患者人格都保持相对协调,持续而不发生精神衰退,因此,两者鉴别的难度极大。在临床工作与司法鉴定中两者发生误诊的情况经常发生,尤其多见把偏执性人格障碍误诊为偏执性精神障碍。

临床上最常出现判断混淆的是被害观念与被害妄想、嫉妒观念与嫉妒妄想,前者属于超价观念。很多发生判断失误的病例,其关键是只看表面,未能做到"透过现象看本质",即仅从患者的言行表现去进行判断。例如,听患者说到"被人诬害""报复"等就以为是被害妄想;又如发现有的人执意盘问配偶是否有外遇,并且出现跟踪、监视、检查等行为,以为就是嫉妒妄想。其实,有些怀有嫉妒观念的人也可出现这些过火言行。如何做到"透过现象看本质",这就需要有细致、全面

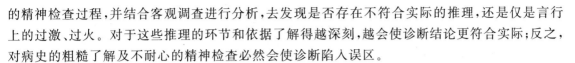

的精神检查过程,并结合客观调查进行分析,去发现是否存在不符合实际的推理,还是仅是言行上的过激、过火。对于这些推理的环节和依据了解得越深刻,越会使诊断结论更符合实际;反之,对病史的粗糙了解及不耐心的精神检查必然会使诊断陷入误区。

3.器质性精神障碍

本组障碍没有确凿的脑部疾病的证据。在部分器质性精神病也常可见到偏执症状,但他们往往有器质性证据,他们对自己周围发生的事情不能清楚地掌握了解,以致产生误解甚至猜疑,如有妄想也比较短暂和片段。

4.心境障碍

严重的抑郁症常会出现偏执症状,往往有情感低落、自罪与迟缓的表现及一系列生物学症状。如果情绪症状出现较早,且比偏执症状更重,那么抑郁时原发性的可能较大。躁狂症也可出现偏执症状,其妄想往往是夸大而不是被害。心境障碍多为发作性病程,社会功能虽明显受损,但治疗效果良好。

五、治疗及预后

偏执性精神障碍治疗较困难,且是一个系统的工程。首先,其妄想有一定的现实基础,不易为别人察觉;其次,患者缺乏自知力,不承认自己有精神障碍,拒绝接受治疗。即便接受治疗,疗效也很有限。一般情况下可以不治疗。但当患者在妄想的支配下出现激越行为、暴力行为或社会功能受到严重损害时必须采取积极的治疗,尽可能住院治疗。主动求医者甚少,多由家人陪伴来诊。

治疗时要建立良好的医患关系,因为患者不承认有病,所以与患者建立起良好的医患关系,取得患者的信任和合作是治疗成功的基础。治疗开始时可以先从非主要症状入手,如睡眠问题、情绪问题等,患者易于接受和配合,逐步过渡到核心症状的治疗。治疗原则是药物治疗和心理治疗相结合。良好的环境条件也有助于妄想改善。病程多呈持续性,有的可终身不愈;但老年后由于体力与精力日趋衰退,症状可有所缓解,个别患者经治疗缓解较彻底。

(一)药物治疗

目前尚无特异性有效药物。但药物治疗有利于稳定情绪、控制行为。当出现兴奋、激越或影响社会治安行为时,可采用低剂量抗精神病药物治疗。药物种类的选择没有特殊原则,应考虑药物的安全性,选用不良反应小的药物,易于被患者接受,也可提高治疗依从性。首选新型非典型抗精神病药。但药物治疗最大的障碍是患者不依从,必要时可使用长效针剂。使用长效针剂时一定要注意从小剂量开始,在证实不良反应可以耐受时再开始常规剂量治疗。

(二)心理治疗

心理治疗针对的不是妄想型体验,而是这种妄想体验的根源。如能早期治疗,可使一部分患者的妄想动摇,但多数情况下并不能缓解。尽管如此,心理治疗对患者是有益的,至少可帮助患者达到某种妥协,使患者的痛苦减轻,有些患者可变得对妄想能够忍受。心理治疗取得良好效果者少见。在具体的心理治疗过程中,从以下几个方面着手可能对患者有益。

1.建立一种治疗性的医患关系

建立一种治疗性的医患关系在这类患者中是相当困难的,患者对医师的猜疑,可能是医师也被列入其妄想的对象而拒绝与医师建立密切的关系。对待此类患者,医师应采取诚实开放的职业态度,避免过分的幽默和热情。不能操之过急,一个良好的关系的建立,可能需要很长的时间。

2.以同情的态度倾听患者所关注的问题

应容许患者有充分的时间来发泄其委屈和不满。对和现实相关的内容尽可能加以核实,可在患者的同意下,安排和家人、朋友沟通。

3.纠正患者的偏执信念

在听取患者陈述后,不必认同和说服其改变信念。而应耐心地和患者分析在现实生活中出现类似问题时其他结论的可能性,长此以往,可能影响患者对事物的看法。

4.避免集体性的治疗

此类患者多具有高度的戒备心,在不具备信任的前提下,应尽量避免。以免患者的妄想扩大,加大治疗的难度。

对有危害社会行为者,应加以监护,必要时须较长时间的住院监护治疗,急性偏执性精神障碍的治疗效果较好,可在用抗精神病药物的同时加用电休克治疗。电休克治疗对疾病严重期的妄想、幻觉往往可以取得良好的疗效。

六、偏执性精神障碍患者的护理

(一)临床护理

1.一般护理

与患者建立良好关系,以取得其信任,使患者对住在医院中有安全感,不至于使其感到医护人员是帮凶。医护人员应照顾其饮食、睡眠。如患者对饭菜有疑,可让其自己挑选,或是让其自己去盛饭盛菜。

2.对症护理

偏执性精神患者,皆有敏感、多疑,凡事想得都多,故不要在患者面前低声耳语,以减少其疑心。对于患者的妄想,只听不表态,更不与其争辩谁是谁非,以减少患者的反感。如果患者自己对其妄想内容半信半疑,或是对妄想有所动摇而不坚信,则可以普遍常识或列举事实促其扭转。如果患者认为医护人员参与了对他们的迫害,是在扮演着帮凶的角色,这也无须表白,也不急于反驳。对患者的态度仍要热情、关心、认真、负责,除非患者有攻击行为,尽量不要约束。一旦对患者进行了约束,仍应按时观察、照顾。尽量做到谁保护、谁解除,以减少患者对给予约束的人产生敌对情绪。

3.治疗护理

按时给患者服药,一定要认真检查,确保其药物服下。如有疑惑问题,应耐心解释。一旦发现妄想有所动摇,应列举事实,进行客观分析,帮助其扭转。

(二)康复护理

帮助患者改善人际关系,指出其性格上的缺陷,使其有所认识并逐步改正。鼓励其多参加集体活动。在日常生活中提倡相互帮助、相互交流,使其认识到:信赖别人者也能得到别人信赖;愿帮他人者,也易得到他人帮助。减少患者产生疑心、猜忌,以期更好地适应现实社会生活。

(陶希英)

第七节　症状性精神病

症状性精神病是指各种躯体疾病,如心、肝、肺、肾疾病,内分泌功能紊乱,代谢和营养障碍,以及感染中毒等所伴发的精神障碍。这种精神障碍是躯体疾病临床症状表现的一部分,故称之为症状性精神病。症状性精神病的发生除与各种躯体疾病本身直接有关外,尚与个体功能特点、神经系统功能状态等因素有关。

一、病因与病理

常见的病因有感染、中毒、严重贫血,以及心、肝、肺、肾等内脏器官的严重疾病。发病机制不是单一的,与躯体疾病引起体内各系统功能的改变有关,如高热、脱水、酸碱平衡失调、电解质代谢异常、中间有毒代谢产物蓄积;脑缺氧、脑微循环改变、血流量减少;或微生物毒素侵入;维生素缺乏,特别是 B 族维生素缺乏;各种引起大脑生化代谢的因素,特别是神经递质代谢的改变等,都可引起脑功能失调,从而出现精神症状。

二、临床表现

(一)临床特点

症状性精神病的病因虽不同,但临床表现有其共同特点,常见综合征如下。

1.脑衰弱综合征

脑衰弱综合征多见于躯体疾病的初期、恢复期或慢性躯体疾病的过程中,表现为头痛、头昏、疲倦无力、注意力不集中、记忆力减退、睡眠障碍,以及情绪不稳、易激惹、激动或焦虑不安等。有的患者伴有思维迟钝、理解困难,也可有癔症样发作或疑病症状等。

2.意识障碍

意识障碍多见于躯体疾病的急性期或慢性躯体疾病的症状恶化期。其主要表现为不同程度的意识障碍,从嗜睡直到昏迷,但以谵妄状态最常见。这时患者意识清晰水平降低,周围环境定向力或(和)自我定向力障碍,伴有丰富的错觉及幻觉,以恐怖性视、听幻觉多见,内容生动逼真,常伴有紧张、恐惧情绪及兴奋躁动不安,或动作增多而紊乱的不协调性精神运动性兴奋,患者思维不连续并可出现片段的妄想。症状常昼轻夜重,持续时间可达数小时到数天不等。意识恢复后,患者可有部分遗忘或全部遗忘。

3.性格行为变化

性格行为变化多见于严重躯体疾病之后,也可由意识障碍清醒后发展而来,但这类变化较少见,主要表现为性格、行为和智力改变。儿童患者多表现为行为障碍、兴奋性增高、好动、残忍或精神萎靡、活动减少。此外,往往可影响发育速度、使发育停滞等。常合并有轻重不等的神经系统症状,如肢体瘫痪、抽搐发作等。但有些患者经过积极治疗精神症状后可好转或消失。

一般急性躯体疾病伴发的精神症状以意识障碍最常见,恢复期则出现脑衰弱综合征。慢性中毒或代谢营养疾病以脑衰弱综合征多见,随着疾病的发展,部分患者可出现性格行为变化。儿童青少年在患躯体疾病时易出现意识障碍,老年患者则易出现性格行为变化。

(二)临床类型

1.感染性精神病

这是指全身感染或脑部感染时所并发的一种精神症状,常见的感染疾病有败血症、流行性感冒、肺炎、尿路感染、伤寒,以及原因不明的发热等。其发病原理业界认为是由于高热、细菌毒素或因代谢亢进、体内消耗增加,使某些营养物质缺乏,以及代谢产物蓄积和脑血液循环障碍所引起。目前认为感染性精神病是由于B族维生素缺乏,影响脑的代谢所致。

主要临床表现为不同程度的意识障碍,可由嗜睡进入谵妄状态,最后可发展成昏睡。大多数患者表现为谵妄,多在发热期出现,一般夜间变重。

2.中毒性精神病

这是指一些有毒因素如重金属(如铅、汞、锰、砷等)、有害气体(一氧化碳、硫化氢)、药物(米帕林、溴剂和莨菪碱类)、有机化合物(二硫化碳、苯、硝基苯、汽油、有机磷农药等),以及有毒植物(毒蕈、莽草)进入体内,造成中枢神经功能紊乱或器质性损害所引起的精神症状。其发生与毒物的理化性质、摄入的速度与数量、身体健康状况、对药物的敏感度,以及神经系统功能的稳定性有很大关系。因此,在同样的中毒情况下,有些人易引起中毒性精神病,另一些人则不引起精神障碍。

各种原因引起的中毒性精神病,其临床表现大致相同。如毒物所致的慢性中毒,多表现为神经衰弱症候群;一次摄入大量毒物所致的急性中毒,多表现为谵妄状态;严重的急性或慢性中毒,可引起记忆、计算、理解、判断能力减退,并伴有思维困难、激惹性增高及大小便失禁等痴呆状态。

3.内脏器官疾病引起的精神障碍

这是由内脏器官的严重病变造成缺氧、中毒、代谢障碍等所致大脑功能紊乱引起的精神障碍。

(1)心力衰竭:由于脑部供血不足引起脑缺氧,临床上可出现健忘、失眠、注意力不集中、情绪不稳定及谵妄状态等。

(2)肝性脑病、病毒性肝炎、急性黄色肝坏死、肝癌和胆道疾病损害肝实质时,由于肝功能障碍使血氨增高及氨基酸代谢紊乱,可引起精神症状。早期临床表现为情绪改变,患者情绪不稳、易怒、激动、失眠、遗忘、错构及虚构,有的焦虑不安、猜疑,甚至出现被害妄想及幻听。意识障碍最为多见,开始为忧伤,以后可出现意识模糊、嗜睡、木僵状态或昏迷。有时出现谵妄状态、兴奋躁动、幻觉及言语错乱等。

(3)肺性脑病:慢性气管炎及肺部疾病晚期可出现肺性脑病,而出现精神症状。若同时合并有肺源性心脏病并发心力衰竭,则肺功能障碍更加严重,精神症状亦更显著。其主要临床表现为头痛、头晕、嗜睡、意识模糊,严重时可出现谵妄状态和昏迷。本病患者的意识障碍具有阵发性的特点,当肺部疾病好转时,意识障碍也逐渐恢复正常。

(4)肾衰竭的精神障碍:肾衰竭出现尿毒症时,血中氮质增高,常出现精神症状,患者可有意识障碍,表现为一时清楚,一时糊涂,同时有兴奋不眠、欣快、言语多,或有猜疑妄想、幻觉及行为异常等。当出现酸碱中毒伴有电解质紊乱时,患者表现为淡漠、嗜睡、意识模糊、谵妄状态,甚至昏迷。当尿毒症并发高血压性脑病时,患者出现头痛、恶心、呕吐、躁动不安、谵妄、昏睡及癫痫发作等。

(5)内分泌疾病的精神障碍:甲状腺功能亢进是常见的内分泌疾病,其中伴发精神障碍者占50%～90%,几乎所有的患者均伴有急躁、易怒、失眠、注意力不集中等脑衰弱综合征。早期患者可出现明显的情绪变化、性格改变,表现为紧张易冲动、过敏猜疑、恐惧不安、抑郁、焦虑或喜悦、愉快等。疾病进一步发展时则出现轻躁狂状态,老年人则以抑郁状态、焦虑状态多见。也可见幻觉妄想状态,以幻听及系统固定的被害、关系妄想为多。甲状腺危象出现之前可有精神运动性兴奋或精神运动性抑制,甲状腺危象时可出现谵妄状态。

(6)溃疡病的精神症状:主要表现为自身感觉不佳、敏感多疑、心情苦闷、情绪焦虑,以及各种精神衰弱症状。少数患者情绪低落,可有严重的抑郁状态。

(7)严重贫血、中枢神经系统白血病、副肿瘤综合征、中枢神经系统恶性淋巴瘤等精神障碍。

4.结缔组织疾病的精神障碍

系统性红斑狼疮患者精神障碍的发生率为17%～50%。精神症状颇为复杂多样,如智力障碍、焦虑不安、抑郁、强迫观念、衰弱无力等较轻的精神症状,或幻觉、妄想、错觉甚至谵妄状态等较严重的精神症状。

5.手术后精神障碍

如心脏移植术、肝脏移植术等术后可出现精神障碍。急性者以意识障碍为多见,如麻醉清醒后2～5 d又出现嗜睡、谵妄、精神错乱状态。部分患者在谵妄状态后残留幻觉妄想。有的出现抑郁状态、幻觉妄想状态,多发生于术后1～2周。脑衰弱综合征或虚弱状态一般多出现在术后恢复期。整个病程中症状波动性大,历时较短,1～3周消失。

三、治疗

(一)病因治疗

根据躯体疾病病因性质的不同给以相应的治疗。如感染引起者应首先控制感染;中毒所致者应积极排毒、解毒;心脏功能衰竭引起者应积极控制心力衰竭,这是首要的。

(二)支持疗法及对症处理

感染中毒及各种严重躯体疾病的理化、生物学致病因素,对机体某些功能带来明显失调,必须及时纠正,如补充营养及水分,纠正酸碱平衡失调及电解质紊乱,保持心血管系统的功能,补充大量B族维生素及维生素C。对脑衰弱综合征或性格行为变化的患者,可给以促进神经营养代谢药物,如谷氨酸、γ-氨酪酸、三磷酸腺苷、灵芝、蜂皇精等,以促进大脑神经细胞功能的恢复。有脑水肿者可给脱水剂。

(三)精神药物对症治疗

根据精神症状及患者的躯体特点,给以不同的精神药物,但因躯体疾病对药物的耐受力差,特别是急性患者、老年人和儿童,精神药物剂量宜小。对兴奋躁动的患者可选用安定、奋乃静、异丙嗪和氯丙嗪;对心血管疾病或有肝脏功能损害者可给小量氟哌啶醇,年老体弱及儿童使用精神药物更宜慎重。对有明显幻觉妄想者,可行抗精神病药物系统治疗,如奋乃静、氟哌啶醇等,一般在1～2个月即可见效。抑郁情绪严重者,可给小量抗抑郁药物如多塞平。

四、症状性精神病患者的护理

(一)临床护理

1.一般护理

将患者安置于比较安静的单房间,护士态度要和蔼,操作要认真,给患者以情感支持和心理安慰,解除患者的恐惧。注意营养和液体的补充。注意体温、脉搏、呼吸、血压的变化,仔细观察患者意识改变。门窗应关好(尤其是楼房),必要时加床栏,以免坠床,确保患者安全。对昏迷患者,应定时翻身、搓背,以防压疮。

2.对症护理

根据不同的病因和主要临床表现而确定对症护理。如中毒引起者,应根据医嘱进行排毒、解毒。急、慢性感染引起者,应注意体温变化、营养状况和是否需加隔离。营养代谢障碍引起者,要特别注意营养的补充。患者意识不清又有躁动兴奋者,往往拒食,对治疗、护理不合作,因而加重了躯体疾病,同时也打乱了病房的治疗护理秩序,因而必须及时、有效地控制其躁动兴奋,以便于医疗护理工作的正常进行。对有酒瘾和药物依赖者,应给患者多鼓励,和精神支持,严格护理管理制度,杜绝患者获得有药物依赖性的药物。

3.治疗护理

症状性精神患者的躯体情况,多数比较弱,精神异常又往往干扰躯体疾病治疗的进行,因而躯体情况更差。在控制患者的精神症状时,必须照顾患者的躯体情况,这就要求在应用精神药物时,密切观察患者的血压、脉搏、睡眠、意识状态等。尤其是在肺性脑病、肝性脑病时,要慎用吩噻嗪类药物,以免抑制呼吸中枢而引起死亡。禁用麻醉剂和催眠药物。如有失眠或焦虑不安,可用小剂量的安定类抗焦虑药。如患者兴奋、躁动和不合作,可适当进行保护性约束或肌内注射小剂量的氟哌啶醇、奋乃静,以控制其精神症状,防止意外发生。精神症状改善后即刻停药。在服用精神药物治疗期间严密观察药物不良反应。对于药物依赖者,严格遵循缓慢撤药物依赖性药的医疗原则,避免出现戒断反应。

(二)康复护理

症状性精神病患者病情基本恢复,或是精神症状大部消失后,患者躯体情况尚未完全复原。心理上又害怕他人歧视,患者往往是躯体心理都有顾虑,直接影响着他们的生活和交往。此时应创造条件、促进患者的体力恢复,防止原发躯体疾病的复发或恶化。至于有些难以完全恢复的躯体病患者,应着重做好心理护理,减轻其思想顾虑,教给一些所患疾病的常识,使其了解一些治疗和预后方法。症状性精神病,一般不复发。对于药物依赖者,应引导其逐步适应原来的工作,并要求患者亲属及其单位同志,予以监督、支持,以巩固其疗效。

(王 蕾)

第八节 神 经 症

一、概述

神经症是由不同心理因素影响而成的缺乏器质性病变为基础的大脑功能紊乱,它不是指某一特定的疾病单元,而是指包括病因、发病机理、临床表现及治疗均不一致的一组轻度精神障碍的总称。

根据1993年我国最新拟定的精神疾病分类方案,神经症可分为恐怖性神经症、焦虑性神经症、强迫性神经症、癔症和神经衰弱。各种神经症均有如下共同特点。①起病可与精神应激或心理-社会因素有关。②症状复杂多样,但无任何可证实的器质性基础。③患者有自知力,求医心切。④社会适应良好。

神经症与重性精神病(如精神分裂症)比较,相同点在于都有头痛、失眠、乏力、焦虑、内感不适等精神症状,不同点则为神经症没有幻觉、妄想等认知障碍,也没有情绪行为异常,精神患者不仅如此,还有自知力缺乏,不愿就医,社会功能严重受损,不能适应社会环境。

神经症与心身疾病(如糖尿病、胃溃疡)比较,心身疾病不仅有类似神经症的主观症状,而且可查到体征性或器质性疾病存在。而神经症除了主观体验,不能查出相应的客观体征。

二、发病原因

神经症的病因尚不十分明了,一般认为与下列 3 种因素有关。

(一)促发因素

促发因素即导致神经症的种种心理-社会因素,如学习工作负担过重,任务要求过高难以完成等;长期精神应激状态使神经系统功能过度紧张和疲劳,可引起神经兴奋和抑制的调节紊乱;心理冲突和精神创伤,引起负性情绪体验,使患者感到压抑、怨恨、委屈等。

(二)易感素质

易感素质主要指遗传倾向和人格类型。迄今为止,尚无研究证实神经症是一种遗传性疾病,但已证实与遗传有某种关系。在人格类型方面,具有胆怯、敏感、多疑、依赖性强、缺乏自信、遇事紧张无自制力的内向型人格容易罹患此病。

(三)持续因素

持续因素指患者所处的社会文化背景及个体病后附加的反馈信息不良,使疾病形成恶性循环,迁延不愈。如长期的家庭不和睦导致发病,发病后仍处于这种环境,得不到理解和支持,使疾病难以治愈,治愈后又易复发。

三、神经症的表现

神经症的临床表现多种多样,常见症状如下。

(一)精神易兴奋、易疲劳

患者事无巨细均能引起兴奋,对声、光刺激或细微躯体不适高度敏感,而又易感到疲劳,休息后也不恢复。

(二)情绪不稳

焦虑、恐惧、抑郁、易激惹。

(三)强迫症状

有强迫观念、强迫情绪和冲动,强迫动作。

(四)内感不适

内感不适多表现为慢性疼痛,胃肠不适等。

(五)睡眠障碍

睡眠障碍有失眠、早醒、多梦、觉醒不充分。

(六)疑病观念

患者怀疑患了某种躯体疾病,与健康状况不符,医师解释和检查结果也不足以消除患者疑虑。

四、发病率及预后

神经症的总发病率为 22.2‰，女性高于男性，发病年龄多为20~29岁，文化程度低，经济水平差，家庭关系不和睦者发病率高。神经症一旦消除顾虑，改善社会环境，适当休息，及时治疗，可得到缓解和治愈，预后一般较好。若合并人格障碍，预后则差。

五、治疗

神经症的治疗以心理治疗为主，辅以药物治疗。心理治疗方法有行为疗法、认知疗法、精神分析法和人本主义方法。药物治疗包括抗焦虑药、抗抑郁药，促进大脑代谢及调节自主神经功能药。此外还可尝试体疗、针灸等物理疗法。

六、护理

(一)心理护理

(1)首先要关心患者、安慰患者，引导患者认识疾病性质是功能性而非器质性，是可以治愈的，以消除患者的疑虑。

(2)对有心理-社会因素为诱因的，要指导患者正确对待病因，改变自己的不良个性，不要有不切实际的过高要求，注意调整人际关系，在缓解矛盾的同时，提高自己对挫折的应付能力，纠正不良行为模式，主动适应环境，避免形成恶性循环。

(3)对伴有焦虑、恐惧、绝望的患者，要设法稳定患者的情绪，教会他们正确的疏导情绪方法，正确评价自己，避免过激行为发生。

(4)对有强迫观念或强迫行为的患者，要为其制定切实可行的行为训练计划，并督促患者执行。

(5)做好患者周围人的工作，增加患者的社会支持，为患者创造一个和谐的现实环境，打破恶性循环，巩固疗效，避免复发。

(二)服药指导

治疗神经症的药物有抗焦虑药，如地西泮、艾司唑仑、阿普唑仑，小剂量短期使用，无特殊不良反应，若长期服用高剂量，可产生耐受性和依赖，一旦停药便可出现戒断症状。抗抑郁药一般选用丙咪嗪、阿咪替林、赛洛特、百忧解等。不良反应有口干、视物模糊、便秘、震颤、静坐不能，可有心电图的改变，一旦药物不良反应明显不能耐受，要寻求医师给予帮助，调整药量或使用拮抗剂。促进大脑代谢药有 γ-氨酪酸，调节自主神经功能药有谷维素，一般无明显不良反应。

(三)饮食指导

神经症患者在饮食上无特殊禁忌，只要求饮食富于营养即可，品种力求多样化以增进食欲。

(四)活动与睡眠指导

神经症患者大多白天思睡、乏力、不愿活动，晚上又不能入睡。因此，要协助患者制定作息时间表，建立规律的活动与睡眠习惯，白天多参加体育锻炼和做一些力所能及的劳动；工作要有张有弛，不要全休在家，以免更加焦虑。按时就寝，保持良好的睡眠环境，必要时服催眠药，对顽固性失眠的患者要主动关心，多方开导，引导其入睡，尽量减少由失眠引起的继发症状。

（王 蕾）

第九节 精神分裂症

一、概述

精神分裂症是一种常见的病因未明的精神病,占我国住院精神病患者的 50% 左右。其主要症状有特殊的思维、知觉、情感和行为等多方面的障碍和精神活动与环境的不协调,一般无意识障碍及智能障碍。精神分裂症多发于青壮年,尤其好发于青年期。病程迁延、缓慢进展,有相当一部分患者病情缓解后常有复发,部分患者趋向慢性化,甚至最终走向精神衰退。

人们对精神分裂症的认识,经历了一个漫长的过程。早在 4～7 世纪,祖国医学就有类似精神分裂症的描述。如隋代医学家巢氏在《诸病源候论》中记载:"其状不同,或言语错谬,或啼笑惊走,或癫狂错乱,或喜怒悲哭……"清代钱镜湖著《辨证奇闻》中记载:"人有患呆病者,终日闭门独居,口中喃喃,多不可解……"生动描述了近似本病症状多种多样的言语荒谬、喜怒无常及行为离奇等特点。19 世纪中叶,现代医学迅速发展,欧洲许多精神病学家对精神分裂症进行观察与研究。德国精神病学家克雷丕林(Kraepelin)在长期临床观察研究的基础上认为:上述多种多样的描述与命名并非多种疾病,而是同一种疾病的不同类型。他观察到这种病多发病于青年时期,最后发展为痴呆,因而建立了"早发性痴呆"的概念。20 世纪初(1911 年),瑞士精神病学家布鲁勒(E.Bleuler),在克雷丕林的研究基础上做了进一步细致的临床观察与研究,他通过大量病历资料发现:本病并非都发病于青年期,最终也并不全部出现痴呆的结局。同时,他发现本病主要表现是精神活动的分裂,于是,布鲁勒修改了"早发性痴呆"的概念,命名为精神分裂症。以后,布鲁勒及其儿子(M.Bleuler)对精神分裂症的研究,做了大量艰苦的工作。克雷丕林和布鲁勒父子对精神分裂症的研究具有巨大贡献,至今被称为精神病学奠基人。他们对精神分裂症基本概念的理解,至今仍被全世界精神病学家所接受,布鲁勒命名精神分裂症的名称沿用至今。

近年来,由于精神药物的广泛应用,尤其是精神病社区防治工作的发展及管理水平的提高,使精神分裂症患者的寿命普遍延长,因此,精神分裂症的患病率也在逐年增长。

二、病因

精神分裂症的病因,虽经多方面研究,但至今尚未完全明了。大量研究资料只能证明其发病与以下因素有很重要的关系。

(一)内在因素

1.遗传因素

致病因素如何造成精神分裂症的病理生理尚不清楚,目前对精神分裂症的研究,只限于对患者亲属的调查。国内外的调查发现:一般群体中精神分裂症的患病率约为 1%;而父母一方患精神分裂症,子女患同病的风险约为 15%;父母双方均患精神分裂症,子女患同病的风险则高达 40%。20 世纪 80 年代以来,分子遗传学技术的进步,定位了一些染色体的部位,分析并确定了特殊的候选基因。临床遗传学的研究成果,将会对指导精神分裂症的预防产生巨大的应用价值,但目前对精神分裂症的遗传方式尚无定论。

2.素质

素质是一个人与生俱来的心理与解剖生理特点,特别是神经系统方面的特点。素质,指的是一个人的先天解剖生理学特征,主要包括感觉器官,神经系统及运动系统的生理特点,素质与遗传有密切关系。一个人的素质的形成,除先天因素外,可通过后天环境因素的作用而逐渐形成。一般是在遗传基础上,经过幼年期环境与躯体作用,逐渐形成个体特性,如由于后天发展与生活经验所塑造的行为反应模式,到青春期即基本定型。素质是大的心理发展的生理条件,素质在生活实践中逐步成熟。素质的一些缺陷可能容易得某些疾病,如对一般的精神刺激即易引起焦虑,反应快速而强烈,一旦反应出现,久久不易平静。有这类表现的人则易于患精神分裂症。

3.年龄

精神分裂症有60%~70%在20~30岁发病,25岁是发病的高潮。至于为什么在青壮年时期发病,目前尚无明确解释。

(二)环境因素

1.生物学因素

赫尔辛基一项母孕期环境因素的调查研究发现,胎儿第4~6个月暴露于A2病毒流行者,其成年后精神分裂症的发生率高于对照组,推测病毒感染影响胎儿神经发育。而围生期的产科并发症也会使精神分裂症的患病率增加。

2.家庭环境

母亲是婴儿的第一位教师,母亲的性格直接影响儿童性格的形成。其他成员如父亲、兄弟姐妹等虽然对婴儿性格的形成都有影响,但最主要的是母亲。母亲患精神分裂症,不但对儿童有遗传影响,而且又形成了环境影响。儿童与精神分裂症患者生活在一起,使他们发病机会增多。家庭成员之间的不和睦,影响着儿童性格的形成与发展。尤其是父母的不和睦及对儿童教育不当,都可使儿童性格怪僻,形成精神分裂症的发病温床。幼年丧亲(17岁以前父母死亡或永久性分离)同样会使精神分裂症的患病率增加,特别是9岁以前丧亲的影响更为明显。

3.社会环境

我国于1982年对全国12个地区精神病流行病学的协作调查发现,精神分裂症的患病率城市明显高于农村;不论城乡,精神分裂症的患病率均与家庭经济水平呈负相关。

三、发病机制

尽管影响精神分裂症发病的因素有很多,但致病因素如何造成精神分裂症的病理生理尚不清楚。近年来,对精神分裂症的病因学研究认为,精神分裂症患者体内有生化代谢异常,尤其是神经介质代谢的异常及脑结构的异常。

(一)神经生化因素

神经生化、生理及精神药理等学科的迅猛发展,推动了本病神经生化基础的研究,目前较成熟的假说包括了多巴胺功能亢进假说、谷氨酸生化假说及多巴胺系统和谷氨酸系统不平衡假说。

1.中枢多巴胺能神经元功能亢进假说

吩噻嗪类抗精神病药物能有效地控制精神分裂症的症状,促进了精神药理的研究,从而提出了多巴胺功能亢进的假说。此假说的根据首先是抗精神病药物的药理作用是通过阻滞DA受体的功能而发挥治疗作用,是DA受体阻断药;之后进一步证实抗精神病药物的效价是与亲和力强弱有关。拟精神病药物苯丙胺能在正常人引起与急性精神分裂症妄想型临床十分相似的症状，而苯丙胺的药理作用是在中枢突触部位抑制 DA 的再摄取，使受体部位多巴胺的含量增高。高香草酸(HVA)是 DA 的代谢产物。有研究资料发现，血浆 HVA 与患者精神症状呈正相关，精神症状较重者，血浆 HVA 水平较高。支持 DA 功能亢进假说的直接证据来自对患者 DA 受体的研究，Crow 等发现基底神经节和隔核 D_2 受体数目增加，并在之后发现与患者生前评定的阳性症状呈正相关，而阴性症状则否。

2.谷氨酸假说

谷氨酸是皮质神经元的主要兴奋性神经递质，是皮质外投射神经元和内投射神经元的氨基酸神经递质。用放射性配基结合法研究精神分裂症患者尸检脑组织谷氨酸受体发现受体结合力在边缘皮质下降，而在前额部增高。在临床方面，谷氨酸受体拮抗剂在人类可以引起一过性精神症状，出现幻觉和妄想，也能引起阴性症状。据此推测谷氨酸受体功能障碍在精神分裂症的病理生理中起重要作用。

3.多巴胺系统和谷氨酸系统功能不平衡假说

Carlsson 通过长期对纹状体、丘脑和皮质等不同部位神经通路的研究指出：大脑皮质控制感觉输入和警觉水平的功能，是通过包括纹状体、丘脑、中脑网状结构的反馈系统完成的。刺激 DA 机制可增加感觉输入和警觉水平；而皮质纹状体系统则相反，起抑制作用。故认为精神分裂症是由于皮质下 DA 功能系统和谷氨酸功能系统的不平衡所致。

4.自体中毒假说

有人实验性地把精神分裂症患者的尿，经无毒处理后给犬做静脉注射，结果发现，被实验的犬出现明显自主神经症状或类似紧张症的表现，而注射正常人的尿，犬只出现轻度自主神经症状。

5.其他假说

其他假说还有中枢去甲肾上腺素通路损害假说、单胺氧化酶活性下降与 5-羟色胺代谢障碍假说，以及内啡肽假说等，都对研究精神分裂症的病因与发病机制开辟了新的途径。

(二)大脑结构变化及神经发育异常假说

近年来，CT、MRI 的应用发现与年龄相当的正常人对照，精神分裂症患者有侧脑室扩大；脑皮质、额部和小脑结构小；且此种变化与既往是否治疗无关。在疾病过程中反复检查，并未发现脑室又继续扩大，提示这种异常并非因病程的进行性发展所造成。组织病理学研究则发现患者的海马、额皮质、扣带回和内嗅脑皮质有细胞结构的紊乱。

四、流行病学

(一)发病率

精神分裂症的发病率，由于受早期不易诊断等因素影响，各国统计数字有很大差异。美国为 0.72‰，英国为 0.3‰，我国为 0.09‰～0.27‰。

(二)患病率

精神分裂症见于不同人群，患病率居重性精神疾病首位，这是各国较为一致的看法。Jablendky A(2000 年)在总结最近一个世纪精神分裂症流行病学一文中指出其在居民中的患病率为1.4‰～4.6‰。但由于地区不同，诊断标准不一致而各国统计数字差距悬殊。1993 年我国在 7 个地区进行调查，城市患病率明显高于农村，前者总患病率 8.18‰，时点患病率 6.71‰；后者总患病率5.18‰,时点患病率 4.13‰。与 1982 年相比城乡患病率均有所上升,但未达显性差异。

(三)发病年龄

各国统计资料一致认为,精神分裂症的好发年龄是青壮年时期。但不同的疾病类型,发病年龄有异。一般说来,偏执型发病较晚,单纯型则较早。

(四)性别

性别差异以 35 岁以上年龄组明显,其他年龄组则无明显差异。35 岁以上年龄组男性患病率低于女性,男女之比为 1∶1.60。

近年有人研究发现,精神分裂症的发病可能与出生季节、月份有一定关系,但尚未有明确的数据加以证明。

五、临床表现

典型的精神分裂症,临床经过可分为早期阶段、症状充分发展阶段、慢性阶段及精神衰退阶段。不同的疾病阶段,有不同的症状表现。

(一)早期(初发阶段)

1.起病形式及主要表现

(1)缓慢起病:约占全部精神分裂症的 70%。一般说来,起病缓慢者,病程进展也缓慢,有时很难确切估计起病时间。缓慢起病的概念:在数月、甚至数年中,精神分裂症的基本症状零散出现。症状的严重程度也呈缓慢演进,开始症状可极轻微,甚至使人觉察不到,经过相当一段时间才较明显。

缓慢起病的早期症状表现多种多样。有的患者初发症状酷似神经衰弱。如一位两年前考取外贸学院的学生黄某某,性格孤僻,不好交往,入学后因英语学习较吃力而经常开夜车。在第一学期末,他经常感到头痛、失眠,上课注意力不集中,有时情绪急躁,表现为好与同学发脾气。同学们都说他患了神经衰弱。但他自己却对疾病漠不关心,后来由班主任督促并陪同,他才肯到精神科门诊检查。医师询问病史发现,在患者头痛、失眠等症状出现之前,在 1 年内,他的生活明显较前懒散,很少洗漱,不更换衣服;他长时间不洗澡以致身上有异味。几个月都不与家里联系。同学们多次催促他去找医师看看"神经衰弱"病,但总是被他说声"没什么,不用看"搪塞而过。根据这些情况分析,他患的不是神经衰弱,而是精神分裂症早期。还有的患者疾病初起时表现无端地怕脏、怕自己说错话、怕别人看自己等类似强迫症状。这些患者可逐渐出现焦虑、多疑和疑病观念等症状。也有部分患者无原因地渐渐孤独、淡漠、沉默、消极、懒散、寡言、离群。少数患者疾病早期出现躯体感知综合障碍:感到自己体形变了,认为面孔变得极为难看而常常照镜子。也有的患者早期出现幻觉和妄想。由于早期症状轻微,有的患者尚能工作和学习,故不易被人发现。如果仔细深入观察,与患者交谈时,就能发现其回答问题不中肯,表情较平淡,对任何事物都缺乏应有的热情和相应的内心情感体验。进一步接触及深入交谈会使你感到情感与思想交流困难。

(2)亚急性起病:从可疑症状出现到明显精神异常 2 周至 3 个月。多以情感障碍为初发症状如无原因地忧郁、急躁、看谁都不顺眼、周围一切事物都不称心等,或者出现强迫性症状、疑病症状。精神分裂症的基本症状比缓慢起病者明显。

(3)急性起病:有些患者可在明显的精神刺激下起病,或在躯体感染、中毒或分娩等因素下急性起病。症状在 1～2 周内急骤出现及迅速发展。突出表现是兴奋、冲动,伤人、毁物,思维凌乱,言语破碎,内容荒诞无稽,可出现意识障碍。如曾有一位黑龙江建设兵团女战士杨某某,有一天在清晨起床后,她突然对女伴大喊大叫,只穿内衣就往田野里跑去,声称要和世界的美男子举行婚礼,有个国王在向她求婚。时而又大哭不止,说是有人破坏了她的婚姻。由数人陪护送她到精神病医院,诊断为青春型精神分裂症。

2.早期阶段持续时间

精神分裂症早期阶段持续的时间,各病例不尽相同,一般为数周、数月,有的长达数年。曾有多位学者统计过入院患者早期症状出现时间,但因所用的调查工具不同,结果也不尽相同,大致范围为 2.1~5.0 年。

3.先兆期症状

Hafner(1992 年)曾对德国 232 例首次发病的患者在症状缓解后进行症状评定,并结合知情人提供资料发现,大多数患者(73%)非特异性症状或阴性症状在精神病性症状出现之前已有数年之久。在再次出现精神分裂症典型症状以前,所出现的失眠、多疑、易激惹、反应迟钝、记忆力下降和头痛等,称为先兆症状。先兆症状常随之疾病复发。

(二)症状发展期(急性期)

1.主要临床表现

典型的精神分裂症历经早期阶段,进入症状充分发展期。此期的临床标志是精神活动与社会脱节,以及精神活动不协调的特征充分显现出来。患者在短时间内出现大量荒谬离奇的思维联想障碍、思维逻辑障碍或思维内容障碍。如破裂性思维、象征性思维和各种妄想等。与此同时,早期不易被人发觉的细微情感缺乏发展到明显的情感淡漠、情感不稳定或情感倒错。意志行为障碍也常常较严重,如意志减退、生活懒散,终日闭门不出、与世隔绝,或到处裸体乱跑。有的患者受幻觉妄想支配出现病理性意志增强,终日废寝忘食到处告发其妄想对象。精神分裂症发展到此阶段,整个精神活动的统一性与完整性遭到明显破坏,患者的言行与社会活动格格不入。患者完全生活在自己的病态精神世界之中。尽管精神活动的破坏极为严重,但在一般情况下无智能障碍,全部精神症状多在意识清晰背景下发生。查体缺乏特殊阳性所见,患者不具有自知力,因此,坚决否认自己有精神病。

2.临床类型

疾病进入充分发展期,临床症状明朗化,形成各种占主导地位的症状群,临床上据此划分出不同的临床亚型。但应该认识到在疾病过程中不同时期,特殊的亚型可能同时存在或互相转化。

精神分裂症的临床分型,自 1896 年 Kraepelin 将"早发性痴呆"分为紧张型、青春型、类偏狂型;1911 年 E.Bleuler 又将早发性痴呆命名为"精神分裂症";增添了单纯型以后,迄今国内外对4 个传统性基本类型的划分看法较为接近。众所周知,近年来经典类型如青春型、单纯型、紧张型比较少见了,分析其原因可能主要是精神症状得到不同程度的早期干预,使症状不能按照自身的规律发生发展。同时,随着对疾病诊断的研究,有取消精神分裂症分型的趋势。

(1)单纯型(简单型):此型发病较早,多于青少年时期起病,发病前多无明显精神诱因。缓慢起病,病程多呈缓慢持续进展,很少有自发缓解。临床主要表现为逐渐加重的孤独、淡漠、退缩症状群。如生活懒散、行为乖僻、对亲人冷漠无情,对学习工作缺乏进取心。也可有独语、自笑及窥镜等离奇行为,少有兴奋或躁动不安。思维贫乏,少语寡言,交谈时很少有主动言语,思想交流及情感交流均极为困难。单纯型患者精神症状的突出特点是日益加重的情感淡漠、思维贫乏与意志减退,行为退缩等整个精神活动的广泛异常。严重时,患者可终日闭门独居,与他人毫无来往,饮食、起居与大小便均需由他人督促。精神活动严重脱离现实,社会功能减退。由于以上症状缓慢发生、零散出现,病程又极缓慢持续进展,因此早期症状往往不被人发现。就诊时往往已经过了数月甚至数年,错过了最佳的治疗时机,预后不良。

部分单纯型患者偶有幻觉、妄想及感知觉障碍等附加症状,但这些症状具有片段、不系统与一过性的特点。

我国统计资料,本型占住院精神分裂症患者1%～4%。此型多数患者治疗效果不佳,具有明显慢性化倾向,大部分患者最终出现精神衰退。

(2)青春型(混乱型):本型临床以思维联想障碍为主导症状,主要表现思维联想散漫,严重时出现大量破裂性思维。思维内容支离破碎,荒谬离奇,缺乏逻辑性,使人难以理解。青春型患者的情感障碍特点是喜怒无常、变幻莫测,患者可无原因地哈哈大笑或突然号啕大哭不止。有时做鬼脸、出怪相,表情显得轻浮、幼稚、愚蠢可笑,称为愚蠢性欢乐。也可表现为情感倒错。如一位女患者听到母亲去世的噩耗后高声大笑。青春型患者的意志行为障碍极为突出,常常在思维联想障碍与情感反复无常的同时,出现低级意向活动,如裸体外跑,不避亲疏、追随异性、打人毁物。如一位男患者在街上突然拥抱一个女青年,并声称"我爱你,你一定要和我结婚"。一位女患者,表现本能活动亢进,暴食暴饮,抢食别人的东西。另有一位大学文化程度的女患者,表现意向活动倒错,吃大便、喝痰盂中的污水。还有一男患者无端地把自己住所点火焚烧,燃起熊熊大火,患者站在一旁捂嘴大笑。

荒谬离奇的思维障碍、反复无常的情感异常,以及各种奇特行为、荒诞无稽的意向活动常同时出现,构成青春型特有的临床症状群。这种以兴奋性增高的整个心理过程四分五裂,临床上称为不协调的精神运动性兴奋。也有人称之为青春性兴奋。

青春型精神分裂症患者的幻觉、妄想等附加症状,具有内容杂乱、片段且多变的特点。患者对妄想内容肯于暴露,但很少支配行为。其临床表现可简单归纳为以下几条:经常出现的思维破裂;不系统的幻觉妄想;情感倒错及不适当的愚蠢的行为。

青春型好发于青春期前后,多数患者起病于25岁以前,其主要诊断依据是其特有的临床相。发病年龄仅为参考。我们曾见过30岁以上发病的典型的青春型精神分裂症。

青春型病前部分患者可有精神刺激诱因,呈急性或亚急性起病较多见。部分患者病程进展迅速,1～2年内病情急骤恶化,很快出现精神衰退,即所谓急骤恶化、预后恶劣的危险型精神分裂症。然而我们观察到,近年由于抗精神病药物的广泛、早期应用,这种类型几乎不见。部分患者可自发缓解,但很快复发。大多数患者经治疗后症状缓解。但复发倾向仍较突出。因此,病程呈现多次复发与缓解交替出现。历经多次复发后最终进入慢性期,疾病后期则表现为精神衰退。

青春型占住院精神分裂症患者的8%～26%。

(3)紧张型:本型为精神分裂症较少见的类型。占住院精神分裂症患者的6%～16%。近年由于人们对精神疾病认识的提高,患者能够较早地得到治疗,此类具有典型症状的患者在临床上已很少见。

紧张型发病年龄较晚,一般起病于青壮年时期。病前可有一定精神刺激诱因,急性或亚急性起病较多见。临床主要症状是以不同程度的精神运动性抑制占主导地位的紧张综合征。具体表现紧张性木僵与紧张性兴奋交替出现,或单独出现紧张性木僵。如患者突然表现不同程度的精神运动性抑制。轻者动作缓慢、言语减少。重者则终日卧床不起,不食不动,缄默不语,对外界刺激毫无反应。甚至由于咽喉部的肌肉运动抑制而使唾液含在嘴里不下咽。部分患者可有木僵状态、蜡样屈曲、空气枕头和被动服从。个别患者可有幻觉妄想。需用特殊的检查方法才能使其暴露出来(如麻醉分析法)。

虽然紧张性木僵的患者由于其广泛的运动抑制而不吃不喝、不语不动,但这些症状是在意识清晰背景下发生的,对周围环境中发生的一切事物都有感知的能力。因此,在木僵状态的患者面前仍要注意保护性医疗。木僵状态可持续数天、数周至数月、数年。不少患者由紧张性木僵突然转为紧张性兴奋。

紧张性兴奋的表现为突然产生的兴奋,但言语及行为单调刻板、不可理解。比如有一紧张型男患者入院后数天不吃不喝、不语、不动,天天需鼻饲进餐以维持必要的营养。每天突然下床打毁病房门窗玻璃并打伤1名患者。问其为什么打人与打坏玻璃,患者一言不发,茫然张望四处,并刻板地模仿医师的某一句话。

紧张型精神分裂症的病程具有发作性特点,有些患者不经治疗可自然缓解,因此,预后比其他类型好。少数患者会多次复发,最终走向慢性化。

(4)偏执型(妄想型):临床表现以各种妄想症状群为主,是精神分裂症最常见的一个类型。社区资料和住院患者资料占精神分裂症患者的一半以上。

偏执型发病年龄较晚,常在30岁以后起病,病前精神刺激因素不明显。多数患者缓慢起病,发病初期,常先有多疑、敏感、逐渐发展形成各种系统妄想。近年发现不少偏执型患者呈急性或亚急性起病,突然产生大量原发性妄想。

偏执型患者的妄想有以下特点。①妄想具有发生-泛化-系统化的过程:如患者开始只怀疑单位某人迫害自己,以后随病情加重,妄想对象的范围逐渐扩大,邻居也与单位某人合谋加害于己。由于患者自知力缺乏,否认自己有精神病,而把送他去住院的亲人以及为自己治疗的医护人员也视为仇敌。以至坚信这些人勾结在一起对自己进行种种迫害。②妄想内容多为被害妄想、关系妄想、嫉妒妄想或钟情妄想等。妄想内容互有联系,结构较完整。③与妄想同时,常伴随幻觉。两者互为因果。除原发性妄想外,可伴有幻觉及与幻觉内容有关的继发性妄想。④偏执型患者的妄想,常常隐蔽不肯暴露,但多支配情感与行为。不少偏执型患者,衣着整洁如常人,生活能自理,可在一段时间内上班工作,使周围人看不出其是一个精神病患者,但实际上存在着严重的思维障碍,将顽固、系统的妄想隐蔽着。如果恰好是其妄想中的攻击对象时,他可出乎意料地实行攻击与伤害。因此,偏执型精神分裂症对社会及他人安全的危害性极大。如一患者长时间怀疑他的班组长把他向领导做了不好的汇报,后来坚信班组长对他进行暗算与迫害,预谋将班组长杀害。一天正在干活时,趁班组长不备,他用斧头将其击伤。另一位男性患者,受嫉妒妄想支配,认为妻子不忠,与某男性有不正当性关系,他们的一子一女均不是自己的孩子。这种妄想从未向别人泄露,妻子也毫无防备。一天深夜他用菜刀将妻、子、女全部砍死。有的患者受妄想支配,可能伴有病理性意志增强,用尽各种办法,经受千辛万苦,长途跋涉到北京控告他想象中的仇人。也有的患者上街演讲,到公共场所出丑闹事。因此,偏执型精神分裂症在症状活跃时,应严加管理并及早采取必要的医疗措施。

(5)未分化型:由于精神分裂症的临床症状常常同时存在,致使难以分型者并不少见,称为未分化型。未分化型精神分裂症指的是患者的精神症状符合精神分裂症的诊断标准,有明显的精神病症状,如幻觉、妄想、破裂思维或严重的行为紊乱,但又不完全符合单纯型、紧张型、青春型或偏执型的诊断。往往这时患者存在不止一个类型的精神症状,但又难以判断何种为主要临床相。

(三)慢性期

1.慢性期的划分

精神分裂症历经早期阶段、症状充分发展阶段后,不少患者发展为慢性阶段,即精神分裂症慢性期。部分患者起病后可在早期即表现慢性期的临床相,缺乏从早期症状充分发展期过渡到慢性期的典型的临床演变过程,对这类患者也称为慢性精神分裂症。

急性精神分裂症与慢性精神分裂症的区别在于前者急性起病,临床症状急骤出现,活跃而明显,有治愈的可能,慢性精神分裂症则相反。多数慢性期精神分裂症是由急性发展而来。

2.慢性期的临床标志

精神分裂症充分发展期的丰富症状逐渐平淡,不再有新的症状出现,预示慢性期开始。原有内容复杂的幻觉妄想变得单调、刻板与支离破碎。患者对妄想的内容已不认真对待,与残留幻觉能"和平共处"。如与患者交谈,涉及其被害妄想时,患者听之任之,既无动怒与气愤的情感体验,也无与之抗争的举动。慢性期患者思维内容逐渐贫乏,表现了整个精神活动的减少。各种治疗只能改善症状,减缓疾病向不良结局的演变进程,而不能使症状全部消失。因此,慢性精神分裂症的临床标志是:阳性症状消失、病情相对稳定、各病型界限模糊、治疗效果不佳。以上4条并非同时出现,而是历经一个临床过程,这个过程中,只具备4条中的1~3条时,称慢性化倾向。4条全部出现后连续病期5年以上,才应诊断慢性精神分裂症或慢性期精神分裂症。

3.慢性期临床类型

当精神分裂症演变到慢性期,充分发展期各类型的特别症状群已不多见。

为了便利分类管理及采取恰当的康复治疗措施,国内曾有精神病工作者将慢性期的种种临床表现进行总结归类,试分成各种临床类型,以精神活动的某些特征性症状群分为以下4个类型。①孤独型:长年孤独离群,淡漠无欲,不能情感交流,突出表现为情感障碍。②兴奋冲动型:意志减退、易激惹、常冲动伤人、毁物、意向倒错,以意志行为障碍为主。③思维紊乱型:平时安静,交谈时可引出大量思维联想障碍、破裂性思维或片段,零散的幻觉妄想。以认知活动障碍为主。④安静合作型:此型患者情感淡漠、意志低下、思维贫乏、安静合作,无主动要求,能简单自理生活但不能出院。在工作人员督促下,可从事简单劳动。突出表现为社会功能减退。

临床上更常用到且得到公认的慢性精神分裂症临床类型则包括以下几类。

(1)残留型:系指精神分裂症的慢性期,疾病从明显的精神活动期进入晚期,以长期、但并非不可逆转的阴性症状为特征。残留症状可以是某些片段零散的阳性症状、阴性症状或人格改变,以及那些以缓慢形式起病,经短暂急性发作后,症状的明显性很快消失,突出表现思维障碍、情感淡漠、社会功能减退但尚能维持简单生活的患者。此类患者在某种程度上酷似单纯型。

(2)衰退型:系指一组缓慢起病、病程进展缓慢冗长、突出表现行为孤僻退缩、思维杂乱无章、孤独淡漠、整个精神活动与社会隔绝的病例。此型以缓慢起病、病情急骤恶化、迅速走向精神衰退的青春型为主。

(3)老年期精神分裂症:指首次发病于60岁以后,或在60岁之前发病且症状持续到60岁之后未缓解或存在残留症状的患者。临床以持续的偏执观念为主要特征,思维松散、情感不协调比青壮年发病者少见。患者意识清楚,人格保持完整,且有充分的依据排除脑器质性疾病所致的精神病。

(4)分裂症后抑郁:克雷丕林曾提出过抑郁症状是精神分裂症的常见症状,有数据显示精神分裂症患者抑郁症状的发生率为20%~70%。原发因素复杂,发生机制是否类似抑郁症与神经

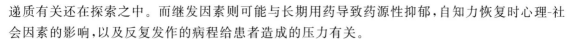

递质有关还在探索之中。而继发因素则可能与长期用药导致药源性抑郁,自知力恢复时心理-社会因素的影响,以及反复发作的病程给患者造成的压力有关。

(四)精神衰退

克雷丕林提出早发性痴呆概念时,认为此病最后结局全部出现痴呆。布鲁勒命名为精神分裂症后提出有1/4发展为痴呆(精神衰退)。目前精神病临床工作者对衰退的看法,意见尚不一致。人们通过临床观察认识到精神分裂症的精神衰退,不同于器质性痴呆,而是由于长期情感淡漠、意志低下、对周围事物不关心所造成的一种特殊痴呆状态。精神衰退产生于精神分裂症慢性期的症状基础之上。但并非所有慢性精神分裂症最后都产生精神衰退。

精神衰退的本质及临床相较为复杂,很多问题目前正在研究与探讨之中。临床见过的精神衰退临床相与精神分裂症慢性期症状群缺乏严格界限。它们的区别在于,慢性期的症状不像急性期那样丰富、活跃。通过治疗不能使症状消失,但能取得某些症状的好转。在经过精心调整治疗,药物维持在一定剂量时,某些类型患者可较好地从事文娱治疗。而精神衰退患者则是整个精神活动的广泛缺损,各种治疗难以使这种衰退状态有所改善,如果让这些患者从事简单劳动,也需花费大气力进行训练与再教育后才能做到。

精神衰退的临床标志应该是:整个精神活动表现缺损,社会功能丧失,治疗无效,病情不可逆转。

精神衰退是精神分裂症最恶劣的结局,其标准应严格掌握。

六、诊断与鉴别诊断

(一)诊断

在精神分裂症的病因与发病机制尚未明了之前,其诊断方法仍有赖于详尽可靠的病史、精神检查所见、症状的动态变化、病程特点、病前个性等综合性临床资料做出诊断,即建立在临床观察和描述性精神病理学的基础上。

(1)完整的病史能为诊断提供重要线索。采集病史时,要设法向家属询问对诊断有帮助的各种资料,如准确的发病年龄、起病时间、起病形式、异常表现等。弄清上述情况对诊断和鉴别诊断都有重要意义。

在采集病史时,还要对患者有同情态度,使病史提供者感到亲切而愿意提供真实的资料。医师在询问病史时,不要用暗示性语句,如"某某患者有骂人症状吗",而应使用提醒式的询问,如"有没有…表现"或"怎么不正常"。有时病史提供者说些笼统的话,如"患者经常胡说八道"。医师应详细询问具体内容,有助于诊断及精神检查。在询问病史时,对个人史、家族史、既往史等应予以注意,尤其是个人史。对有助于诊断及鉴别诊断的内容详细记载。

(2)精神检查通过对患者听其言、观其行及深入交谈,以获得患者全面精神活动的全部情况。当接触患者进行精神检查时,要设法与患者做深入交谈。可发现谈话缺乏主题、内容松散、使人难以理解等对诊断有特殊意义的症状。同时在交谈过程中应详细观察患者面部表情。有时一次精神检查不易成功,应多次检查才能发现症状。医师与患者交谈时,需进行情感交流、思想交流,要注意交流的困难程度,兴奋患者可有哭笑无常或情感倒错。与患者完全不能进行思想与情感交流时,则应依靠观察。精神检查时,应注意相似症状之间的区别,边查边肯定或否定,并记录具体的症状内容。一般情况下:精神分裂症患者应意识清晰,因此,判断患者的意识情况对诊断极为重要。

(二)鉴别诊断

典型的精神分裂症病例,按照诊断标准操作,诊断并不困难。但在疾病早期或者精神症状尚未充分发展的阶段,明确诊断就存在一定的困难。所以在诊断精神分裂症时须与下列疾病鉴别。

1.情感性精神障碍

(1)精神分裂症青春型:常有兴奋、话多,需与躁狂症鉴别。其区别在于躁狂症情感高涨、思维奔逸、行为增多,其精神活动互相配合、协调,症状富有感染力。部分躁狂患者,当其行为受到约束时,可能产生妄想,但其多持续时间短暂,缺乏系统、泛化、固定的妄想结构的特点,其内容与情感、行为一致。而精神分裂症则思维紊乱、情感反复无常、行为古怪奇特,精神活动呈现互不统一的、不协调的精神运动性兴奋,具有杂乱、四分五裂的青春性兴奋特点。

(2)精神分裂症单纯型:常有情感淡漠及紧张型的精神运动性抑制,常常需要与抑郁症区别开来,尤其是当抑郁症患者也出现听幻觉时。要注意到抑郁症的情感低落是一种负性情感增强的表现,患者情绪低沉,终日忧心忡忡,愁眉不展,悲观失望,抑郁症的幻觉常与精神抑郁内容相一致。如有自罪妄想抑郁症,听到声音说他有罪,应该去死等。它与情感淡漠有本质区别。而且精神分裂症的情感淡漠常与思维贫乏、意志低下同时存在。

2.偏执性精神障碍

偏执型精神分裂症,除了具有精神分裂症的基本症状外,同时有各种系统的妄想,应与偏执性精神障碍进行鉴别。偏执性精神障碍包括偏执狂、偏执状态与妄想痴呆。

偏执性精神障碍的临床突出症状是妄想。妄想多具有顽固、系统、持久的临床特征。其内容多不荒谬和现实生活有一定联系,与精神分裂症妄想的荒谬、离奇及脱离现实的临床特征截然不同。偏执性精神障碍从精神病理学角度来看,除妄想外,其他心理、社会功能多保持正常。而精神分裂症则是整个精神活动的损害。偏执性精神障碍的妄想具有治疗效果不佳、甚至持续终身、不出现精神衰退的特点,而精神分裂症的妄想,多数在各种抗精神病药物治疗后变得淡化,甚至消失。

3.心因性精神障碍

部分急性起病的精神分裂症,病前具有明显发病诱因,疾病早期酷似心因性精神障碍,要注意鉴别。

心因性精神障碍的急性应激障碍是由急剧、重大精神刺激作用而发病的。不仅发病时间与精神刺激因素的时间密切相关,而且精神症状也与精神刺激因素有内在联系,其病程和预后也取决于精神因素是否能及早去除。而精神分裂症的临床症状经常与精神因素联系不密切。开始时,言语内容可能与精神刺激因素有些联系,但随病程发展逐渐背离,精神刺激去除后也不能使疾病获得缓解。

4.神经症

不少单纯型精神分裂症早期具有类神经衰弱症状群。表面看上去酷似神经衰弱。曾有1例男性患者误诊为神经衰弱达3年之久,失去了早期治疗机会。

神经衰弱与精神分裂症的主要区别在于,前者为轻性精神病,疾病无论有多严重,大脑精神活动始终保持着完整性与统一性。患者虽周身不适,主诉颇多,但能坚持学习与上班工作,精神活动的社会功能保持良好,人际关系及进行情感与思想交流全无障碍,对疾病关心,迫切求医。而精神分裂症则在"神经衰弱"症状群掩盖下,存在着精神分裂症的蛛丝马迹,如症状虽多,但缺乏应有的内心痛苦体验,无迫切求医的积极性,与其交谈能发现患者的谈话内容空洞,思维结构显得松散,缺乏主题,自知力也欠完整。偶可有呆愣、窥镜等行为异常或感知综合障碍等。

癔症与精神分裂症的共同点是临床表现症状均多种多样。但其疾病本质却迥然不同。青春型精神分裂症急性起病时,常突然表现兴奋躁动、话多,个别患者呈癔症情感暴发样表现,情感色彩显得较突出,确需进行鉴别。癔症患者全部都有明确的心理因素致病,各种症状都只有明显的暴发性,而精神分裂症发病多无明显诱因,大部分患者缓慢起病。癔症患者的症状多具有明显暗示性,通过暗示治疗可获得戏剧性效果。如经言语暗示后给一次电针或电痉挛治疗即可疾病痊愈,完全恢复常态。精神分裂症的兴奋、躁动等症状则较持久,暗示治疗无效。非经系统精神药物治疗不能使症状缓解。

强迫性神经症:有些精神分裂症,突出表现强迫症状,需与强迫性神经症进行区别(表 9-4)。

表 9-4 强迫性神经症与精神分裂症的区别

项目	强迫性神经症	精神分裂症
病因	多有明显精神症状	多无明显诱因
病前个性	强迫个性	分裂个性
症状特点	单调、而容易理解	同时两个以上症状荒谬不可理解
对症状的体验	深刻	不深刻
要求摆脱症状态度	迫切	不迫切
社会适应能力	良好	不良
病程	症状持久,病程冗长	症状多变,病程可短可长
预后	良好	差

5.器质性精神障碍

精神分裂症青春型、紧张型急性起病,伴有意识障碍时,应注意与急性脑器质性精神病相鉴别。前者意识障碍程度往往较浅,持续时间短暂;后者则意识障碍较深,伴随意识障碍出现进行性加重的智能障碍。缓慢起病的精神分裂症及精神分裂症慢性期的临床相酷似器质性痴呆。慢性脑器质性精神障碍以突出的进行性智能障碍为特点;精神分裂症则以精神活动的四分五裂为特征。两者表面相似,但有本质区别,可用智力检查的方法进行鉴别。

总之,精神分裂症诊断与鉴别诊断的方法,目前多以临床表现、症状学特点进行综合分析。不少诊断标准可作为日常工作参考。典型病例的诊断并不困难,疑难病例则需经临床动态观察,根据病程演变、症状的转归,到一定时间后才能做出肯定诊断。如临床曾有病例经病程 5 年、3 次住院才被确定诊断。

七、治疗

(一)治疗原则

根据疾病不同阶段和临床症状特点,应掌握以下原则。

(1)早期及症状充分发展期:在精神症状活跃阶段,应采取药物或合并物理治疗进行充分治疗、以尽快控制精神症状。药物包括第一代抗精神病药(如氯丙嗪、奋乃静、氟哌啶醇),第二代抗精神病药(如氯氮平、利培酮、奥氮平),物理治疗则包括电痉挛、经颅磁刺激等治疗。

(2)当精神症状减轻,疾病进入恢复阶段时,有针对性的治疗方案是药物治疗合并心理及工娱治疗,用来帮助患者认识症状,自知力恢复,解除因患精神病所带给患者的精神负担,鼓励他们积极参加活动,较好地配合治疗,以达到早日康复的目的。

（3）慢性阶段:精神分裂症慢性期,患者处于不同程度的精神缺损状态,有各种残留症状。如好发脾气或情感反应迟钝或对任何事缺乏意向活动（缺乏进取心、上进心）,零散的幻觉、片段的妄想等。设法加强这些患者与社会的联系,活跃患者生活,以延缓或避免进入精神衰退是治疗的总原则。因此,慢性阶段的合理治疗措施是必要的药物维持治疗合并有组织的工娱治疗及行为治疗。

总之,精神分裂症的治疗在急性阶段,以药物治疗为主。慢性阶段,必须以药物维持治疗,心理-社会康复指导也很重要。

(二)治疗方法

1.药物治疗

抗精神病药物又称为神经阻滞剂,能有效地控制精神分裂症的症状。自20世纪50年代发现氯丙嗪,至现在临床上已普遍应用的第二代抗精神病药物,各种抗精神病药物都有控制精神分裂症症状的作用。从临床治疗实践中也可以体会到某些药物对某些症状群,有相对选择性。

（1）急性期药物治疗:首次发病或者缓解后复发的患者,抗精神病药物治疗力求充分和系统,已达到较高的临床缓解。一般急性期治疗需要8～10周。常用的抗精神病药物如下。

氯丙嗪:在无躯体禁忌证情况下,氯丙嗪为控制兴奋的首选药物。立即控制兴奋,可采取静脉注射途径给药。常用剂量为盐酸氯丙嗪50～100 mg,溶于0.9％氯化钠20 mL中。缓慢静脉注射,每天1～2次,能有效地控制青春型精神运动性兴奋及偏执型受各种幻觉妄想支配而兴奋躁动。亚急性兴奋者,可用复方氯丙嗪（盐酸氯丙嗪与盐酸异丙嗪混合液）作臀部深层肌内注射,每次50～100 mg,每天2～3次。各种类型精神分裂症,兴奋控制后可改为口服法给药,做系统的疗程治疗。

氟哌啶醇:兴奋躁动同时伴肝功能异常,或以行为障碍为突出症状者,应选用氟哌啶醇。开始可肌内注射5～20 mg,每天3～4次。

有效地控制精神分裂症的兴奋躁动,与使用抗精神病药物治疗同时,可辅助以一般镇静安眠药,如肌内注射或静脉注射地西泮注射液10～20 mg、睡前口服水合氯醛等。

氯丙嗪与氟哌啶醇不但能有效地控制兴奋,而且对精神分裂症的幻觉妄想也有良好效果。这两种方法目前在临床上也在广泛应用。第一代抗精神病药物中还有其他种类的药物,但在急性期治疗中多受到起效时间的限制,使用时常合并上述的两种治疗方式。如奋乃静、三氟拉嗪、氟哌噻吨及舒必利等。这几种药物及氯丙嗪、氟哌啶醇都对幻觉、妄想有良好的效果,其中氟哌噻吨、舒必利还对阴性症状有一定的改善作用。

自20世纪90年代以来,出现了第二代抗精神病药物。这类药物的药理作用不仅限于D_2受体,同时作用于$5-HT_2$受体及其他受体。其特点是锥体外系不良反应明显低于第一代抗精神病药物。其代表药物为氯氮平。

氯氮平:虽然其具有明显的抗精神病作用,且锥体外系不良反应轻,曾有多项研究显示,氯氮平是目前唯一一个对难治性精神分裂症有效的药物。但因其有引起粒细胞减少甚至缺乏的可能,而使其在临床的应用一波三折,故在使用此药治疗时需要定期监测粒细胞。一旦出现粒细胞减少,应立即停药。如果长期应用,有引起血糖增高、血脂代谢异常的可能性,比其他药物所致的风险更高,因此定期检查血糖和血脂也是必要的。由于氯氮平长期应用常引起难以处理的代谢综合征,因此,选用氯氮平治疗,应当慎重考虑。可将氯氮平作为三线用药。

利培酮:较早出现的新型抗精神病药物,特点是 $5-HT_2/D_2$ 受体平衡拮抗剂,除对阳性症状有效外,也能改善阴性症状。此药有片剂、口服液及长效针剂三种剂型,可适用于不同的患者,是目前临床上使用比较广泛的第二代抗精神病药。常见的不良反应有锥体外系不良反应和月经间隔延长或停经等。利培酮有长效注射剂,对依从性不良者可以应用。

奥氮平:药理作用与氯氮平相似,但罕见粒细胞减少或缺乏的不良反应,也很少见锥体外系不良反应。对阳性和阴性症状均有疗效。在不良反应方面,应当注意体重增加、血脂代谢异常和镇静作用。

喹硫平:对精神分裂症的阳性症状的治疗作用较弱,但可改善情感症状,并对精神分裂症伴随的强迫症状有一定的改善作用。常见不良反应有镇静作用。

阿立哌唑:结构和药理作用都较特殊,是 DA 和 5-HT 系统稳定剂。对精神分裂症的阳性和阴性症状及抑郁症状都有改善作用。无催乳素升高的不良反应,对糖脂代谢无明显影响。常见的不良反应有恶心呕吐,随用药时间加长而逐渐减轻或消失。

齐拉西酮:该药与餐同服可使其生物利用度增加到 100%,因此服药时间应在进餐时,或最晚不超过饭后半小时。其特点为对精神分裂症的阳性和阴性症状及抑郁症状都有改善作用。基本不影响糖脂代谢和体重。此药有胶囊、片剂和针剂三种剂型。针剂用于快速控制精神分裂症的兴奋、激越、冲动,疗效与氟哌啶醇注射液相当。常见不良反应有镇静作用,可引起嗜睡或睡眠失调,表现为入睡困难,昼间睡眠时间过长。

帕利哌酮:为利培酮代谢物的有效成分,特点是起效迅速,每天一次服药,不良反应较少,有的病例可能出现和利培酮相似的不良反应,一般程度较轻。对改善患者的社会功能有一定作用。

氨磺必利:具有独特的药理学特性,对精神分裂症阳性和阴性症状疗效较好,不良反应轻。

(2)继续治疗与维持治疗:在急性期症状得到控制后,应继续使用抗精神病药物治疗,剂量维持时间目前尚无统一意见,但是近年来趋向于长时间用药,多数学者意见维持治疗不低于 3 年或 5 年,如果有复发病史的患者,应当长期用药。有关维持其治疗药物的剂量问题,争论的时间已经很久。选用第一代抗精神病药,其维持治疗的剂量可用急性期有效剂量的 $1/3\sim1/2$。而第二代的维持治疗剂量就是急性期治疗的有效剂量。有研究显示(2010 年),在维持治疗期降低利培酮原用的有效剂量,复发率和再住院率都明显提高。可见维持治疗的药物剂量保持其急性期治疗量将减少患者病情的复燃与复发的概率。

维持治疗的目的在于减少复发或症状波动。有资料表明,药物的维持治疗对预防本病的复发十分重要。有学者报道维持治疗 3 年的观察,发现抗精神病药物维持治疗组在预防复发上较安慰剂组高 $2\sim3$ 倍。因间断治疗症状再现,恢复治疗后其疗效不如连续服药治疗。

在继续治疗与维持治疗阶段,对于有明显症状而拒绝服药,以及处于巩固疗效、预防复发的患者可使用长效针剂(如氟奋乃静癸酸酯、癸酸氟哌啶醇、哌泊噻嗪棕榈酸酯及棕榈酸帕利哌酮),这几种针剂均为每月注射一次。也有利培酮微球注射液,需要每月注射 2 次。另外,还有一种五氟利多片,可每周服用一次。

2.心理治疗

除兴奋躁动、不合作的患者外,在精神分裂症的不同疾病阶段,均应配合药物给予心理治疗。

3.工娱治疗

疾病恢复期及慢性期,要在药物维持治疗基础上,组织患者从事各种工娱治疗活动。

八、精神分裂症患者的护理

(一)临床护理

1.一般护理

由于这些患者的精神活动脱离现实和情感淡漠,护士应督促、提醒或协助其料理个人卫生,使其注意自己的仪表,督促患者进食、饮水。对因疑心而不敢进食者,可让其从饭菜中挑选,也可由护士尝吃,以释其疑。对退缩和木僵患者,要劝吃、喂吃,实在不吃即鼻饲。应鼓励患者多饮水。为保证患者安全,对有冲动、攻击、自伤及伤人行为者,应适当隔离、保护,定时进行危险物品的检查。

2.对症护理

精神分裂症患者行为多退缩,爱幻想,喜欢孤居独处。可通过为患者更衣、扫床、理发、剪指甲等,引导其与别人交流、来往。劝其参与学唱歌、做游戏、下象棋、打扑克等,以与现实外界接触,将其注意力转移到外部世界。对于幻觉和妄想,患者多信以为真,护士尽量不与其争辩,但可列举其他患者的事例来说明,尽量不给当事人以直接否定。事实上,与患者争论幻觉和妄想的真实性是无济于事的,应使其随着治疗的进行而逐渐动摇、消失。对于那些具有迫害、嫉妒妄想患者的叙述,最好是只听不表态。

3.治疗护理

精神分裂症患者一般病期较长,治疗显效较慢,即便病情缓解,仍有相当一部分患者复发。患者本人及其家属,往往对治疗信心不足,配合不够默契。这就要求做好其心理护理,积极协助、配合治疗的进行。患者服药时。一定要亲自看着其将药服下,并注意观察药物不良反应。对胰岛素休克治疗的患者,一定要观察其进食情况,督促进餐,减少继发性低血糖反应的发生。电痉挛治疗者,治疗前晚 8 点后禁食,执行疗前药物注射等。

(二)康复护理

抗精神病药物的维持治疗,是巩固治疗效果、预防病情复发、进行康复治疗和护理的基础。药物的品种和剂量,因人而异。但应以既能够保持原来的治疗效果,又无明显不良反应的最小剂量为宜。药物维持治疗,贵在持之以恒。药物剂量可以适当减低,但绝不能停止应用。一定要定期门诊复查,在医师的指导下用药。注意工作技能训练,有利于促进康复并重反社会,其具体措施是发掘患者原有的才能,促使其特长得以发挥,同时给予一定的经济报酬,以激励其向正常人身份的角色转移。也可通过工娱治疗或集体活动,改善其社会活动能力,以减轻脱离社会现实的倾向。通过对患者家属教育、讲课,改善其家庭气氛,提高帮助患者对付应激的保护能力,减少病情的波动和复发。也可为精神分裂症患者创设一个"模拟社会生活区"。该生活区有几名医护人员做指导,进行必要的医疗照顾,生活上患者自己管理自己,贴近现实生活。白天各自去工作、学习,晚上回生活区休息。通过一个阶段的过渡,然后重返社会。

九、预防

对精神分裂症的预防,包含着两个内容,即预防发病和防止复发。

(一)预防发病

精神分裂症的发病与病前个性有密切关系。因此,幼儿期的心理卫生教育及个性锻炼,对去除发病因素有重要作用。

加强精神卫生科普宣传,提高人民群众的精神病常识,使精神分裂症能被早期发现,得到早期治疗。优生优育,减少遗传因素对儿童的影响,以减少精神分裂症的发病率。如建议育龄期患者,处于症状活跃期时不宜生育等。

精神分裂症的一级预防尚未能实施以前,预防的重点应放在早期发现、早期治疗和预防复发上。

(二)预防复发

精神分裂症有明显复发倾向。经临床资料调查,导致复发的重要因素是患者不能按医嘱坚持服药。因此,反复向患者与家属强调维持治疗的重要性,说服并动员患者坚持服药,是预防复发的重要措施。在维持治疗期间应当后续康复措施,以降低复发率,提高患者回归社会的机会。

另外,掌握患者复发前症状特点,及时调整治疗也是预防复发的有力措施之一。合理安排患者的生活、学习,使患者过有规律的疗养生活,经常对患者做心理治疗,均对预防复发起积极作用。

(王　蕾)

第十章

口腔科护理

第一节 先天性唇腭裂

唇裂和腭裂是口腔颌面部最常见的先天性畸形,二者可单独发生,也可相互伴发,是胚胎发育过程中出现障碍的结果。发病原因与多种因素有关,遗传是主要的因素。唇裂以唇部外形缺陷、进食困难、营养和发育不良为主要临床特征;腭裂不仅有软组织畸形,同时可伴有不同程度的骨组织缺陷和畸形,临床则有吸吮功能障碍、腭裂语音、颌骨发育畸形等症状。唇腭裂治疗的主要目标是恢复正常解剖形态和生理功能,应采取综合序列治疗的原则。手术治疗是修复唇腭裂的重要手段,同时还需采用一些非手术治疗,如语音训练、正畸治疗、心理治疗等。

一、术前护理常规

(一)一般护理常规

1.协助患者完善各种检查

(1)基础检查:血、尿、便检查,胸部 X 线,心电图。

(2)专科检查:颌面部软、硬组织 CT 及 X 线检查,颞下颌关节检查,张口度检查,涎腺检查。

2.观察患者口腔情况

注意有无张口受限、咀嚼及吞咽困难、吸吮进食困难等及全身症状,如有异常及时通知主管医师。

3.完成术前护理常规评估

(1)了解患者全身情况,有无心、肝、肾等器官功能不全及糖尿病,如有异常做好用药指导及各项指标检测。

(2)了解患者营养及进食情况,根据口腔局部情况及饮食医嘱指导患者选择相应质地的食物。

(3)了解各项辅助检查情况,评估患者对手术的耐受性。

4.术前检测体温变化

体温超过 38.5 ℃时应采取物理降温,或遵医嘱给予药物降温。

5.皮肤准备

检查手术区皮肤是否完整,有无破裂、皮疹、灼烧、感染等;面部手术应进行面部剃须、剃净患侧耳后 3～5 cm 毛发,并剪去鼻毛。涉及头皮或额瓣转移的手术需剃光头发。备皮范围应大于手术区 5～10 cm。根据手术需要,配合医师对手术部位做好标记。患者有口内切口时需在口外做好对应部位的皮肤标识。

6.口腔清洁

术前 3 d 开始用 1∶5 000 氯己定或 1% 艾力克漱口。牙结石过多者应行牙周洁治,保持口腔清洁。

7.做抗生素过敏试验

术前一日做抗生素过敏试验并记录结果。

8.为患者创造休息环境

创造有利于休息的睡眠环境,减少或消除环境中影响睡眠的因素,如降低噪声、提供夜间照明、避免强光刺激、集中治疗时间等。入睡困难的患者遵医嘱应用催眠药物,观察患者睡眠质量。

9.心理护理

评估患者焦虑的原因,了解患者对应激的应对及社会支持系统情况,及时发现消沉、抑郁等不良情绪。向患者讲解口腔疾病的治疗方法、预后,宣教疾病及手术相关知识,鼓励患者对治疗及预后提出问题并给予相应介绍。

10.完善术前准备

手术当日详细检查病历资料及术前准备工作是否完善,再次检查和除去患者身上的饰物、发卡、义齿、甲油、口红等,排空膀胱,更换手术衣。

11.术前药物使用

术前 0.5～2 h,遵医嘱给予术前药物,并观察患者用药后的反应。

12.认真交接患者

病房护士与手术护士认真交接患者的病情、病历和药品等,并在患者安全核查单上签名。

(二)麻醉前护理常规

(1)麻醉前对患者进行访视,了解患者病情,向患者及其家属介绍麻醉方法、术中的不适感、术中可能出现的意外、急救准备情况、麻醉后常见并发症的原因、临床表现及护理措施,解答患者对麻醉的疑问,消除其恐惧心理。

(2)评估患者一般情况、现病史及既往病史、麻醉史、用药史及药物过敏史,判断患者对手术和麻醉的耐受力。同时评估患者的身体状况、手术部位皮肤及黏膜状况、有无出血及水肿征象,初步了解患者的各种常规检查和各疾病专科检查结果。

(3)患者准备:麻醉前尽量纠正潜在的生理功能紊乱和内科疾病,使机体各项指标处于良好状态。成年人择期手术前禁食 8～12 h,禁水 4 h;小儿术前禁食(奶)4～8 h,禁水 2～3 h;急诊手术也应充分考虑胃排空问题。

(4)指导有需要的患者进行适应性训练,如床上排便、排尿训练及术中和术后所需特殊体位训练。

(5)手术前护士核对患者身份信息,检查询问麻醉前用药的实施情况及禁食禁水的执行情况,取下义齿、发夹等饰品,协助长发患者梳理头发,于头部两侧扎紧,嘱排空膀胱。

(6)评估患者是否存在部分呼吸道梗阻,有无气管内插管的困难等。

(7)手术当日护士应协助患者清洁口腔、鼻孔和外耳道。

（三）协助患者完成各项检查

专科检查头颅侧位 X 线片、鼻咽纤维镜检查等。应告知患者及患儿家属各项专科检查的必要性，获得其理解，并指导患儿家属在检查时协助固定患儿体位。

（四）饮食护理

唇腭裂患儿入院起应停止使用奶瓶和吸吮母乳，指导家属改用滴管（唇裂患儿）、汤匙（腭裂患儿）或唇腭裂专用奶瓶喂养，以便患儿术后适应此种进食方式。

（五）鼻腔准备

腭裂手术患者术前一日鼻腔可滴含抗菌药的滴鼻液。若为成年，患者应剪去鼻毛。

（六）胃肠道准备

对唇腭裂患儿家属强调：在患儿禁食、水时间前一定要喂饱患儿，以免禁食、水时间过长引起哭闹。

（七）心理护理

对成人患者和唇腭裂患儿家属，应评估其心理需求，介绍先天性唇腭裂的相关知识及预后情况，增强患者和家属的信心，缓解患者和家属的焦虑情绪。

（八）健康指导

术前如有面部皮炎、疖肿等，应推迟手术。腭裂手术应做好输血准备。腭裂裂隙较大者，术前 1 周需制作并试戴腭护板，以备术后保护创口。

二、术后护理常规

（一）一般护理常规

1.注意患者体位

麻醉清醒后，保持患者半坐卧位或头高脚低位，有利于颌面部伤口引流，减轻肿胀和疼痛。

2.呼吸道的护理

口腔颌面部手术多涉及口底、咽部、舌、颈部等紧邻上呼吸道上端区域，术后常有窒息发生，直接危及患者生命。保持呼吸道通畅、防止术后窒息，对于口腔颌面外科全麻术后患者尤为重要。

（1）指导患者正确咳嗽：指导患者进行数次深而缓慢的腹式呼吸，在吸气末屏住呼吸 3～5 s，身体前倾，进行两次短促有力的咳嗽，然后张口将痰咳出。

（2）观察患者呼吸情况，若出现吸气性呼吸困难并存在"三凹征"，呼吸时出现鸽哨音，则提示可能出现喉头水肿，应立即协助抢救，配合医师进行气管切开。

（3）观察患者口底、咽部的术后肿胀情况，如出现水肿、血肿，极易压迫呼吸道引起窒息。一旦发现异常，应及时通知医师并协助抢救。

（4）患者发生舌后坠时，应紧急托起下颌或用舌牵引线、舌钳将舌体牵出，也可以放置口咽或鼻咽通气道，同时用面罩加压给氧。

（5）颌间结扎的患者，床旁备钢丝剪，有恶心或呕吐发生时应立即剪断结扎钢丝，防止呕吐物误吸。

3.伤口护理

（1）观察伤口出血情况：全麻患者未醒时，若患者出现有规律的吞咽动作，应注意口内伤口是否有渗血、面部伤口外敷料是否有渗出。应及时吸出口内的分泌物，同时仔细观察口内伤口的缝合情况，如有伤口渗血迹象，可先用无菌敷料局部压迫止血，并立即通知医师。

（2）观察伤口肿胀情况：术后局部伤口肿胀明显的患者，24 h 内可冷敷控制肿胀和血肿；24 h 后可热敷，促进肿胀和淤血消退。

（3）应观察绷带的松紧度，以能伸入一指为宜，加压包扎者除外。如绷带包扎过紧，患者主诉憋气，应及时通知医师处理，严重影响呼吸时及时剪开绷带。绷带松脱时应通知医师重新包扎。

（4）对于有加压包扎的伤口的患者，术后 2～6 d 如出现持续性疼痛，张口受限，颌周肿胀或敷料有渗出、异味等感染迹象，应及时通知医师打开检查处置。

（5）保持引流管的通畅，并注意观察引流物的量、颜色、性状，做好记录（一般术后 12 h 引流量不超过 250 mL），密切监测患者生命体征的变化。妥善固定引流管，用胶布固定时须预留出足够长度，告知患者活动时不要牵拉引流管，防止引流管脱出。

4.饮食护理

加强术后营养对颌面外科术后患者的恢复非常重要，术后遵医嘱给予治疗饮食。

（1）因术式致张口受限或吞咽困难的患者，口内无伤口时可指导其使用吸管吸食流质或半流质饮食；口内有伤口的患者因吸食可在口腔内形成负压影响伤口愈合，护士应使用喂食器连接软管进行喂食。

（2）不能经口进食的患者遵医嘱给予鼻饲饮食。少量多餐，观察患者进餐量及质量，及时给予饮食调整。

5.合理使用药物

遵医嘱用药，密切观察药物反应。合并颅脑或胸部损伤者禁用吗啡。

6.评估患者

评估患者的语言沟通程度，尽量减少交流环境中的干扰因素；对语言沟通有障碍的患者，鼓励其用文字或手势进行表达和交流。

7.合理镇痛

对术后疼痛的患者，应认真评估其疼痛的部位、性质和程度。伤口引起的疼痛可采取松弛法或注意力转移法等护理措施，疼痛剧烈时遵医嘱给予镇痛剂。

8.加强口腔护理

术后有口内切口的患者，由于其吞咽功能暂时受限、口腔禁食等原因，不能自行保持口腔清洁，需做好患者口腔护理，防止切口感染。

（1）对于清醒及有一定吞咽功能、合作与具有耐受能力的患者，指导其使用含漱法清洁口腔，即用软吸管吸入漱口液 10～15 mL，轻轻鼓动颊部，使漱口液在口内流动，含漱 2～5 min 后吐出，餐后、睡前使用；或遵医嘱给予口腔冲洗，每天 2～3 次。

（2）对吞咽功能不全的患者给予口腔擦拭清洁、每天 3 次。口唇给予液状石蜡或金霉素眼膏涂抹，以防干裂。

9.生活护理

保持患者的皮肤、头发清洁，床单污染时及时更换。给予躯体被动活动，保持患者肢体的功能位，增加舒适感。

10.心理护理

加强心理护理，缓解患者的焦虑和恐惧。加强护士巡视及与患者的沟通、交流，鼓励患者说出自身感受和焦虑原因并加以分析，尽量帮助其解决问题；根据患者病情，提供相应的健康知识，帮助患者尽快恢复。

(二)麻醉后护理常规

1.一般护理常规

(1)了解麻醉方式、麻醉用药的种类和剂量。了解术中失血量、输血量及补液量和种类,了解术中有无麻醉意外发生。

(2)妥善搬运、安置患者,根据医嘱实施连续心电监护直至生命体征平稳,监护过程做好相关记录,发现异常及时报告医师。根据医嘱连接氧气、胃肠减压、引流袋、尿袋等,妥善固定并保持畅通,做好相应的观察与记录。

(3)保持呼吸道通畅,麻醉清醒前取平卧位,头偏向一侧,密切监测患者的生命体征及意识状态,注意及时清洁患者口腔内分泌物、呕吐物,防止误吸。麻醉清醒后,根据手术部位、各专科特点和特殊医嘱要求给予相应的体位。

(4)密切观察术后患者有无反流、误吸、气道梗阻、手术部位出血等并发症发生,发现异常及时报告医师。

(5)患者清醒后根据医嘱给予相应的饮食,密切观察患者进食后有无恶心、呕吐、呛咳等不适,注意及时清理口腔内分泌物、呕吐物,防止误吸。

(6)做好安全护理,患者发生躁动时,加床档,防止患者坠床,同时积极寻找躁动原因。

(7)对术后使用自控镇痛泵的患者,应教会患者及其家属正确使用及护理方法。

2.严格监测生命体征

口腔颌面部手术出血较多,应密切观察循环血量,监测患者的血压、脉搏、尿量等指标,以指导血容量的补充。

3.术后并发症的护理

(1)缺氧:保持呼吸道通畅,及时清除呼吸道分泌物,防止患者发生误吸。可调整头的位置、托下颌、向外牵拉舌体、放置口咽或鼻咽通气道,紧急时可行气管插管、环甲膜穿刺术或气管切开术。严重的复合伤及术后威胁呼吸道的手术,如舌体部巨大肿瘤,咽侧壁舌根部肿瘤,下颌骨截骨超过中线的手术,应做预防性气管切开。对难以纠正的低氧血症,可采用呼吸机治疗。

(2)恶心呕吐:嘱患者做深呼吸运动,以降低腹压。头偏向一侧,及时吸出呕吐物。吸引时应注意保护口内伤口,游离组织瓣移植术后患者应注意头部制动。遵医嘱使用甲氧氯普胺等药物。

(3)皮肤黏膜损伤:颌面部手术术前消毒时消毒液易渗入眼睛造成巩膜或角膜损伤。术前可涂抗生素眼药膏,并用无菌胶带粘贴上下眼睑,可避免损伤发生。已发生损伤者,术后可用无菌生理盐水冲洗角膜或涂抹抗生素眼药膏,也可以采用眼罩覆盖受伤眼球等保护措施。经鼻气管插管时应合理固定导管,减少对皮肤的损伤。

(三)病情观察

监测生命体征,密切观察术区伤口或鼻腔有无出血、渗血。通过观察患儿哭闹声音,及时发现喉头水肿。

(四)伤口护理

(1)执行各项护理操作时动作宜轻柔,避免患儿哭闹致伤口张力增加。

(2)对于裂隙较宽的患儿或双侧完全性唇裂的患儿常用蝶形胶布固定,以减轻伤口张力,需观察局部皮肤有无过敏现象,并保持蝶形胶布清洁,如有异常时通知医师。

(3)腭裂患者术后观察切口内填塞的碘仿纱条有无松脱,腭护板是否固位良好。如有唇裂鼻模(鼻塞),应密切观察固位情况,防止鼻模(鼻塞)吸入鼻腔或掉入口腔,误入气管,导致窒息。

（4）唇部伤口的局部清洁,应在术后 24～48 h 进行,用生理盐水棉球清洁擦拭,擦拭时掌握从上到下的原则,避免反复擦拭。也可外涂减轻局部反应及瘢痕增生的软膏。

（5）防止患儿将手指、玩具等物品纳入口中造成伤口裂开。对婴幼儿可用小夹板固定双臂,以免手部碰触伤口。

（五）饮食护理

腭裂术后患者的腭咽腔缩小,局部肿胀,可于麻醉清醒 4 h 后试饮少量温开水,无呛咳反应再进温凉流质饮食。每次进食量不宜过快过多,应小量多次。

（六）并发症的观察与护理

（1）窒息:术后 6 h 改为头高侧卧位,以减轻局部水肿,严密观察患者呼吸情况。

（2）出血:患者在全麻苏醒期有少量渗血或唾液中带血,可不必特殊处理。若有明显新鲜血性渗出物及频繁吞咽动作,则提示可能有伤口出血现象,应严密观察。

（3）感染:成人每次餐后用漱口液漱口,唇腭裂患儿餐后多饮水以保持口腔和创口清洁。可遵医嘱给予口腔冲洗或口腔护理。鼻腔分泌物较多时可用 0.25％氯麻合剂滴鼻,每天 3 次。

（4）创口裂开或穿孔（腭瘘）:腭裂术后创口可能发生裂开或穿孔。发生时间一般在术后 7 d 左右。应保持唇腭裂患儿安静,防止哭闹。术后不可进食较热和带渣或较硬食物,婴幼儿可使用较大的汤匙或唇腭裂专用奶瓶喂食。

（七）心理护理

腭裂患者由于语音障碍,不愿与人沟通,护士应有针对性地做好心理指导,鼓励其积极参加社会活动和人际交往。要告知唇腭裂患儿家长,患儿各方面是正常的,应像正常孩子一样对待,帮助患儿和家属建立生活信心。

（八）健康指导

1.指导患者及其家属保护伤口

唇裂术后伤口愈合良好,可在术后 5～7 d 拆线。指导患者及其家属保护伤口,待痂皮自然脱落,切忌搔抓。

2.防止伤口裂开

指导唇裂患儿家属抱持患儿时保持患儿面部向外向前,不要面向父母。并向家长交代唇部伤口容易碰伤,应防止唇腭裂患儿跌倒及碰撞伤口,以免伤口裂开。

3.逐步恢复饮食

唇腭裂患儿术后 4 周内忌吸吮,须采用滴管(唇裂患儿)、汤匙(腭裂患儿)或唇腭裂专用奶瓶喂食。腭裂患者术后 2～3 周内应维持流质饮食,术后第 3 周可进食半流质,术后 1 个月可恢复普食。

4.功能训练

腭裂语音的产生是由唇腭裂异常解剖结构决定的,主要由鼻口腔相通和腭咽闭合不全造成。如果在腭裂术后进行有效的语音训练可以改进腭咽运动,不仅能建立正常语音,还能对于咽成形术的设计有指导意义。语音训练是唇腭裂序列治疗中不可缺少的一部分,其目的是改变旧的异常发声模式,建立新的与年龄相当的正确的语音模式。腭裂语音训练在腭裂整复术后 1～2 个月开始进行。

（1）护理评估及观察。①评估发声器官的运动及腭咽闭合功能,临床上常用的仪器包括 X 线头颅侧位片、鼻咽纤维镜、鼻音计、语图仪等。②通过语音评估观察患者的发声情况,观察是否存在鼻漏气等症状。

（2）护理要点。①指导患者进行发声器官的运动功能训练,唇腭裂患者及肌肉运动障碍的患者,可因为唇运动障碍使相应的发声正确性受到影响,可通过双唇内卷、双唇紧闭鼓气、咂唇等训练增强唇的感觉、唇运动灵活性以增强唇力量。指导患者练习吹水泡、吹气球等方法训练腭咽闭合功能。练习吹气初期,可用手扭住鼻子,使气流只能从口腔中呼出,要求鼻子不用力,气流越来越强、越长,逐渐松开鼻子。指导患者进行伸舌、缩舌、弹舌等舌运动功能训练,增加舌尖运动力度、速度及舌与腭之间的正确接触关系。②指导患者进行元音、辅音等发声训练,儿童多用游戏模仿法,用儿童在日常生活中熟悉的事物做命名游戏,如在训练音/p/时,可与孩子一起通过吹气模仿救火,在游戏中练习 pu(扑),还可让孩子用吹纸的方式模仿打枪的声音 pa(啪)。成人多用诱导发、归类法及录音反馈法。③指导常规语音训练,每周训练 1～2 次,每次 30 min,训练6～12 个月。每次练习后根据当时训练的进展情况,布置课下练习作业,在家长指导下进行巩固练习,每天 2～3 次,每次 15～30 min。④与患儿及家属建立良好的沟通及友好的信任关系是语音训练的关键。护理人员进行语音训练时要面带微笑,与孩子交流时要注意语调、语速。语音治疗室可设有颜色鲜艳的儿童桌椅、墙面贴儿童画、地面要铺上可供儿童玩耍的地毯及玩具,以消除患儿的恐惧感得到患儿的配合,确保语音训练的顺利进行。

5.及时复诊

唇裂术后 1～3 个月复诊,如唇部或鼻部的修复仍有缺陷,可考虑 12 岁后实施二期整复术。腭裂术后 1 个月复诊。

（姜宝娟）

第二节 龋 病

一、概念

龋病是牙在以细菌为主的多种因素影响下发生慢性进行性破坏的疾病。

二、临床特征

龋病是牙体硬组织即釉质、牙本质和牙骨质在颜色、形态和质地等方面均发生变化。龋病初期牙体硬组织发生脱矿,釉质呈白垩色。继之病变部位有色素沉着,局部呈黄褐色或棕褐色。随着无机成分脱矿、有机成分破坏分解的不断进行,牙体组织疏松软化,发生缺损,形成龋洞。牙因缺乏自身修复能力。一旦形成龋洞,则不可能自行恢复。

三、病因

龋病发生于易感的牙、致龋菌群与牙菌斑、蔗糖等细菌底物,以及一定的时间等因素共同作用的基础上。

（一）细菌

口腔中的主要致龋菌是变形链球菌,其次为某些乳杆菌和放线菌属。这些细菌具有利用蔗糖的产酸能力、对牙体表面的附着能力及耐酸能力等致龋特性。在牙菌斑存在的条件下,细菌作用于牙,致使龋病发生。

（二）食物

蔗糖等糖类食物在口腔中可作为细菌分解产酸的底物。

（三）宿主

影响龋病发病的宿主因素主要包括牙和唾液。

（四）时间

龋病的发病需要一定时间才能完成。

四、临床表现

根据龋病的临床表现,可按其进展速度、解剖部位及病变深度进行分类。

（一）按进展速度分类

1.急性龋

急性龋又称湿性龋,多见于儿童或青年人。龋损呈浅棕色,质地湿软。病变进展较快。

2.猖獗龋

猖獗龋又称放射性龋,常见于颌面及颈部接受放射治疗的患者,多数牙在短期内同时患龋,病程发展很快。Sjögren综合征患者及有严重全身性疾病的患者,由于唾液分泌量减少或未注意口腔卫生,亦可能发生猖獗龋。

3.慢性龋

慢性龋又称干性龋,临床多见。龋损呈黑褐色,质地较干硬。病变进展较慢。

4.静止龋

静止龋是一种特殊的慢性龋表现,在龋病发展过程中,由于病变环境的改变,牙体隐蔽部位外露或开放,原有致病条件发生了变化,龋损不再继续发展而维持原状,如牙邻面龋,由于相邻牙被拔除,龋损表面容易清洁,龋病进程自行停止。又如𬌗面龋,由于咀嚼作用,可能将龋损部分磨平,菌斑不易堆积而病变停止,成为静止龋。

5.继发龋

龋病治疗后,由于充填物边缘或窝洞周围牙体组织破裂,形成菌斑滞留区;或修复材料与牙体组织不密合,形成微渗漏,都可能产生龋病。称继发龋。继发龋也可因治疗时未除净病变组织发展而成。

（二）按解剖部位分类

1.窝沟龋和平滑面龋

窝沟龋指磨牙、前磨牙咬合面、磨牙颊面沟和上颌前牙舌面的龋损。窝沟龋损呈锥形,底部朝牙本质,尖向釉质表面。有些龋损的釉质表面无明显破坏。具有这类临床特征的龋损又称潜行性龋。

平滑面龋损可分为两个亚类:发生于牙的近、远中面的损害称邻面龋;发生于牙的颊面或舌面,靠近釉牙骨界处为颈部龋。釉质平滑面龋损害呈三角形。三角形的底边朝釉质表面,尖向牙本质。当龋损到达釉牙本质界时,即沿釉牙本质界向侧方扩展,在正常的釉质下方发生潜掘性破坏。

2.根面龋

在根部牙骨质发生的龋病损害称为根面龋,多发生于老年人牙龈退缩、根面外露的牙。

3.线形釉质龋

线形釉质龋是一种非典型性龋病损害,常见于美洲和亚洲的儿童乳牙列。主要发生于上颌前牙唇面的新生线处,龋病损害呈新月形。

(三)按病变深度分类

根据病变深度可分为浅龋、中龋和深龋。

浅龋分为窝沟龋和平滑面龋。窝沟龋的龋损部位色泽变黑,用探针检查时有粗糙感或能钩住探针尖端。平滑面龋一般呈白垩色、黄褐色或褐色斑点。患者一般无主观症状,对冷、热、酸、甜刺激亦无明显反应。X线片检查有利于发现隐蔽部位的龋损,还可采用荧光显示法、显微放射摄影方法或氩离子激光照射法帮助诊断。

中龋的龋洞已形成,洞内牙本质软化呈黄褐或深褐色。患者对酸甜食物敏感,过冷过热饮食也能产生酸痛感觉,冷刺激尤为显著,但刺激去除后症状立即消失。颈部牙本质龋的症状较为明显。

深龋的龋洞深大,位于邻面的深龋洞,外观略有色泽改变,洞口较小而病损破坏很深。如食物嵌入洞中,可出现疼痛症状。遇冷、热和化学刺激时,产生的疼痛较为剧烈。

五、治疗

(一)化学疗法

(1)75%氟化钠甘油糊剂、8%氟化亚锡溶液、酸性磷酸氯化钠(APF)溶液、含氟凝胶(如1.5%APF凝胶)及含氟涂料等。前后牙均可使用。在早期釉质龋损处定期用氟化物处理,可使脱矿釉质沉积氟化物,促进再矿化,从而使龋病病变停止。

(2)10%硝酸银和氨硝酸银。硝酸银应用于龋损区,生成的还原银或碘化银可渗入釉质和牙本质中,有凝固有机质、杀灭细菌、堵塞釉质孔隙和牙本质小管的作用,从而封闭病变区,终止龋病过程。一般用于乳牙和后牙,不可用于牙颈部龋。

(二)再矿化疗法

再矿化液含有不同比例的钙、磷和氟。将浸有药液的棉球置于患处,每次放置数分钟,反复3~4次。亦可配制成漱口液,每天含漱。

(三)窝沟封闭

窝沟封闭是窝沟龋的有效预防方法。主要用于窝沟可疑龋。窝沟封闭剂由树脂、稀释剂、引发剂及一些辅助成分,如填料、氟化物、染料等组成。临床操作步骤包括清洁牙面、隔湿、酸蚀、涂布及固化封闭剂。

(四)修复性治疗

根据患牙部位和龋损类型,可选择不同的修复材料进行充填修复。常用的垫底材料有氧化锌丁香油酚粘固剂、聚羧酸锌粘固剂及玻璃离子粘固剂。充填选用适当的修复材料如银汞合金或复合树脂材料等,填入预备好的窝洞,恢复牙的外形和功能。

六、预防

(1)进行口腔保健知识教育,同时也要注重对患者现有口腔健康行为正确程度的了解并加以指导。让大家在理解的基础上,逐渐养成好习惯。

(2)低频率摄入蔗糖,减少口腔 pH 降低时间,防止脱钙,降低获龋概率。

(3)刷牙行为:学会正确的刷牙方法。要选择合乎口腔卫生要求的保健牙刷,同时选用含氟牙膏,除每天早晚刷牙外,每餐后亦要坚持刷牙,单纯的餐后漱口不能代替刷牙。刷牙时最好采用竖刷的方法,力量适度,时间为 3 min 左右,太大力的根刷法容易造成牙齿损伤。

(4)使用牙线:除坚持刷牙外,清洁牙缝亦是非常重要的。因为有时牙缝较宽,牙齿稀松,光靠刷牙,还不足以保持清洁,在有条件的情况下,推荐使用牙线,这样可帮助清洁牙邻面的软垢和牙菌斑,有效地防止根面龋的发生。

(5)使用漱口水:进食后漱口的习惯能很好地控制口腔内牙菌斑的数量和其毒性作用,从而达到防龋的效果。

(6)定期看牙医,定期复查。

(7)合理的饮食行为,每天适当选择一些粗糙富含纤维质的食物,使牙面能获得较多的摩擦机会,促进牙面清洁,减少菌斑形成。

(8)使用氟化物,因其具有防龋的作用。

七、护理

口腔门诊对于初诊患者,特别是老年及儿童患者,护理是极为重要的环节,应充分考虑老年人及儿童的特点。

(1)首先应以良好的态度对待,对治疗过程进行必要解释,减轻患者的精神压力,建立良好的医患关系,降低患者恐惧心理。

(2)老年人行动迟缓,可帮助搀扶其至牙椅上,治疗时可使用吸液器或将牙椅调至坐位以便于吐唾液或漱口。老年人身体耐受性差,容易疲劳,治疗中可适当让患者休息片刻,以减轻长时间张口所致的疲劳。

(3)治疗中应控制张口度,可将牙椅调成与地面成 30°～50°角,注意防止吸入或吞入异物。

(4)儿童治疗牙齿有恐惧心理,治疗过程应耐心细致,同时术中可适当转移患者的注意力,可有效地减低患者的紧张心理。

(5)协助医师调拌各种充填材料。

(6)治疗完毕后及时告之患者以解除其紧张心情。预先讲解术后可能出现的一些常见现象及注意事项。

(7)口腔保健指导。建议龋齿患者多吃富含纤维素食物,多行咀嚼以产生较多唾液便于清除食物残渣。

(姜宝娟)

第三节　牙　龈　病

一、慢性龈缘炎

(一)病因

慢性龈缘炎的始动因子是牙菌斑、牙石、食物嵌塞、不良修复体等,可促使菌斑积聚,引发或加重牙龈的炎症。

(二)临床表现

病损局限于游离龈和龈乳头。牙龈色泽变为深红或暗红色,炎性充血可波及附着龈。龈乳头圆钝肥大,附着龈水肿时,点彩消失,表面光滑发亮。牙龈松软脆弱,缺乏弹性。龈沟可加深达3 mm以上,形成假性牙龈袋,但上皮附着(龈沟底)仍位于正常的釉牙骨质界处,这是区别牙龈炎和牙周炎的重要指征。牙龈轻触即出血,龈沟液渗出增多,患者常因刷牙或咬硬物时出血而就诊。

(三)诊断

根据上述主要临床表现,结合局部有刺激因素存在即可诊断。

(四)鉴别诊断

1.早期牙周炎

主要的鉴别要点为牙周附着丧失和牙槽骨吸收。牙龈炎时龈沟可加深超过2 mm,但结合上皮附着的位置仍位于釉牙骨质界处。而患牙周炎时,结合上皮已向根方迁移,形成真性牙周袋,袋底位于釉牙骨质界的根方。X线片(尤其殆翼片)有助于判断早期牙槽骨吸收。牙周炎早期可见牙槽嵴顶高度降低,硬板消失,而牙龈炎的骨高度正常,可疑时摄X线片,观察有无早期牙槽嵴顶吸收,以鉴别早期牙周炎。

2.血液病

对于以牙龈出血为主诉且同时也有牙龈炎症表现者,应与某些全身性疾病所引起的牙龈出血鉴别,如白血病、血小板减少性紫癜、再生障碍性贫血等。血常规有助于鉴别。

3.坏死性溃疡性龈炎

坏死性溃疡性龈炎是以牙龈出血和疼痛为主要症状,但其牙龈边缘有坏死为其特征。

4.艾滋病相关龈炎(HIV-G)

HIV-G是艾滋病感染者最早出现的相关症状之一。临床可见游离龈缘呈明显的火红色线状充血,附着龈可有点状红斑,刷牙后出血或自发性出血。在去除牙石或牙菌斑后,牙龈充血仍不消退。

(五)治疗原则

通过洁治术彻底清除菌斑和牙石,其他如有食物嵌塞、不良修复体等刺激因素,应予以彻底纠正,可用1%～3%过氧化氢液冲洗龈沟,碘制剂龈沟内上药,必要时可用氯己定抗菌类漱口剂含漱。

(六)预防

(1)龈缘炎能预防,关键是要做到坚持每天彻底清除牙菌斑,口腔医务人员要广泛开展口腔卫生教育,教会患者正确的刷牙方法,合理使用牙签、牙线等。坚持早晚刷牙、饭后漱口,以控制菌斑和牙石的形成。这些对预防牙龈炎的复发也极为重要。

(2)慢性龈缘炎由于病变部位局限于牙龈,在去除局部刺激因素后,炎症消退快,牙龈组织恢复正常。因此,慢性龈缘炎是可逆性病变,预后良好。

(七)护理

(1)治疗后需注意口腔卫生的维护。

(2)教会患者正确的刷牙方法,坚持早晚刷牙、饭后漱口,保持口腔清洁,以巩固疗效。

二、青春期龈炎

(一)病因

青春期少年未养成良好的刷牙习惯,在错殆拥挤、口呼吸及戴各种正畸矫治器的情况下,前

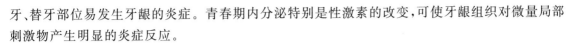

牙、替牙部位易发生牙龈的炎症。青春期内分泌特别是性激素的改变,可使牙龈组织对微量局部刺激物产生明显的炎症反应。

(二)临床表现

好发于前牙唇侧的牙间乳头和龈缘。唇侧龈缘明显肿胀,乳头呈球状突起;龈色暗红或鲜红,光亮,质地软,龈袋形成;探诊易出血。患者一般无明显自觉症状,或有刷牙、咬硬物时出血及口臭等。

(三)诊断

患者的年龄处于青春期,局部有上述刺激因素存在,牙龈炎症反应较重。

(四)治疗原则

洁治术去除菌斑和牙石,或可配合局部药物治疗,如龈袋冲洗及袋内上药,给以含漱剂清洁口腔。病程长且牙龈过度肥大增生者,常需手术切除。

(五)预防

(1)患者平时要少吃或不吃坚硬、粗糙的食物,多吃新鲜蔬菜、水果,以及富含维生素 B_1、维生素 B_2、维生素 C 的食物。

(2)经常按摩牙龈,可促进血液循环,减轻症状。

(3)多注意口腔卫生。

(4)定期看牙医,有牙结石或菌斑的要清除。必要时配合药物治疗。

(5)学会正确的刷牙方法,洁牙工具(牙签、牙线)的正确使用。

(6)对于准备接受正畸治疗的青少年,应先治愈原有的牙龈炎,并教会他们正确的控制菌斑的方法。在正畸治疗过程中,定期做牙周检查和预防性的洁治。正畸矫治器的设计和制作应有利于菌斑控制。避免造成对牙周组织的刺激和损伤。

(六)护理

(1)必须教会患者正确刷牙和控制菌斑的方法,养成良好的口腔卫生习惯。

(2)嘱患者完成治疗后应定期复查,以防止复发。

三、妊娠期龈炎

(一)病因

妊娠期妇女不注意维护口腔卫生,致使牙菌斑、牙石在龈缘附近堆积,引起牙龈发炎,妊娠期雌激素升高可加重原有的病变。

(二)临床表现

妊娠前可有龈缘炎,从妊娠 2～3 个月后出现明显症状,分娩后约 2 个月,龈炎可恢复至妊娠前水平。可发生于少数牙或全门牙龈,以前牙区为重。龈缘和龈乳头呈鲜红或发绀。松软、光亮、肿胀、肥大,有龈袋形成,轻探易出血。

妊娠期龈瘤发生于个别牙列不齐或有创伤性殆的牙间乳头区。一般发生于妊娠第 4～6 个月,瘤体常呈扁圆形,向近远中扩延,可有蒂,一般不超过 2 cm。分娩后,妊娠龈瘤能逐渐自行缩小,但必须去除局部刺激物才能消失。

(三)诊断

育龄妇女的牙龈出现鲜红色,高度水肿、肥大且极易出血等症状者,或有妊娠期龈瘤特征者,应询问月经情况。若已怀孕,便可诊断。

（四）治疗原则

去除一切局部刺激因素,如菌斑、牙石、不良修复体等。认真进行维护治疗,严格控制菌斑。牙龈炎症明显、龈袋有溢脓时,可用12%过氧化氢液和生理盐水冲洗,加强漱口。

体积较大的妊娠龈瘤,可手术切除。手术时机应选择在妊娠期的4～6个月内,以免引起流产或早产。

（五）预防

(1)保持口腔清洁,及时治疗原有的牙龈炎,严格控制菌斑,可大大减少妊娠期牙龈炎的反应。

(2)及时地去除一切局部因素,如牙菌斑、牙石及不良修复体,由于孕妇牙龈易出血,故操作时应特别仔细,动作要轻,尽可能减少出血。

(3)对于病情严重的患者,如牙龈炎红肿、增生肥大、牙龈袋溢脓时,可用1%过氧化氢和生理盐水冲洗、局部放药、漱口等方法,避免口服用药。

(4)定期口腔检查,在孕前、孕早期、孕中期和孕晚期都要及时进行口腔检查,以及时获得必要的口腔保健指导,使已有的口腔疾病得到及时的治疗。

（六）护理

(1)帮助孕妇了解妊娠期龈炎的病理性过程及生理上的改变;正确认识和应对妊娠中牙龈出现的各种不适和常见症状,及时到医院就诊。

(2)营养指导。增加营养摄入,保持营养平衡。除了充足的蛋白质外,维生素A、维生素D、维生素C和一些无机物(如钙、磷)摄入也十分重要。怀孕期间增加摄入营养素,不仅可以起到保护母亲的作用,使肌体组织对损伤的修复能力增强,对胎儿牙齿的发育也很有帮助。

(3)健康教育。对患者给予细致的口腔卫生指导,在这里特别要提到刷牙的重要性。重视怀孕期口腔卫生,掌握口腔保健的方法,坚持每天2次有效刷牙。

(4)帮助孕妇树立起信心,解除对妊娠期龈炎的焦虑、恐惧心理。

(5)复诊随访计划的实施,做好定期口腔检查和适时的口腔治疗。孕期里口腔疾病会发展较快,定期检查能保证早发现、早治疗,使病灶限于小范围。对于较严重的口腔疾病,应选择妊娠中期(4～6个月)相对安全的时间治疗。

四、急性坏死性溃疡性龈炎（ANUG）

（一）病因

1.微生物的作用

在ANUG病损处常能找梭形杆菌和螺旋体,并发现中间普氏菌也是此病的优势菌。ANUG是一种由多种微生物引起的机会性感染,在局部抵抗力降低的组织和宿主,这些微生物造成ANUG病损。

2.慢性龈炎或牙周炎

存在的慢性龈炎或牙周炎是本病发生的重要条件。深牙周袋内或冠周炎的牙龈适合螺旋体和厌氧菌的繁殖,当存在某些局部组织的创伤或全身因素时,细菌大量繁殖,并侵入牙龈组织,发生ANUG。

3.烟的影响

绝大多数急性坏死性溃疡性龈炎的患者有大量吸烟史。吸烟可能使牙龈小血管收缩,影响

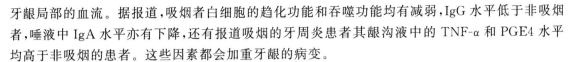

牙龈局部的血流。据报道,吸烟者白细胞的趋化功能和吞噬功能均有减弱,IgG 水平低于非吸烟者,唾液中 IgA 水平亦有下降,还有报道吸烟的牙周炎患者其龈沟液中的 TNF-α 和 PGE4 水平均高于非吸烟的患者。这些因素都会加重牙龈的病变。

4.自身因素

自身因素与本病的发生密切相关。患者常有精神紧张、睡眠不足、过度疲劳、工作繁忙等情况,或受到精神刺激。在上述各种因素的影响下,通过增强皮质激素的分泌和自主神经系统的影响而改变牙龈的血液循环、使免疫力下降等,局部组织抵抗力降低而引发本病。精神压力又可能使患者疏忽口腔卫生、吸烟增多等。

5.免疫功能

机体免疫功能降低的某些因素如营养不良的儿童,特别是维生素 C 缺乏,某些全身性消耗性疾病如恶性肿瘤、急性传染病、血液病、严重的消化功能紊乱等易诱发本病。艾滋病患者也常有类似本病的损害,须引起高度重视。

(二)临床表现

(1)好发人群常发生于青壮年,以男性吸烟者多见。在不发达国家或贫困地区亦可发生于极度营养不良或患麻疹、黑热病等急性传染病的儿童。

(2)病程本病起病急,病程较短,常为数天至 2 周。

(3)以龈乳头和龈缘的坏死为其特征性损害:①初起时龈乳头充血水肿,在个别牙龈乳头的顶端发生坏死性溃疡,上覆有灰白色污秽的坏死物,去除坏死物后可见牙龈乳头的颊、舌侧尚存,而中央凹下如火山口状。早期轻型患者应仔细检查龈乳头的中央,以免漏诊。龈乳头被破坏后与龈缘成一直线,如刀切状。②病变迅速沿牙龈边缘向邻牙扩展,使龈缘如虫蚀状,坏死区出现灰褐色假膜,易于擦去,去除坏死组织后,其下为出血创面。③病损以下前牙多见。病损一般不波及附着龈。

(4)患处牙龈极易出血患者常诉晨起时枕头上有血迹,口中有血腥味,甚至有自发性出血。

(5)疼痛明显急性坏死性溃疡性龈炎的患者常诉有明显疼痛感,或有牙齿撑开感或胀痛感。

(6)有典型的腐败性口臭由于组织的坏死,患者常有特殊的腐败性恶臭。

(7)全身症状重症患者可有低热,疲乏等全身症状,部分患者下颌下淋巴结可肿大,有压痛。

(8)坏死物涂片检查。可见大量梭形杆菌和螺旋体。

(9)急性期如未能及时治疗且患者抵抗力低时,坏死还可波及与牙龈病损相对应的唇、颊侧黏膜,而成为坏死性龈口炎。在机体抵抗力极度低下者还可合并感染产气荚膜杆菌,使面颊部组织迅速坏死,甚至穿孔,称为"走马牙疳"。此时患者有全身中毒症状甚至导致死亡。

(10)若在急性期治疗不彻底或反复发作可转为慢性坏死性龈炎。其主要临床表现为牙龈乳头严重破坏,甚至消失,乳头处的龈高度低于龈缘高度,呈反波浪状,牙龈乳头处颊舌侧牙龈分离,甚至可从牙面翻开,其下的牙面上有牙石和软垢,牙龈一般无坏死物。

(三)诊断

(1)起病急、病程短、自发性出血、疼痛。

(2)牙龈边缘及龈乳头顶端出现坏死,受累黏膜形成不规则形状的坏死性深溃疡,上覆灰黄或灰黑色假膜。

(3)具有典型的腐败性口臭,唾液增多并黏稠。

(4)坏死区涂片可见到大量梭状杆菌和螺旋体。这有助于确诊。

(5)实验室检查。①外周血白细胞总数和中性粒细胞显著增多。②涂片检查可见大量梭状杆菌和螺旋体。③组织病理改变为非特异性炎症改变,上皮破坏,有大量纤维素性渗出,坏死上皮细胞、多形核白细胞及多种细菌和纤维蛋白形成假膜。固有层有大量炎症细胞浸润。基层水肿变性,结缔组织毛细血管扩张。

(6)其他辅助检查:必要时做 X 线胸片、B 超等检查,注意除外其他感染性疾病。

(四)鉴别诊断

(1)慢性龈炎。病程长,为慢性过程,无自发痛。一般无自发性出血,牙龈无坏死,无特殊的腐败性口臭。

(2)疱疹性龈(口)炎。为单纯疱疹病毒感染所致,好发于 6 岁以下儿童。起病急,开始有1~2 d发热的前驱期。牙龈充血水肿波及全部牙龈而不局限于龈缘和龈乳头。典型的病变表现为牙龈和口腔黏膜发生成簇状小水疱,溃破后形成多个小溃疡或溃疡互相融合。假膜不易擦去,无组织坏死,无腐败性口臭。病损可波及唇和口周皮肤。

(3)急性白血病。该病的牙龈组织中有大量不成熟的血细胞浸润,使牙龈有较大范围的明显肿胀、疼痛,并伴有坏死。有自发性出血和口臭,全身有贫血和衰竭表现。血常规检查白细胞计数明显升高,并有幼稚血细胞,这是该病诊断的重要依据。当梭形杆菌和螺旋体大量繁殖时,可在白血病的基础上伴发坏死性龈炎。

(4)艾滋病。患者由于细胞免疫和体液免疫功能低下,常由各种细菌引起机会性感染,可合并坏死性龈炎,并可发生坏死性牙周炎,坏死病损可延及深层牙周组织,引起牙槽骨吸收、牙周袋形成和牙齿松动。坏死性牙周炎大多见于艾滋病患者。

(五)治疗

(1)去除局部坏死组织。急性期应首先轻轻去除牙龈乳头及龈缘的坏死组织,并初步去除大块的龈上牙石。

(2)局部使用氧化剂。1%~3%过氧化氢溶液局部擦拭、冲洗和反复含漱,有助于去除残余的坏死组织。当过氧化氢遇到组织和坏死物中的过氧化氢酶时,能释放出大量的新生态氧,能杀灭或抑制厌氧菌。必要时,在清洁后的局部可涂布或贴敷抗厌氧菌的制剂。

(3)全身药物治疗。全身给予维生素 C、蛋白质等支持疗法。重症患者可口服甲硝唑或替硝唑等抗厌氧菌药物 2~3 d,有助于疾病的控制。

(4)及时进行口腔卫生指导。立即更换牙刷,保持口腔清洁,指导患者建立良好的口腔卫生习惯,以防复发。

(5)对全身性因素进行矫正和治疗。

(6)急性期过后的治疗急性期过后,对原已存在的慢性牙龈炎或牙周炎应及时治疗,通过洁治和刮治术去除菌斑、牙石等一切局部刺激因素,对外形异常的牙龈组织。可通过牙龈成形术等进行矫正,以利于局部菌斑控制和防止复发。

(六)预防

(1)合理喂养,增强体质。

(2)养成口腔卫生的好习惯,对于体弱儿、久病儿,特别在牙齿萌出期间,更要加强口腔护理。

(3)及时更换新的牙刷、牙具等,以有效防止本病发生。

(4)遗留牙龈残损等须进一步口腔治疗。

(5)积极治疗全身系统疾病。

(七)护理

(1)健康教育。对患者给予细致的口腔卫生指导,掌握口腔保健的方法。

(2)帮助患者树立起信心,解除焦虑、恐惧心理。

(3)制订随访计划,定期检查能保证早发现、早治疗。

(4)合理喂养,增强体质,有效防止本病发生。

五、增生性龈炎

(一)病因

(1)青少年时期由于组织生长旺盛,对菌斑、牙石、食物嵌塞、邻面龋、咬合异常、不良修复体、正畸装置等局部刺激易发生增殖性反应。

(2)口腔卫生习惯不良、口呼吸、内分泌改变等诸因素,使牙龈对局部刺激的敏感性增加,因而易患本病。

(二)临床表现

(1)早期表现以上、下前牙唇侧牙龈的炎症性肿胀为主,牙龈呈深红或暗红色,松软光亮,探之易出血。龈缘肥厚,龈乳头呈球状增生,甚至盖过部分牙面。

(2)使龈沟深度超过 3 mm,形成龈袋或假性牙周袋。

(3)按压龈袋表面,可见溢脓。自觉症状较轻,有牙龈出血、口臭或局部胀、痒感觉。

(4)病程较长者,牙龈的炎症程度减轻,龈乳头和龈缘呈坚韧的实质性肥大,质地较硬而有弹性。

(三)诊断

根据发病年龄、部位,以及牙龈形态及色泽、质地的变化,有龈袋形成,可做出诊断。

(四)治疗原则

去除局部刺激因素,施行洁治术。口呼吸患者应针对原因进行治疗。龈袋内可用 3% 过氧化氢液冲洗,放碘制剂。牙龈纤维增生的部分,可施行牙龈成形术,以恢复生理外形。

(五)预防

注意口腔卫生,掌握正确的刷牙方法,纠正不良的习惯。

(六)护理

口腔卫生宣教、指导。

六、药物性牙龈增生

(一)病因

(1)长期服用抗癫痫药苯妥英钠,可使原来已有炎症的牙龈发生纤维性增生。服药者有40%～50%,发生牙龈增生,年轻人多于老年人。但对药物引起牙龈增生的真正机制尚不十分清楚。一般认为增生的程度与口腔卫生状况和原有的炎症程度有明显关系。人类和动物实验证明:如果没有明显的刺激物和牙龈炎症,药物性牙龈增生可大大减轻或避免发生。但增生也可发生于无局部刺激物的牙龈。

(2)环孢素和硝苯地平也可引起药物性牙龈增生。环孢素为免疫抑制剂,常用于器官移植或某些自身免疫病患者。据报道,服此药者有 30%～50% 发生牙龈纤维增生。与硝苯地平联合应用时,牙龈增生的发生率为 51%。硝苯地平为钙通道阻滞剂,对高血压、冠心病患者具有扩张周围血管和冠状动脉的作用。

（3）局部刺激因素虽不是药物性牙龈增生的原发因素,但菌斑、牙石、食物嵌塞等引起的龈炎能加速病情的发展。

（二）临床表现

（1）苯妥英钠所致的牙龈增生一般开始于服药后 1～6 个月。

（2）增生起始于唇颊侧或舌腭侧龈乳头和边缘龈,呈小球状突起于牙龈表面。

（3）增生的乳头继续增大相连,覆盖部分牙面,严重时波及附着龈。龈乳头可呈球状、结节状或桑葚状。

（4）增生的牙龈组织质地坚韧,略有弹性,呈淡粉红色,一般不易出血。

（5）局部无自觉症状,无疼痛。

（6）严重增生的牙龈可影响口唇闭合而致口呼吸,菌斑堆积,合并牙龈炎症。

（7）药物性牙龈增生常发生于全口牙龈,但以前牙区较重,增生的牙龈常将上前牙区牙挤压移位。

（8）牙龈增生只发生于有牙区,拔牙后,增生的牙龈组织可自行消退。

（三）诊断

（1）应仔细询问全身病史。

（2）根据牙龈实质性增生的特点及长期服用上述药物史可做诊断。

（四）鉴别诊断

1.遗传性牙龈纤维瘤病

此病无长期服药史但可有家族史,牙龈增生范围广泛,程度重。

2.增生性龈炎

一般炎症较明显,好发于前牙的唇侧,增生程度较轻,覆盖牙冠 般不超过 1/3,有明显的局部刺激因素,无长期服药史。

（五）治疗

（1）停药或更换其他药物是最根本的治疗,但患者的全身病情往往不允许,因此可在内科医师的协助下,采取药物交替使用等方法,以减轻不良反应。

（2）去除局部刺激因素作洁治术以消除菌斑、牙石。用 3% 过氧化氢液冲洗龈袋,在袋内放入药膜或碘制剂,并给以抗菌含漱剂。

（3）在全身病情稳定时,可进行手术切除并修整牙龈外形。但术后若不停药和保持口腔卫生,仍易复发。

（六）预防

对于需长期服用苯妥英钠、环孢素等药物者,应在开始用药前先检查口腔,消除一切可引起龈炎的刺激因素,并教会患者控制菌斑保持口腔卫生的方法,积极治疗原有的龈炎,将能减少本病的发生。

（七）护理

（1）口腔卫生宣教、指导。

（2）服药期间要认真刷牙、注意口腔卫生、半年清洁 1 次牙齿。

（3）制订随访计划,定期检查能保证早发现、早治疗。

七、牙龈瘤

(一)病因

(1)菌斑、牙石、食物嵌塞或不良修复体等的刺激而引起局部长期的慢性炎症,致使牙龈结缔组织形成反应性增生物。

(2)妇女怀孕期间内分泌改变容易发生牙龈瘤,分娩后则缩小或停止生长。

(二)临床表现

女性患者较多,青年及中年为常见。多发生于唇、颊侧的牙龈乳头处,为单个牙。肿块呈圆或椭圆形,一般直径由几毫米至 1～2 cm。肿块可有蒂如息肉状,一般生长较慢。

较大的肿块可被咬破感染。还可发生牙槽骨壁的破坏,X 线片可见骨质吸收、牙周膜间隙增宽现象。牙可能松动、移位。

(三)诊断

根据上述临床表现诊断并不困难,病检有助于确诊牙龈瘤的类型。

(四)治疗

彻底的手术切除。将肿块连同骨膜完全切除,并凿去基底部位的牙槽骨,刮除相应部位的牙周膜组织,以防止复发。

(五)预防

(1)要养成良好的口腔卫生习惯。

(2)发现病情早去医院治疗牙龈炎、牙周炎等口腔疾病,就能有效地预防牙龈瘤的发生。

(3)女性妊娠期要注意保持口腔卫生,通常在妊娠期过后,牙龈瘤就缩小或停止生长。

(六)护理

(1)口腔卫生宣教、指导。

(2)术后保护伤口,不要食硬物,24 h 内不要刷牙、漱口。不要吃辛辣、刺激性食物。

(3)漱口水含漱,防止感染。

(4)牙龈症状明显的孕妇,应及时到医院请医师治疗,而不要随意服用药物,以免对胎儿造成不良影响。

八、急性龈乳头炎

(一)病因

牙龈乳头受到机械或化学的刺激,是引起急性龈乳头炎的直接原因。

(1)食物嵌塞造成牙龈乳头的压迫及食物发酵产物的刺激可引起龈乳头的急性炎症。

(2)不适当地使用牙签或其他器具剔牙,过硬、过锐食物刺伤,邻面龋尖锐边缘的刺激也可引起急性龈乳头炎。

(3)充填体的悬突、不良修复体的边缘、义齿的卡环尖,以及不良的松牙固定等均可刺激龈乳头,造成龈乳头的急性炎症。

(二)临床表现

(1)局部牙龈乳头发红肿胀,探触和吸吮时易出血,有自发性的胀痛和明显的探触痛。

(2)女性患者常因在月经期而疼痛感加重。

(3)有时疼痛可表现为明显的自发痛和中等度的冷热刺激痛,易与牙髓炎混淆。

(4)如与食物嵌塞有关,常表现为进食后疼痛更明显。

(5)检查可见龈乳头鲜红肿胀,探触痛明显,易出血,有时局部可查到刺激物,牙可有轻度叩痛,这是因为龈乳头下方的牙周膜也有炎症和水肿。

(三)诊断

根据局部牙龈乳头的红肿、易出血、探触痛的表现及局部刺激因素的存在可诊断。

(四)鉴别诊断

牙髓炎:牙髓炎常表现为阵发性放射痛、夜间痛,常存在邻面深龋等引起牙髓炎的病原因素,牙髓温度检测可引起疼痛等。

(五)治疗

(1)除去邻面的牙石、菌斑、食物残渣及其他刺激因素。

(2)用1%～3%过氧化氢溶液冲洗牙间隙,然后敷以碘制剂、抗生素等。

(3)急性炎症消退后,充填邻面龋和修改不良修复体等。

(六)预防

(1)要养成良好的口腔卫生习惯及饮食习惯。

(2)发现病情早去医院治疗。

(3)充填及修复时要认真仔细。

(4)正确使用牙线。

(七)护理

(1)口腔卫生宣教、指导,向患者解释口腔保健的重要性。

(2)指导患者掌握正确刷牙及使用牙线的方法。

(姜宝娟)

第四节　口腔唾液腺疾病

人体的唾液腺分为大小两组。大唾液腺有三对,即腮腺、下颌下腺、舌下腺。小唾液腺位于舌、唇、颊、腭部黏膜下,导管直行,不易发生炎症,但单个腺导管易堵塞形成小囊肿。大唾液腺分泌减少或导管阻塞时,易发生唾液腺炎症,同时语言、吞咽功能也会受到影响。

一、涎腺炎症

涎腺炎症好发于大涎腺(如腮腺),小涎腺较少见。临床以急、慢性腮腺炎与下颌下腺炎等疾病为最常见。

(一)腮腺炎

1.病因

(1)急性化脓性腮腺炎常见于严重的全身疾病、代谢紊乱、患者免疫力降低、机体严重脱水等因素导致的唾液分泌量减少,唾液机械冲洗作用降低,口腔内致病菌侵入腮腺导管,发生逆行感染。其病原菌主要是金黄色葡萄球菌,少数为链球菌。

(2)慢性复发性腮腺炎是涎腺炎症中最常见的感染性病变。多因导管区瘢痕、受压、异物或结石等造成导管狭窄和导管阻塞而引起唾液淤滞,以及严重的全身性疾病使唾液分泌减少,致使细菌通过腮腺导管逆行感染。

2.临床表现

(1)急性化脓性腮腺炎:炎症早期症状不明显,腮腺区有轻度肿大、疼痛、压痛,导管口轻度肿痛。如进入化脓、腺组织坏死期,疼痛加剧,呈持续性疼痛或跳痛,腮腺区肿胀明显,皮肤发红、皮温高,张口受限,全身发热不适,导管口红肿,挤压腺体可有脓性分泌物自导管口流出。血液检查白细胞总数升高,中性粒细胞比例明显增高,核左移,可出现中毒颗粒。

(2)慢性复发性腮腺炎:病程较长,腮腺区轻度肿胀不适,唾液分泌减少,口干、口臭,检查可见腮腺导管口轻度充血,挤压腺体可见导管口有脓性或胶冻状分泌物溢出。

3.诊断要点

(1)急性化脓性腮腺炎:主要依靠病史及临床检查,特别是身体衰弱或外科大手术后患者有发生急性化脓性腮腺炎的可能。

(2)慢性复发性腮腺炎:主要根据临床表现及腮腺造影。

4.治疗原则

(1)急性化脓性腮腺炎:①保守治疗,针对发病原因,纠正机体脱水及电解质紊乱,维持体液平衡,应用有效抗生素,早期腮腺区可选用理疗、热敷、药物外敷等方法;选用温热盐水、碳酸氢钠溶液等漱口,有助于炎症的控制。也可进酸性食物、饮料或口服药物,增加唾液分泌,促进引流。②切开引流指征,局部皮肤有明显的凹陷性水肿;局部有跳痛并有局限性压痛点;穿刺抽出脓液;腮腺导管口有脓液排出。

(2)慢性复发性腮腺炎:慢性复发性腮腺炎具有自愈性,因此,一般采取增强机体免疫力、防止继发感染、减少复发为原则的保守治疗。如果为结石、异物或导管狭窄等病因,可考虑手术治疗。

(二)下颌下腺炎(涎石病)

1.病因

下颌下腺炎主要是由于下颌下腺分泌的唾液中钙磷浓度高,黏液含量大,下颌下腺导管较长,并在口底后部有一弯曲部,使唾液易于滞留,导致涎石形成。涎石常使唾液排出受阻,继发细菌感染,造成下颌下腺急性或反复发作的炎症。

2.临床表现

进食时自觉患部胀痛,停止进食后症状逐渐缓解,导管口红肿,挤压腺体可见脓性分泌物溢出,触诊常可触及硬块并有压痛。急性下颌下腺炎同时伴有全身反应。

3.诊断要点

主要根据临床表现及 X 线检查。

4.治疗原则

(1)急性下颌下腺炎的治疗同一般急性炎症的处理。

(2)慢性下颌下腺炎的治疗主要是去除病因,同时给予抗感染治疗。对于长期反复发作的下颌下腺炎保守治疗无效者,可考虑手术切除腺体。

二、唾液腺疾病

临床上以黏液腺囊肿最为常见。

(一)病因

黏液腺囊肿是由于创伤导致黏液腺导管破裂,涎液外漏入组织间隙所致,也可由微小涎石、分泌物浓缩阻塞导管,使涎液滞留,导管扩张而形成囊肿。

(二)临床表现

黏液腺囊肿好发于下唇及舌尖腹侧。囊肿位于黏膜下,表面覆盖一薄层黏膜,为半透明小泡,状似水疱,多为黄豆大小,质地软,界限清楚,易被咬破,破溃后流出蛋清样透明液体,随后囊肿消失。

(三)诊断要点

1.病史

常有局部损伤或溃疡史,囊肿区出现大小不等肿块,有因被咬破而消失,数天后再次肿大的反复发作史。

2.辅助检查

脓肿穿刺可抽出无色透明的黏性液体,具有诊断价值。

(四)治疗原则

最常见的治疗方法为手术摘除,对反复发作的黏液囊肿并形成瘢痕者,应与囊肿一并切除。小黏液腺囊肿可用药物囊内注射,也可采用液氮或激光治疗。

三、护理

(一)护理评估

1.健康史

(1)有无严重全身疾病、大手术史。

(2)有无反复咬下唇史、局部损伤或溃疡史。

2.身体状况

了解涎腺炎症的程度和范围,急性炎症的临床表现;了解涎腺囊肿的大小,有无继发感染及出现全身症状。

3.心理与社会因素

(1)慢性炎症和反复发作的患者对疾病及其治疗方法认知程度及心理状态。

(2)囊肿患者及其家属情绪反应,有无恐惧、紧张、焦虑和自我形象紊乱而影响正常生活及社会交往。

(二)护理诊断

1.疼痛

与腺体肿胀及涎液排出不畅有关。

2.肿胀

与炎症水肿及涎液排出不畅有关。

3.吞咽困难

与组织水肿有关。

4.语言障碍

与口底充血水肿和舌体被抬高有关。

5.体温过高

与炎症产生的机体防御反应有关。

（三）护理目标

（1）患者疼痛减轻或消失。

（2）患者局部肿胀消失。

（3）患者体温恢复正常。

（4）患者恢复正常的吞咽功能和语言交流。

（四）护理措施

（1）保持口腔清洁,含漱剂漱口,也可用棉球擦洗口腔,每天 3～4 次,预防感染。

（2）嘱患者卧床休息,进流食,腮腺炎症的患者可服酸性饮料,刺激唾液分泌。

（3）切开引流后行半卧位,有利于分泌物的引流。术后如放置引流条或负压引流管,应防止引流物扭曲、受压、脱出,观察引流物的色与量。

（4）注意观察伤口渗血及敷料包扎情况,防止出现渗血和呼吸困难。

（5）腮腺、下颌下腺手术患者注意观察有无面神经损伤情况。

（6）按医嘱应用抗生素,预防感染及并发症。

（五）健康指导

1.术前健康指导

（1）保证营养供给,提高机体抵抗力和组织修复能力。术前 6～8 h 开始禁食、水,使胃肠充分排空,避免术中呕吐引起误吸。

（2）术前洁牙,使用含漱剂漱口,保持口腔清洁,预防术后伤口感染。

（3）有活动义齿要取下,置于清洁水中存放,避免术中义齿脱落引起误吸及窒息。

2.术后健康指导

（1）术后一般取平卧位或半卧位,头偏向一侧,便于分泌物的引流和减轻局部肿胀、充血。

（2）保持口腔清洁,用含漱剂漱口。

（3）术后进流食或半流食。鼻饲流质食物不宜过稠,每次进食后,要注入少量温开水冲洗鼻饲管,保持鼻饲管通畅。腮腺手术禁忌刺激性食物和药物,防止腮腺涎瘘的发生。

（4）术后如放置引流条或负压引流管,注意勿使引流管扭曲、受压、脱出,保持引流通畅。

（5）腮腺手术后,可能会出现暂时性面瘫,轻者半个月后会逐渐恢复,重者一般 3～6 个月即可恢复。

（6）腮腺、下颌下腺手术后需绷带包扎 10 d,注意绷带包扎牢固,勿松脱。

（7）术后 1 个月复查,以后视情况而定;暂时性面瘫患者应积极配合用维生素 B_1、维生素 B_{12} 药物治疗和理疗;禁烟、酒及刺激性食物。

（姜宝娟）

第五节　口腔颌面部损伤

一、口腔颌面部损伤的特点

（1）口腔颌面部血运丰富,组织的再生修复能力及抗感染能力强,伤口易于愈合。初期清创术可延至伤后 24～48 h 或更长的时间内进行。但由于口腔颌面部血运丰富,损伤后易出血,易发生组织水肿,特别是发生在口底、舌根及咽旁等处的损伤,可影响呼吸道通畅,甚至发生窒息。

（2）颌面部腔、窦多,在口腔、鼻腔及鼻旁窦内常有病原菌存在,如创口与腔、窦相通,容易引起感染。

（3）颌面骨组织有特殊结构上颌骨呈拱形,与多数邻骨相接,能抵抗较大的外力,一旦发生骨折,易波及颅脑。下颌骨是面部最大、位置最突出的骨,虽然结构坚实,但受外伤的机会较多,特别是髁状突颈、下颌角、颏孔区及正中联合等薄弱的区域,常易发生骨折,骨折断端移位则引起咬合关系错乱。

（4）颌骨紧连于颅底部,严重的颌面部损伤常伴颅脑损伤,如脑震荡,脑挫伤,颅内血肿和颅骨骨折等。颅底骨折时,可有脑脊液由鼻孔或外耳道漏出,有时合并视觉器官的损伤。

（5）颌面部有腮腺、神经等重要的组织,损伤后可引起涎瘘、面瘫,如损伤三叉神经,还可造成一定部位的感觉丧失或异常。

（6）颌面部的唇、颊、鼻、睑等个别器官的开放性损伤,创口愈合后可发生瘢痕挛缩畸形,影响功能和面容。

（7）口腔颌面部是呼吸道的起端,损伤后组织水肿、移位、舌后坠、血块及分泌物易堵塞呼吸道,易引起窒息。

（8）口腔是消化道的起端,损伤后影响咀嚼、吞咽及语言等生理功能。

二、口腔颌面部损伤的急救与护理

(一)窒息的急救与护理

对阻塞性窒息的患者,应尽快用吸引器或大型号注射器吸出咽部的血块、分泌物等;无吸引器时,应尽快用手掏出阻塞物。然后在舌尖后 2 cm 处正中穿一粗丝线将舌牵出口外固定,以防舌后坠,置患者于头侧位。对喉头水肿造成的窒息,立即给予地塞米松 5～10 mg 加入 10～20 mL 输血盐水中静脉推注。对狭窄性窒息,可插入通气道或用 15 号粗针头由环甲膜刺入气管内,或立即行气管切开术。对吸入性窒息,应立即行气管切开术,吸出分泌物及异物,对阀门性窒息,应将下垂的黏膜瓣复位缝合或剪除,必要时作气管切开。窒息解除后,立即给予氧气吸入。

(二)出血的急救与护理

毛细血管和小静脉出血,用组织复位缝合、加压包扎止血。对开放性伤口,可用纱布填塞,绷带加压包扎。如出血较多,又缺乏急救应急措施,可压迫颌外动脉或颞浅动脉。出血明显的血管,可将其近心端结扎。有时因血管断端回缩,找不到近心端,其他止血方法又无效,可结扎同侧颈外动脉止血。对局部伤口出血,可用吸收性明胶海绵、云南白药、马勃、血余炭置于伤口内,填塞黄碘纱条加压包扎止血。全身性止血药物可用酚磺乙胺(止血敏)、卡巴克洛(安络血)、维生素 K_3 或氨甲环酸(止血环酸)肌内或静脉注射止血。出血过多者可给输血。

(三)休克的急救与护理

应立即给予输血、补液、镇静、止痛,以纠正休克。同时密切观察血压、脉搏、心率、神志及瞳孔的变化,并给予相应的护理。

(四)合并颅脑损伤的急救与护理

颅脑损伤时,有的伴脑脊液漏出,耳瘘说明颅中窝骨折,鼻瘘说明有颅前窝骨折,应禁止填塞耳及鼻,禁用吗啡止痛,及时请有关科室会诊进行处治。

三、口腔颌面部损伤患者的膳食管理

对有贯通伤、颌骨骨折、张口受限、咬合错乱、颌面固定、不能咀嚼的患者,对其饮食应行专门护理。

(1)每天进食量要严格计算,防止蛋白质不足影响伤口愈合。蛋白质 1 g/(kg·d),热量711～879 kJ/(kg·d)脂肪应进易消化的乳溶性脂肪,如瘦肉、鸡蛋、蔬菜、水果等,可用食品加工机粉碎后以流质给予。禁用硬食、纤维较粗不易消化的食物。

(2)对不能咀嚼、开口受限、牙间结扎的患者,口内有伤口时,可用鼻饲法进高蛋白、高热量、富含维生素的流质食物,或加用静脉补充营养,也可用口咽管灌注流质食物。用鼻饲管者应防止脱管、堵管,进食时随时以温水冲净。

(3)对有牙间、颌间结扎,颌间牵引复位的患者,每天要检查其咬合情况、结扎丝、橡皮圈情况。防止松脱、移位,刺伤软组织及断脱。如发现异常应及时通知医师进行调整处理。

四、颌骨骨折的护理

(一)疾病概要

颌骨骨折指上颌骨或下颌骨骨折或上下颌骨同时骨折。造成骨折的原因多为工伤,交通事故,暴力打击等意外事故所致。是目前临床较多见的损伤。颌骨骨折临床表现为骨折线附近的软组织肿胀、疼痛点较固定、颌周组织常有出血瘀斑、牙及牙龈损伤、骨折断端移位、咬合关系错乱、张口受限、流涎及呼吸、咀嚼、吞咽功能障碍等。上颌骨骨折,骨折片易后移堵塞呼吸道。下颌骨骨折可出现下唇麻木或感觉异常。治疗原则应首先抢救窒息、出血性休克、颅脑及内脏损伤等,然后待病情稳定再拍摄 X 线片,根据骨折情况进行骨折复位治疗。复位的方法很多,常用的有手法复位、牵引复位及切开复位内固定等。因上颌骨血运供给丰富,损伤后出血多,但愈合快,应及早复位固定。

(二)临床护理

1.术前护理

(1)稳定患者情绪,向患者介绍手术过程和效果,解除怕痛的思想顾虑,使其树立信心主动配合手术。准确进行入院评估,按 PIO 方式及时记录。

(2)清洁口腔:用复方硼酸溶解含漱或用温盐水冲洗。根据手术要求准备各类金属小夹板及螺钉、牙弓夹板及不锈钢丝橡皮圈等用物。

(3)切开复位时手术区常规备皮、合血、做青霉素、普鲁卡因皮肤试验。青霉素皮试阴性的患者,根据医嘱于术前准确用抗生素。

(4)按时术前用药,成人常用苯巴比妥钠 0.1 mg、阿托品 0.5 mg,术前 30 min 肌内注射,并于注射前嘱患者排空大小便。

2.术后护理

(1)术后回病房监护室专人护理,局麻手术可取平卧位或半卧位,以减轻局部肿胀。行全麻术的患者,参考舌癌术后护理。保持呼吸道通畅,及时吸出口、鼻腔分泌物,舌后坠的患者可通过改变体位或将舌牵出口外固定。观察体温、脉搏、呼吸、血氧饱和度、血压、神志及瞳孔的变化并记录。

(2)继续应用抗生素,遵医嘱给镇痛剂,合并颅脑损伤或胸部损伤的患者忌用吗啡,以防抑制呼吸。

(3)加强口腔护理:临床常用的有擦拭法、加压冲洗法和含漱法。常用的有 2％复方硼酸溶液、生理盐水,1％过氧化氢(双氧水)等。进行口腔护理时要注意检查口腔黏膜是否有炎症或溃疡、口内固定装置是否有压痛、松脱、移位等,发现异常应通知医师处理。结扎钢丝断端应弯入牙间隙中。炎症或溃疡局部可涂抹金霉素甘油等。上颌骨骨折 3～4 周可拆除口内固定装置,下颌骨骨折一般 4～6 周拆除。

(4)饮食护理:给鼻饲流质饮食或口咽灌注流质饮食。由于颌骨骨折患者手术置入的固定装置需要较长时间才能拆除,不能正常进食。可食用营养要素膳、匀浆饭或用豆浆机将普通饭加工成流质食物,保证患者机体对饮食营养的需求,以利于骨折愈合。

(5)并发症的护理:颌骨骨折患者手术后常见的并发症有脑脊液漏。一旦出现脑脊液漏时,应禁止冲洗或堵塞耳道及鼻腔,嘱患者不要用力咳嗽或擤鼻涕,以免引起逆行颅内感染。对神志清醒、血压正常的患者,可取头高半卧位,保持引流通畅,局部清洁,并根据医嘱给可通过血-脑屏障的抗生素如氯霉素、磺胺嘧啶等预防颅内感染。

(三)康复期护理

患者准备出院时,应嘱其调节一个愉快的心境,树立信心,尽快康复。养成口腔卫生的习惯,掌握口腔护理的方法,并帮助其制订饮食计划。具体指导患者练习张口方法及进食应注意的问题,以足够的耐心逐渐恢复咀嚼功能。

(姜宝娟)

第六节 口腔颌面部感染

一、口腔颌面部解剖生理特点与炎症的关系

口腔颌面部位于发际和眉弓与颈部之间,是人体最注目的部位。并有眼、耳、鼻、唇和口腔等重要器官,与呼吸、咀嚼、吞咽、语言及表情等生理功能有密切关系。

口腔和鼻腔形成与外界相通的开放性孔道,容易受各种致病因素的侵袭,尤其是口腔、鼻腔及上颌窦等腔隙,其湿度、温度适于细菌生长繁殖,易引起感染发生。牙体、牙周组织具有特殊的结构,又与颌骨直接相连,其感染极易波及颅内及其周围组织。另外,在上下颌骨周围包绕的咀嚼肌、表情肌,在骨和肌肉之间充满疏松结缔组织,构成疏松结缔组织间隙,这些间隙互相连通,是炎症储脓的地方,脓液扩散的通道。

口腔颌面部淋巴极为丰富,构成颌面部重要的防御系统。当炎症或患恶性肿瘤时可引起相应的淋巴结肿大并可触及。在急性炎症期伴有明显压痛。因此,淋巴结对肿瘤的诊断、肿瘤的转移、口腔颌面部感染、治疗及预后有十分重要的临床意义。

口腔颌面部血液循环特别丰富。对感染的抵抗力很强。但颜面的静脉缺少瓣膜或瓣膜关闭不全,直接或间接与海绵窦相通,走行于面部肌肉中的静脉,当肌肉收缩时,可使血液逆行。特别是在两口角至鼻根连线所形成的三角区内发生炎症,可循面部静脉向颅内扩散,蔓延至海绵窦,形成严重的海绵窦血栓性静脉炎,因此常称此三角为"面部危险三角区"。

颜面部皮肤的毛囊、皮脂腺、汗腺是某些细菌寄生的部位,当机体抵抗力低下时,局部轻微的

损伤亦可诱发感染。

上述口腔颌面部的解剖生理特点,虽有容易发生炎症和扩散的不利因素,但因口腔颌面部各器官的位置表浅,易被早期发现,及时治疗。此外,血循环有利于抗感染,损伤后再生修复能力也较身体其他部位强。

二、口腔颌面部感染病因及感染途径

口腔颌面部的炎症可分为化脓性炎症、腐败坏死性炎症和特异性炎症3种。化脓性炎症的致病菌以葡萄球菌和链球菌为主,如冠周炎、齿槽脓肿、颜面疖肿、颈淋巴结炎等。腐败坏死性炎症以厌氧菌为主,如梭形杆菌引起急性坏死性龈炎,奋森螺旋体引起坏疽性口炎。特异性炎症如结核性淋巴结炎、颌面部放线菌病、梅毒性炎症等。感染途径有牙源性、腺源性、血源性和损伤性。

三、口腔颌面部感染的防治原则

(一)预防

(1)加强体育锻炼和营养,提高机体的抗病能力。

(2)注意口腔卫生,早期防治龋齿、牙周病。

(3)预防上呼吸道感染,以减少腺源性感染。

(4)预防传染病及全身感染性疾病,以防血源性感染。

(5)加强劳动保护,防止损伤。

(6)及时正确处理损伤创口。

(7)炎症发生后要早诊断、及时正确治疗,以防炎症扩散。

(二)治疗

应采取综合治疗原则。一方面通过局部和全身治疗控制炎症、消除病因,如局部消炎、切开引流、去除死骨、拔除病灶牙、应用抗生素等。另一方面应增强患者的抗感染能力和组织修复能力,如全身支持疗法,增加营养及维生素、输液、输血、纠正电解质紊乱,治疗中毒性休克及有关颅内并发症等。

四、临床护理

(一)术前护理

1.注意休息

颌面部感染多数发病急,特别是发生于肌肉深层的腐败坏死性感染,临床表现更为严重。当感染波及口底及颈上部软组织时,可直接压迫舌根及会厌部,造成声音嘶哑,呼吸困难或呼吸道梗阻。因此,颌面部间隙感染较轻者应注意休息,严重感染的患者需绝对卧床休息,严密观察呼吸情况,备好气管切开包、氧气、吸痰器等。认真进行入院评估,进监护室观察。

2.严密观察病情变化

全身出现中毒症状是急性间隙感染常见的临床表现,多继发于败血症、脓毒血症等。因此应严密观察体温、血压变化,体温超过 39 ℃时,应迅速行物理降温,有休克表现的患者应立即抬高下肢并注意保暖,改善微循环,增加回心血量。本病严重时可并发海绵窦血栓静脉炎及颅内感染,故应严密观察患者的神志及瞳孔变化,根据血氧饱和度的数值给氧气吸入,调节氧流量。

3.注意用药反应

间隙感染的治疗,应根据药物敏感试验结果,进行大剂量全身抗感染治疗。在应用青霉素族的药物时,在过敏试验阴性后,根据病情决定注射方法和用量。在用药期间应严密观察药物疗效及有无不良反应,警惕此类药物的毒性反应及迟发变态反应。在应用大环内酯类抗生素时,常出现胃肠道反应,可在注射前口服甲氧氯普胺(胃复安)5~10 mg,或 10 mg 肌内注射或静脉滴注,以减轻或消除不良反应。

4.局部护理

局部护理的目的是促使感染的吸收、消散或减轻局部症状,阻止感染扩散。应保持局部休息,减少说话及咀嚼等局部活动,进软食或流质饮食,保持口腔清洁,根据感染菌种配制漱口液,重患者应行口腔护理。

局部治疗的常用药物有膏散外敷,配合局部理疗等,起到消炎止痛或局限脓肿的作用。一旦脓肿形成,应及早切开引流。

5.其他护理

间隙感染的患者,由于发热、毒性反应,患者消耗很大,又因面部肿痛、畸形,心理上易产生恐惧和紧张,情绪焦躁,影响食欲。应对患者进行健康教育,主动介绍病因、治疗方法,以及积极有效地治疗、预后是良好的,以稳定其情绪。同时说明饮食对提高机体抗病能力的重要性,鼓励患者多食高蛋白、高热量、富含维生素的食物。用食品料理机将食物加工成流质,张口吞咽困难的患者,可鼻饲,也可全营养要素鼻饲饮食。同时可由静脉补充水分、电解质及营养。

6.切开引流

脓肿一旦形成或深部腐败坏死感染的患者,应及时行脓肿切开引流术或脓腔穿刺抽脓,并同时注入抗生素。术前应向患者解释手术方法及手术部位,说明手术的治疗作用,解除患者及其家属的顾虑,以便主动配合。

(二)术后护理

(1)切开引流术后,应观察体位和局部引流情况,如体温不降或下降后又回升,局部肿痛有扩展趋势,可能为引流不畅之故,应与医师联系进一步扩创引流。

(2)观察引流液的颜色、量及气味,以便为临床诊断及用药提供依据。一般链球菌感染者脓液稀薄,带有血色,无臭味。厌氧菌感染者脓液呈黄绿色、黏稠,有粪样特殊臭味。葡萄球菌感染者脓液黏稠,呈白色或金黄色,无臭味。

(3)视创口分泌物多少随时更换敷料,根据细菌种类及其药物敏感试验配制药液湿敷。如厌氧菌感染可用 5% 的甲硝唑溶液冲洗脓腔并局部湿敷;铜绿假单胞杆菌感染可用聚维酮碘溶液或 1% 冰醋酸溶液湿敷。

(三)并发症的护理

1.中毒性休克

除有一般脓毒血症表现外,患者可出现烦躁不安、血压突然下降、少尿或无尿、四肢发凉等,严重时可发生昏迷,发现上述情况应立即通知医师并采取保护措施,取侧卧位,保持呼吸道通畅,注意四肢保暖,遵医嘱补足血容量,观察用药反应。

2.海绵窦血栓静脉炎及颅内感染

临床表现有严重的脓毒血症,如头痛呈持续进行性加重,呕吐、表情淡漠等。在应用脱水剂时,应按要求迅速滴入,起到降低颅压,预防脑疝发生的作用。

五、康复期护理

当全身中毒症状消失,感染已彻底控制后,患者机体尚未完全康复,应注意观察受累脏器特别是心脏及肾脏功能恢复状况。患者出院时应指导其增加饮食,补充营养,适当休息,加强体育锻炼,增强体质。同时要劝告患者重视龋病和牙周病的治疗,加强口腔保健,以防再发。

(姜宝娟)

第七节 口腔颌面部肿瘤

一、口腔颌面部肿瘤的致病因素

(一)外来因素

(1)物理因素:热辐射、紫外线、创伤、X线及其他放射性元素、长期慢性不良刺激等都可成为致癌因素。

(2)化学因素:人体长期接触某些化学物质的刺激可导致肿瘤的发生。如吸烟、饮酒与口腔癌的发生有关,煤焦油可引起面部皮肤癌,苯、砷等超过一定浓度也可致癌。

(3)生物因素:某些病毒与肿瘤的发生有关。如EB病毒与恶性淋巴瘤特别是Burkitt淋巴瘤有关,人类乳头状瘤病毒(HPV)不仅能引发良性肿瘤,而且与口腔癌的发生也有关。

(4)不良刺激:义齿锐利边缘、残根、残冠、牙齿锐利、牙尖等对软组织摩擦,压迫和创伤。反复咬颊、咬舌都可成为引起口腔癌的原因。此外,环境因素、饮食习惯等也与肿瘤的发生有关。

(二)内在因素

(1)神经精神因素:神经系统长期受刺激,可导致大脑皮质功能失调,引起组织细胞分裂失去控制而发生异常生长,导致肿瘤形成。精神神经过度紧张,心理平衡遭到破坏,造成人体功能失调,为肿瘤的发生发展创造了有利条件。

(2)内分泌因素:内分泌功能紊乱易发生口腔癌。

(3)遗传因素:肿瘤本身并不遗传,遗传的是发生肿瘤的个体素质,具有这种身体素质的人,在致病因素持续刺激下,正常细胞易发生基因突变而成为癌细胞。

(4)机体免疫状态,机体的免疫功能低下易发生肿瘤。胸腺与机体免疫有重要关系,随着年龄的增长胸腺逐渐萎缩,肿瘤的发生率也随之增高。艾滋病毒所致的免疫抑制也使某些肿瘤的发生率增高。此外,年龄、民族也与肿瘤的发生有密切关系。

二、口腔颌面部肿瘤的预防

现在对癌症的治疗皆为癌后治疗,如能在癌症发生之前,发现组织细胞形态有所改变或某种癌症的生化标志物的变化,进行积极治疗,把癌变过程阻断在癌前阶段,这样的治疗一定能取得良好的效果。因此对肿瘤的治疗必须贯彻"预防为主"的方针。口腔颌面部肿瘤的预防应包括以下几方面。

（一）消除或减少致癌因素

（1）消除慢性刺激因素，如及时处理残根、残冠、错位牙、锐利牙尖、不良修复体等。

（2）注意口腔卫生，不吃过烫和刺激性食物，戒除吸烟和喝酒的习惯。

（3）采取户外暴晒或与有害工业物质、化学物质接触工作的防护措施，使致癌因素减少到最低水平或达到完全消除。

（4）避免精神过度紧张和抑郁。

（二）及时处理癌前病变

癌前病变是指机体组织的某些病变本身尚不是癌，但长期的不良刺激可促其转变为癌。因此，早期诊断、及时处理，是避免发生恶性肿瘤的有效措施。

口腔颌面部常见的癌前病变有黏膜白斑、红斑、扁平苔藓、黑色素斑痣、乳头状瘤、慢性溃疡、皲裂、瘘管及角化不良等。

（三）加强防癌宣传

使群众了解癌瘤对人类的危害性及一些防癌常识，如了解癌前病变的表现及早期症状，若有怀疑应及时检查，早发现、早治疗，预后是良好的。要戒烟酒并注意口腔卫生及膳食结构。开展体育锻炼，增强体质，对防止肿瘤的发生有一定意义。

（四）开展防癌普查

在高危人群中进行普查，可早期发现部分肿瘤患者。设立肿瘤专科门诊，对有明显遗传因素肿瘤患者子女实行监护随访。定期对职工进行查体等，发现问题及时处理。

三、口腔颌面部肿瘤的治疗原则

（一）良性肿瘤

一般以手术切除为主。对临界瘤，应在肿瘤边缘以外 0.5 cm 正常组织内切除，并将切除组织做冷冻切片检查。若为恶性，则应扩大切除范围。良性肿瘤切除后也应送病理检查，若证实有恶变，应按恶性肿瘤进一步处理。

（二）恶性肿瘤

应根据肿瘤的组织来源、分化程度、生长部位、生长速度、临床分期及患者机体状况等全面研究后，再选择最佳治疗方案进行治疗，还应考虑到术后外形恢复和功能重建。

1.组织来源

肿瘤的组织来源不同，治疗方法也不同。间叶组织造血系统来源的肿瘤对放射和化学药物都具有高度的敏感性，且常为多发性并有广泛转移，故宜采用放射、化学药物和中草药治疗为主的综合疗法。骨肉瘤、纤维肉瘤、恶性黑色素瘤、神经系统的肿瘤等对放射线不敏感，应以手术治疗为主。手术前后可给予化学药物作为辅助治疗。对放射线中度敏感的鳞状细胞癌和基底细胞癌，则应结合患者的全身情况、肿瘤生长部位和侵犯范围，确定采用手术、放射、化学药物或综合治疗。

2.细胞分化程度

一般细胞分化程度较高的肿瘤对放射线不敏感，故常采用手术治疗，而分化程度较低或未分化的肿瘤对放射线较敏感，应采用放射与化学药物治疗。

3.生长速度

当肿瘤生长较快、广泛浸润时，手术前应考虑先进行术前放射或化学药物治疗。目前多采用

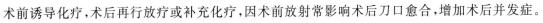

术前诱导化疗,术后再行放疗或补充化疗,因术前放射常影响术后刀口愈合,增加术后并发症。

4.生长部位

肿瘤的生长部位与治疗效果也有一定关系。如唇癌、手术切除较容易,且整复效果也好,因此多采用手术切除。而口咽部的肿瘤,手术治疗比较困难,术前又常给患者带来严重功能障碍,因此应首先考虑能否用放疗或化疗,必要时再考虑手术治疗。颌骨肿瘤一般以手术治疗为主。

5.临床分期

可作为选择治疗方案的参考。一般早期患者应用各种疗法均可获得较好的疗效,而晚期患者则多采用综合治疗。临床分期还可作为预后估计和参考,据统计经外科手术治疗的口腔颌面部肿瘤一期患者 3 年、5 年生存率明显高于四期患者。但在根据临床分期选择治疗方案和估计预后时,更要注重患者全身状况。

6.患者的机体状况

在肿瘤的治疗过程中,要处理好局部和整体的关系。对局部肿瘤进行放疗、化疗或手术治疗时,要同时注意全身治疗,增强体质,充分发挥患者的主观能动性,才能获得较好的治疗效果。

四、口腔颌面部肿瘤患者的心理特征

(一)惧怕心理

患恶性肿瘤,往往视为不治之症,晚期患者更是如此。因此应多安慰、开导患者,消除惧怕心理,积极配合治疗。

(二)怕术后畸形毁容心理

口腔颌面部肿瘤直接影响颜面外形和功能,特别是恶性肿瘤,手术治疗时行广泛切除或根治性切除,造成畸形或毁容,术前应向患者解释清楚,讲清利害关系,术中尽可能立即进行外形的修复和功能重建,尽可能达到既根治肿瘤,又恢复外形及功能的目的,提高患者的生存质量。

(三)怕复发心理

良、恶性肿瘤治疗后都有复发的可能,恶性肿瘤还可能向全身扩散转移,患者怕复发、怕转移。因此治疗时应尽量行根治措施,消除患者怕复发的顾虑,而按时复查监护患者更为重要。既防止患者治疗后一劳永逸的心理,又防止患者惧怕复发、心惊胆战、影响情绪及生活,应定期复查,长期随访,使患者长期在医护人员的监护之下,发现问题及时处理。

(四)失去生活信心

恶性肿瘤患者,思虑万千,良性肿瘤患者,又怕恶变,癌症又被视为不治之症,因而失去生存信心和生活志趣,甚至拒绝治疗,寻死。医护人员应鼓励患者增强生存信心,调动患者对治疗的信心和抗癌的积极性,嘱患者与医护人员合作,与癌症抗争,取得最佳效果。同时做好患者家属工作,从各方面照顾、关心、体贴患者,消除不正常的心理状态。

五、口腔颌面部肿瘤的分类护理

(一)腮腺混合瘤患者的护理

1.疾病概要

腮腺混合瘤亦称多形性腺瘤,为临界瘤。混合瘤是涎腺肿瘤中最常见的一种,腮腺是好发部位。任何年龄均可发生,以 30～50 岁多见,男女发病无明显差异。腮腺肿瘤约 80％发生于腮腺浅叶,常以耳垂为中心生长,生长缓慢,无任何自觉症状,常系无意中发现。触诊界限清楚、活动,呈球形或椭圆形,表面光滑或呈结节状,中等硬度。发生在腮腺内或腮腺深部的肿瘤常在比较大,甚至发生功能障碍后才被发现。因此病程长短不一,短者数天或数周,长者数年或10～20年。如果存在多年的肿瘤在近期内生长加速或出现疼痛、瘤体不活动,有功能障碍征象,应考虑有恶性变可能。诊断主要根据临床表现和病史分析,结合B型超声检查进行判断。如果疑与腮腺深叶肿瘤和颞下咽旁区肿瘤不易区别时,可做CT或MRI检查,进一步明确诊断。治疗以外科手术切除为唯一有效的治疗手段。由于此肿瘤包膜常不完整,行切除术时原则上应从包膜外的正常组织0.5 cm以外处切除。肿瘤位于腮腺浅叶,常行肿瘤及腮腺浅叶切除术。位于深叶,应行肿瘤及全腮腺切除术。术前应先用1%亚甲蓝从腮腺导管注入,术中可见腺体呈淡蓝色,神经呈银白色,以便保护面神经。总之,首次手术术式是否正确和彻底是治愈的关键。

2.临床护理

(1)术前护理。口腔颌面部肿瘤多为中年人,对预后及术后面部是否会发生神经损伤和影响美观极为担心,应在以患者为中心的思想指导下,关心爱护患者,引导其对手术后可能出现的问题,有一定的心理准备。介绍手术过程及手术切口的部位,使患者相信医护人员会尽最大努力使手术瘢痕隐蔽,尽量保护面神经不受损伤,使患者振奋精神主动配合手术。

术前一日备皮,备皮区在患侧耳周5 cm处剃去毛发及胡须,洗澡更衣,成人术前6 h禁食、水,幼儿术前4 h禁食、水。根据医嘱合血,作青霉素、普鲁卡因皮试,阴性后最好术前2 h即开始应用抗生素,对预防术后感染有很好的作用。

备好术中用物及1%亚甲蓝注射液,并向患者说明在腮腺导管内注射亚甲蓝的作用和可导致术后的前几次尿液呈蓝色,对身体无损害不必紧张。

(2)术后护理。术后回病房监护室,颌面部肿瘤手术常采用局部或局麻加强化全身麻醉。应观察与记录生命体征的变化,根据血氧饱和度的参数,调节给氧流量,使血氧饱和度保持在98%以上。保持呼吸道通畅,因腮腺肿瘤切除术后,局部敷料包扎较紧,口腔分泌物及痰液不易吐出,故应随时协助吸出,以防发生窒息。

敷料加压包扎是预防术区出现积液、涎瘘及感染的重要措施,但包扎过紧,会影响局部血液循环,因此应注意观察敷料是否有松动、脱落或过紧、过松应重新包扎。如患者出现呼吸困难、头胀痛,可能与包扎过紧有关,应协同医师及时适当放松绷带。敷料包扎松紧度要适宜,部位恰当,也可配合使用双层四头宽弹力绷带达到加压包扎的目的。

手术2 h后,可根据患者情况给饮少量开水,如无呛咳,可进流质或半流质食物,禁食酸性及刺激性食物,每次进餐前30 min应口服阿托品0.3～0.6 mg,预防涎液分泌过多,致局部潴留积液,影响伤口愈合。

保持口腔清洁:患者术后因局部包扎较紧,伤口有疼痛感,张口受限,口腔自洁能力下降,腮腺分泌涎液减少,腮腺导管与口腔相通,因此保持口腔清洁对预防伤口逆行感染,增加食欲有很重要的作用。还要鼓励患者自行刷牙或漱口液含漱。不能自理的患者每次进餐后协助口腔护理。

(3)并发症的护理。腮腺混合瘤手术后主要并发症为面神经损伤,表现面部麻痹。故应了解术中情况,如果手术未损伤面神经,只因机械性刺激,而引起的暂时性麻醉,可用维生素B$_1$、维生素B$_{12}$或神经细胞复活剂等药物治疗,也可配合物理疗法,逐渐恢复。但要注意保护眼睛,可用红霉素眼膏及其他保护眼角膜药物涂敷,戴眼罩以防暴露性角膜炎、结膜炎等。其次是观察术区是否

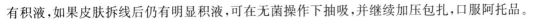

有积液,如果皮肤拆线后仍有明显积液,可在无菌操作下抽吸,并继续加压包扎,口服阿托品。

3.康复护理

腮腺混合瘤患者术后一般拆线1周后复查,视检查结果再决定是否停止治疗。在此期间嘱患者勿进酸辣等刺激性强的食物,应进高蛋白、多维生素易消化软食,减少腺液分泌。向患者详细讲解伤口痊愈后,进行放疗对预防腮腺混合瘤的复发具有良好的作用,取得患者的合作。有的患者手术后数周,出现味觉出汗综合征,亦称耳颞神经综合征或 Frey 综合征。其表现为在耳前下区皮肤,当咀嚼食物或刺激唾液分泌时,可见出汗伴有该区发红现象。一般认为,手术切断的副交感分泌神经支与皮肤汗腺、浅表血管的交感神经错位、再生连接所致。有少数患者心理不能忍受,可行放射治疗或行手术治疗。大部分患者影响不大,可疏导他们的紧张情绪,不需特殊处理。

(二)舌癌患者的护理

1.疾病概要

舌癌是口腔颌面部常见的恶性肿瘤。男性多于女性,患者年龄多为 50 岁以上。舌癌多发生于舌缘,其次为舌尖、舌背及舌根等处,为溃疡型或浸润型。多数为鳞状细胞癌,舌根部可见腺癌或淋巴上皮癌及未分化癌。舌癌一般恶性程度较高,常早期发生颈部淋巴结转移,也可发生远处转移,一般多转移至肺部。由于舌癌生长快、浸润性较强。常累及舌肌,以至舌运动受限,使语言、进食及吞咽发生困难。肿瘤逐渐浸润邻近组织,可蔓延至口底及颌骨,向后发展可以浸润舌腭弓及扁桃体,如有继发感染或舌根部癌肿常发生剧烈疼痛,疼痛可反射至耳颞部及整个同侧头面部。

治疗原则应以综合治疗为主,常行舌颌颈联合根治术,如在舌根部或已浸润至口底,术中可先行预防性气管切开术,为了修复残舌,最大限度地重建舌功能,常行带血管带蒂肌皮瓣移植术。术后进入康复期,再根据癌肿的性质及浸润范围行放疗或化学疗法,以巩固手术疗效。

2.术前护理

(1)心理护理:舌癌以老年人多见,除具有一般癌肿患者的恐惧心理外,还有因延误诊断、口臭而产生的悲观情绪,不愿与他人交往,而且担心舌切除后能否影响讲话、进饮食、面部畸形无法见人等。严重影响着患者的情绪。因此应按护理程序,认真地进行入院评估,针对患者存在的心理、生理与社会等方面的问题,采取相应的护理措施,主动热情地接近患者,并以同种患者术后成功的例子适当进行介绍。最大限度地解除患者顾虑,使其能面对现实,并积极配合治疗,争取好的预后。并劝告患者增加营养,使其懂得饮食营养对承担手术的重要性,以较好的心态和体质接受治疗。

(2)协助医师进行体格检查:因多数患者年龄较大,要特别注意了解心、肺、肝、肾功能,颌骨及胸部X线片,颌骨及肺部情况。制订护理计划。

(3)口腔护理:术前根据需要行牙周洁治,及时治疗口腔及鼻腔的炎症。一般患者有明显口臭,可用1%过氧化氢溶液或2%复方硼酸溶液,每天3~4次含漱。

(4)抗感染治疗:如癌肿体积较大,周围有继发感染,遵医嘱可于术前在用化疗药物使瘤体局限的同时,应用有效抗生素,如青霉素族类和5%甲硝唑(灭滴灵)静脉滴注。

术前1d备皮,常规剃除面颈部、耳周5cm处及供皮区毛发,注意保护皮肤,并洗澡更衣。常规做青霉素、普鲁卡因皮试,皮试阴性后于术前2h内应用抗生素,以预防术后感染。术前6h禁食、水,保证术前夜间充足睡眠。

术前排空大小便,含漱口液清洁口腔,按医嘱于术前 30 min 肌内注射阿托品 0.5 mg,苯巴比妥钠 0.1 g 或其他术前用药。

3.术后护理

(1)患者术后回监护室:了解手术过程,与麻醉师交接患者情况。患者行舌颌颈联合根治、胸大肌肌皮瓣移植行舌再造术的患者执行全麻护理常规,患者取去枕平卧位头偏向患侧,待患者神志清醒,生命体征恢复正常时,体位可改为 110°~120°角半卧位,头向患侧略低,并向患者说明,这种体位可放松颈部组织,避免移植皮瓣血管受压,有利于静脉回流及皮瓣血供。供皮区给胸腹带包扎,并用沙袋加压,减少伤口渗液,预防局部积液。取得其主动配合。

(2)气管切开护理:保持呼吸道通畅,及时吸出气管内分泌物,气管切开套管口用双层生理盐水湿纱布覆盖。套管内管每天煮沸消毒 1~2 次或用 3% 过氧化氢溶液浸泡清洗消毒。套管底纱应及时更换并保持清洁干燥。用生理盐水 150~200 mL 加庆大霉素 8 万 U 或阿米卡星(丁胺卡那霉素)200 mg,糜蛋白酶 5 mg,每 30 min 滴入气管 4~5 滴,同时再配制上述溶液行超声雾化吸入,每天 2~3 次稀释痰液,预防肺部感染。一般术后 5 d 可试堵管 24~48 h,如无呼吸困难,可协助医师拔除气管套管。

(3)口腔护理:因手术创面主要在口腔内,又有移植皮瓣,所以术后口腔护理很重要。可根据口内 pH 选用适宜的溶液进行口腔护理,常用的有生理盐水或 2% 复方硼酸溶液。为了避免移植皮瓣遇冷刺激发生痉挛,应将溶液加温至 38 ℃ 左右,用擦拭和冲洗法相结合进行口腔护理,并同时观察移植皮瓣的情况。因带蒂皮瓣转入口内后,其近心端与舌根部相缝合不易观察,可观察远端舌尖部。观察时主要注意缝合伤口有无渗血,如渗血较多且呈暗红色,可能有肌皮瓣静脉回流受阻情况;如皮瓣皮色苍白,局部温度低于正常,应想到为动脉供血不足的可能。正常皮瓣为淡红色,温度保持在 37 ℃ 左右。局部应用抗生素时,应先清洁口腔,然后用喉头喷雾器进行口腔喷雾,喷雾溶液的配制同气管切开滴入液,每天 2 次。也可于术后 3 d 送检口腔分泌物细菌培养加药敏,以便选择有效抗生素配制喷雾溶液。

(4)饮食护理:患者术后因口内有伤口及移植皮瓣,因此不能由口腔进食。但为了满足机体需要,应采用鼻饲流质饮食或术前在胃镜引导下行胃造瘘液质饮食。置鼻饲管时为了减轻患者痛苦,可在鼻腔内滴入适量 1% 丁卡因黏膜麻醉后,再按常规置入鼻饲管,深度到达食管即 25~30 cm 即可,避免胃部刺激。因食物未经咀嚼,消化液分泌减少影响消化吸收,可给多酶片、甲氧氯普胺(胃复安)等药物,研碎后注入鼻饲管促进消化及胃肠蠕动。可以将富含高蛋白、高维生素、高热量及水果等经食品料理机加工制成流质,经胃管注入。同时可由静脉补充血浆蛋白,氨基酸等。还应根据血生化及血常规检查结果给予补充电解质和成分输血,保证患者所需营养,促进刀口愈合及皮瓣成活,手术 10 d 后,待皮瓣移植成功,刀口Ⅰ期愈合,可拔除鼻饲管,再经口进食流质或半流质食物。

观察扩张血管及抗血栓形成药物的药效及毒不良反应。如发现刀口渗血不止,超过正常量,应通知医师调整用药量,在及时补充全血的同时警惕 DIC 的发生,并继续抗感染治疗。

4.并发症的观察与护理

胸大肌肌皮瓣移植术后,移植皮瓣易发生静脉回流受阻或动脉供血不足。静脉回流受阻常发生在术后 2~3 d,轻者可继续观察,暂不做特殊处理,如皮瓣明显发绀、肿胀,已出现水疱,应查找原因,如敷料包扎过紧或体位不当,可通知医师在皮瓣表面切开小口引流,以减轻皮瓣淤血或肿胀。动脉供血不足,按医嘱补充血容量,加用扩张血管药,并采取保温、止痛等措施给予纠正。

　　患者由于舌体及颌部手术,唇部功能暂时降低,致使不自主流涎,涎液容易污染颌部敷料及伤口。应告诉患者这是暂时现象、指导其练习吞咽动作,唇部暂时置入无菌纱布并及时更换,待拔除鼻饲管恢复正常吞咽功能后,流涎现象会逐渐减轻。

　　行颈淋巴结清扫术过程有发生胸导管损伤的可能,多因胸导管行走位置不规则所致。虽发生率只有$1\%\sim2\%$,但应注意观察。因为严重的乳糜瘘可引起水、电解质紊乱、营养和免疫功能障碍。故应观察负压引流液的颜色及量。如引流量呈乳白色且量逐渐增多,24 h可多达200 mL以上,应及时报告医师进行处理。如乳糜液出现在术后早期且引流量不多,可因加压包扎使瘘管自然封闭,同时暂时禁食,并卧床休息,减少乳糜的流量。如引流量较多、上述措施不能奏效,应及行手术治疗。必要时给静脉滴注血浆以补充流失的乳糜液或根据血蛋白及清蛋白含量,由静脉补充清蛋白。

　　5.康复护理

　　患者经过手术创伤,一般身体较弱,应指导其进行健身活动、补充营养、增强体质。患者由于面部形成瘢痕或畸形,产生心理压力,因此应告慰手术后的瘢痕或畸形,会随着时间推移而逐渐减轻。要保持心情舒畅乐观情绪,才有利于康复。嘱患者定期复查,以便根据病理结果进行放射治疗或化学治疗或采取联合治疗方法巩固手术效果,达到治愈的目的。舌再造术成功后的患者语言功能受到影响,可指导患者术后1月左右,进行病理性语言训练,提高舌癌术后患者的生存质量,与患者建立联系卡,便于咨询及康复期指导。

（姜宝娟）

第十一章

神经外科护理

第一节 垂 体 瘤

垂体瘤是一组在垂体前叶和后叶及颅咽管上皮残余细胞发生的肿瘤,占所有原发性颅脑肿瘤的 10%～20%。此组肿瘤以前叶的腺瘤占大多数。据不完全统计,泌乳素瘤最常见,占50%～55%,其次为生长激素瘤占 20%～23%,促肾上腺皮质激素瘤占 5%～8%,促甲状腺激素瘤和促性腺激素(黄体生成素和卵泡刺激素)瘤较少见,无功能腺瘤占 20%～25%。垂体瘤大部分为良性肿瘤,极少数为癌。

垂体瘤在手术切除的颅内肿瘤中占 19%,为第三位,仅次于胶质瘤和脑膜瘤。常规的 MRI扫描中,10%或者更多的垂体瘤具有轻微的信号改变,提示有微腺瘤。常见的发病年龄为 30～60 岁,其中,有功能的垂体瘤在成人中更常见。

一、专科护理

(一)护理要点
密切观察患者的病情变化,尤其是尿量变化,保证患者安全,注意患者的心理护理。

(二)主要护理问题
(1)自我认同紊乱:与功能垂体瘤分泌激素过多有关。

(2)舒适度减弱:头痛与颅内压增高或肿瘤压迫垂体周围组织有关。

(3)有体液不足的危险:与呕吐、尿崩症和进食有关。

(4)感知觉紊乱:与肿瘤压迫视神经、视交叉及视神经束有关。

(5)活动无耐力:与营养摄入不足有关。

(6)潜在并发症:颅内出血、尿崩症、电解质紊乱、感染、垂体危象、癫痫等。

(7)焦虑:与疾病致健康改变及不良预后有关。

(三)护理措施
1.一般护理

嘱患者卧床休息,保持病室内环境安静、室温适宜,尽量减少不良因素的刺激,保证充足睡眠。病床安置护栏、备有呼叫器,病房走廊安置扶手,提供轮椅等辅助工具。

2.对症护理

(1)自我认同紊乱的护理:由于垂体瘤患者生长激素调节失衡,可出现巨人症、肢端肥大、相貌改变;泌乳素增高时,女性表现为闭经、不孕,男性表现为性功能障碍;肾上腺皮质分泌异常时,表现为水牛背、面部痤疮、尿频等。应鼓励患者树立战胜疾病的信心,耐心讲解疾病的相关知识,让患者正确认识疾病,积极配合治疗。针对女性出现的闭经及不孕,告知其勿过分紧张,经过治疗后可以康复。对于男性出现的性功能障碍,要注意保护患者隐私,鼓励积极应对。

(2)舒适度改变的护理:因颅内压增高或肿瘤压迫垂体,患者出现头痛等不适症状,应密切观察病情变化,必要时遵医嘱给予脱水、激素等。

评估患者疼痛的性质,区分切口疼痛与颅内高压引起的疼痛。合理给予镇静药,注意观察药物疗效。根据个体情况给予 20%甘露醇注射液 125 mL(或者 250 mL)快速静脉滴注或利尿剂,并观察用药后患者头痛的缓解情况。注意运用技巧如放松疗法、音乐疗法、想象疗法等分散其注意力,减轻疼痛。

(3)有体液不足的危险的护理:垂体瘤患者术后易出现尿崩及呕吐等不适症状,应严密观察病情变化,必要时给予抗利尿剂和止吐药物治疗。注意补充患者的液体量,避免出现体液不足引起的休克症状。术后 6 h 后可鼓励患者进食流食、半流食、软质食物,逐渐过渡到普通饮食,以补充患者所需能量及体液,防止体液不足。

(4)感知觉紊乱的护理:肿瘤压迫视神经、视交叉及视神经束后,患者会出现感知觉障碍,应鼓励患者进行功能锻炼,避免肌肉萎缩。

(5)活动无耐力的护理:患者由于长期受疾病困扰,食欲减退,导致营养缺乏、肢体活动无耐力,应在指导患者活动的过程中注意节力原则。鼓励患者多进食高热量、高蛋白质、高维生素的食物,避免辛辣刺激、干硬及油腻性食物;注意保持患者进餐环境清洁、舒适、安静,尽量减少患者进餐时的干扰因素;提供充足的进餐时间;为患者准备其喜爱的食物,利于增进食欲、恢复体力,以增加机体抵抗力,提高手术耐受力。告知患者应避免便秘而引起颅内压升高,多进食易消化的食物,鼓励多饮水,必要时给予通便润肠药物。

(6)潜在并发症的护理与观察。①颅内出血的护理:严密观察患者意识、瞳孔、生命体征、肢体活动的变化,如出现意识加深、一侧瞳孔散大、对侧肢体瘫痪进行性加重、引流液颜色呈鲜红色、量多、头痛、呕吐等颅内压增高症状时,应及时报告医师。②尿崩症的护理:严密观察尿量、尿色、尿比重。准确记录 24 h 出入量,如术后尿量>300 mL/h 且持续 2 h,或者 24 h 尿量>5 000 mL 时即发生尿崩,严密观察有无脱水指征并遵医嘱补液。忌摄入含糖量高的食物、药物,以免血糖升高,产生渗透性利尿,尿量增加。③电解质紊乱的护理:禁止长期使用含钠液体及甘露醇等高渗脱水剂。④感染的护理:体温高于 38.5 ℃者,遵医嘱合理使用抗生素。⑤垂体危象的护理:遵医嘱静脉推注50%葡萄糖溶液 40~60 mL,以抢救低血糖,继而补充 10%葡萄糖盐水。必要时静脉滴注氢化可的松,以解除急性肾上腺功能减退危象,并注意保暖。⑥癫痫的护理:若发生癫痫,及时通知医师,遵医嘱给予镇静剂。保持呼吸道通畅并持续给氧,防止出现舌咬伤、窒息等。

(7)焦虑、恐惧的心理护理:向患者及其家属宣讲疾病的相关知识,解释手术的必要性、手术方式及注意事项等。教会患者自我放松的方法,如采用心理治疗中的发泄疗法,鼓励患者表达自我感受等。注意保护患者的自尊,鼓励家属和朋友给予关心和支持,消除焦虑、恐惧心理。

3.围术期的护理

(1)术前练习与准备。①开颅手术患者:术前进行头部皮肤准备,做好告知及配合。②经蝶窦入路手术者:手术前3 d使用氯霉素滴鼻、漱口液漱口,并加强口腔及鼻腔的护理,指导患者练习做张口呼吸运动。术区备皮准备清剪鼻毛,清洁鼻腔,预防感染。③指导患者练习床上使用大小便器,避免术后便秘。手术当日测量生命体征,如有异常或者患者发生其他情况(如女患者月经来潮),及时与医师联系停止手术。告知患者更换清洁衣服,取下饰品、活动义齿等。

(2)术后体位。①经颅手术患者:全麻未清醒者,取侧卧位或平卧位,头偏向一侧,以保持呼吸道通畅。麻醉清醒、血压较平稳后,将床头抬高15°～30°,以利于颅内静脉的回流。②经蝶窦手术患者:麻醉清醒后取半卧位,以促进术后硬脑膜粘连愈合,防止脑脊液逆流感染。

(3)病情观察及护理:密切观察患者生命体征、意识状态、瞳孔、肢体活动情况等。注意观察手术切口的敷料及引流管的引流情况,保持术区敷料完好、清洁干燥、引流管通畅。注意观察有无颅内压增高症状,避免情绪激动、用力咳嗽等。

二、健康指导

(一)疾病知识指导

1.概念

垂体瘤是起源于垂体前叶各种细胞的一种良性肿瘤。根据查体及激发状态下血浆激素的水平将垂体瘤分为有功能性和无功能性。有功能性垂体瘤包括过度分泌泌乳素(PRL)、生长激素(GH)、促肾上腺皮质激素(ACTH)、促甲状腺激素(TSH)、黄体生成素(LH)和卵泡刺激素(FSH)的肿瘤,无功能性垂体瘤可分为裸细胞瘤、大嗜酸细胞瘤、无症状性ACTH腺瘤;根据影像学特征进行分类包括垂体瘤瘤体<1 cm的微腺瘤和直径>1 cm的大腺瘤。

2.垂体瘤的主要症状

垂体瘤的大小、临床症状、影像学表现、内分泌功能、细胞组成、生长速度及形态学各不同,以内分泌功能紊乱或者占位效应引起的症状为主,可出现头痛。生长激素瘤在儿童时期和青春期由于骨骼尚未闭合时呈现巨人症,成人表现为肢端肥大综合征,即五官粗大、喉部增大、足底厚垫、黑棘皮症、骨骼明显改变、牙距变宽及手脚骨骼变大等;泌乳素腺瘤女性患者表现为闭经、溢乳、性欲减退、无排卵性不孕,男性表现为乳房发育、溢乳及阳痿;促肾上腺皮质激素腺瘤患者表现为库欣综合征,如因糖皮质激素分泌过多而致向心性肥胖、满月脸、高血压、多毛、月经失调、低血钾、痤疮、瘀斑、紫纹及儿童发育迟缓等;无功能性垂体瘤常引起失明及垂体功能减退症状。

3.垂体瘤的诊断

通过垂体病变的影像学和测定血浆PRL、GH、ACTH水平进行诊断。

4.垂体瘤的处理原则

(1)手术治疗:经颅手术适用于肿瘤体积巨大且广泛侵袭生长,向鞍上、鞍旁、额下和斜坡等生长的肿瘤。经单鼻孔入路切除垂体腺瘤,适应于各种类型的垂体微腺瘤、大腺瘤及垂体巨大腺瘤(最大直径>3 cm)。

(2)非手术治疗:放射治疗适用于肿瘤体积较小,易发生垂体功能低下等并发症者。伽马刀治疗适用于与视神经的距离>3 mm者、术后残余或术后多次复发者、肿瘤直径<45 mm、老年人合并其他器质性病变者、不能耐受手术者、拒绝手术或不具备手术条件者。

5.垂体瘤的预后

垂体腺瘤的预后主要取决于肿瘤类型及肿瘤大小。对于巨大腺瘤,尽管手术可以切除肿瘤、缓解其占位效应,但是很难达到全切除并使内分泌功能恢复正常,需接受手术、药物及放疗的综合治疗。对于肢端肥大症患者须将血清激素水平降至正常后方可进行手术,以减轻全身损害。

(二)饮食指导

饮食规律,选用高蛋白、高热量、低脂肪、易消化食物,增加粗纤维食物摄入,如芹菜、韭菜等。

(三)药物指导

患者服用激素类药品时应严格遵医嘱用药,切不可自行停药。

(四)日常生活指导

为患者提供一个安静、舒适的环境,保持乐观的心态,改变不良的生活方式,如熬夜、酗酒、赌博等,适当运动,多参与有意义的社会活动。

三、循证护理

垂体瘤是发生在垂体上的肿瘤,是常见的神经内分泌肿瘤之一。文献报道中主要研究以围术期及术后并发症的护理为主。其中,有学者将 Orem 自护模式应用于 87 名经鼻蝶垂体瘤切除术患者的围术期护理中,在确定患者的护理需求后,建立具体的护理目标,并选择针对性的护理方法,实施护理计划,提高患者自护能力,提高其生存质量。有学者应用循证护理方法对经蝶入路垂体瘤切除术后的患者进行研究,结合 146 名患者的具体情况得出结论。只有采取有针对性的护理措施,使病情观察变得有据可依,才能及时发现并发症,为医师提供准确的信息。

(一)尿崩症

根据尿崩症发生和持续的时间,可分为暂时性、持续性和三相性。暂时性尿崩症常在术后或伤后突然发生,几天内即可恢复正常;持续性尿崩症常在 1～3 d 内出现,数天后可好转;三相性尿崩症则包括急性期、中间期和持续期。根据患者 24 h 尿量可分为轻(3 000～4 000 mL)、中(4 000～6 000 mL)、重(6 000 mL 以上)三型。

(二)禁水试验

禁水试验是检验患者对血浆渗透压升高时浓缩尿的能力,作为中枢性尿崩症与肾性尿崩症的鉴别诊断。试验前数天停用一切可影响尿量的药物。试验开始前测体重、血压、血浆渗透压、尿比重和尿渗透压,以后每 1～2 h 排尿 1 次并测定。试验期间禁止饮水和各种饮料,可正常进食含水量少的食物。如果连续 2 次尿样的渗透压差值<30 mmol/L,即可结束试验。正常人禁水后数小时即出现尿量减少(<0.5 mL/min),尿比重显著增加(>1.020),尿渗透压显著增高(>800 mmol/L),而血浆渗透压无明显升高(<300 mmol/L)。完全性中枢性尿崩患者禁水后尿液不能充分浓缩,尿量无明显减少,尿比重<1.010,尿渗透压<300 mmol/L,血浆渗透压>300 mmol/L,尿渗透压和血浆渗透压之比<1。部分性尿崩症在禁水时尿比重的峰值一般不超过 1.020,尿渗透压峰值不超过 750 mmol/L。

(薛海英)

第二节　颅脑损伤

颅脑损伤分为头皮损伤、颅骨损伤与脑损伤,三者可单独或合并存在。其发生率仅次于四肢损伤,占全身损伤的 15%～20%,常与身体其他部位的损伤复合存在,其致残率及致死率均居首位。常见于交通、工矿等事故,自然灾害、爆炸、火器伤、坠落、跌倒,以及各种锐器、钝器对头部的伤害。颅脑损伤对预后起决定性作用的是脑损伤的程度及其处理效果。

一、头皮损伤

(一)解剖生理概要

头皮分为 5 层(图 11-1):由外及里依次为皮肤、皮下组织、帽状腱膜、帽状腱膜下层、骨膜层。其中浅部三层紧密连接,不易分离,深部两层之间连接疏松,较易分离。各层解剖特点如下。

1.皮肤层

皮肤层厚而致密,内含大量汗腺、皮脂腺、毛囊,具有丰富的血管,外伤时易致出血。

2.皮下组织层

皮下组织层由致密的结缔组织和脂肪组织构成,前者交织成网状,内有血管、神经穿行。

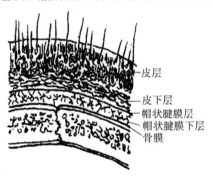

图 11-1　头皮解剖

3.帽状腱膜层

帽状腱膜层前连额肌,后连枕肌,两侧达颞肌筋膜,坚韧、富有张力。

4.帽状腱膜下层

帽状腱膜下层是位于帽状腱膜与骨膜之间的疏松结缔组织层,范围较广,前至眶上缘,后达上项线,其间隙内的静脉经导静脉与颅内静脉窦相通,是颅内感染和静脉窦栓塞的途径之一。

5.骨膜层

骨膜层是由致密结缔组织构成的,骨膜在颅缝处贴附紧密,其余部位贴附疏松,故骨膜下血肿易被局限。

头皮血液供应丰富且动、静脉伴行,由颈内、外动脉的分支供血,左右各五支在颅顶汇集,各分支间有广泛的吻合支,其抗感染及愈合能力较强。

(二)分类与特点

头皮损伤是颅脑损伤中最常见的损伤,严重程度差别较大,可能是单纯损伤,也可能是合并颅骨及脑损伤。

1.头皮血肿

头皮血肿大多由钝器伤所致,按照血肿出现在头皮的层次分为以下 3 种。

(1)皮下血肿:血肿位于皮肤表层与帽状腱膜之间,因受皮下纤维隔限制,血肿体积小、张力高、压痛明显,有时因周围组织肿胀隆起,中央反而凹陷,易被误认为凹陷性颅骨骨折,需用颅骨 X 线片做鉴别。

（2）帽状腱膜下血肿：头部受到斜向暴力，头皮发生了剧烈滑动，撕裂该层间的导血管所致。由于该层组织疏松，出血易于扩散，严重时血肿边界可与帽状腱膜附着缘一致，覆盖整个穹隆部，蔓延至全头部，似戴一顶有波动的帽子。小儿及体弱者，可导致休克或贫血。

（3）骨膜下血肿：血肿因受到骨缝处骨膜牢固粘连的限制，多局限于某一颅骨范围内，多由颅骨骨折引起。

较小的头皮血肿，一般1～2周可自行吸收，无须特殊处理，早期可给予加压冷敷以减少出血和疼痛，24～48 h后改用热敷以促进血肿吸收，切忌用力揉搓。若血肿较大，则应在严格皮肤准备和消毒下，分次穿刺抽吸后加压包扎。处理头皮血肿同时，应警惕合并颅骨损伤及脑损伤的可能。

2.头皮裂伤

头皮裂伤多为锐器或钝器打击所致，是常见的开放性头皮损伤，由于头皮血管丰富，出血较多，可引起失血性休克。处理时须着重检查有无颅骨和脑损伤。头皮裂伤较浅时，因断裂血管受头皮纤维隔的牵拉，断端不能收缩，出血量反较帽状腱膜全层裂伤者多。现场急救可局部压迫止血，争取在24 h之内实施清创缝合。缝合前要检查伤口有无骨碎片及有无脑脊液或脑组织外溢。缝合前应剃净伤处头发，冲洗消毒伤口，实施清创缝合后，注射破伤风抗毒素。

3.头皮撕脱伤

头皮撕脱伤多因发辫受机械力牵拉，使大块头皮自帽状腱膜下层或连同骨膜一起被撕脱所致。可导致失血性或疼痛性休克。急救时，除加压包扎止血、防止休克外，应保留撕脱的头皮，避免污染，用无菌敷料包裹、隔水放置于有冰块的容器内，随伤员一同送往医院。手术应争取在伤后6～8 h内进行，清创植皮后，应保护植皮片不受压、不滑动，利于皮瓣成活。对于骨膜已撕脱者，在颅骨外板上多处钻孔达板障，待骨孔内肉芽组织生成后再行植皮。

二、颅骨损伤

颅骨骨折指颅骨受暴力作用致颅骨结构改变。颅骨骨折提示伤者受暴力较重，合并脑损伤概率较高。颅骨骨折不一定合并严重的脑损伤，没有骨折也可能合并脑损伤，其临床意义不在于骨折本身。颅骨骨折按骨折部位分为颅盖骨折和颅底骨折。按骨折形态分为线性骨折和凹陷性骨折。按骨折是否与外界相通分为开放性骨折与闭合性骨折。

（一）解剖生理概要

颅骨由颅盖和颅底构成，颅盖、颅底均有左右对称的骨质增厚部分，形成颅腔的坚强支架。

颅盖骨质坚实，由内、外骨板和板障构成。外板厚，内板较薄，内、外骨板表面均有骨膜覆盖，内骨膜也是硬脑膜外层，在颅骨的穹隆部，内骨膜与颅骨板结合不紧密，故颅顶部骨折时容易形成硬脑膜外血肿。

颅底骨面凹凸不平，厚薄不一，有两侧对称、大小不等的骨孔和裂隙，脑神经及血管由此出入颅腔。颅底被蝶骨嵴和岩骨嵴分为颅前窝、颅中窝和颅后窝。颅骨的气窦，如额窦、筛窦、蝶窦及乳突气房等均贴近颅底，气窦内壁与颅脑膜紧贴，颅底骨折越过气窦时，相邻硬脑膜常被撕裂，形成脑脊液外漏，易发生颅内感染。

（二）病因与发病机制

颅腔近似球体，颅骨有一定的弹性，有相当的抗压缩和抗牵张能力。颅骨受到暴力打击时，着力点局部可下陷变形，颅腔也可随之变形。当暴力强度大、受力面积小，颅骨多以局部变形为主，当受力点呈锥形内陷时，内板首先受到较大牵张力而折裂。此时，若外力作用终止，则外板可弹回复位保持完整,仅造成内板骨折,骨折片可穿破硬脑膜造成局限性脑挫裂伤。如果外力继续存在,则外板也将随之折裂,形成凹陷性骨折或粉碎性骨折。当外力引起颅骨整体变形较重,受力面积又较大时,可不发生凹陷性骨折,而在较为薄弱的颞骨鳞部或颅底引发线性骨折,局部骨折线往往沿暴力作用的方向和颅骨脆弱部分延伸。当暴力直接打击在颅底平面上或暴力由脊柱上传时常引起颅底骨折。颅前窝损伤时可能累及的脑神经有嗅神经、视神经,颅中窝损伤可累及面神经、听神经,颅后窝少见。

(三)临床表现

1.颅盖骨折

(1)线性骨折:发生率最高,局部有压痛、肿胀。经颅骨 X 线摄片确诊。单纯线性骨折本身不需要特殊处理,但应警惕合并脑损伤或颅内出血,尤其是硬脑膜外血肿,有时可伴发局部骨膜下血肿。

(2)凹陷性骨折:局部可扪及局限性下陷区。若凹陷骨折位于脑重要功能区浅面,可出现偏瘫、失语、癫痫等病症。X 线摄片可见骨折片陷入颅内的深度,CT 扫描有助于骨折情况和合并脑损伤的诊断。

2.颅底骨折

多为强烈的间接暴力作用于颅底或颅盖骨折延伸到颅底所致,常为线性骨折。依骨折的部位不同可分为颅前窝、颅中窝和颅后窝骨折,临床表现各异。

(1)颅前窝骨折:骨折累及眶顶和筛骨,可有鼻出血、眶周("熊猫眼"征)及球结膜下瘀斑。若脑膜、骨膜均破裂,则合并脑脊液鼻漏,即脑脊液经额窦或筛窦由鼻孔流出。若筛板或视神经管骨折,可合并嗅神经或视神经损伤。

(2)颅中窝骨折:骨折累及蝶骨,也可有鼻出血或合并脑脊液鼻漏。若累及颞骨岩部且脑膜、骨膜及鼓膜均破裂时,则合并脑脊液耳漏,即脑脊液经中耳由外耳道流出;若鼓膜完整,脑脊液则经咽鼓管流向鼻咽部,常被误认为是鼻漏。颅中窝骨折常合并第Ⅶ、Ⅷ对脑神经损伤。若累及蝶骨和颞骨的内侧部,还可能损伤垂体或第Ⅱ、Ⅲ、Ⅳ、Ⅴ、Ⅵ对脑神经。若骨折伤及颈动脉海绵窦段,可因动静脉瘘的形成而出现搏动性突眼及颅内杂音。破裂孔或颈内动脉管处的破裂,可发生致命性的鼻出血或耳出血。

(3)颅后窝骨折:骨折累及颞骨岩部后外侧时,一般在伤后 1～2 d 出现乳突部皮下瘀斑(Battle 征)。若累及枕骨基底部,可在伤后数小时出现枕下部肿胀及皮下瘀斑;枕骨大孔或岩尖后缘附近的骨折,可合并后组脑神经(第Ⅸ～Ⅻ对脑神经)损伤。

(四)辅助检查

1.X 线检查

可显示颅内积气,但仅 30％～50％病例能显示骨折线。

2.CT 检查

有助于眼眶及视神经管骨折的诊断且显示有无脑损伤。

3.尿糖试纸测定

鉴别是否为脑脊液。

(五)诊断要点

外伤史、临床表现和颅骨 X 线检查、CT 检查基本可以明确诊断和定位,对脑脊液外漏有疑问时,可收集流出液做葡萄糖定量来测定。

（六）治疗要点

1.颅盖骨折

（1）单纯线性骨折：无须特殊处理，仅需卧床休息，对症治疗，如止痛、镇静等。但须注意有无继发颅内血肿等并发症。

（2）凹陷性骨折：若凹陷性骨折位于脑重要功能区表面，有脑受压症状或大面积骨折片下陷，直径大于5 cm，深度超过1 cm时，应手术整复或摘除碎骨片。

2.颅底骨折

颅底骨折无须特殊治疗，主要观察有无脑损伤及处理脑脊液外漏、脑神经损伤等并发症。一旦出现脑脊液外漏即属开放性损伤，应使用TAT及抗生素预防感染，大部分漏口在伤后1~2周自愈。若4周以上仍未自愈，可行硬脑膜修补术。若骨折片压迫视神经，应尽早手术减压。

（七）护理评估

1.健康史

了解受伤过程，如暴力大小、方向、受伤时有无意识障碍及口鼻出血情况，初步判断是否伴有脑损伤。同时了解患者有无合并其他疾病。

2.目前身体状况

（1）症状和体征：了解患者目前的症状和体征可判断受伤程度和定位，观察患者有无"熊猫眼"征、Battle征，明确有无脑脊液外漏。鉴别血性脑脊液外漏与耳鼻损伤出血时，可将流出的血性液体滴于白色滤纸上，如见血迹外围有月晕样淡红色浸润圈，可判断为脑脊液外漏。有时颅底骨折虽伤及颞骨，且骨膜及脑膜均已破裂但鼓膜尚完整时，脑脊液可经咽鼓管流至咽部而被患者咽下，故应询问患者是否有腥味液体流至咽部。

（2）辅助检查：颅骨X线及CT检查结果，确定骨折的部位和性质。

3.心理-社会状况

了解患者可因头部外伤而出现的焦虑、害怕、恐惧等心理反应，以及对骨折能否恢复正常的担心程度。同时也应了解家属对疾病的认识及心理反应。

（八）常见护理诊断/问题

1.疼痛
疼痛与损伤有关。

2.有感染的危险
感染与脑脊液外漏有关。

3.感知的改变
知的改变与脑神经损伤有关。

4.知识缺乏
缺乏有关预防脑脊液外漏逆行感染的相关知识。

5.潜在并发症
潜在并发症为颅内出血、颅内压增高、颅内低压综合征。

（九）护理目标

（1）患者疼痛与不适程度减轻。

（2）患者生命体征平稳，无颅内感染发生。

（3）脑神经损伤症状减轻。

(4)患者能够叙述预防脑脊液外漏逆行感染的注意事项。

(5)患者病情变化能够被及时发现和处理。

(十)护理措施

1.脑脊液外漏的护理

(1)保持外耳道、鼻腔和口腔清洁,清洁时注意棉球不可过湿,以免液体逆流入颅。

(2)在鼻前庭或外耳道口松松地放置干棉球,随湿随换,同时记录24 h浸湿的棉球数,以估计脑脊液外漏量。

(3)避免用力咳嗽、打喷嚏、擤鼻涕及用力排便,以免颅内压骤然升降导致脑脊液逆流。

(4)脑脊液鼻漏者不可经鼻腔吸痰或放置胃管,禁止耳、鼻滴药、冲洗和堵塞,禁忌做腰穿。

(5)取头高位及患侧卧位休息,将头抬高15°至漏液停止后3～5 d,借重力作用使脑组织移至颅底硬脑膜裂缝处,促使局部粘连而封闭漏口。

(6)密切观察有无颅内感染迹象,根据医嘱预防性应用抗生素及破伤风抗毒素。

2.病情观察

观察有无颅内继发性损伤,如脑组织、脑膜、血管损伤引起的癫痫、颅内出血、继发性脑水肿、颅内压增高等。脑脊液外漏可推迟颅内压增高症状的出现,应严密观察意识、生命体征、瞳孔及肢体活动等情况,及时发现颅内压增高及脑疝的早期迹象。注意颅内低压综合征,若脑脊液外漏多,可使颅内压过低而导致颅内血管扩张,出现剧烈头痛、眩晕、呕吐、厌食、反应迟钝、脉搏细弱、血压偏低等。

(十一)护理评价

(1)患者疼痛是否缓解。

(2)患者有无颅内感染发生,脑脊液外漏是否如期愈合,护理措施是否得当。

(3)脑神经损伤症状是否减轻。

(4)患者能否叙述预防脑脊液外漏逆行感染的注意事项,遵医行为如何。

(5)患者病情变化是否被及时发现,并发症是否得到及时控制与预防和处理。

(十二)健康指导

对于颅底骨折合并脑脊液外漏者,主要是预防颅内感染,要劝告患者勿挖外耳道、抠鼻孔和擤鼻;注意预防感冒,以免咳嗽、打喷嚏;同时合理饮食,防止便秘,避免屏气、用力排便。

三、脑损伤

脑的被膜自外向内依次为硬脑膜、蛛网膜和软脑膜。硬脑膜坚韧且有光泽,由两层合成,外层兼具颅骨内膜的作用,内层较坚厚,两层之间有丰富的血管和神经。蛛网膜薄而透明,缺乏血管和神经,与硬脑膜之间有硬膜下腔,与软脑膜之间有蛛网膜下腔,充满脑脊液。脑脊液为无色透明液体,内含各种浓度不等的无机盐、葡萄糖、微量蛋白和淋巴细胞,对中枢神经系统起缓冲、保护、运输代谢产物及调节颅内压等作用。软脑膜薄且富有血管,覆盖于脑的表面并深入沟裂内。

脑损伤是指由于暴力作用使脑膜、脑组织、脑血管及脑神经的损伤。根据伤后脑组织与外界是否相通,将脑损伤分为开放性和闭合性两类。前者多由锐器或火器直接造成,有头皮裂伤、颅骨骨折和硬脑膜破裂,常伴有脑脊液外漏;后者由头部接触较钝物体或间接暴力造成,脑膜完整,无脑脊液外漏。根据脑损伤机制及病理改变分为原发性脑损伤和继发性脑损伤。前者指暴力作用于头部时立即发生的脑损伤,且不再继续加重,主要有脑震荡、脑挫裂伤及原发性脑干损伤等;后者指受伤一定时间后出现的脑受损病变,主要有脑水肿和颅内血肿,颅内血肿往往需要开颅手术。

(一)病因与发病机制

颅脑损伤的程度和类型多种多样。引起脑损伤的外力除可直接导致颅骨变形外,也可使头颅产生加速或减速运动,致使脑组织受到压迫、牵张、滑动或负压吸附等多种应力。由于暴力作用部位不同,脑在颅腔内产生的超常运动也各异,其运动方式可以是直线性也可以是旋转性。如人体坠落时,运动的头颅撞击于地面,受伤瞬间头部产生减速运动,脑组织会因惯性力作用撞击于受力侧的颅腔内壁,造成减速性损伤(图 11-2)。大而钝的物体向静止的头部撞击时,引起头部的加速运动而产生惯性力。当暴力过大并伴有旋转力时,可使脑组织在颅腔内产生旋转运动,不仅使脑组织表面在颅腔内摩擦、撞击引起损伤,而且在脑组织内不同结构间产生剪应力,引起更为严重的损伤。惯性力引起的脑损伤分散且广泛,常有早期昏迷的表现。由于颅前窝和颅中窝的凹凸不平,各种不同部位和方式的头部损伤,均易在额极、颞极及其底面发生惯性力的脑损伤。

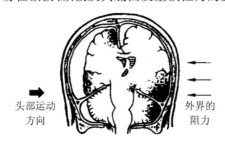

图 11-2　头部做减速运动时的脑损伤机制

(二)临床表现

1.脑震荡

脑震荡是最常见的轻度原发性脑损伤,为受伤后立即出现短暂的意识障碍,可为神志不清或完全昏迷,持续数秒或数分钟,一般不超过 30 min,较重者出现皮肤苍白、出汗、血压下降、心动徐缓、呼吸微弱、肌张力减低、各种生理反射迟钝或消失。清醒后大多不能回忆受伤当时乃至伤前一段时间内的情况,临床称为逆行性遗忘。可能会伴有头痛、头昏、恶心、呕吐等症状,短期内可自行好转。神经系统检查无阳性体征,显微镜下可见神经组织结构紊乱。

2.脑挫裂伤

脑挫裂伤是常见的原发性脑损伤,包括脑挫伤及脑裂伤。前者指脑组织遭受破坏较轻,软脑膜尚完整;后者指软脑膜、血管和脑组织同时有破裂,伴有外伤性蛛网膜下腔出血。两者常同时存在,临床上又不易区别,合称为脑挫裂伤。脑挫裂伤可单发,也可多发,好发于额极、颞极及其基底。临床表现如下。

(1)意识障碍:是脑挫裂伤最突出的临床表现。伤后立即出现,其程度和持续时间与脑挫裂伤程度、范围直接相关。多数患者在半小时以上,严重者可长期持续昏迷。

(2)局灶症状和体征:受伤当时立即出现与伤灶区功能相应的神经功能障碍或体征,如运动区损伤出现锥体束征、肢体抽搐、偏瘫等;若仅伤及"哑区",可无神经系统缺损的表现。

(3)头痛、恶心、呕吐:与颅内压增高、自主神经功能紊乱或外伤性蛛网膜下腔出血有关。后者还可出现脑膜刺激征,腰穿脑脊液检查有红细胞。

(4)颅内压增高与脑疝:因继发颅内血肿或脑水肿所致,使早期的意识障碍或偏瘫程度加重,或意识障碍好转后又加重,同时有血压升高、心率减慢、瞳孔不等大及锥体束征等表现。

3.原发性脑干损伤

原发性脑干损伤其症状与体征在受伤当时即已出现。单独的原发性脑干损伤较少,常与弥漫性损伤共存。患者常因脑干网状结构受损、上行激活系统功能障碍而持久昏迷,昏迷程度较深。伤后早期常出现严重生命体征变化,表现为呼吸节律紊乱、心率及血压波动明显。双侧瞳孔时大时小,对光反射无常,眼球位置歪斜或同向凝视。出现病理反射、肌张力增高、去皮质强直等。

4.弥散性轴索损伤

弥散性轴索损伤属于惯性力所致的弥散性脑损伤,由于脑的扭曲变形,脑内产生剪切或牵拉作用,造成脑白质广泛性轴索损伤。病变可分布于大脑半球、胼胝体、小脑或脑干。显微镜下所见为轴突断裂结构改变。可与脑挫裂伤合并存在或继发脑水肿,使病情加重。主要表现为受伤当时立即出现的较长时间昏迷。此病是由广泛的轴索损害,皮质与皮质下中枢失去联系所致。若累及脑干,患者出现一侧或双侧瞳孔散大,对光反射消失,或同向凝视等。神志好转后,可因继发脑水肿而再次昏迷。

5.颅内血肿

颅内血肿是颅脑损伤中最多见、最危险、却又是可逆的继发性病变。其严重性在于引起颅内压增高导致脑疝危及生命,早期发现和及时处理可改善预后。根据血肿的来源和部位可分为硬脑膜外血肿、硬脑膜下血肿和脑内血肿。根据血肿引起颅内压增高及早期脑疝症状所需时间分为3种类型。①急性型:72 h内出现症状。②亚急性型:3 d至3周出现症状。③慢性型:3周以上才出现症状。

(1)硬脑膜外血肿:指出血积聚于颅骨与硬脑膜之间。与颅骨损伤有密切关系,症状取决于血肿的部位及扩展的速度。①意识障碍:可以是原发性脑损伤直接导致,也可由血肿本身导致颅内压增高、脑疝引起。前者较轻,最初的昏迷时间很短,与脑疝引起昏迷之间有一段意识清醒时间;后者常发生于伤后数小时至1~2 d。经过中间清醒期,再度出现意识障碍,并渐次加重。如果原发性脑损伤较严重或血肿形成较迅速,也可不出现中间清醒期。少数患者可无原发性昏迷,而在血肿形成后出现昏迷。②颅内压增高及脑疝表现:出现头痛、恶心、呕吐剧烈、烦躁不安、淡漠、嗜睡、定向不准等症状。一般成人幕上血肿大于20 mL,幕下血肿大于10 mL,即可引起颅内压增高症状。幕上血肿者大多先经历小脑幕切迹疝,然后合并枕骨大孔疝,故严重的呼吸循环障碍常发生在意识障碍和瞳孔改变之后。幕下血肿者可直接发生枕骨大孔疝,瞳孔改变、呼吸骤停几乎同时发生。

(2)硬脑膜下血肿:硬脑膜下血肿是指出血积聚在硬脑膜下腔,是最常见的颅内血肿。急性硬脑膜下血肿症状类似硬脑膜外血肿,脑实质损伤较重,原发性昏迷时间长,中间清醒期不明显,颅内压增高与脑疝的其他征象多在伤后1~3 d内进行性加重。由于病情发展急重,一经确诊,应尽早手术治疗。慢性硬脑膜下血肿好发于老年人,大多有轻微头部外伤史,有的患者伴有脑萎缩、血管性或出血性疾病。由于致伤外力小,出血缓慢,患者可有慢性颅内压增高表现,如头痛、恶心、呕吐和视神经盘水肿等;血肿压迫症状,如偏瘫、失语和局限性癫痫等;有时可有智力下降、记忆力减退和精神失常。

(3)脑内血肿:有两种类型。①浅部血肿,出血均来自脑挫裂伤灶,少数与颅骨凹陷性骨折部位相应,好发于额叶和颞叶,常与硬脑膜下和硬膜外血肿并存。②深部血肿,多见于老年人,血肿位于白质深部,脑表面可无明显挫伤。临床表现以进行性意识障碍为主,若血肿累及重要脑功能区,可出现偏瘫、失语、癫痫等局灶症状。

(三)辅助检查

一般采用 CT、MRI 检查。脑震荡无阳性发现,可显示脑挫裂伤的部位、范围、脑水肿的程度及有无脑室受压及中线结构移位等;弥散性轴索损伤 CT 扫描可见大脑皮质与髓质交界处、胼胝体、脑干、内囊区域或三脑室周围有多个点状或小片状出血灶;MRI 能提高小出血灶的检出率;硬脑膜外血肿 CT 检查表现为颅骨内板与脑表面之间有双凸镜形或弓形密度增高影,常伴颅骨骨折和颅内积气;硬脑膜下血肿 CT 检查示颅骨内板下低密度的新月形、半月形或双凸镜形影;脑内血肿 CT 检查在脑挫裂伤灶附近或脑深部白质内见到圆形或不规则高密度血肿影,周围有低密度水肿区。

(四)诊断要点

患者外伤史、意识改变、瞳孔的变化、锥体束征,以及 CT、MRI 检查可明确诊断。

1.非手术治疗

(1)脑震荡:通常无须特殊治疗。一般卧床休息 1~2 周,可完全恢复。适当给予镇痛、镇静等对症处理,禁用吗啡及哌替啶。

(2)脑挫裂伤:以非手术治疗为主。①一般处理:静卧、休息,床头抬高,宜取侧卧位;保持呼吸道通畅;维持水、电解质、酸碱平衡;应用抗生素预防感染;对症处理;严密观察病情变化。②防治脑水肿:治疗脑挫裂伤的关键。可采用脱水、激素或过度换气等治疗对抗脑水肿、降低颅内压;吸氧、限制液体入量;冬眠低温疗法降低脑代谢率等。③促进脑功能恢复:应用营养神经药物,如ATP、辅酶 A、细胞色素 C 等,以供应能量,改善细胞代谢,促进脑细胞功能恢复。

2.手术治疗

(1)重度脑挫裂伤:经非手术治疗无效,颅内压增高明显甚至出现脑疝迹象时,应做脑减压术或局部病灶清除术。

(2)硬脑膜外血肿:一经确诊,立即手术,清除血肿。

(3)硬脑膜下血肿:多采用颅骨钻孔冲洗引流术,术后引流 48~72 h。

(4)脑内血肿:一般经手术清除血肿。

(5)常见手术方式:开颅血肿清除术,去骨瓣减压术,钻孔探查术,脑室引流术,钻孔引流术。

(五)护理评估

1.健康史

详细了解受伤过程,如暴力大小、方向、性质、速度、患者当时有无意识障碍,其程度及持续时间,有无中间清醒期、逆行性遗忘,受伤当时有无口鼻、外耳道出血或脑脊液外漏发生,是否出现头痛、恶心、呕吐等情况;初步判断是颅伤、脑伤或是复合损伤;同时应了解现场急救情况;了解患者既往健康状况。

2.目前身体状况

评估患者的症状和体征,了解有无神经系统病征及颅内压增高征象;根据观察患者意识、瞳孔、生命体征及神经系统体征的动态变化,区分脑损伤是原发的还是继发的;结合 X 线、CT 及MRI 检查结果判断损伤的严重程度。

3.心理-社会状况

了解患者及其家属对颅脑损伤及其术后功能恢复的心理反应,常见心理反应有焦虑、恐惧等;了解家属对患者的支持能力和程度。

(六)常见护理诊断/问题

1.清理呼吸道无效

清理呼吸道无效与脑损伤后意识障碍有关。

2.疼痛

疼痛与颅内压增高和手术切口有关。

3.营养失调/低于机体需要量

其与脑损伤后高代谢、呕吐、高热、不能进食等有关。

4.体温过高

体温过高与脑干损伤有关。

5.潜在并发症

潜在并发症为颅内压增高、脑疝及癫痫发作。

(七)护理目标

(1)患者意识逐渐恢复,生命体征平稳,呼吸道通畅。

(2)患者的疼痛减轻,舒适感增加。

(3)患者营养状态能够维持或接近正常水平。

(4)患者体温维持正常。

(5)患者颅内压增高、脑疝的早期迹象及癫痫发作能够得到及时预防、发现和处理。

(八)护理措施

1.现场急救

及时而有效的现场急救,在缓解致命性危险因素的同时(如窒息、大出血、休克)为进一步治疗创造了有利条件,如预防或减少感染机会,提供确切的受伤经过。

(1)维持呼吸道通畅:颅脑损伤者常有不同程度的意识障碍,失去正常的咳嗽反射和吞咽功能,呼吸道分泌物不能有效排除,舌根后坠可引起严重呼吸道梗阻。应及时清除口咽部分泌物、呕吐物,将患者侧卧或放置口咽通气道,必要时行气管切开,保持呼吸道畅通。

(2)伤口处理:单纯头皮出血,清创后加压包扎止血;开放性颅脑损伤应剪短伤口周围头发,伤口局部不冲洗、不用药;外露的脑组织周围可用消毒纱布卷保护,外加干纱布适当包扎,避免局部受压。若伤情许可宜将头部抬高以减少出血。尽早进行全身抗感染治疗及破伤风预防注射。

(3)防治休克:有休克征象者,应查明有无颅外部位损伤,如多发性骨折、内脏破裂等。患者平卧,注意保暖,及时补充血容量。

(4)做好护理记录:准确记录受伤经过、初期检查发现、急救处理经过及生命体征、意识、瞳孔、肢体活动等病情,为进一步处理提供依据。

2.病情观察

动态的病情观察是鉴别原发性与继发性脑损伤的重要手段。观察内容包括意识、瞳孔、生命体征、神经系统体征等。

(1)意识状态:意识障碍是脑损伤患者最常见的变化之一。通过意识障碍的程度可判断颅脑损伤的轻重;意识障碍出现的迟早和有无继续加重,可作为区别原发性和继发性脑损伤的重要依据。

传统意识分法:分为清醒、模糊、浅昏迷、昏迷和深昏迷五级。①意识清醒:正确回答问题,判断力和定向力正确。②意识模糊:为最轻或最早出现的意识障碍,因而也是最需要关注的,能简单回答问题、但不确切,判断力和定向力差,呈嗜睡状。③浅昏迷:意识丧失,对疼痛刺激有反应,角膜、吞咽反射和病理反射尚存在,重的意识模糊与浅昏迷的区别仅在于前者尚能保持呼之能应或呼之能睁眼这种最低限度的合作。④昏迷:指痛觉反应已经迟钝、随意运动已完全丧失的意识障碍阶段,可有鼾声、尿潴留等表现,瞳孔对光反射与角膜反射尚存在。⑤深昏迷:对痛刺激无反应,各种反射消失,呈去皮质强直状态。

Glasgow 昏迷评分法:评定睁眼、语言及运动反应,以三者积分表示意识障碍程度,最高15 分,表示意识清醒,8 分以下为昏迷,最低 3 分(表 11-1)。

表 11-1 Glasgow 昏迷评分法

睁眼反应	分值	语言反应	分值	运动反应	分值
能自行睁眼	4	回答正确	5	遵嘱活动	6
呼之能睁眼	3	回答错误	4	刺痛定位	5
刺痛能睁眼	2	语无伦次	3	躲避刺痛	4
不能睁眼	1	只能发声	2	刺痛肢屈	3
		不能发声	1	刺痛肢伸	2
				无反应	1

(2)生命体征:生命体征紊乱是脑干受损征象。为避免患者躁动影响准确性,应先测呼吸,再测脉搏,最后测血压。颅脑损伤患者以呼吸变化最为敏感和多变,注意节律、深浅。若伤后血压上升,脉搏缓慢有力,呼吸深慢,提示颅内压升高,应警惕颅内血肿或脑疝发生;伤后,与意识障碍和瞳孔变化同时出现心率减慢和血压升高,为小脑幕切迹疝;枕骨大孔疝患者可未经明显的意识障碍和瞳孔变化阶段而突然发生呼吸停止。伤后早期,由于组织创伤反应,可出现中等程度发热;若累及间脑或脑干可导致体温调节紊乱,出现体温不升或中枢性高热。

(3)瞳孔变化:可因动眼神经、视神经及脑干部位的损伤引起。正常瞳孔等大、圆形,在自然光线下直径为 3～4 mm,直接、间接对光反射灵敏。伤后一侧瞳孔进行性散大,对侧肢体瘫痪伴意识障碍加重,提示脑受压或脑疝;伤侧瞳孔先短暂缩小继之散大,伴对侧肢体运动障碍,提示伤侧颅内血肿;双侧瞳孔散大、对光反射消失、眼球固定伴深昏迷或去皮质强直,多为原发性脑干损伤或临终表现。观察瞳孔时应排除某些药物、剧痛、惊骇等对瞳孔变化的影响。

(4)其他:观察有无脑脊液外漏、呕吐,有无剧烈头痛或烦躁不安等颅内压增高的表现或脑疝先兆。注意 CT 和 MRI 扫描结果及颅内压监测情况。

3.一般护理

(1)体位:抬高床头 15°～30°,以利脑静脉回流,减轻脑水肿。深昏迷患者取侧卧位或侧俯卧位,以利于口腔内分泌物排出。保持头与脊柱在同一直线上,头部过伸或过屈均会影响呼吸道通畅及颈静脉回流,不利于降低颅内压。氧气吸入,做好气管插管、气管切开准备。

(2)营养与补液:及时、有效补充能量和蛋白质以减轻机体损耗。不能进食者在伤后 48 h 后可行全胃肠外营养。评估患者营养状况,如体重、氮平衡、血浆蛋白、血糖、血电解质等,以便及时调整营养素供给量和配方。

(3)卧床患者基础护理:加强皮肤护理、口腔护理、排尿排便等生活护理,尤其是意识不清昏迷患者预防各种并发症的发生。

(4)根据病情做好康复护理:重型颅脑损伤患者生命体征平稳后要及早进行功能锻炼,可减少日后的并发症和后遗症,主要通过姿势治疗、按摩、被动运动、主动运动等。

4.高热患者的护理

高热可造成脑组织相对缺氧,加重脑损害,故须采取积极降温措施。常用物理降温法有冰帽,或头、颈、腋、腹股沟等处放置冰袋或冰水毛巾等。如体温过高物理降温无效或引起寒战时,需采用冬眠疗法。常用氯丙嗪、异丙嗪各 25 mg 或 50 mg 肌内注射或静脉滴注,用药 20 min 后开始物理降温。降温速度以每小时下降 1 ℃为宜,降至肛温为 32 ℃～34 ℃较为理想。可每 4～6 h 重复用药,一般维持 3～5 d。低温期间应密切观察生命体征并记录,若收缩压低于 13.3 kPa (100 mmHg),呼吸次数减少或不规则时,应及时通知医师停止冬眠疗法或更换冬眠药物。观察局部皮肤、肢体末端和耳郭处血液循环情况,以免冻伤,并防止肺炎、压疮的发生。停用冬眠疗法时,应先停物理降温,再逐渐停冬眠药物。

5.颅内压增高的护理

见相关章节内容。

6.脑室引流管的护理

对有脑室引流管患者护理时应注意:①应严格无菌操作。②引流袋最高处距侧脑室的距离为 10～15 cm。③注意引流速度,禁忌流速过快,避免颅内压骤降造成危险。④控制脑脊液引流量,每天不超过 500 mL 为宜。⑤注意观察脑脊液性状,若有大量鲜血提示脑室内出血,若为混浊,则提示有感染。

(九)护理评价

(1)患者意识状态是否逐渐恢复,患者呼吸是否平稳,有无误吸发生。

(2)患者疼痛是否减轻。

(3)患者的营养状态如何,营养素供给是否得到保证。

(4)患者体温是否恢复正常。

(5)患者是否出现颅内压增高、脑疝及癫痫发作等并发症;若出现,是否得到及时发现和处理。

(十)健康指导

(1)康复训练:根据脑损伤遗留的语言、运动或智力障碍程度,制订康复训练计划,以改善患者的生活自理能力及社会适应能力。

(2)外伤性癫痫患者应定期服用抗癫痫药物,不能单独外出,以防发生意外。

(3)骨瓣去除患者应做好自我保护,防止因重物或尖锐物品碰撞患处而发生意外,尽可能取健侧卧位以防止膨出的脑组织受到压迫。3～6 个月后视情况可作颅骨修补术。

(薛海英)

第三节 脊 髓 损 伤

脊髓损伤为脊柱骨折或骨折脱位的严重并发症。损伤高度以下的脊神经所支配的身体部位的功能会丧失。直接与间接的外力对脊柱的重击是造成脊髓损伤的主要原因。常见的原因包括:交通事故、枪伤、刀伤、自高处跌落,或是被掉落的东西击中脊椎,以及现在流行的一些水上运动,如划水、冲浪板、跳水等,也都可能造成脊髓损伤。

一、护理评估

(一)病因分析

脊髓损伤是一种致残率高、后果严重的疾病,直接或间接暴力作用于脊柱和脊髓皆可造成脊髓损伤,间接暴力损伤比较常见,脊髓损伤的节段常发生于暴力作用的远隔部位,如从高处坠落,两足或臀部着地,或暴力作用于头顶、肩背部,而脊椎骨折发生在活动度较大的颈部和腰骶部,造成相应部位的脊髓损伤。脊柱骨折造成的脊髓损伤可分为屈曲型损伤、伸展型损伤、纵轴型损伤和旋转型损伤。

(二)临床观察

1.脊髓性休克期

脊髓损伤后,在损伤平面以下立即出现肢体的弛缓性瘫痪,肌张力减低,各种感觉和反射均消失,病理反射阴性,膀胱无张力,尿潴留,大便失禁,低血压[收缩压降至 9.3~10.7 kPa(70~80 mmHg)]。脊髓休克是损伤平面以下的脊髓节段失去高级中枢调节的结果,一般持续 2~4 周,再合并压疮或尿路感染时持续时间还可延长。

2.完全性的脊髓损伤

在损伤平面以下,各种感觉均消失,肢体弛缓性瘫痪,深浅反射均消失,括约肌功能亦消失,经 2~4 周脊髓休克过后,损伤平面以下肌张力增高,腱反射亢进,病理反射阳性,出现总体反射,即受刺激时,髋、膝关节屈曲,踝关节跖屈,两下肢内收,腹肌收缩,反射性排尿和阴茎勃起等,但运动、感觉和括约肌功能无恢复。

3.不完全性的脊髓损伤

在脊髓休克消失后,可见部分感觉、运动和括约肌功能恢复,但肌张力仍高,腱反射亢进,病理反射可为阳性。

4.脊髓瘫痪

(1)上颈段脊髓损伤:膈肌和肋间肌瘫痪,呼吸困难,四肢瘫痪,死亡率很高。

(2)下颈髓段损伤:两上肢的颈髓受损节段神经支配区,呈下运动神经元损害的表现,该节段支配的肌肉萎缩,呈条状感觉减退区,二头肌或三头肌反射减退;即上肢可有下神经元和上神经元两种损害症状同时存在,而两下肢为上运动神经元损害,表现为痉挛性截瘫。

(3)胸段脊髓损伤:有一清楚的感觉障碍平面,脊髓休克消失后,损伤平面以下、两下肢呈痉挛性瘫痪。

(4)胸腰段脊髓损伤:感觉障碍平面在腹股沟韧带上方或下方,如为第 11~12 胸椎骨折,脊髓为腰段损伤,两下肢主要呈痉挛性瘫痪;第 1~2 腰椎骨折,脊髓骶节段和马尾神经上部损伤,两下肢主要呈弛缓性瘫痪,并由于直肠膀胱中枢受损,尿失禁,不能建立膀胱反射性,直肠括约肌松弛,大便亦失禁。

(5)马尾神经损伤:第 3~5 腰椎骨折,马尾神经损伤大多为不全性,两下肢大腿以下呈弛缓性瘫痪,尿便失禁。

(三)辅助诊断

1.创伤局部检查

了解损伤的原因,分析致伤方式,检查局部有无肿胀、压痛,有无脊柱后突畸形,棘突间隙是否增宽等。

2.神经系统检查

急诊患者反复多次检查,及时发现病情变化。

(1)感觉检查:以手接触患者损伤平面以下的皮肤,如患者有感觉,为不完全性脊髓损伤,然后分别检查触觉、痛觉、温冷觉和深部感觉,划出感觉障碍的上缘,并定时复查其上缘的变化。

(2)运动检查:了解患者肢体有无随意运动,记录肌力的等级,并重复检查,了解肌力变化的情况。

(3)反射检查:脊髓横断性损伤,休克期内所有深浅反射均消失,经2~4周休克消失后,腱反射亢进,病理反射阳性。

(4)括约肌功能检查:了解尿潴留和尿失禁,必要时作膀胱测压。肛门指诊,检查括约肌能否收缩或呈弛缓状态。

3.X线检查

检查脊柱损伤的水平和脱位情况,较大骨折位置及子弹或弹片在椎管内滞留位置及有无骨折,并根据脊椎骨受损位置估计脊椎受损的程度。

4.CT检查

可显示骨折部位,有无椎管内血肿。

5.MRI检查

MRI检查是目前对脊柱脊髓检查最理想的手段,不仅能直接看到脊髓是否有损伤,还能够判定其损伤的程度、类型及治疗后的估计。同时,可清晰地看到椎间盘及脊椎损伤压迫脊髓的情况。

二、常见护理问题

(一)肢体麻痹及下半身瘫痪

因脊髓完全受损的部位不同,故肢体麻痹的范围也不同。

(1)第4颈椎以上损伤:会引起完全麻痹,即躯干和四肢麻痹。

(2)第1胸椎以上损伤:会引起不完全麻痹,上肢神经支配完全,但躯干稳定力较差,下肢完全麻痹。

(3)第6胸椎以下受伤:会造成下半身瘫痪。

(二)营养摄入困难

(1)在脊髓受损后48 h之内,胃肠系统的功能可能会减低。

(2)脊髓损伤后,患者可能会出现消化功能障碍,以至患者对食物的摄取缺乏耐力,易引起恶心、呕吐,且摄入的食物也不易消化吸收。

(三)排泄问题

1.排尿功能障碍

(1)尿潴留:在脊髓休克期膀胱括约肌功能消失,膀胱无收缩功能。

(2)尿失禁:脊髓休克过后,损伤平面以下肌张力增高,膀胱中枢受损不能建立反射性膀胱,尿失禁。

2.排便功能障碍

由于脊髓受损,直肠失去反射,以至大便排出失去控制或不由自主地排出大便,而造成大便失禁。

（四）焦虑不安

患者在受伤后,突然变成下半身麻痹或四肢瘫痪,患者会出现伤心、失望及抑郁等心理反应,而不能面对现实,或对医疗失去信心。

三、护理目标

（1）护士能及时观察患者呼吸、循环功能变化,并给予急救护理。

（2）患者知道摆放肢体良肢位的重要性。

（3）患者有足够的营养供应。

（4）患者能规律排尿。

（5）减轻焦虑。

（6）预防并发症。

四、护理措施

（一）做好现场急救护理

对患者迅速及较准确地作出判断,有无合并伤及重要脏器损伤,并根据其疼痛、畸形部位和功能障碍情况,判断有无脊髓损伤及其性质、部位。对颈段脊髓损伤者,首要是稳定生命体征。高位脊髓损伤患者,多有呼吸浅,呼吸困难,应配合医师立即气管切开,气管内插管。插管时特别注意,有颈椎骨折时,头部制动,绝对不能使头颈部多动;气管插管时,宜采用鼻咽插管,借助纤维喉镜插管。

（二）正确运送患者,保持脊柱平直

现场搬运患者时至少要三人蹲在患者一侧,协调一致平起,防止脊柱扭转屈曲,平放在硬板单架上。对有颈椎骨折者,有一人在头顶部,双手托下颌及枕部,保持轻度向头顶牵引,颈部中立位,旁置沙袋以防扭转。胸腰段骨折者在胸腰部垫一软垫,切不可一人抱腋下,另一人抱腿屈曲搬动,而致脊髓损伤加重。

（三）定时翻身,给予适当的卧位

（1）脊髓损伤患者给其提供硬板床,加用预防压疮的气垫床。

（2）翻身时应采用轴线翻身,保持脊柱呈直线,两人动作一致,防止再次脊髓损伤。每隔两小时翻身1次。

（3）仰卧位:患者仰卧位时髋关节伸展并轻度外展。膝伸展,但不能过伸。踝关节背屈,脚趾伸展。在两腿之间可放一枕头,可保持髋关节轻度外展。肩应内收,中立位或前伸,勿后缩。肘关节伸展,腕背屈约45°。手指轻度屈曲,拇指对掌。患者双上肢放在身体两侧的枕头上,肩下垫枕头要足够高,确保两肩部后缩,亦可将两枕头垫在前臂或手下,使手的位置高于肩部,可以预防重力性肿胀。

（4）侧卧位:髋膝关节屈曲,两腿之间垫上软枕,使上面的腿轻轻压在下面的枕头上。踝背屈,脚趾伸展。下面的肩呈屈曲位,上肢放于垫在头下和胸背部的两个枕头之间,以减少肩部受压。肘伸展,前臂旋后。上面的上肢也是旋后位,胸壁和上肢之间垫一枕头。

（四）供给营养

（1）在脊髓损伤初期,先给患者静脉输液,并插入鼻胃管以防腹胀。

（2）观察患者肠蠕动情况,当肠蠕动恢复后,可经口摄入饮食。

（3）给予高蛋白、高维生素、高纤维素的食物，以及足够的水分。

（4）若患者长期卧床不动，应限制含钙的食物的摄取，以防泌尿系统结石。

（5）若患者有恶心、呕吐，应注意防止患者发生吸入性肺炎。

（五）大小便的护理

（1）脊髓损伤后最初几天即脊髓休克期，膀胱呈弛缓性麻痹，患者出现急性尿潴留，应立即留置导尿引流膀胱的尿液，导尿采用密闭式引流，使用抗反流尿袋。随时保持会阴部的清洁，每天消毒尿道口，定期更换尿管，以防细菌感染。

（2）患者出现便失禁及时处理，并保持肛周皮肤清洁、干燥无破损，在肛周涂皮肤保护剂。患者出现麻痹性肠梗阻或腹胀时，给予患者脐周顺时针按摩。可遵医嘱给予肛管排气或胃肠减压，必要时给予缓泻剂，使用热水袋热敷脐部。

（3）少食或不食产气过多的食物，如甜食、豆类食品等。指导患者食用含纤维素多的食物。鼓励患者多饮用热果汁。

（4）训练患者排便、排尿功能恢复。对痉挛性神经性膀胱患者的训练是：定时喝一定数量的水，使膀胱充盈，定时开放尿管，引流膀胱内尿液。也可定期刺激膀胱收缩排出尿液，如轻敲患者的下腹部（耻骨上方）、用手刺激大腿内侧，以刺激膀胱收缩。间歇性导尿，即 4 个小时导尿 1 次，这种方法可以使膀胱有一定的充盈，形成对排尿反应的生理刺激，这种冲动传到脊髓的膀胱中枢，可促进逼尿肌的恢复。

训练患者排便，应先确定患者患病前的排便习惯，并维持适当的高纤维素食物与水分的摄取，以患者的习惯，选择一天中的一餐后，进行排便训练，因患者饭后有胃结肠反射，可在患者臀下垫便盆，教导患者有效地以腹部压力来引发排便，如无效，则可戴手套，伸入患者肛门口刺激排便，或再加甘油灌肠，每天固定时间训练。

（六）做好基础护理

患者脊髓受损后可出现四肢瘫或截瘫，生活自理能力缺陷，其一切生活料理均由护理人员来完成。每天定时翻身，变换体位，观察皮肤，保护皮肤完整性。保持床单位的平整。

（七）做好呼吸道管理

（1）$C_{1\sim4}$ 受损者，膈神经、横膈及肋间肌的活动均丧失，并且无法深呼吸及咳嗽，为了维持生命，而行气管切开，并使用呼吸机辅助呼吸。及时吸痰保持呼吸道通畅。

（2）在损伤后 48 h 应密切观察患者呼吸形态的变化，呼吸的频率和节律。

（3）监测血氧饱和度及动脉血气分析的变化，以了解其缺氧的情况是否加重。

（4）在病情允许的范围内协助患者翻身，并指导患者深呼吸与咳嗽，以预防肺不张及坠积性肺炎等并发症。

（八）观察神经功能的变化

（1）观察脊髓受压的征象，在受伤的 24～36 h 内，每隔 2～4 h 就要检查患者四肢的肌力，肌张力、痛触觉等，以后每班至少检查 1 次。并及时记录患者感觉平面、肌张力、痛温触觉恢复的情况。

（2）检查发现患者有任何变化时，应立即通知医师，以便及时进行手术减压。

（九）脊髓手术护理

1.手术前护理

（1）观察脊髓受压的情况，特别注意维持患者的呼吸。

（2）观察患者脊柱的功能，以及活动与感觉功能的丧失或恢复情况。

（3）做好患者心理护理,解除患者的恐惧、忧虑和不安的心理。

（4）遵医嘱进行术前准备,灌肠排除肠内粪便。可减少手术后的肿胀和压迫。

2.手术后护理

（1）手术后搬运患者时,应保持患者背部平直,避免不必要的震动、旋转、摩擦和任意暴露患者;如为颈椎手术,则应注意颈部的固定,戴颈托。

（2）颈部手术后,应该去掉枕头平卧。必要时使用沙袋固定头部,保持颈椎平直。

（3）观察患者的一般情况,如皮肤的颜色、意识状况、定向力、生命体征,以及监测四肢运动、肌力和感觉。

（4）颈椎手术时,由于颈部被固定,不能弯曲。常使口腔的分泌物不易咳出,应及时吸痰保持呼吸道的通畅。

（5）观察伤口敷料是否干燥,有无出血、有无液体自伤口处渗出,观察术后应用止痛泵的效果。

（十）颅骨牵引患者护理

（1）随时观察患者有无局部肿胀或出血的情况。

（2）由于颅骨牵引,时间过长枕部及肩胛骨易发生压疮,可根据情况应用减压贴。

（3）定期检查牵引的位置、功效是否正确,如有松动,及时报告医师。

（4）牵引时使用便器要小心,不可由于使用便器不当造成牵引位置、角度及功效发生改变。

（十一）预防并发症护理

脊髓损伤后常发生的并发症是压疮、泌尿系统感染和结石、肺部感染、深静脉血栓形成和肢体挛缩。

1.压疮

定时评估患者皮肤情况采用诺顿评分,护士按照评分表中五项内容分别打分并相加总分小于 14 分,可认为患者是发生压疮的高危人群,必须进行严格的压疮预防。可应用气垫床,定时翻身缓解患者的持续受压,对于危险区域的皮肤应用减压贴、透明贴、皮肤保护剂赛肤润,保持床单位平整、清洁,每班加强检查。

2.肺部护理

鼓励患者咳嗽,压住胸壁或腹壁辅助咳嗽。不能自行咳痰者进行气管内吸痰。变换体位、进行体位引流,雾化吸入。颈段脊髓损伤者,必要时行气管切开,辅助呼吸。

3.防深静脉血栓形成

深静脉血栓形成常发生在伤后 10～40 d,主要原因是血流缓慢。临床表现为下肢肿胀、胀痛、皮肤发红,亦可肢体温度降低。防治的方法有患肢被动活动,穿预防深静脉血栓的弹力袜。定期测下肢周径,发现肿胀,立即制动。静脉应用抗凝剂,也可行彩色多普勒检查,证实为血栓者可行溶栓治疗,可用尿激酶或东凌克栓酶等。

4.预防痉挛护理

痉挛是中枢神经系统损害后出现的以肌肉张力异常增高为表现的综合征。痉挛可出现在肢体整体或局部,亦可出现在胸、背、腹部肌肉。有些痉挛对患者是有利的,比如:股四头肌痉挛有助于患者的站立和行走,下肢肌痉挛有助于防止直立性低血压,四肢痉挛有助于防止深静脉血栓形成。但严重的肌痉挛会给患者带来很大的痛苦,妨碍自主运动的恢复,成为功能恢复的主要障碍。痉挛在截瘫患者常表现为以伸肌张力异常增高的痉挛模式,持续的髋膝踝的伸展,最后出现跟腱缩短,踝关节旋前畸形及内收肌紧张。患者从急性期开始采用抗痉挛的良肢体位摆放,下肢伸肌张力增高将下肢摆放为屈曲位。对肢体进行主动运动和被动运动。主动运动:做痉挛肌的拮抗肌适度的主动运动,对肌痉挛有交替性抑制作用。被动运动与按摩:进行肌肉按摩,或温和地被动牵张痉挛肌,可降低肌张力,有利于系统康复训练。冷疗或热疗可使肌痉挛一过性放松。水疗温水浸浴有利于缓解肌痉挛。

(十二)康复护理

(1)在康复医师的指导下,给予患者日常生活活动训练,使患者能自行穿脱衣服,进食、盥洗、大小便、沐浴及开关门窗,电灯、水龙头等增进患者自我照顾的能力。

(2)按照运动计划做肢体运动。颈椎以下受伤的患者,运用各种支具下床行走。

(3)指导患者及其家属如何把身体自床上移到轮椅或床边的便器上。

(4)教导患者使用辅助的运动器材,如轮椅、助行器、手杖,来加强自我照顾能力。

(十三)健康教育

患者和家属对突然遭受到脊髓外伤所带来的四肢瘫或截瘫事实不能接受,患者和家属都比较紧张,因此对患者和家属的健康教育就非常重要。

(1)教导患者需保持情绪稳定,向患者简单的解释所有治疗的过程。

(2)鼓励家属参加康复治疗活动。

(3)告知患者注意安全,以防发生意外。

(4)教导运动计划的重要性,并能切实执行。

(5)教导家属能适时给予患者协助及心理支持,并时常给予鼓励。

(6)教导患者及其家属,重视日常生活的照顾,预防并发症。

(7)定期返院检查。

五、评价

对脊髓损伤的患者,在提供必要的护理措施之后,应进行下列评价。

(1)患者的脊柱是否保持平直。

(2)患者的呼吸功能和循环功能,是否维持在正常状态。

(3)是否提供足够的营养。

(4)是否为患者摆放良肢位,定时为患者翻身。

(5)患者的大小便排泄功能是否已经逐渐恢复正常。是否已经提供必要的协助和训练。

(6)患者是否经常保持皮肤清洁干燥。皮肤是否完整无破损。

(7)患者的运动、感觉、痛温触觉功能是否逐渐恢复。

(8)对脊髓手术的患者,是否提供了完整的手术前及手术后的护理。

(9)对患者是否进行了健康教育。患者接受的程度如何。是否掌握。

(10)对实施颅骨牵引的患者,是否提供了必要的牵引护理。

(11)在护理患者过程中是否避免了并发症的发生。

(12)患者及其家属是否能够接受脊髓损伤这种心理冲击。是否提供了心理护理。

（薛海英）

第四节 脑 性 瘫 痪

一、概述

脑性瘫痪(cerebral palsy,CP)简称脑瘫,是自受孕开始至婴儿期各种原因所致的非进行性脑损伤综合征,主要表现为运动障碍及姿势异常。随着新生儿急救医学的发展,早产儿、低出生体重儿成活率的提高,以及社会、环境等因素,由于病因复杂、发病机制复杂、临床表现多样、可能伴有多种并发症等,使脑瘫的预防与康复治疗成为世界性的难题,多年来世界范围内脑瘫发病率和患病率没有明显下降趋势。

(一)流行病学

脑瘫的发病率在世界范围内为 1.5‰～4‰,平均约为 2‰。我国幅员辽阔,各地经济发展、生活水平及医疗条件差别很大。据文献报道,我国脑瘫发病率为 1.8‰～4‰。从调查结果看,脑瘫发病率各国差别不大,城乡差别不大,男性略高于女性。近 50 年来,由于产科技术、围生医学、新生儿医学的发展,新生儿死亡率、死胎发生率均有明显下降,但脑瘫发病率并无减低,而重症脑瘫的比例有增多趋势。这种现象与当今 NICU 监护技术提高有关,使许多过去很难存活的早产儿和极低出生体重儿得以存活,而这些婴儿患脑瘫的机会明显高于足月儿和正常体重儿。

(二)病因

脑瘫的直接病因是在脑发育成熟前,脑损伤和/或发育缺陷导致以运动障碍和姿势异常为主的综合征。造成脑瘫的病因按时间可划分为三个阶段,即出生前、围生期和出生后。

1.出生前

(1)母体因素:母亲孕期大量吸烟、酗酒、理化因素、妊娠期感染、先兆流产、用药、妊娠中毒症、外伤、风湿病、糖尿病、弓形虫病、胎儿期的循环障碍、母亲智力落后、母体营养障碍、重度贫血等。

(2)遗传因素:近年来研究认为,遗传因素对脑瘫的影响很重要,双胞胎同时患脑瘫、家族中已经有脑瘫患儿再发生脑瘫的概率偏高。

2.围生期

(1)患脑瘫的危险性随着出生体重偏离同胎龄标准体重的程度而增加,低出生体重儿或巨大儿患脑瘫的概率可高于正常体重数十倍。

(2)早产是目前发现患脑瘫的最主要因素之一。

(3)胎盘功能不全,缺氧缺血等被认为与脑瘫有关。

3.出生后

新生儿期惊厥、呼吸窘迫综合征、吸入性肺炎、败血症、缺氧缺血性脑病、颅内出血、脑积水、胆红素脑病,以及颅内感染、低血糖症、脑外伤等都被认为是脑瘫的危险因素。

(三)分型

(1)脑瘫按异常运动的特征分为:①痉挛型;②不随意运动型;③强直型;④共济失调型;⑤肌张力低下型;⑥混合型。

(2)按瘫痪部位分为 5 型:①单瘫;②双瘫;③三肢瘫;④偏瘫;⑤四肢瘫。

二、临床表现

(一)痉挛型

最常见,占脑瘫的60%～70%,主要损伤部位是锥体系。患儿肌张力增高、姿势异常,被动屈伸肢体时有"折刀"样感觉。主要表现为上肢手指关节掌屈,拇指内收,腕关节屈曲,前臂旋前,肘关节屈曲,肩关节内收;坐位时出现拱背坐位、W状坐位;下肢髋关节屈曲、内收、内旋,膝关节屈曲或过伸展,足内、外翻,尖足,行走时呈剪刀步态;由于关节活动受限,自主运动困难,严重者可出现肌肉痉挛和关节畸形。

(二)不随意运动型

约占脑瘫的20%,损伤部位为锥体外系。表现为肌张力动摇不定,在紧张兴奋时肌张力增高,安静和睡眠时肌张力变化不明显,难以用意志控制头部、手、脚、上肢等部位的运动,动作不稳,走路摇晃,头部控制差,分离动作困难,当进行有意识、有目的的运动时,不自主运动增多,安静时不随意运动消失。常伴有流涎、咀嚼吞咽困难、挤眉弄眼、表情奇特等。原始反射持续存在并通常反应剧烈,尤其是以非对称性紧张性颈反射(asymme tricaltonic neck reflex,ATNR)姿势(图11-3)多见。本型可表现为手足徐动、舞蹈样动作、扭转痉挛等,也可同时具有上述几种表现。此型患儿易紧张、怕受刺激,护理人员应注意采取相应的护理措施避免刺激。

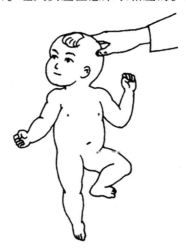

图 11-3　非对称性紧张性颈反射

(三)强直型

较为少见,由锥体外系损伤所致。表现为肢体僵硬,活动减少,被动运动时,伸肌和屈肌持续抵抗,肌张力呈铅管状或齿轮状增高,无腱反射亢进,常伴有智力落后、情绪异常、语言障碍、癫痫、斜视、流涎等。此型一般临床症状较重,护理困难。

(四)共济失调型

本型不多见,多与其他型混合,约占脑瘫的5%。主要损伤部位为小脑,表现为平衡障碍,肌张力低下,无不自主运动。本体感觉及平衡感觉丧失,不能保持稳定姿势。患儿步态不稳,走路呈醉酒步态,容易跌倒,步幅小,重心在足跟部,身体僵硬,方向不准确,过度动作或多余动作较多,动作呆板而机械。常伴手和头部轻度震颤,眼球震颤极为常见。语言缺少抑扬声调,而且徐缓。

（五）肌张力低下型

表现为肌张力低下,肌力降低,四肢呈软瘫状,自主动作减少,仰卧位四肢外展、外旋,似仰翻的青蛙,俯卧位不能抬头,四肢不能支撑,腹部贴床。由于肌张力低下,易发生吸吮、吞咽困难和呼吸道堵塞,可伴有智力落后、癫痫等并发症。

（六）混合型

两种或几种类型的症状同时存在于一个患儿身上,以痉挛型和不随意运动型症状同时存在为多见。图 11-4 为临床各型表现。

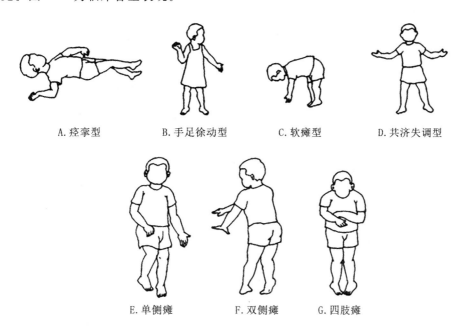

A.痉挛型　　　　B.手足徐动型　　　　C.软瘫型　　　　D.共济失调型

E.单侧瘫　　　　F.双侧瘫　　　　G.四肢瘫

图 11-4　临床各型表现

三、主要功能障碍

（一）运动障碍

脑瘫患儿的运动发育一般不能达到同龄正常儿的发育水平,常表现为运动模式及姿势异常、原始反射延迟消失、肌张力异常等,不同类型的脑瘫患儿其运动功能障碍表现不同。①脑瘫患儿运动发育异常,翻、坐、爬、站、走等明显落后于正常儿童。②脑瘫患儿肌张力机制受到损伤,可出现肌张力增高导致肢体僵硬;肌张力降低导致肢体松软,不能维持正常体位;肌张力波动导致肢体不随意运动;肌张力不协调导致共济失调。③脑瘫患儿神经反射异常,原始反射及病理反射不能如期消失。

（二）视觉障碍

视觉中枢或传导路损伤在脑瘫患儿中占一定比例,控制运动功能的眼部肌肉受累而导致斜视的脑瘫患儿几乎占半数。主要表现为内、外斜视,视神经萎缩,动眼神经麻痹,眼球震颤及皮质盲。部分脑瘫可存在弱视。

（三）听力损害

脑瘫患儿可伴有听觉神经通路的损伤,易见于不随意运动型。由于是由耳至脑的部分神经损伤,因此称之为中枢性听力障碍,应与儿童常见的由于感染所造成的传导性听力障碍相区别。中枢性听力障碍目前尚无有效方法修复损伤的神经,但应根据损伤的程度,尽早采取积极措施。

（四）言语障碍

部分脑瘫患儿控制语言和发音的肌肉受累,出现语言交流困难,表现为语言发育迟缓、构音不清、发音困难、不能成句说话、不能正确表达甚至完全失语。有 1/3～2/3 的脑瘫患儿存在不同程度的言语障碍,包括发音障碍、共鸣障碍及发音迟缓等。

（五）癫痫或惊厥

癫痫在脑瘫患儿中比较常见,大约 50％的脑瘫患儿容易发生惊厥,有的发生新生儿惊厥,有的只是在儿童时期发生一两次而无严重的惊厥。发作时表现可为全身性阵挛、部分发作和继发性大发作。发作时一般以意识丧失和全身抽搐为特征,表现为上睑抬起、眼球上翻、口吐白沫、呼吸增快及大小便失禁等。

（六）心理行为异常

脑瘫患儿可以出现行为异常,如自残行为、暴力倾向、睡眠障碍、性格异常等。脑瘫患儿对社会、家庭的适应性低于正常儿童,心理适应力低。体质的安定度、个人的安定度低于正常儿童,呈现性格的不安定倾向及发展的不平衡特征。因此,要注意观察脑瘫患儿的行为,采取有效措施预防异常行为的发生,同时要积极矫治,避免症状加重。

（七）学习困难

大约一半脑瘫患儿伴有轻度或中度学习困难,他们的智商一般低于 70～80。有的脑瘫患儿看似没有大的问题,但可能存在阅读困难或计算困难。有的患儿阅读和计算非常好,但却难以建立形状的概念,从而画图画的能力极差。严重的学习困难,更使脑瘫患儿对于走路、说话、活动等学习十分缓慢。

（八）生活功能障碍

由于运动发育落后和感觉障碍,导致患儿日常生活活动能力降低,如吞咽咀嚼困难、流涎、易受伤、缺乏自理能力等。

（九）智力障碍

以痉挛型脑瘫患儿多见,不随意运动型患儿多数智力正常。

（十）其他

脑瘫患儿因肌张力增高可伴有进食困难和排泄困难,同时,免疫力降低,易发生呼吸系统、消化系统等疾病。

四、康复评定

（一）整体发育水平的评定

常采用适合患儿年龄阶段的发育量表,如贝利婴幼儿发育量表、丹佛发育筛查测验、儿童社会适应量表等,用以判断患儿发育损害的范围和程度,确定是否存在智力低下、语言障碍和交往障碍等伴随障碍。同时也要了解患儿家属对疾病的知识和对治疗的要求和希望,以判断其对治疗的依从性和参与性。

（二）运动功能评定

（1）运动功能发育评定:如 Peabody 运动发育量表和脑瘫儿童粗大运动功能评估。

（2）异常姿势和运动模式的评定:如观察仰卧位、俯卧位、坐位、跪立位及立位行走的姿势和运动模式等。

（3）肌力评定：常用的肌力测定方法有徒手肌力检查(manual muscle test，MMT)、简单器械的肌力测试、等速肌力测试。

（4）肌张力评定：常用修订的 Ashworth 痉挛评定量表对肌张力进行评定。

（5）关节活动度(range of motion，ROM)评定：可选用不同的测量工具，如各种量角器、皮尺等，必要时也可用 X 线或摄像机拍摄后进行计算分析。临床上应用最普遍的是量角器。

（6）平衡与协调功能评定。

（7）步态分析。

五、康复治疗

脑瘫的康复是针对患儿存在的各种功能障碍进行全面的、多样化的康复治疗和护理，帮助患儿获得最大的运动、智力、语言和社会适应能力，以改善生活质量，适应家庭和社会生活。

（一）物理治疗

物理治疗(physical therapy，PT)包括运动疗法及物理因子疗法。

运动疗法是小儿脑瘫康复治疗广泛采用的康复治疗技术，如：关节活动技术的主动运动、主动助力运动和被动运动；关节松动技术；软组织牵伸技术；肌力训练技术的主动助力运动、主动运动、抗阻力运动；牵引技术；神经生理治疗技术中最常应用的是神经发育疗法(neuro development treatment，NDT)。上述各类技术中，最为广泛采用的是 NDT。我国于 20 世纪 80 年代初期最早引入的是治疗小年龄组脑瘫的诱导疗法(Vojta 疗法)，以及被广泛应用的神经发育学疗法(Bobath 疗法)为主；Rood 技术、Brunnstrom 技术、本体感觉神经肌肉促进技术(proprioceptive neuromuscular facilitation，PNF)、TempleFay 技术、Domain 技术、运动再学习等被不同程度地应用。其他技术如强制性诱导疗法、减重步态训练、平衡功能训练等，以及借助于辅助器具的训练都有不同程度的开展。

（二）作业治疗(occupational therapy，OT)

1.保持正常姿势

按照儿童发育的规律，通过包括游戏在内的各种作业活动训练，保持患儿的正常姿势。

2.促进上肢功能的发育

通过应用各种玩具，以游戏的形式促进患儿正常的上肢运动模式和视觉协调能力；通过使用木棒、鼓棒、拔起插棒等方法，促进患儿手的抓握能力；矫正患儿拇指内收。

3.促进感觉、知觉运动功能的发育

进行感觉统合训练，对于扩大患儿感、知觉运动的领域，促进表面感觉和深部感觉的发育，正确判断方向、距离、位置关系等都十分重要。

4.促进日常生活活动作能力

作业疗法的最终目的是达到患儿的生活自理能力，如训练饮食动作时，需要头的控制、手眼协调、手的功能、咀嚼、吞咽时相应部位的运动；训练更衣动作、洗漱动作、排泄动作、洗浴动作、书写动作等。

5.促进情绪的稳定和社会适应性

从婴幼儿起，调整其社会环境，通过游戏、集体活动来促进脑瘫患儿的社会性和情绪的稳定。

（三）言语治疗

言语治疗（speech therapy,ST）包括：①日常生活交流能力的训练；②进食训练；③构音障碍训练；④语言发育迟缓训练；⑤利用语言交流辅助器具进行交流的能力训练等。

（四）引导式教育

引导式教育又称 Petö 疗法。不同年龄的脑瘫患儿，尤其是 3 岁以上的脑瘫患儿和不随意运动型脑瘫患儿效果最好。

（五）其他疗法

其他疗法包括传统医学康复疗法、药物治疗、手术治疗、辅助器具及矫形器、水疗、马术治疗、多感官刺激、游戏及文体治疗、音乐治疗等。

六、康复护理

（一）环境指导

康复机构治疗环境应设有特殊防护装置，如把手、护栏、防滑地毯等，以保证患儿活动安全。由于脑瘫患儿运动功能障碍及肌张力异常，应采取各种护理措施防止患儿发生意外。保持呼吸道通畅，进食、进水时防止呛入气道，防止分泌物及残存食物阻塞呼吸道，对卧床患儿加用床档等保护具避免坠床，暖水瓶、热水袋等物品远离患儿，防止烫伤。

（二）纠正异常姿势

1.适宜的卧位

正确的体位摆放能使患儿保持正确姿势，从而纠正异常姿势、抑制异常运动模式。

（1）侧卧位：保持双上肢前伸，两手靠近，髋膝屈曲向前，以利于前臂及手的控制，促进双手正中指向，抑制异常反射（图 11-5）。侧卧位有利于降低肌张力和促进动作的对称，是痉挛型患儿最佳床上卧位。

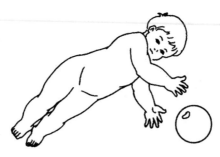

图 11-5 侧卧位

（2）俯卧位：可通过颜色、声音及训练手法刺激促使患儿抬头，有利于训练小儿头控制能力。也可在其胸前放一低枕头，使其双臂向前伸出，当患儿能向前抬起或能转动时，可以抽去枕头。痉挛型屈曲严重的患儿可采取俯卧位，但有严重 TLR 姿势反射持续存在时，不宜长时间采取俯卧位（图 11-6）。

（3）仰卧位：将患儿头及肩垫起，屈髋屈膝，以防身体挺直。也可将患儿放置在恰当的悬吊床内，悬吊床中间凹陷的特殊形状可以限制头背屈和四肢过度伸展，保持头部在中线位置。为避免患儿的视野狭窄和斜视，可在床上方悬挂一些玩具，吸引患儿的视线，同时，应将患儿双手放在胸前，以利于患儿手部功能的恢复。对于身体和四肢以伸展为主的脑瘫患儿，可采用仰卧位（图 11-7）。

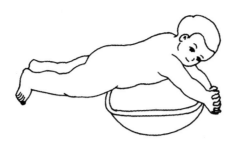

图 11-6　俯卧位

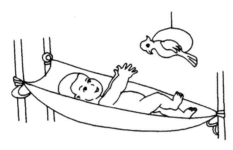

图 11-7　仰卧位

2.正确的抱姿

通过怀抱患儿可以刺激患儿的头部控制能力、纠正异常姿势。

(1)痉挛型脑瘫患儿的抱姿:此型患儿身体长期处于僵直状态,因此,抱这类患儿时应先控制患儿于屈曲模式,与患儿对面而立抱起患儿,将患儿双腿先分开、屈曲,双手分开,略微低头,也可让患儿把头枕于抱者肩上(图 11-8)。

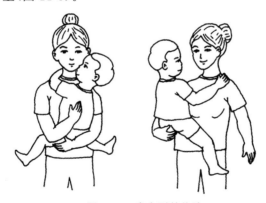

图 11-8　痉挛型的抱姿

(2)不随意运动型脑瘫患儿的抱姿:此型患儿不自主运动增多,头部控制能力差,因此,抱这类患儿时应注意促进头部稳定和正中指向,使患儿的双手合在一起,双腿靠拢、屈曲,抱者站在患儿背面将患儿抱起,尽量贴近抱者胸部(图 11-9)。

(3)其他抱姿:共济失调型脑瘫患儿合并有痉挛型或不随意运动型特点,故对这类患儿的抱法与前面基本相同,注意采取相应体位,抑制异常姿势。肌张力低下型脑瘫患儿,身体像"软面条"一样无力,当抱这类患儿时,除了帮助其把双腿蜷起,头微微下垂外,最重要的是给他一个很好的依靠。混合型脑瘫患儿应根据其临床表现以哪一类型为主,采取相应抱姿。

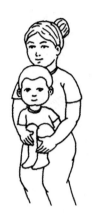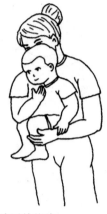

图 11-9　不随意运动型的抱姿

3.睡姿调整

脑瘫患儿由于非对称性紧张性颈反射持续存在头偏向一侧,不能保持头的中立位,应时常调整患儿的睡姿,可采用侧卧位,睡眠时将患儿双手合拢放于胸前,使患儿双手趋近身体中心位,缩短两上肢之间的距离,并抑制角弓反张及头部、躯干和四肢的非对称姿势,也可采用悬吊式软床上的仰卧位与侧卧位交替。

4.坐位体位

(1)椅或凳坐位:脑瘫患儿可通过坐椅子或凳子维持正确的坐位体位,进而使双下肢承重,提高整个身体的协调能力。痉挛型脑瘫患儿可选用不带靠背的凳子或小木箱练习坐姿,保持头颈与脊柱成一直线,同时髋关节屈曲,膝关节屈曲,全足底着地(图 11-10A);不随意运动型脑瘫患儿,可选用高度适合的靠椅,令其髋、膝和踝关节均屈曲成 90°,促进髋关节的屈曲,也可将其两腿分开,置于靠椅的两侧,令患儿骑跨在有靠背的椅子上,双手抓住靠背(图 11-10B);肌张力低下型患儿坐在椅子上表现为脊柱不能竖直,不能抬头,可用两手扶持在患儿的两侧腰骶部,四指在外侧,拇指放于脊柱的两侧,轻轻向下推压,给患儿一个支点,促进患儿抬头与躯干伸直。

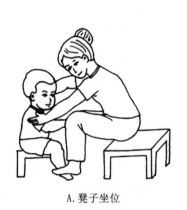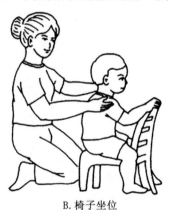

A.凳子坐位　　　　　　　　　　　　B.椅子坐位

图 11-10　坐位

(2)床上坐位:痉挛型脑瘫患儿,操作者在患儿身后,用两上肢从患儿双腋下伸向大腿,扶住大腿内侧,将患儿拉向自己,使患儿躯干的重量负荷于他自己的坐位支撑面上,并要保持两下肢外展的姿势(图 11-11);不随意运动型的患儿,床上的最佳坐位应该屈曲患儿的双下肢,使患儿形成一种腹部紧贴大腿的坐位,然后握住患儿的双肩,缓慢加压的同时将两肩向前向内推压,使患儿将两手伸出,在前面支持身体或抓玩具。

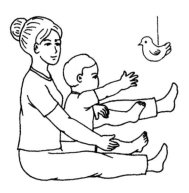

图 11-11　床上坐位

5.站立体位

站立是行走的基础,正确的静态站立体位是两腿站直、脚底踩平,头居中,躯干伸展,双肩与双髋分别处于水平位。动态的站立体位是指站立时头、躯干、四肢各部位可任意进行,适当活动而仍能保持平衡。患儿能保持坐位平衡后,可进行站立训练。

(1)扶站:①肌张力低下患儿,用身体支持患儿站立,操作者先固定患儿双足,然后一只手扶住其胸部,另一只手扶住其膝关节。若该患儿腰腹肌无力,脊柱不能充分伸展时,则用胸部给予支撑,令其站立(图 11-12)。②痉挛型双瘫患儿,操作者首先鼓励其站立,在必要时,从其后面给予膝部一定的支撑,引导其向前、后、左、右进行慢慢地摆动;使身体保持平衡,并训练其在身体前屈时,足跟随之移动(图 11-13)。③具有抓握能力的患儿,令患儿两手抓住栏杆,操作者固定其双脚后,双手扶住其膝关节并向后拉伸,同时,用上臂抵住其臀部,然后用语言诱导其双下肢节律性地用力向上起,此过程中,扶膝关节的手要一松一紧;或者令患儿站于平行杠之间,双手扶杠,若患儿不能很好地抓紧双杠,操作者可用手掌压在其手背上,固定其双上肢,并给予一定的扶持,使其习惯扶杠站(图 11-14)。

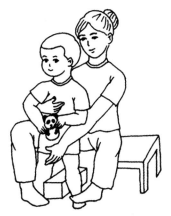

图 11-12　肌张力低下型的站姿

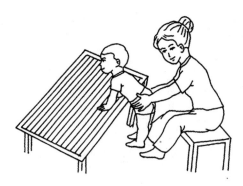

图 11-13 痉挛型的站姿

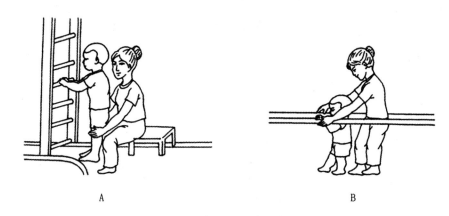

A   B

图 11-14 具有抓握能力的站姿

（2）靠站：脑瘫患儿靠墙站立，操作者可帮助患儿把双手放置在身体两侧，臀部、躯干靠墙，双足分开等于肩宽，并固定患儿的双足，平放于地面。对于脊柱前凸的患儿，操作者可用手轻轻地推顶其腹部，使其脊柱伸展或在腹部加用一定的重力，使患儿的重心垂直于地面，置于双足中间。对于腰腹肌无力的患儿，操作者用双手握持患儿双肩，以达到能够靠墙站立的目的之后，再固定其双足。为使患儿的平衡能力得到进一步提高，可使用左右移动其骨盆的办法来调节患儿的重心。

为使患儿膝关节得到很好的控制，可握住患儿双膝，使其处于一定角度的前屈位，对于膝关节呈前屈位的患儿，操作者可采用夹板和双手被动矫正，达到使其主动用力的目的后，解除夹板；对于膝关节过伸展的患儿，则采用膝关节固定，在其靠墙站时，双手握住双膝关节，使其处于一定角度的前屈位，使患儿膝关节得到很好的控制（图 11-15）。

（3）独站：对于所有的脑瘫患儿来讲，学会正确的站立是学会正确行走的基础，逐渐减轻对患儿的扶持，直到能独站为止。正确的站立姿势为：头部保持在正中位，上身挺直，髋、膝伸展，双腿稍分开，脚掌平放在地面上，双足与肩同宽。操作者双手控制患儿的肩部和腰部，双足置于其双足外缘并夹紧，将操作者的双足踩在患儿的足面上固定，然后根据情况，操作者的双手从半脱离到全脱离其身体的方法以训练其单独站能力。根据患儿在脱离帮助的情况下所表现的各种姿势进行调整及诱导，如让患儿的双手做向前伸或向后伸等动作来诱导患儿的保持性反应。同时，操作者应计算患儿站立的时间，用喊"一、二、三、四、五……"等来激发患儿的积极性，以配合各种训练动作能够完成，采用不固定双足的方法进行训练（图 11-16A）。

患儿能独站后，可进行立位平衡训练。患儿能保持静态站立平衡后，可进行动态站立平衡训练。例如,让患儿站立时,身体向前、后、左、右倾斜,使身体重心向两侧髋、膝部转移,或让患儿双下肢在一前一后情况下,倾斜身体,令其一侧下肢承重的情况下,控制另一侧下肢向前做小幅度的跨步动作,双下肢交替进行。当患儿能够支撑这一动作之后让患儿脱离帮助,自己站起并反复诱导,更好地提高患儿的平衡能力及头、躯干、下肢的协调能力(图11-16B)。

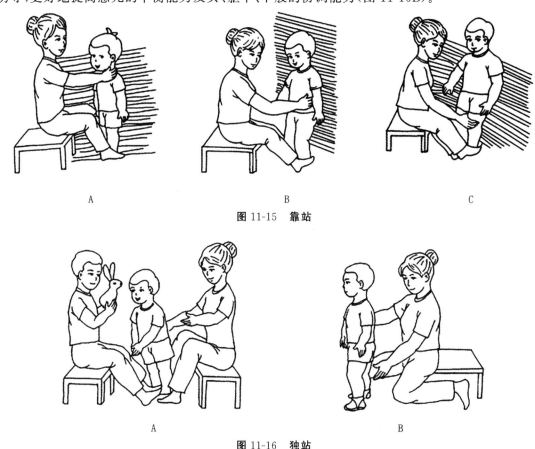

图 11-15　靠站

图 11-16　独站

(三)促进患儿日常生活活动能力

1.进食护理

(1)进食姿势的选择:应以避免全身肌张力升高,避免不必要的不自主运动或异常运动模式出现,保持身体左右对称,促进正中指向为原则,可采用抱坐进食、面对面进食和坐姿矫正进食等方法。对于坐位困难的患儿可用靠垫等予以支撑身体,调整双手的位置靠近胸前正中,进而辅助进食;也可让患儿坐在固定的椅子上进食,通过固定坐姿矫正,维持有利的进食体位(图11-17~图11-19)。

(2)辅助进食:对于咀嚼、吞咽困难的患儿,护理人员要积极进行辅助进食,将食物喂到患儿口内时,要立即用手托起小儿下颌,促使其闭嘴,若食物不能及时吞咽,可轻轻按摩患儿颌下舌根部,以促进吞咽动作的完成。

(3)进食注意事项:进食时保持颈部竖直,利于吞咽,避免呛咳,在喂食时,切勿在患儿牙齿紧咬的情况下,强行将食匙抽出,以防损伤牙齿及口腔黏膜,应待患儿自动松口时,将食匙迅速抽出,喂食时要使患儿保持坐位或半坐位,头处于中线位,避免患儿头后仰时导致异物吸入。同时,患儿进食时应创造良好的进食环境,避免精神刺激,鼓励较大年龄的患儿学习进食动作,完成独立进食。

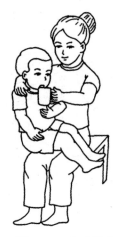

图 11-17　抱坐进食

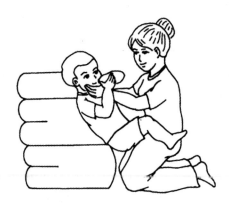

图 11-18　面对面进食

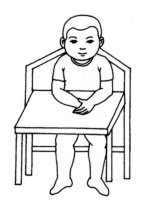

图 11-19　坐在固定椅子上

2.穿脱衣物的护理

(1)衣服的穿脱:穿套头衫或背心时,先穿上患侧或功能较差侧袖子,再穿上健侧或功能较好侧袖子,然后以健手为主将衣服套入头部,拉下衣角;脱衣时,先以健侧或功能较好的手为主拉起衣角,将衣服从头上脱下,然后,健侧或功能较好的一侧先脱下衣袖,患侧或功能较差的一侧后脱。

穿对襟衣服时,可先将其下面的纽扣扣好,根据患儿的情况,留1～2个上面的纽扣不扣,然后按照套头衫的穿脱方法进行训练。

(2)裤子的穿脱:取坐位,先将患侧或功能较差的下肢套入裤筒,再穿另一侧,然后躺下,边蹬健足,边向上提拉裤子到腰部并系好。脱法与穿法相反。

脑瘫患儿应在坐、立、手的训练基础上积极鼓励进行更衣训练,采取合适的方法便于穿脱衣物。

3.洗漱护理

(1)洗脸、洗手:对于年龄较小、不能维持坐位、手功能极度低下的患儿,由他人帮助取合理、舒适的体位洗漱;对于能取长腿坐或坐位不稳的患儿进行洗脸、洗手时,鼓励患儿将双手放在一起,保持正中位(图11-20A);如果患儿双膝不能伸直可让患儿坐在凳子或矮椅子上进行洗脸、洗手;对能站立的患儿可让其一只手有抓握物体做支撑,另一只手进行洗脸,毛巾可做成手套,洗起来更加方便(图11-20B)。

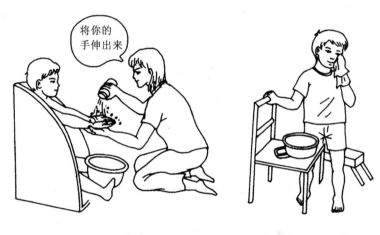

将你的手伸出来

A.洗手　　　　　　　　B.洗脸、洗手

图 11-20　洗脸、洗手

(2)辅助洗浴:对不同类型的脑瘫患儿,洗浴的方法也不相同。①痉挛型:此型患儿在洗澡时应采取俯卧位,这样可抑制伸肌高度紧张,有效抑制异常反射的出现,对于这类患儿最好选择盆浴,水温要适度,避免淋浴和水温不适给患儿带来的不良刺激。②肌张力低下型:此型患儿在洗澡时应采取半坐位,可选择使用"沐浴床"进行训练,这样可给予头部、颈部、躯干足够的支持,有助于沐浴动作的完成。将"沐浴床"安装在配套使用的长圆形浴盆上,让患儿坐在浴盆中,水浸泡到患儿胸部为宜(图11-21)。③不随意运动型:此型患儿在洗澡时应采取坐位,并采取躯干加固定带的方法,这样有利于沐浴动作的顺利完成。

(3)独自洗浴训练:对于平衡能力和手功能尚可的患儿,可让他自己练习洗浴,从安全和提供方便的角度考虑,可在浴盆周围安装扶手及特殊装置。

患儿在浴盆中玩耍可以学习许多功能动作,可在水中放一些可漂浮的玩具,也可以让患儿看自己的手、足,从中学习抓握及认识自己身体的能力。同时,脑瘫患儿大多数皮肤感觉缺失,可通过用毛巾摩擦身体、涂抹肥皂等刺激皮肤,增强皮肤的感觉能力。

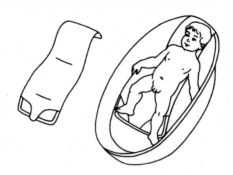

图 11-21　辅助洗浴

4.排泄护理

当患儿两岁以上,能自己示意大小便时,才适合排便训练,训练过早常见效甚慢或者失败。家长可以记录下患儿 24 h 内排便的次数和时间,一般选在患儿集中排便前的半个小时进行训练,定时令患儿在便器或痰盂上坐 15 min,让其养成坐便器上排便的习惯。使用痰盂时,应把痰盂放在一个方形或圆形的痰盂盒中,可以增加稳定性,盒子的高度以患儿坐在其上,双脚能踏到地面为宜,这样患儿在解大小便时坐在上面比较有安全感。对较小的患儿可以放在护理者膝上,一方面可以支持患儿背部并稍向前倾,腿部弯曲,两腿分开,放坐在椅子便盆上。对稍大的患儿选择和设计合适的便桶很重要,可将便桶置于纸箱中,前面有横杆以利于支持,也可以将便桶放置在倒置的板凳中,四周有横杆提供更好的支持(图 11-22)。

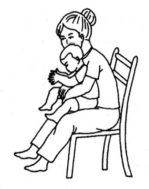 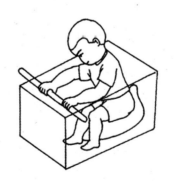 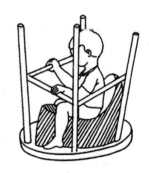

A.护理者膝上　　　　　B.痰盂方形的盒中　　　　　C.痰盂倒置的板凳中

图 11-22　排泄护理

训练内容包括:脱下裤子→坐在便器上→站起→提好裤子的全部过程。如需取手纸,卫生纸必须置于患儿伸手可取的范围内。排泄训练实际是一项综合训练,包括穿脱裤子、坐位平衡、蹲起训练、手功能训练等。训练患儿养成定时大小便习惯,并掌握在便盆上排泄的方法,学习使用手纸和穿脱裤子。

5.语言功能训练

首先要保持正确的姿势,维持患儿头的正中位置,在面对患儿眼睛的高度与其交谈。积极提供语言刺激,激发患儿对语言的兴趣,树立患儿学说话的信心;要鼓励患儿发声,当患儿发声时要立刻答应并与其对话或点头示意,同时予以表扬及鼓励。语言训练是一项长期而艰苦的工作,需要极大的耐心与持之以恒。

(四)心理康复护理

护理人员应给予脑瘫患儿更多的爱心,给予患儿家长更多的理解,对其运动、语言、智力等方面的功能障碍不歧视、不嘲讽,对长期接受护理的患儿不厌其烦、态度和蔼,耐心细致地照顾患儿,让其感受到温暖和关爱。经常与患儿交流,包括眼神鼓励、语言沟通和身体爱抚,给患儿讲故事,组织集体游戏,创造良好的成长环境。

七、家庭社区康复指导

脑瘫的康复是一个长期的过程,所需费用高、耗时长、给家庭和社会带来极大的负担,因此,加强宣教,积极预防具有重要意义。

(一)脑瘫的预防

结合母婴之间各种危险因素的联系,采取多种预防措施,告知家长预防脑瘫发生的知识和措施,从产前保健、围生期保健和出生后三个阶段进行预防,宣传优生优育,实行婚前保健,避免近亲结婚,阻断遗传病及先天缺陷;积极开展产前检查,防止感染性疾病发生;避免早产、低体重儿和巨大儿出生,预防窒息、颅内出血和核黄疸,出生后预防感染性疾病的发生,预防高热惊厥。

(二)早发现、早治疗

婴儿出生后应定期到医疗机构进行体格检查,特别是母亲孕期出现不正常情况、难产、早产、新生儿窒息等情况者更应密切观察,对脑瘫做出早期诊断,早期加以综合干预治疗,避免错过康复治疗的关键时期。

(三)指导家庭训练

家庭治疗是脑瘫康复的一个重要环节,患儿每天通过自身的日常生活动作的完成,来达到训练目的,因此,应教给家长、患儿日常生活活动训练的内容和方法,包括脑瘫患儿正确的卧床姿势、如何正确抱脑瘫患儿、脑瘫患儿进食体位等,避免过分保护,应采用鼓励性和游戏化的训练方式。帮助家长树立起良好的心态和坚定的信念,最终使患儿学会生活的基本技能,适应环境,回归家庭,回归社会。

(邓　桃)

第五节　脊髓灰质炎

一、概述

脊髓灰质炎又称"小儿麻痹症",是由脊髓灰质炎病毒感染,主要损害脊髓的前角运动神经细胞,造成患儿肢体不同程度的功能障碍、肌肉萎缩、关节畸形甚至瘫痪等。从 20 世纪 50 年代末期,我国普遍推广疫苗预防以来,本病发病率已大大降低。但许多患脊髓灰质炎的患儿却为其后遗症所累,造成终身残疾。

(一)流行病学

传染源为患者及无症状的病毒携带者,在儿童中瘫痪病例与隐性感染及无瘫痪病例之比可高达1:1 000,成人中也可达1:75。患儿鼻咽分泌物及粪便内含有病毒。咽部主要在病初1周内排出病毒,故通过飞沫传播的时间亦短,而粪便中排出病毒不仅时间早(病前10 d)、量多且可持续2～6周,甚至长达3～4个月,因此,粪便污染饮食,经口摄入为本病主要传播途径。直接或间接污染病毒的双手、用品、玩具、衣服及苍蝇等皆可成为传播媒介,饮水污染常引起暴发流行。人群普遍易感,6个月至5岁多见。感染后可获同型病毒持久的免疫力。一年四季均可发病,以夏季和秋季为多。

(二)病因及发病机制

脊髓灰质炎病毒属肠道病毒,是一种微小核糖核酸病毒。按其抗原性不同分为Ⅰ型、Ⅱ型、Ⅲ型,以Ⅰ型发病较多,各型间很少交叉免疫。本病毒在外界生命力强,对低温稳定,高温、干燥及氧化消毒剂敏感,在粪便中可存活半年,污水中存活3～4个月,奶制品或食品中存活2～3个月,煮沸立刻灭活,紫外线、2%碘及高锰酸钾均可使其灭活。

病毒侵入人体后,首先在鼻咽部淋巴组织及胃肠淋巴组织内增殖。若机体能及时将病毒清除,可不发病而呈隐性感染。若病毒进入血流,导致病毒血症,此时,如果体内抗体能中和病毒则不侵犯中枢神经系统,患儿仅有上呼吸道和肠道症状,形成顿挫型。若病毒致病力强或抗体产生过迟或不足,病毒进一步侵犯中枢神经系统,引起无瘫痪型或瘫痪型。病变主要在脑干及脊髓前角运动神经细胞,从而引起下运动神经元性的肌肉软瘫。腰、颈段脊髓前角细胞受损最重,细胞坏死,故四肢瘫多见。患病期间,一些因素如劳累、肌内注射、手术等可促使瘫痪的发生。

(三)分型

依据主要病变部位,分型如下。

(1)脊髓型。

(2)延髓型(脑干型或球型)。

(3)脑炎型。

(4)混合型:常为脊髓型和延髓型同时存在。

二、临床表现

脊髓灰质炎的潜伏期为3～35 d,一般为5～14 d。典型病例可分为5期。

(一)前驱期

多有低热或中度发热,伴食欲减退、乏力、全身不适和头痛等一般"感冒"症状,或有腹痛、恶心、呕吐、腹泻、便秘等胃肠道症状,也可有咽痛、咳嗽、流涕等呼吸道症状。经数小时至4 d后热退,症状消失。疾病终止于此期者称顿挫型。

(二)瘫痪前期

经2～6 d的静止阶段,体温再次升高,进入瘫痪前期。因此,本病常呈现双峰热型。有些患儿可无前驱期而直接进入本期。此期患儿尚有全身兴奋状态,面赤、皮肤微红、多汗,可有呕吐和咽痛。常有一过性膀胱麻痹和便秘。全身或四肢肌肉疼痛,感觉过敏,不愿他人抚抱。此期重要的体征是项背强直,弯曲时疼痛。腱反射正常或稍亢进,四肢自动时,出现细微震颤,似为瘫痪先驱征兆。如疾病终止于此,无瘫痪出现,称无瘫痪型。

(三)瘫痪期

肌肉瘫痪大都于瘫痪前期的第3~4天开始,可早至第1天,或晚至7~11 d。瘫痪随发热而加重,大都经过5~10 d。轻症只1~2 d,重症可持续12~16 d。一般热退后,瘫痪不再进展。各型不同临床表现如下。

1.脊髓型

最常见,为脊髓前角细胞受损所致,具有下运动神经元损害的特征,表现为分布不对称、不规则的弛缓性瘫痪,四肢多见,下肢尤甚。感觉存在。

2.延髓型(脑干型或球型)

病毒侵犯延髓呼吸中枢,出现呼吸深浅不匀、节律不齐和各种异样呼吸,重者因中枢性呼吸衰竭而缺氧、发绀。侵犯循环中枢时出现心动过速或过缓、血压下降、循环衰竭;侵犯脑神经核后,产生各种相应症状。

3.脑炎型

偶见,急起高热,嗜睡、昏迷和惊厥,可有痉挛性肢体瘫痪。

4.混合型

常为脊髓型和延髓型同时存在。

(四)恢复期

体温降至正常时,瘫痪即停止发展。瘫痪后1~2周,病肌开始逐渐恢复功能,轻症经过1~3个月,重症常需6~18个月或更久才能恢复。

(五)后遗症期

神经组织损害严重的部位,瘫痪不易恢复,受累肌群萎缩,造成躯体畸形,如马蹄内翻足、脊柱弯曲等,成为后遗症。少数患儿可有并发症出现,如心肌损害、肺炎、肺不张、尿潴留等。严重瘫痪长期卧床者易有压疮、骨质脱钙,甚至肾结石。

三、主要功能障碍

(一)运动障碍

脊髓灰质炎患儿运动障碍表现为分布不规则、不对称、弛缓性软瘫,单侧下肢为多,不伴感觉障碍。如颈背肌瘫痪可致抬头、起坐和翻身不能;脊髓灰质炎如瘫痪1~2年仍不能恢复,则进入后遗症期,可导致肌肉萎缩及畸形,患儿不能站立行走、跛行等。

(二)姿势异常

脊髓灰质炎患儿由于肌力不平衡等因素造成肢体力线不良,如髋关节的屈曲、外展、外旋畸形,膝关节的屈曲、反张、外翻、内翻畸形,足踝部的马蹄、内翻、外翻、高足弓畸形等。这些畸形的存在,破坏了肢体生理负重力线,造成行动姿势不良。在脊髓灰质炎后遗症中,双下肢长度不均是最常见的,主要原因是患肢血运不良,增长较健肢迟缓所造成,一侧患肢的短缩,必然引起行动摇摆、骨盆倾斜甚至脊柱侧弯等。

(三)继发障碍

主要有关节松弛挛缩、畸形或脱位,肌肉失用性萎缩、关节和肌肉痛性痉挛、继发性骨关节炎及渐进性软弱、疲乏。

(四)其他障碍

脊髓灰质炎急性期时脊髓型的表现为呼吸肌麻痹,出现气促、咳嗽无力、吸气时上腹内凹的反常现象;如病毒侵犯延髓呼吸中枢,则出现呼吸受损表现,可因呼吸衰竭而死亡。而腹肌、肠肌瘫痪出现顽固性便秘;膀胱肌瘫痪出现尿潴留或尿失禁。

四、康复评定

(一)肌力评估
采用徒手肌力检查,包括基本肌力、痉挛、强直、松弛,身体状态的变化及肌力的分级。

(二)患肢负重能力和畸形的评估
包括患肢的负重能力和关节肌肉的畸形。

(三)异常姿势的评估
如观察坐位、立位行走的姿势。

(四)日常生活活动能力的评估
对患儿进行日常生活活动能力的评估,如进食、更衣、梳头、如厕、个人卫生等。

(五)脊髓灰质炎的程度分级
脊髓灰质炎根据患儿的功能状况及畸形程度可分为轻度、中度和重度,以下肢瘫痪为例,严重度分级情况(表 11-2)。

表 11-2　脊髓灰质炎程度分级

分级依据	轻、中度	重度
行走功能指数	5 级:虽有肌力减退,但平地可以正常速度行走,步态正常或不正常 4 级:中度或轻度跛行 3 级:重度跛行	2 级:扶着单拐或用手按着自己的大腿才能行走 1 级:要扶着长凳或双拐才能站和行走 0 级:只能蹲地,爬行
每次连续行走距离	超过 500 m	不超过 500 m
瘫痪和畸形程度	瘫痪不完全,畸形程度不重	瘫痪、畸形程度重,如下肢不完全瘫痪,合并脊柱侧弯或麻痹性髋关节脱位,下肢全部肌肉瘫痪等

五、康复治疗

康复治疗最主要的目的是帮助神经恢复,防止肌肉变性,防止并发症,恢复或补偿脊髓灰质炎患儿已丧失的运动功能,进而提高上肢的日常生活活动能力及下肢站立和行走功能,争取达到生活自理,早日回归家庭和社会。

(一)急性期

1.卧床休息,适当营养

应给予营养丰富的食物和大量水分,如因环境温度过高或热敷引起出汗,则应补充钠盐。厌食时可用胃管保证食物和水分摄入。

2.正确摆放体位

患儿卧床时应尽可能长时间地保持躯干、髋关节、膝关节伸直,双足和小腿成直角,髋部及脊柱可用板或沙袋使之挺直,足部和膝部可用夹板、矫形器使膝关节伸直,双足尖向上。疼痛消失后立即做主动和被动锻炼,以避免骨骼畸形。

3.药物治疗

促进神经传导功能药物,如地巴唑,剂量为 1 岁 1 mg,2～3 岁 2 mg,4～7 岁 3 mg,8～12 岁

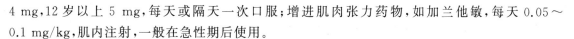

4 mg,12 岁以上 5 mg,每天或隔天一次口服;增进肌肉张力药物,如加兰他敏,每天 0.05～0.1 mg/kg,肌内注射,一般在急性期后使用。

4.延髓型瘫痪

(1)保持呼吸道通畅:采用头低位(床脚抬高成 20°～25°),以免唾液、食物、呕吐物等吸入。最初数天避免胃管喂养,使用静脉途径补充营养。

(2)每天测血压 2 次,如有高血压脑病,应及时处理。

(3)声带麻痹、呼吸肌瘫痪者,需行气管切开术,通气受损者,则需机械辅助呼吸。

(二)恢复期及后遗症期

体温退至正常,肌肉疼痛消失应及早进行积极的功能康复治疗,如推拿、针灸、主动和被动锻炼及其他理疗措施。

1.针灸治疗

适用于年龄小、病程短、肢体萎缩不明显者。根据瘫痪肢体所涉及的主要肌群选有关穴位 3～4 个,每次可更换轮流进行,每天 1 次,10～15 次为 1 个疗程,两个疗程之间相隔 3～5 d。

2.推拿疗法

在瘫痪肢体上以擦法来回擦 8～10 min,按揉松弛关节 3～5 min,揉搓有关脊柱及肢体 5～6 遍,并在局部以擦法擦热,每天或隔天 1 次,促进患肢血循环,改善肌肉营养及神经调节,增强肌力。

3.功能锻炼

患肢能做轻微动作而肌力极差者,可帮助其作伸屈外展内收等被动运动,肢体已能活动而肌力仍差时,鼓励患儿做主动运动,进行体育疗法,借助体疗工具锻炼肌力和矫正畸形。

4.理疗

可采用水疗、电疗、蜡疗、光疗等促使肌肉松弛,增进局部血流和炎症的吸收。

5.其他

可用拔火罐(火罐、水罐、气罐)及中药熏洗外敷以促进瘫痪肢体恢复。另有报道,应用穴位刺激、结扎疗法促进瘫痪较久的肢体增强肌力,畸形肢体可采用木板或石膏固定。

6.手术矫形

对多数后遗症患儿来说,外科手术矫形康复是常用的有效方法,已被无数实践所证实。目前全国各地开展此项手术,有效率达 95%～98%。脊髓灰质炎后遗症的矫形手术种类很多,大体可分为软组织手术和骨性手术两大类。手术的目的,主要是改善肢体功能,为将来的全面康复创造条件。目前国内开展的 DAGEN 黄氏力学脊髓灰质炎畸形矫正术根据生物力学原理、生理学原理和神经学原理设计手术方案,最大化减少骨骼畸形,使残肢关节变形部位恢复挺直、平整,让残肢产生支撑力、平衡感,促进运动力量的增加,肌肉再造和自行发育,最终恢复人体的正常功能。

六、康复护理

(一)急性期和恢复期的康复护理

1.心理护理

长期卧床、肢体瘫痪,对患儿情绪造成很大影响,应以满腔热情对待患儿,及时解除不适,尽量满足其日常生活需要。

2.饮食护理

给予营养丰富的流质或半流质,对吞咽困难者,予以鼻饲。

3.肌肉护理

在瘫痪前期和瘫痪期,肢体常有肌肉疼痛和痉挛,应避免刺激和受压,可局部湿热敷改善血液循环,直到肌肉疼痛和痉挛减轻或消失。

4.保持肢体功能位

保持患肢于功能位,将踝关节保持于90°中立位,避免足下垂,膝关节保持伸直位,髋关节保持伸直中立位,避免屈曲、外翻、外旋,保持躯干伸直,腕关节避免屈曲下垂等。根据肢体功能畸形情况,可采用弹力绷带、沙袋、小夹板、辅助支具等将患肢保持于功能位,防止畸形。

5.主动或被动功能训练

每天帮助患儿活动麻痹的肢体,对患儿被动牵伸关节,防止挛缩。指导和鼓励患儿进行肢体麻痹肌的主动训练,促进肌肉功能最大限度地恢复,防止挛缩畸形。

6.皮肤护理

患儿多汗,长期卧床,必须保持皮肤清洁,定时更换体位,防止压疮及坠积性肺炎。

7.排泄护理

观察大小便情况,有便秘和尿潴留时,予以灌肠或导尿。

(二)后遗症期的康复护理

1.心理护理

脊髓灰质炎后遗症的患儿,虽然他们的肢体残疾,但智力是正常的,并不比正常人逊色,医护人员要理解、关心、爱护和帮助患儿,满足患儿的心理需要,对患儿不能存有偏见,要尊重残疾病儿的人格,使患儿能同医护人员密切配合,积极主动地做好各种理疗、体疗及功能训练,使其最大限度地改善关节功能状态。

2.改善关节活动度

主动运动应让患儿自行运动,关节幅度尽可能大,对肌力较弱、关节挛缩的患儿,护士要辅助以各方向的被动运动,增强肌肉和局部的血液循环,达到恢复和改善关节的活动度。

3.增强肌力的训练

预防肌肉失用性萎缩,进行主动或抗阻运动,通过肌肉主动收缩训练后,使肌纤维增粗,肌力增强。主要有股四头肌、髂腰肌、臀肌、胫前肌的训练。

4.重建肢体动作的协调性

护士要指导患儿集中注意力,做伸关节的动作,被动完成伸关节动作,使患儿做往复屈伸摆动训练,逐渐学会控制摆动方向,重建肢体的动作协调。

5.步行训练

脊髓灰质炎患儿在进行步行训练前,必须通过功能训练,手术矫治或使用辅助器具等措施,使下肢屈曲、挛缩基本得到矫正。逐渐指导患儿训练起立,单腿站立,左右移动重心,缓慢地踏步,然后练习走平道、坡道、上下楼梯,注意尽量做到身体正直,身体不要摆动,保持步态平衡。步行训练应在肢体负重力线正常,关节无明显畸形情况下进行,否则会加重畸形程度。

6.矫形支具、辅助器具的使用和训练

矫形支具是利用机械力学上的相反力量来矫正肢体畸形,如小腿矫形器、病理鞋等,辅助器具则是用于代偿肢体功能,如助行器、轮椅等。指导患儿正确选择和使用矫形支具和辅助器具,注意观察矫形支具、辅助器具与皮肤接触的部位是否出现红肿、破溃、出血等情况,同时指导患儿进行各种辅助器具的使用训练。

七、家庭社区康复指导

(一)回归家庭

(1)对患儿做好自我保健指导,坚持患肢的主动和被动锻炼,树立健康心理,做到人残志坚;保持与社会的正常交往,以获得更广泛的支持与帮助。

(2)耐心指导家属做好瘫痪肢体的按摩和被动运动。指导患儿及家属做好日常生活护理,注意安全,防止意外发生。

(二)社区康复指导

脊髓灰质炎是一种严重的致残性疾病,发病的结果造成患儿的肢体终身残疾,不仅造成患儿躯体畸形,还对患儿的生活自理、学习及进入社会造成了严重障碍,使患儿的身心各方面都受到打击。因此,患儿往往不仅身体要得到康复,而且精神和社会生活都应得到康复照顾和治疗,使他们和健康人一样生活、学习和工作,脊髓灰质炎的全面康复一般包括医疗康复、教育康复、职业康复和社会康复等,通过医疗、教育、民政、残联等部门的协同努力,才能真正实现脊髓灰质炎的全面康复。

(谭秋霞)

第十二章

泌尿外科护理

第一节 肾 损 伤

一、概述

肾脏隐藏于腹膜后,一般受损伤机会很少,但肾脏为一实质性器官,结构比较脆弱,外力强度稍大即可造成肾脏的创伤。肾损伤大多为闭合性损伤,占 60%~70%,可由直接暴力,如腰、腹部受硬物撞击或车辆撞击,肾受到沉重打击或被推向肋缘而发生损伤;肋骨和腰椎骨折时,骨折片可刺伤肾,间接暴力,如从高处落下、足跟或臀部着地时发生对冲力,可引起肾或肾蒂伤。开放性损伤多见于战时和意外事故,常伴有胸腹部创伤,在临床上按其损伤的严重程度可分为肾挫伤、肾部分裂伤、肾全层裂伤、肾蒂损伤、病理性肾破裂等类型。

二、诊断

(一)症状
1.血尿

损伤后血尿是肾损伤的重要表现,多为肉眼血尿,血尿的轻重程度与肾脏损伤严重程度不一定一致。

2.疼痛

局限于上腹部及腰部,若血块阻塞输尿管,则可引起绞痛。

3.肿块

因出血和尿外渗引起腰部不规则的弥散性胀大的肿块,常伴肌强直。

4.休克

面色苍白,心率加快,血压降低,烦躁不安等。

5.高热

由于血、尿外渗后引起肾周感染所致。

(二)体征
1.一般情况

患者可有腰痛或上腹部疼痛、发热。大出血时可有血流动力学不稳定的表现,如面色苍白、四肢发凉等。

2.专科体检

上腹部及腰部压痛,腹部包块。刀伤或穿透伤累及肾脏时,伤口可流出大量鲜血。出血量与肾脏损伤程度,以及是否伴有其他脏器或血管损伤有关。

(三)检查

1.实验室检查

尿中含大量红细胞。血红蛋白与血细胞比容持续降低提示有活动性出血。血白细胞数增多应注意是否存在感染灶。

2.特殊检查

早期积极的影像学检查可以发现肾损伤部位、程度、有无尿外渗或肾血管损伤及对侧肾情况。根据病情轻重,除需紧急手术外,有选择地应用以下检查。

(1)B超检查:能提示肾损害的程度,包膜下和肾周血肿及尿外渗情况。为无创检查,病情重时更有实用意义,并有助于了解对侧肾情况。

(2)CT扫描:可清晰显示肾皮质裂伤、尿外渗和血肿范围,显示无活力的肾组织,并可了解与周围组织和腹腔内其他脏器的关系,为首选检查。

(3)排泄性尿路造影:使用大剂量造影剂行静脉推注造影,可发现造影剂排泄减少,肾、腰大肌影消失,脊柱侧突及造影剂外渗等。可评价肾损伤的范围和程度。

(4)动脉造影:适宜于尿路造影未能提供肾损伤的部位和程度,尤其是伤侧肾未显影,选择性肾动脉造影可显示肾动脉和肾实质损伤情况。若伤侧肾动脉完全梗阻,表示为创伤性血栓形成,宜紧急施行手术。有持久性血尿者,动脉造影可以了解有无肾动静脉瘘或创伤性肾动脉瘤,但系有创检查,已少用。

(5)逆行肾盂造影:易招致感染,不宜应用。

(四)诊断要点

一般都有创伤史,可有腰痛、血尿、腰部肿块等症状体征,出血严重时出现休克。定时查血、尿常规,根据血、尿指标,血红蛋白变化评估伤情。检查首选。肾脏超声,快速并且无创伤,对于评价肾脏损伤程度有意义,CT检查可以进一步显示肾实质损伤、肾脏出血及肾蒂损伤情况。条件允许时行静脉肾盂造影检查。

(五)鉴别诊断

1.腹腔脏器损伤

主要为肝、脾损伤,有时可与肾损伤同时发生。表现为出血、休克等危急症状,有明显的腹膜刺激症状。腹腔穿刺可抽出血性液体。尿液检查无红细胞;超声检查肾脏无异常发现;静脉尿路造影(IVU)示肾盂、肾盏形态正常,无造影剂外溢情况。

2.肾梗死

表现为突发性腰痛、血尿、血压升高;IVU示肾显影迟缓或不显影。逆行肾盂造影可发现肾被膜下血肿征象。肾梗死患者往往有心血管疾病或肾动脉硬化病史,血清乳酸脱氢酶及碱性磷酸酶升高。

3.自发性肾破裂

突然出现腰痛及血尿病状。体检示腰腹部有明显压痛及肌紧张,可触及边缘不清的囊性肿块。IVU检查示肾盂、肾盏变形和造影剂外溢。B超检查示肾集合系统紊乱,肾周围有液性暗区。一般无明显的创伤史,既往多有肾肿瘤、肾结核、肾积水等病史。

三、治疗

肾损伤的处理与损伤程度直接相关。轻微肾挫伤经短期休息可以康复,多数肾挫裂伤可用保守治疗,仅少数需手术治疗。

(一)紧急治疗

有大出血、休克的患者需迅速给以抢救措施,观察生命体征,进行输血、复苏,同时明确有无并发其他器官损伤,做好手术探查的准备。

(二)保守治疗

(1)绝对卧床休息2~4周,病情稳定,血尿消失后才可以允许患者离床活动。通常损伤后4~6周肾挫裂伤才趋于愈合,过早过多离床活动,有可能再度出血。恢复后2~3个月间不宜参加体力劳动或竞技运动。

(2)密切观察,定时测量血压、脉搏、呼吸、体温,注意腰、腹部肿块范围有无增大。观察每次排出的尿液颜色深浅的变化。定期检测血红蛋白和血细胞比容。

(3)及时补充血容量和热量,维持水、电解质平衡,保持足够尿量。必要时输血。

(4)应用广谱抗生素以预防感染。

(5)使用止痛剂、镇静剂和止血药物。

(三)手术治疗

1.开放性肾损伤

几乎所有这类损伤的患者都要施行手术探查,特别是枪伤或从前面腹壁进入的锐器伤,需经腹部切口进行手术,清创、缝合及引流并探查腹部脏器有无损伤。

2.闭合性肾损伤

一旦确定为严重肾裂伤、肾碎裂及肾蒂损伤需尽早经腹入路施行手术。若肾损伤患者在保守治疗期间发生以下情况,需施行手术治疗:①经积极抗休克后生命体征仍未见改善,提示有内出血;②血尿逐渐加重,血红蛋白和血细胞比容继续降低;③腰、腹部肿块明显增大;④有腹腔脏器损伤可能。

手术方法:经腹部切口施行手术,先探查并处理腹腔损伤脏器,再切开后腹膜,显露肾静脉、肾动脉,并阻断之,而后切开肾周围筋膜和肾脂肪囊,探查患肾。先阻断肾蒂血管,并切开肾周围筋膜,快速清除血肿,依具体情况决定做肾修补、部分肾切除术或肾切除。必须注意,在未控制肾动脉之前切开肾周围筋膜,往往难以控制出血,而被迫施行肾切除。只有在肾严重碎裂或肾血管撕裂,无法修复,而对侧肾良好时,才施行肾切除。肾实质破损不大时,可在清创与止血后,用脂肪或网膜组织填入肾包膜缝合处,完成一期缝合,既消除了无效腔,又减少了血肿引起继发性感染的机会。肾动脉损伤性血栓形成一旦被确诊即应手术取栓,并可行血管置换术,以挽救肾功能。

(四)并发症及其处理

常由血或尿外渗及继发性感染等引起。腹膜后囊肿或肾周脓肿可切开引流。输尿管狭窄、肾积水需施行成形术或肾切除术。恶性高血压要做血管修复或肾切除术。动静脉瘘和假性肾动脉瘤应予以修补,如在肾实质内则可行部分肾切除术。持久性血尿可施行选择性肾动脉造影及栓塞术。

四、病情观察

(1)观察生命体征,如体温、血压、脉搏、呼吸、神志反应等。

(2)专科变化,腹部或腰腹部有无肿块及大小变化,血尿程度。

(3)重要生命脏器,心、肺、肝、脾等脏器及骨骼系统有无合并伤。

五、注意事项

(一)医患沟通

(1)如拟保守治疗,应告知患者及其家属仍有做手术的可能性及肾损伤后的远期并发症。

(2)做开放手术,应告知可能切肾的方案。若做保肾手术,则有继续出血、尿外渗的可能。

(3)手术探查决定做肾切除时,应再一次告知家属,并告知术后肾功能失代偿或需做肾代替治疗的可能。如合并腹腔或其他部位脏器损伤,手术时要一期处理,亦应告知家属并签字。

(4)交代病情时要立足于当前患者病情,对于病情变化不做肯定与否定的预测。

(二)经验指导

(1)对于肾损伤的患者应留院观察或住院 1 d,必须每半小时至 1 h 监测 1 次血压、心率、呼吸,记录每小时尿量。并做好血型分析及备血。

(2)对于肾损伤病情明确者,生命体征不稳时,可重复做腹腔穿刺及 CT、B 超等影像学检查。

(3)手术后要观察腹部情况,伤口有无渗血,敷料有无潮湿,为防止切口裂开,可使用腹带保护。

(4)肾切除患者要计算每天出入量,了解肾功能变化。

(5)确保引流管无扭曲,密切观察引流量、颜色的变化。

(6)腹部创伤合并。肾损伤的比例不是很高,临床工作中易忽视。血尿是肾创伤的重要表现,但与病情严重程度不成比例;输尿管有血块堵塞、肾蒂损伤或低血压休克时可无血尿出现。

六、护理

(一)护理评估

1.健康史

详细了解受伤的原因、部位,受伤的经过,以往的健康状况等。

2.身体状况

(1)血尿:肾损伤的主要症状。肾挫伤时血尿轻微,肾部分裂伤或肾全层裂伤时,可出现大量肉眼血尿。当血块堵塞输尿管、肾盂或输尿管断裂、肾蒂血管断裂时,血尿可不明显,甚至无血尿。

(2)疼痛:肾包膜张力增加、肾周围软组织损伤,可引起患侧腰、腹部疼痛;血液、尿液渗入腹腔或伴有腹部器官损伤时,可出现全腹痛和腹膜刺激征;血块通过输尿管时,可发生肾绞痛。

(3)腰、腹部包块:血液、尿液渗入肾周围组织,可使局部肿胀形成包块,可有触痛。

(4)休克:严重的肾损伤,尤其是合并其他器官损伤时,易引起休克。

(5)发热:肾损伤后,由于创伤性炎症反应,伤区血液、渗出液及其他组织的分解产物吸收引起发热,多为低热;由于血肿、尿外渗继发感染引起的发热多为高热。

3.心理状况

由于突发的暴力致伤,或因损伤出现大量肉眼血尿、疼痛、腰腹部包块等表现时,患者常有恐惧、焦虑等心理状态的改变。

4.辅助检查

(1)尿常规检查：了解尿中有无大量红细胞。

(2)B超检查：能提示肾损害的程度,包膜下和肾周血肿的及尿外渗情况。

(3)X线平片检查：肾区阴影增大,提示有肾周围血肿的可能。

(4)CT检查：可清晰显示肾皮质裂伤、尿外渗和血肿范围。

(5)排泄性尿路造影：可评价肾损伤的范围和程度。

(6)肾动脉造影：可显示肾动脉和肾实质损伤的情况。

(二)护理诊断及相关合作性问题

1.不舒适

其与疼痛等有关。

2.恐惧/焦虑

其与损伤后出现血尿等有关。

3.有感染的危险

其与损伤后免疫力降低有关。

4.体温过高

其与损伤后的组织产物吸收和血肿、尿外渗继发感染等有关。

(三)护理目标

(1)疼痛不适感减轻或消失。

(2)情绪稳定,能安静休息。

(3)患者发生感染和休克的危险性降低,未发生感染和休克。

(4)体温正常。

(四)护理措施

1.非手术治疗及手术前患者的护理

(1)嘱患者绝对卧床休息2～4周,待伤情稳定、血尿消失1周后方可离床活动,以防再出血。

(2)迅速建立静脉输液通路,及时输血、输液,维持水、电解质及酸碱平衡,防治休克。

(3)急救护理：有大出血、休克的患者需配合医师迅速进行抢救及护理。

(4)心理护理：对恐惧不安的患者,给予心理疏导、安慰、体贴和关怀。

(5)伤情观察：患者的生命体征;血尿的变化;腰、腹部包块大小的变化;腹膜刺激征的变化。

(6)配合医师做好影像学检查前的准备工作。

(7)做好必要的术前常规准备,以便随时中转手术。

2.手术后患者的护理

(1)卧床休息：肾切除术后需卧床休息2～3 d,肾修补术、肾部分切除术或肾周引流术后需卧床休息2～4周。

(2)饮食：禁食24 h,适当补液,肠功能恢复后可开始流质饮食,并逐渐过渡到普通饮食,但要注意少食易胀气的食物,以减轻腹胀。鼓励患者适当多饮水。

(3)伤口护理：保持伤口清洁干燥,注意无菌操作,注意观察有无渗血、渗尿,应用抗菌药物,预防感染。

3.健康指导

(1)向患者介绍康复的基本知识,卧床的意义,以及观察血尿、腰腹部包块的意义。

(2)告诉患者恢复后3个月内不宜参加重体力劳动或竞技运动;肾切除术后患者,应注意保护对侧肾,尽量不要应用对肾有损害的药物。

(3)定期到医院复诊。

(杨园媛)

第二节　膀　胱　损　伤

膀胱空虚时位于骨盆深处,不易受损,膀胱充盈延伸至下腹部且壁薄,在外力作用下可发生膀胱损伤。

一、病因及病理

(一)根据病因分三大类

1.开放性损伤

由弹片、子弹或其锐器贯通所致,易合并有其他脏器损伤,如直肠、阴道损伤,形成腹壁尿瘘、膀胱直肠瘘或膀胱阴道瘘。

2.闭合性挫伤

当膀胱充盈时,腹部受撞击、挤压、骨盆骨折片刺破膀胱壁等。

3.医源性膀胱损伤

见于经尿道做膀胱器械检查或治疗下腹部手术等。

(二)根据损伤程度可将膀胱损伤分为两大病理类型

1.膀胱挫伤

膀胱挫伤仅伤及黏膜或肌层,膀胱壁未穿破,局部出血或形成血肿,可出现血尿。

2.膀胱破裂

分腹膜内型与腹膜外型两类(图12-1)。

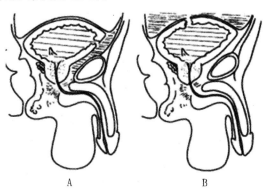

图 12-1　膀胱破裂类型

A.膀胱腹膜外破裂;B.膀胱腹膜内破裂

(1)腹膜内型:膀胱壁破裂伴腹膜破裂,与腹腔相通,尿液流入腹腔,引起腹膜炎。多见于膀胱后壁和顶部损伤。有病变的膀胱(如膀胱结核)过度膨胀,可发生自发性破裂。

（2）腹膜外型：膀胱壁破裂，但所覆盖的腹膜完整。尿液外渗到膀胱周围组织及耻骨后间隙，沿骨盆筋膜到盆底或沿输尿管周围疏松组织蔓延到肾区。

二、临床表现

膀胱壁轻度挫伤仅有下腹部疼痛和少量终末血尿，短期自行消失；膀胱破裂时，不同病理类型而有其特殊临床表现。

（一）休克

骨盆骨折所致剧痛、大出血，膀胱破裂引起尿外渗及腹膜炎，伤势严重者常发生休克。

（二）腹痛

腹膜外破裂时，尿外渗及血肿引起下腹部疼痛、压痛及肌紧张，直肠指检可触及肿物和触痛；腹膜内破裂时，引起急性腹膜炎症状，并有移动性浊音。

（三）血尿和排尿困难

有尿意，但不能排尿或仅排出少量血尿。当血块堵塞尿道或尿外渗到膀胱周围、腹腔内，则无尿液自尿道排出。

（四）尿瘘

开放性损伤，可引起体表伤口漏尿；如与直肠、阴道相通，则经肛门、阴道漏尿。闭合性损伤在尿外渗感染后破溃，可形成尿瘘。

三、诊断

（一）病史及体格检查

有明显外伤史及上述典型的临床表现。

（二）导尿试验

导尿管能顺利插入膀胱，但只能引流出少量尿液；经导尿管注入生理盐水 200 mL，5 min 后吸出，如液体进出量差异很大，提示膀胱破裂。

（三）X 线检查

腹部平片可发现骨盆或其他骨折。膀胱造影自导尿管注入造影剂 300 mL，拍摄注入造影剂和排出造影剂后膀胱造影片。若造影剂有外漏，则为膀胱破裂。

（四）B 超检查

可观察到膀胱壁连续性是否中断，在超声监视下经导尿管注入生理盐水，有时可见膀胱破裂口有液体流动征象。

四、治疗

膀胱破裂的处理原则：①完全的尿路改道；②膀胱周围及其他尿外渗部位充分引流；③关闭膀胱壁缺损。

（一）紧急处理

对严重损伤、出血导致休克者，积极抗休克治疗如输血、输液、镇静、止痛、止血。膀胱破裂时尽早应用抗生素预防感染。

（二）保守治疗

膀胱挫伤或早期较小的膀胱破裂，膀胱造影仅有少量造影剂外漏，可留置导尿管 7～10 d，保持导尿管通畅,应用抗生素预防感染,破口可自愈。

(三)手术治疗

较重的膀胱破裂,需尽早手术清除外渗尿液,修补膀胱裂口,在腹膜外做耻骨上膀胱造瘘,充分引流膀胱内尿液。

五、护理

(一)护理评估

1.健康史

主要是详细了解受伤的原因、部位和受伤的经过,致伤物的性质,受伤当时膀胱是否充盈等。

2.身体状况

(1)血尿和排尿困难:膀胱轻度挫伤时,患者仅有少量血尿,短期内即可自行消失;损伤严重时,可有大量血尿;当有血块堵塞尿道或尿外渗到膀胱周围和/或腹腔内时,则出现排尿困难或仅流出少量血尿。

(2)腹部疼痛:腹膜外型膀胱破裂时,下腹部疼痛,耻骨上有压痛和腹肌紧张;腹膜内型膀胱破裂时,疼痛由下腹部扩展至全腹部,可出现急性腹膜炎的症状。

(3)休克:骨盆骨折所致的疼痛、大出血、膀胱破裂引起的尿外渗和急性腹膜炎,可导致休克。

(4)尿瘘:膀胱破裂与体表伤口相通时,可引起伤口漏尿;与直肠、阴道相通时,则可引起膀胱直肠瘘、膀胱阴道瘘。闭合性损伤在尿外渗感染后破溃,也可以形成尿瘘。

3.心理状况

因损伤后出现血尿、排尿困难,患者常有恐惧、焦虑等心理反应。

4.辅助检查

(1)导尿试验:导尿管虽可以顺利插入膀胱,但仅能引流出少量血尿,甚至无尿液流出,为鉴别是否尿道损伤,此时经导尿管注入无菌等渗盐水 200 mL,片刻后吸出。若液体进出量差异很大,则提示膀胱破裂。

(2)X 线检查。①腹部 X 线平片:可以发现骨盆或其他部位骨折。②膀胱造影:自导尿管注入 15%泛影葡胺 300 mL。摄片可以发现造影剂漏至膀胱外,排出造影剂后再摄片,更能显示遗留于膀胱外的造影剂。腹膜内型膀胱破裂时,可注入空气造影。若空气进入腹膜腔,于膈下见到游离气体,则为腹膜内破裂。同时,空气造影还可减少造影剂对腹膜的刺激,减少并发症的发生。

(二)护理诊断及相关合作性问题

1.疼痛

其与局部组织损伤、血肿、尿液外渗等有关。

2.恐惧/焦虑

其与损伤后出现血尿和/或排尿困难有关。

3.排尿异常

其与膀胱破裂、尿液外渗等有关。

4.有感染的危险

其与损伤后出现血尿、尿液外渗、留置各种引流管等有关。

(三)护理目标

(1)疼痛减轻或消失。

(2)情绪稳定,能安静休息。

(3)恢复正常排尿。

(4)使患者发生感染的危险性降低或未发生感染。

(四)护理措施

1.非手术治疗及手术前患者的护理

(1)解除疼痛:按医嘱给予镇静止痛治疗。

(2)心理护理:主动与患者交谈,帮助患者解除恐惧、焦虑,使患者能安静休息。

(3)观察有无休克。

(4)保持导尿管引流通畅,观察并记录引流液的量和性状。

(5)按医嘱及早应用抗生素,防治感染。

2.手术后患者的护理

(1)体位:麻醉作用消失且血压平稳后,可取半卧位,以利于呼吸和引流。

(2)观察伤情:①生命体征;②腹部症状和体征;③各种引流管的引流情况;④手术切口及创面愈合情况。

(3)预防感染:严格无菌操作,用消毒棉球擦拭尿道口及导尿管周围,合理应用抗生素等。

(4)留置导尿管的护理:妥善固定导尿管及连接管,冲洗膀胱,并保持导尿管的通畅;观察引流液的量和性状;每天用消毒棉球擦洗尿道外口及尿道外口处的导尿管2次。

(5)耻骨上膀胱造口管的护理。①保持造口管引流通畅,避免引流管扭曲、受压或堵塞。②保护造口周围皮肤,保持清洁干燥。③暂时性膀胱造口,一般留置1～2周,拔管前须先夹管,观察能否自行排尿,排尿通畅方可拔除造口管;若同时留置的有导尿管,应先拔除导尿管,然后再考虑拔除膀胱造口管。

(6)尿外渗切开引流的护理:对有尿外渗多处切开引流的患者,应观察引流液的量和性状,敷料浸湿或污染应及时更换。

(7)鼓励患者适当多饮水。

3.健康指导

(1)向患者介绍本病康复的基本知识。

(2)向患者解释适当多饮水的意义。

(3)向带有膀胱造口管的患者介绍其护理知识。

(杨园媛)

第三节 肾 结 石

尿路结石是泌尿系统最常见的疾病之一,发生于肾脏者称肾结石,男性多于女性,多发生在青壮年,21～50岁的患者占83.2%,左右侧发病相似,双侧占16%。在肾盂中的结石不活动而又无感染时,可长期无症状,只在腹部B超或摄腹部X线照片时偶尔发现,但大多数患者有或轻或重的临床表现。疼痛和血尿是肾结石的主要症状。

肾结石的病理特点是易引起尿路梗阻,造成感染和肾功能不全,长期、慢性尿石刺激可诱发癌变。

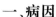

一、病因

病因不明,可能与下列因素有关。

(一)环境因素

自然条件直接或间接地对人体起作用,有明显的地区性,热带地区、亚热带地区结石的发病率高,我国尿石症的发生,在南方也明显高于北方。个体从事高温、出汗多、饮水少的职业,如地质工作者、马拉松运动员、手术医师等易发生尿石症。

(二)个体因素

(1)遗传因素:对尿石症的发生有一定的作用,某些与遗传因素有关的疾病,如痛风、胱氨酸尿症、原发性肾小管性酸中毒、原发性高草酸尿症等均可引起尿石症。

(2)代谢因素:高钙血症、甲状旁腺功能亢进、甲状腺功能亢进、长期卧床、肿瘤、血液病、维生素D过多等,均可导致尿中钙排出过多而形成尿石症。尿中草酸排出过多也可引起尿石症,与摄取的食物有关。

(三)尿液酸碱度的变化

尿偏碱性易发生磷酸结石,尿为酸性者易发生尿酸结石、胱氨酸结石、黄嘌呤结石,尿路感染者的尿偏碱性,也易发生磷酸结石。

(四)尿流动力学改变

尿路梗阻性疾病如肾积水、输尿管或尿道狭窄、肿瘤、前列腺肥大、神经源性膀胱、巨大膀胱等都是结石的发病诱因,尿路阻塞时会引起尿液中形成的颗粒滞留,继续长大成结石。

二、临床表现

疼痛和血尿是肾结石的主要症状。

(1)疼痛:约75%的肾结石患者有腰痛。结石较大、在肾盂中移动度较小时,疼痛多为钝痛或隐痛。结石小、在肾盂内移动度大时,容易引起肾盂输尿管连接部梗阻而出现肾绞痛。典型的肾绞痛是一种突然发生的严重疼痛,呈阵发性发作,从腰部开始,沿输尿管向下,女性放射至膀胱,男性放射至睾丸,一般持续数分钟,亦可长达数小时。当疼痛剧烈时,患者常伴有恶心、呕吐、面色苍白、大汗淋漓。

(2)血尿:一般较轻,肉眼难以看出。

(3)尿路感染:一部分患者并无上述的典型疼痛与血尿,只有感染的表现。

(4)尿潴留、排尿困难:结石阻塞膀胱和尿道间的开口所致。

(5)若输尿管长期阻塞,可能导致肾功能不全。

(6)尿中偶有结石或小沙粒排出。

三、护理

(一)护理目标

(1)促进患者身心舒适,清除焦虑。

(2)减轻疼痛。

(3)控制感染。

(4)保护肾脏,预防并发症及结石复发。

（二）护理措施

1.疼痛的护理

（1）肾绞痛急性发作者须卧床休息；给予解痉止痛药物，如阿托品 0.5 mg、哌替啶 50～100 mg，肌内注射。

（2）在局部配合应用热敷、针灸等。

（3）有恶心、呕吐者，给予止吐剂加以控制。

（4）安排适当的卧位。

2.促进自行排石

（1）鼓励患者多饮水，使溶质处于稀释状态，保持大量的尿液形成，有利于结石排出。

（2）水分摄取量每天至少需 3 000 mL，尤其是在流失量增加时，如天气炎热、发热等需增加液体的摄入量。

（3）在一天 24 h 之内适当均匀地摄取水分，注意夜间饮水。

（4）当患者出现呕吐、腹泻时，需静脉输液。

（5）任何成分的结石，只要直径小于 0.5 cm，均可采用中药排石疗法，让其自行排出。

3.饮食护理

根据取出的结石或自行排出的结石及尿液分析结果，给予一定的饮食护理。

（1）吸收性高钙尿者，控制乳制品，减少动物蛋白和糖的摄取，多食粗粮，避免摄取含大量维生素 D 的食物。

（2）草酸钙结石或高草酸尿者，禁食菠菜、浓茶、啤酒、大黄和巧克力，限制西红柿、豆类、豆腐及一些水果如柑橘类、苹果等的摄入。

（3）尿酸结石者应给予低嘌呤食物，限制动物蛋白，禁食动物内脏；可摄取碱性食物，包括奶类、豆类、绿色蔬菜、水果（除了橘子、李子、干梅）以调节尿液 pH。

（4）胱氨酸结石者，应限制动物蛋白，摄取能碱化尿液的食物，如柑橘等。

（5）磷酸镁铵、碳酸磷灰石等感染性结石者，应摄取能酸化尿液的食物，如蛋类、肉类、家禽类、鱼类、谷类及一些水果（葡萄、梅子、西红柿、南瓜等）。

4.适当活动

（1）长期卧床者，骨组织易脱钙而导致高钙尿症，因此对固定不动者，需经常给予翻身或做肢体被动运动，对四肢活动障碍者可协助患者改变为坐位，以避免尿液淤积。

（2）如患者无疼痛或呕吐等症状，可以做跳绳、跑步、上下台阶等运动，应量力而行，以不感到疲劳为宜。

5.协助医师插入输尿管导管以促进结石排出

当用药、饮水排石效果不佳时，通常都会经由膀胱镜放入一条或两条输尿管导管，通过结石而留在结石的上方。利用机械方法来处理。①输尿导管留置时需注明左或右，记录引流量，且要注意固定，避免脱落。②输尿管下 1/3 处的结石，可由膀胱镜插入各种附有环圈和可展开的特殊导管以套取结石。

6.手术的护理

（1）手术适应证：结石直径超过 1 cm；非手术治疗无效者；阻塞性结石引起进行性肾损伤；并发肾功能减退者。

（2）手术方式：依患者和结石的具体情况而定，有肾盂输尿管切开取石、肾部分切开取石、肾切除等。

（3）术前护理：协助医师完成各种检查。有合并感染者，应待感染控制后再手术。加强营养，维持良好的营养状况。心理护理，对患者需做什么手术及其预后情况给予解释，消除顾虑，保持良好的心态。皮肤准备，根据手术部位而定，肾手术范围前至前正中线，后至后正中线，上至肋弓缘，下至髂嵴。其他术前指导，如手术种类和时间、麻醉的方法、减轻疼痛的方法，指导患者做深呼吸及有效咳嗽，女性患者必要时给予会阴冲洗或阴道灌洗。术前 X 线照片，明确结石位置，特别是对容易活动的结石更有必要。

（4）术后护理：指导患者做深呼吸运动，进行有效咳嗽及翻身，保持呼吸道通畅。协助患者取舒适体位。观察术后病情变化，密切注意血压、脉搏变化。观察尿液的颜色，术后 12 h 尿液大都带血色，若为鲜红色血尿，提示有出血征象；尿量应维持在 50 mL/h 以上，观察尿量时应注意有无尿潴留、造瘘管的引出量及敷料有无渗湿等情况。保持伤口的干燥与无菌，有尿液外渗者应及时更换敷料，并注意保护伤口周围皮肤，可涂擦氧化锌软膏、鞣酸软膏等。保持床旁引流管通畅、无菌，避免滑落、扭曲，同时注意观察引流液的量、颜色及有无出血现象。护士应了解放置引流管的部位、目的、夹管指征及拔管时间。

肾盂造口管如引流不畅需要冲洗时，每次冲洗液量≤5 mL，低压力，以患者不觉腰部胀痛为宜，要长时间放置（大于 10 d）。拔管应慎重，拔管前应夹管 2～3 d，无漏尿、腰痛、发热或经造瘘管造影证明肾盂至膀胱引流通畅时，方可拔除。拔管后，向健侧卧，以防漏尿。

7.体外冲击波碎石术（ESWL）的护理

原理是利用液电效应，通过一高电压、大电容，在水中瞬间放电产生高温，使水汽化膨胀产生的冲击波，其能量经反射聚焦于第二焦点（即结石区），可增至 300 倍以上，局部压力值可达 1 000 个大气压，结石因高能量的冲击而粉碎。震波必须通过水传播，必须有精确定位才能完成治疗。该治疗需麻醉或不需麻醉，有疗效高、无创伤性、可反复使用等特点。

（1）适应证：除结石以下有梗阻者外均可进行治疗。

（2）禁忌证：结石以下有梗阻者；有性疾病患者；结石部位有急性炎症者应先控制感染，体温正常 3～4 d 后再进行；心脏病合并心力衰竭及严重心律不齐者；由于肾实质疾病引起的肾功能不全。

（3）不良反应：血尿，所有患者均会出现，可自愈；绞痛，一般较轻；感染，由于结石碎片堵塞尿路引起或原有感染未控制；心脏并发症，是严重的并发症，宜及时发现、及时处理。

（4）治疗后的护理，增加尿量，嘱患者多饮水或静脉输液，多活动，帮助碎石排出。体位排石，下盏结石取头低足高位，马蹄肾合并结石则取俯卧位，为避免结石短时间内在输尿管积聚，则可向患侧卧，以减慢排石速度，防止尿路堵塞。既往有明显感染史者，术后应注意观察体温的变化。观察尿液中结石排出的情况，并做分析。患者在排碎石过程中可能出现肾绞痛，应给予解释和心理支持，并给予对症处理。复查 KUB，术后 3 d、7 d 拍片观察碎石排出的情况。碎石排出体需 4～6 周，少部分患者需 3 个月才能将碎石完全排出。长期随诊，注意检查肾功能及血压变化的情况。

8.预防并发症
（1）预防感染，因感染可增加肾脏负担，导致肾实质损伤。
（2）防止结石复发。

（杨园媛）

第四节 膀 胱 结 石

一、病因及病理

膀胱结石中,原发性结石明显少于继发性结石。原发性膀胱结石有年龄性,多见于10岁以下的男孩,似与营养有关;老年人膀胱结石常为前列腺增生症的并发症。

二、临床表现

主要表现为尿路刺激症状,如尿频、尿急和终末性排尿疼痛。典型者,尿流突然中断伴剧烈疼痛且放射至会阴部或阴茎头,改变体位后又能继续排尿或重复出现尿流中断。患儿每当排尿时啼哭不止,用手牵拉阴茎。结石损伤膀胱黏膜可引起终末血尿,合并感染时出现脓尿。

三、辅助检查

较大或较多的结石常在排尿后,进行双合诊可在直肠或阴道中触及,膀胱区摄X线平片多能显示结石阴影,B超检查可探及膀胱内结石声影,膀胱镜检查可直观结石及其他病变,如膀胱炎,前列腺增生、膀胱憩室等。

四、处理原则

多数结石可经膀胱镜机械、液电、弹道、超声气压碎石。结石过大、过硬或有膀胱憩室时,可进行耻骨上膀胱切开取石术。对合并有膀胱感染者,应同时积极治疗炎症。

五、护理诊断及医护合作性问题

(一)疼痛
其与结石刺激引起的炎症、损伤及平滑肌痉挛有关。
(二)有感染的危险
其与结石直接损伤和侵入性诊疗有关。

六、护理措施

(一)非手术治疗患者的护理
(1)碎石术后观察和记录碎石后排尿及排石情况。
(2)经膀胱镜碎石后,注意观察有无出血及出血量,观察下腹部情况,注意有无膀胱穿孔症状。
(二)耻骨上膀胱切开取石术后的护理
(1)切口护理。保持切口清洁干燥,敷料被浸湿时要及时更换。
(2)预防感染。嘱患者多饮水,应用抗生素预防感染。
(3)遵医嘱适当应用止痛药。
(4)保持引流通畅。

（杨园媛）

第十三章

儿 科 护 理

第一节 小儿急性感染性喉炎

急性感染性喉炎是由病毒或细菌等引起的喉部黏膜的急性炎症,多见于 5 岁以下的儿童,冬、春季发病较多。由于小儿喉腔狭小、黏膜下血管淋巴组织丰富,声门下组织疏松等解剖特点,患儿易出现犬吠样咳嗽、声音嘶哑、吸气性喉鸣伴呼吸困难,严重时出现喉梗阻症状。若处理不及时,可危及生命。

一、临床特点

(一)症状

(1)发热:患儿可有不同程度的发热,严重时体温可高达 40 ℃ 以上并伴有中毒症状。

(2)咳嗽:轻者为刺激性咳嗽,伴有声音嘶哑,较重的有犬吠样咳嗽。

(3)喉梗阻症状:呈吸气性喉鸣、三凹症,重者迅速出现烦躁不安、吸气性呼吸困难、发绀、心率加快等缺氧症状。临床将喉梗阻分为 4 度。

Ⅰ度喉梗阻:安静时如常人,但活动(或受刺激)后可出现喉鸣及吸气性呼吸困难。胸部听诊呼吸音清晰,心率无改变。

Ⅱ度喉梗阻:即使是在安静状态下也有喉鸣和吸气性呼吸困难。听诊可闻喉鸣传导或气管呼吸音,呼吸音强度大致正常。心率稍快,一般状况尚好。

Ⅲ度喉梗阻:吸气性呼吸困难严重,除上述表现外,还因缺氧严重而出现明显发绀,患儿常极度不安、躁动、恐惧、大汗,胸廓塌陷,呼吸音明显减低。心率增快,常大于 140 次/分钟,心音低钝。

Ⅳ度喉梗阻:由于呼吸衰竭及逐渐体力耗竭,患儿极度衰竭,呈昏睡状或进入昏迷,三凹征反而不明显,呼吸微弱,呼吸音几乎消失,胸廓塌陷明显,心率或慢或快,心律不齐,心音微弱,面色由发绀变成苍白或灰白。

(二)体征

咽部充血,肺部无湿啰音。直达喉镜检查可见黏膜充血肿胀,声门下黏膜呈梭状肿胀,黏膜表面有时附有黏稠性分泌物。

二、护理评估

(一)健康史

询问发病情况,病前有无上呼吸道感染现象。

(二)症状、体征

检查患儿有无发热、声音嘶哑、咳嗽、气促、三凹征。

(三)社会-心理因素

评估患儿及家长的心理状态,对疾病的了解程度,家庭环境及经济情况,了解患儿有无住院的经历。

(四)辅助检查

了解病原学及血常规检查结果。

三、常见护理问题

(1)低效性呼吸形态:与喉头水肿有关。

(2)舒适的改变:与咳嗽、呼吸困难有关。

(3)有窒息的危险:与喉梗阻有关。

(4)体温过高:与感染有关。

四、护理措施

(一)改善呼吸功能,保持呼吸道通畅

(1)保持室内空气清新,每天定时通风 2 次,保持室内湿度在 60% 左右,以缓解喉肌痉挛,湿化气道。

(2)适当抬高患儿颈肩部,怀抱小儿使头部稍后仰以保持气道通畅,体位舒适。

(3)Ⅱ度以上喉梗阻患儿应给予吸氧。

(4)吸入用布地奈德混悬液+肾上腺素用生理盐水稀释后雾化吸入,每天 3~4 次。以消除喉水肿,恢复气道通畅。

(5)指导较大患儿进行有效的咳嗽,当患儿剧烈咳嗽时,可嘱患儿深呼吸以抑制咳嗽。

(二)密切观察病情变化

根据患儿三凹征、喉鸣、青紫及烦躁的表现来判断缺氧的程度,及时发现喉梗阻,积极处理,避免窒息。如有喉梗阻先兆,立即通知医师,备好抢救物品,积极配合抢救。

(三)发热护理

监测体温变化,发热时给温水擦浴,解热贴敷于前额,必要时按医嘱给予药物降温。

(四)提高患儿的舒适度

卧床休息,减少活动,各种护理操作尽量集中进行,避免哭闹。一般情况下不用镇静剂,若患儿过度烦躁不安,可遵医嘱用地西泮、苯巴比妥肌内注射或 10% 水合氯醛灌肠。因氯丙嗪及吗啡有抑制呼吸的作用,不宜应用。

五、健康教育

(1)向患儿家长讲解疾病的有关知识和护理要点,指导家长耐心细致地喂养,进食易消化的

流质或半流质,多饮水,不吃有刺激性的食物,避免患儿进食时发生呛咳。

（2）向家长说明雾化吸入的重要性,鼓励患儿配合治疗。

（3）避免哭闹时间过长,吸入有害气体或进食辛辣食物,刺激损伤喉部。

六、出院指导

（1）注意锻炼身体,合理喂养,增强机体抵抗力。

（2）养成良好卫生生活习惯,饭后漱口,多饮水,保持口腔清洁。

（3）一旦发生痉挛性喉炎（出现呼吸紧促如犬吠、喉鸣、吸气困难、胸廓塌陷、唇色发绀）,应立即送医院治疗,并保持气道通畅（患儿头向后仰,解开衣领）。

（韩惠春）

第二节　小儿急性支气管炎

急性支气管炎是小儿常见的一种呼吸道疾病。本病常继发于上呼吸道感染之后,也常为肺炎的早期表现。也有的是小儿急性传染病（如麻疹、百日咳、伤寒、猩红热等疾病）的早期症状或并发症。

急性支气管炎由各种病毒和细菌或二者混合感染所引起。另外,小儿年龄小,体格弱,气温变化冷热不均,公共场所或居室空气污浊,都可诱发本病。

疾病开始时表现为上呼吸道感染症状,发热、流鼻涕、咳嗽,咳嗽逐渐加重并且有痰,起初是白色黏痰,几天后变为黄色脓痰。有的小儿嗓子呼噜呼噜作响,早晚咳嗽较重,经常因咳嗽将食物吐出。还常伴有头痛、食欲缺乏、疲乏无力、睡眠不安、腹泻等症状。

另外,有一种特殊型的支气管炎,称为急性毛细支气管炎也叫哮喘性支气管炎。主要表现为下呼吸道梗阻症状,似支气管哮喘样发作,患儿鼻翼翕动。呈喘憋状呼吸,很快出现呼吸困难,缺氧发绀。这种类型多见于2岁以内虚胖小儿,往往有湿疹或其他过敏史。

一、护理要点

（1）发热时要注意卧床休息,选用物理降温或药物降温。

（2）室内保持空气新鲜,适当通风换气,但避免对流风,以免患儿再次受凉。

（3）须经常协助患儿变换体位,轻轻拍打背部,使痰液易于排出。

二、注意事项

（1）急性支气管炎一般1周左右可治愈。有部分患儿咳嗽的时间要长些,逐渐会减轻、消失,适当的服些止咳剂即可。不过在患病的早期,对于痰多的患儿,不主张用止咳剂,以免影响排痰。痰稠咳重者可服用祛痰药。

（2）也有部分患儿发展为肺炎,就按护理肺炎患儿的方法精心护理。如果急性支气管炎发作时缺氧、发绀,必须住院治疗,若缺氧得不到及时纠正,会发生脑缺氧等并发症。其他最常见的并发症就是心力衰竭。

(3)对于哮喘重的患儿,请参考支气管哮喘的护理方法。在使用氨茶碱等缓解支气管痉挛的药物时,应在医师指导下用药,家长不可乱用。中药麻杏石甘汤或小青龙汤加减治疗急性支气管炎有一定效果,也可采取中西医结合治疗。

(韩惠春)

第三节　小儿心包炎

心包炎可分感染和非感染性两类,且多为其他疾病(婴儿常见于败血症、肺炎、脓胸,学龄儿童多见于结核病、风湿病)的一种表现。

一、临床特点

(一)症状

较大儿童常有心前区刺痛,平卧时加重,坐位或前倾位可减轻,疼痛可向肩背及腹部放射;婴儿则表现为烦躁不安。同时有原发病的症状表现,常有呼吸困难、咳嗽、发热等。

(二)体征

早期可听到心包摩擦音,多在胸骨左缘第3~4肋间最清晰,但多为一过性。有心包积液时心音遥远、低钝,出现奇脉。当心包积液达一定量时,心包舒张受限,出现颈静脉怒张、肝脏增大、肝颈反流征阳性、下肢水肿、心动过速、脉压变小。

(三)辅助检查

1.X线检查

心影呈烧瓶样增大而肺血大多正常。

2.心电图

窦性心动过速,低电压,广泛ST段、T波改变。

3.超声心动图

能提示心包积液的部位、量。

4.实验室检查

血沉增快,CRP增高,血常规白细胞、中性粒细胞计数增高。

二、护理评估

(一)病史

了解患儿近期有无感染性疾病,以及有无结核、风湿热病史。

(二)症状、体征

评估患儿有无发热、胸痛,胸痛与体位的关系,评估有无心脏压塞症状,如呼吸困难、心率加快、颈静脉怒张、肝大、水肿、心音遥远及奇脉。听诊心脏,注意有无心包摩擦音。

(三)社会-心理因素

评估家长对疾病的了解程度和态度。

（四）辅助检查

了解并分析胸部 X 线片、心电图、超声心动图等检查结果。

三、常见护理问题

（一）疼痛

与心包炎性渗出有关。

（二）体温异常

与炎症有关。

（三）气体交换受损

与心包积液、心脏受压有关。

（四）合作性问题

急性心脏压塞。

四、护理措施

（一）休息与卧位

患儿应卧床休息，宜取半卧位。

（二）饮食

给予高热量、高蛋白、高维生素、易消化的半流质或软食，限制钠盐摄入，少食易产气的食物，如薯类，多食芹菜、海带等富含纤维素的食物，以防止肠内产气过多引起腹胀及便秘而导致膈肌上抬。

（三）高热护理

及时做好降温处理，测定并及时记录体温。

（四）吸氧

胸闷、气急严重者给予氧气吸入。

（五）对症护理

有心包积液者，护理人员应做好患儿的解释工作，协助医师进行心包穿刺，操作过程中仔细观察生命体征的变化，记录抽出液体性质和量，穿刺完毕后局部加压数分钟后无菌包扎，送回病床后继续观察有无渗液、渗血，必要时局部沙袋加压。

（六）病情观察

（1）呼吸困难为急性心包炎和慢性缩窄性心包炎最主要突出症状，应密切观察呼吸频率和节律。

（2）当患儿出现静脉压升高，面色苍白、发绀，烦躁不安，肝脏在短期内增大，应及时报告医师，并做好心包穿刺准备。

（七）心理护理

对患儿疼痛的描述予以肯定，并设法分散和减轻其不适感觉。

（八）健康教育

（1）向家长讲解舒适的体位、安静休息和充足的营养供给是治疗本病的良好措施。

（2）若需要进行心包穿刺时，应向家长说明必须配合和注意的事宜。

五、出院指导

(1)遵医嘱及时、准确使用药物并定期随访。

(2)由于心包炎患儿机体抵抗力减弱,出院后仍应坚持休息半年左右并加强营养,以利心功能的恢复。

（韩惠春）

第四节　小 儿 水 痘

水痘是由水痘-带状疱疹病毒引起的急性出疹性传染病,临床以皮肤黏膜相继出现和同时存在斑疹、丘疹、疱疹及结痂为特征。

一、临床表现

(一)潜伏期
一般为 2 周左右。

(二)前驱期
一般为 1~2 d。婴幼儿多无明显前驱症状,年长儿可有低热、头痛、不适、食欲缺乏等。

(三)出疹期
皮疹先出现于躯干和头部,后波及面部和四肢。其特点有以下几点。

(1)皮疹分批出现,可见斑疹、丘疹、疱疹及结痂同时存在,为水痘皮疹的重要特征。开始为红色斑疹,数小时后变为丘疹,再经数小时发展成椭圆形水疱疹,疱液先清亮后浑浊,周围有红晕。疱疹易破溃,1~2 d 后开始干枯、结痂,脱痂后一般不留瘢痕,常伴瘙痒使患儿烦躁不安。

(2)皮疹呈向心性分布,主要位于躯干,其次为头面部,四肢较少,为水痘皮疹的另一特征。

(3)黏膜疱疹可出现在口腔、咽、结膜、生殖器等处,易破溃形成溃疡。

(四)并发症
以皮肤继发细菌感染常见,少数为血小板数减少、肺炎、脑炎、心肌炎等。

水痘多为自限性疾病,10 d 左右自愈。除上述典型水痘外,可有疱疹内出血的出血型重症水痘,多发生于免疫功能低下者,常因并发血小板数减少或弥散性血管内凝血而危及生命,病死率高。此外,孕母患水痘可感染胎儿,导致先天性水痘。

二、辅助检查

(一)血常规
白细胞总数正常或稍低,继发细菌感染时可增高。

(二)疱疹刮片
可发现多核巨细胞和核内包涵体。

(三)血清学检查
补体结合抗体高滴度或双份血清抗体滴度 4 倍以上升高可明确病原。

三、治疗原则

(一)抗病毒治疗

首选阿昔洛韦,但需在水痘发病后 24 h 内应用效果更佳。此外,也可用更昔洛韦及干扰素。

(二)对症治疗

高热时用退热剂,皮疹瘙痒时可局部用炉甘石洗剂清洗或口服抗组胺药,疱疹溃破后可涂 1% 甲紫或抗生素软膏,有并发症时进行相应的对症治疗。水痘患儿忌用肾上腺皮质激素。

四、护理诊断及合作性问题

(一)体温过高

与病毒血症及继发细菌感染有关。

(二)皮肤完整性受损

与水痘病毒引起的皮疹及继发细菌感染有关。

(三)潜在并发症

皮肤继发细菌感染、脑炎、肺炎等。

(四)有传播感染的危险

与患儿排出有传染性的病毒有关。

五、护理措施

(一)维持正常体温

(1)卧床休息至热退,症状减轻;出汗后及时更换衣服,保持干燥。

(2)监测体温,观察热型;高热时可用物理降温或退热剂,但忌用 75% 乙醇擦浴、口服阿司匹林(以免增加瑞氏综合征的危险);鼓励患儿多饮水。

(二)促进皮肤完整性恢复

(1)室温适宜,衣被不宜过厚,以免增加痒感。

(2)勤换内衣,保持皮肤清洁,防止继发感染。

(3)剪短指甲,婴幼儿可戴并指手套,以免抓伤皮肤。

(4)皮肤瘙痒时,可温水洗浴,口服抗组胺药物;疱疹无溃破者,涂炉甘石洗剂或 5% 碳酸氢钠溶液;疱疹溃破者涂 1% 甲紫或抗生素软膏防止继发感染,必要时给予抗生素。

(三)病情观察

注意观察疱疹溃破处皮肤、精神、体温、食欲,有无咳嗽、气促、头痛、呕吐等,及早发现并发症,予以相应的治疗及护理。

(四)预防感染的传播

1.控制传染源

患儿应隔离至疱疹全部结痂或出疹后 7 d;密切接触的易感儿隔离观察 3 周。

2.切断传播途径

保持室内空气新鲜,托幼机构应做好晨间检查和空气消毒。

3.保护易感人群

避免易感者接触,对体弱、免疫功能低下及应用大剂量激素者尤应加强保护,应在接触水痘后 72 h 内肌内注射水痘-带状疱疹免疫球蛋白,可起到预防或减轻症状的作用。

(五)健康教育

向家长宣传控制传染源的知识,说明患儿隔离的时间;指导切断传播途径的方法,如通风换气、定期消毒、用物暴晒;指导家长对患儿进行皮肤护理,防止继发感染;加强预防知识教育,流行期间避免易感儿去公共场所。

(韩惠春)

第十四章

产后护理

第一节 产褥期生理变化

由于分娩时用力、出汗或因手术损伤等均造成产妇阴血亏虚,元气大伤,百节空虚,加之还要排出子宫中的余血浊液,故产妇产褥期的体质特点为百脉空虚,多虚多瘀。产妇产褥期的生理变化包括生殖系统的变化、乳房的变化、循环系统的变化、血液系统的变化、消化系统的变化、泌尿系统的变化、内分泌系统的变化、呼吸系统的变化、免疫系统的变化,以及腹膜和腹壁的变化。

一、生殖系统的变化

(一)子宫

胎盘娩出后 6 周,子宫逐渐恢复至未孕状态,此过程称为子宫复旧,包括子宫体肌纤维的缩复、子宫下段和子宫颈的复原、子宫内膜再生和血管的变化。

1.宫体肌纤维的缩复

胎盘和胎膜娩出后,子宫收缩成坚硬的略扁的球状体,以生理性缩复环为标志,上段厚而下段薄。在子宫体部,胎盘附着部位最薄,产后经过数次阵缩样收缩后变厚。整个子宫壁厚 3.5～5 cm,子宫腔扁平,前后壁相互靠拢,子宫肌层血管受压、狭窄,最后闭锁。与此同时,高度扩展的子宫峡部,由于子宫肌的持续性收缩也具有较厚的肌层,内腔变窄,与宫体合成一处。产后 6～8 h 峡部缩复最明显,数天后可恢复至原来的紧张度。在子宫缩复的过程中,子宫肌细胞数量大致不变,但肌细胞的长度和体积显著缩小,多余的细胞变性自溶,通过溶酶体的酶系统,最后转化成氨基酸,由血液和淋巴带到肾脏排除。子宫的纤维组织也发生同样的变化,先是细胞自溶、透明样变性,然后由吞噬细胞将其移出,仅存有部分弹力纤维。在子宫复旧过程中,于妊娠期子宫潴留的大部分水分和电解质也随着消失。产后当时子宫为 900～1 000 g,17 cm×12 cm×8 cm 大小,至产后 1 周减至约 500 g,产后两周为 300 g 左右,产后 6～8 周子宫恢复至 50～70 g。

2.子宫下段和子宫颈的变化

子宫下段肌纤维与子宫肌纤维缩复的同时,逐渐恢复为非孕时子宫峡部。胎盘娩出后的宫颈外口呈环状,如袖口,呈紫色,水肿,厚约为 1 cm。次日宫口张力逐渐恢复,但产后 2～3 d 宫口仍可容两指。产后一周后宫颈内口关闭,宫颈管复原。产后 4 周宫颈恢复到非孕状态。分娩时常发生宫颈外口3点及9点处轻度裂伤,使初产妇的宫颈由产前圆形(未产型),变为产后"一"字形横裂(经产型)(图14-1)。

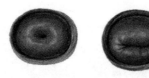

图 14-1　宫颈的变化

3.子宫内膜的再生

分娩时胎盘、胎膜从子宫内膜的海绵层分离娩出,遗留的蜕膜薄厚不一,特别是在胎盘附着部位高低不平。产后2~3 d,遗留的蜕膜分为两层,其间有渗出的粒细胞和淋巴细胞,有防止感染的作用。以后外层细胞发生退行性变,坏死蜕膜随恶露排出。接近肌层的子宫内膜基底层逐渐再生新的功能层,子宫内膜缓慢修复。在胎盘娩出后,由于子宫迅速收缩,胎盘附着部的创面,直径为8~9 cm,胎盘附着部的子宫内膜除由残存的基底层腺体和间质再生外,也可从胎盘附着部周围的内膜向内潜行性生长。至产后2周创面面积约为3 cm×4 cm。产后3周,除胎盘附着部位外,子宫内壁基本被新生的子宫内膜覆盖,产后6~8周完全恢复。

4.子宫血管的变化

胎盘娩出后因子宫复旧,子宫血液供应相应减少,子宫壁间的血管与静脉窦随子宫肌肉的收缩和缩复而被压缩变窄,最终闭塞。首先是肌层呈螺旋状走行的血管闭塞,使胎盘附着部位得以有效地止血,并在正常凝血机制下形成血栓,子宫出血量逐渐减少直至停止;继而成纤维细胞侵入,最后机化,大的血管内膜层发生结节状增厚,并有结缔组织长入,最后完全阻塞并有玻璃样变,以后在其周围长出新的小血管,玻璃样物质逐渐被吸收,这一过程相当缓慢,可能需要数年。

如果在新生内膜修复期间,胎盘附着面因复旧不良出现血栓脱落,可导致晚期产后出血。

(二)阴道与外阴

1.阴道

分娩后阴道腔扩大,阴道黏膜及周围组织水肿,阴道黏膜皱襞因过度伸展而减少甚至消失,致使阴道壁松弛及肌张力低。阴道壁肌张力在产褥期逐渐恢复,阴道腔逐渐缩小,阴道黏膜皱襞约在产后3周重新显现,但阴道于产褥期结束时仍不能完全恢复到未孕时的程度。

2.外阴

分娩后外阴轻度水肿,于产后2~3 d内逐渐消退。会阴部血液循环丰富,如果有轻度撕裂或会阴正中切、侧切开缝合,均能在产后3~4 d内愈合。处女膜在分娩时撕裂成痕迹,称为处女膜痕。

(三)输卵管、卵巢的变化

妊娠期输卵管被牵拉变长、充血和水肿,产后逐渐恢复原状。未授乳者,月经一般于产后6周左右恢复,排卵于产后10周左右恢复。产后较晚恢复月经者,首次月经来潮之前可能已有排卵,故哺乳期妇女虽无月经来潮也有受孕可能;也有整个哺乳期不来月经的情况。

(四)盆底组织

在分娩过程中,由于先露部长时间的压迫,使盆底肌肉和筋膜过度伸展而弹性降低,且常伴有盆底肌纤维的部分断裂。如无严重损伤,产后一周内,水肿和淤血迅速消失,组织张力逐渐恢复。如损伤严重而又未及时修补,可造成盆底松弛。产褥期过早从事重体力劳动、多次分娩且时间间隔过短,均可影响盆底组织修复,这些都是造成阴道膨出和子宫脱垂的重要原因。

若能于产褥期坚持做产后康复锻炼,盆底肌可能在产褥期内即恢复至接近未孕状态。

二、乳房的变化

产褥期乳房的变化是妊娠期变化的继续。产后 2～3 d 乳房明显增大,皮肤紧张,表面静脉扩张、充血,有时可形成硬结使产妇有疼痛感。如有副乳,也可肿胀疼痛。由于乳房充血影响血液和淋巴回流,可导致淋巴结肿大。严重者腺管阻塞,乳汁不能排出,乳头水肿,同时可有低于38 ℃的低热。不哺乳者,上述乳房变化可在产后 1 周左右恢复正常。

产后乳房的主要变化是泌乳。妊娠期孕妇体内雌激素、孕激素、胎盘催乳素升高,使乳腺发育和初乳形成。当胎盘剥离娩出后,产妇血中雌激素、孕激素和胎盘催乳素水平急剧下降,抑制下丘脑分泌的催乳素抑制因子(prolactin inhibiting factor,PIF)释放。在催乳素作用下,乳汁开始分泌。婴儿每次吸吮乳头时,来自乳头的感觉信号经传入神经纤维到达下丘脑,通过抑制下丘脑分泌的多巴胺及其他催乳素抑制因子,使腺垂体催乳素呈脉冲式释放,促进乳汁分泌。吸吮乳头还能反射性地引起神经垂体释放催产素,催产素使乳腺腺泡周围的肌上皮收缩,使乳汁从腺泡、小导管进入输乳导管和乳窦而喷出乳汁,此过程又称为喷乳反射。吸吮是保持乳腺不断泌乳的关键环节。不断排空乳房也是维持乳汁分泌的重要条件。由于乳汁分泌量与产妇营养、睡眠、情绪和健康状况密切相关,因此保证产妇足够的睡眠和营养丰富的食物,并避免精神刺激至关重要。

胎盘剥离娩出后,产妇进入以自身乳汁哺育婴儿的哺乳期,母乳喂养对母儿均有益处。哺乳有利于产妇生殖器官及其有关器官组织更快地恢复。初乳是指产后 7 d 内分泌的乳汁,因含β-胡萝卜素呈淡黄色,富含有形物质,故质稠。初乳中含蛋白质和矿物质较成熟乳多,还含有多种抗体,尤其是分泌型 IgA(sIgA)。脂肪和乳糖含量较成熟乳少,极易消化,是新生儿早期最理想的天然食品。接下来的 4 周内乳汁逐步转为成熟乳,蛋白质含量逐渐减少,脂肪和乳糖含量逐渐增多。初乳及成熟乳均含有大量免疫抗体,有助新生儿抵抗疾病的侵袭。母乳中还含有矿物质、维生素和各种酶,对新生儿生长发育有重要作用。鉴于多种药物可经母血渗入乳汁,产妇于哺乳期间用药必须考虑药物对新生儿的影响。

三、循环系统的变化

子宫胎盘的血循环终止于子宫缩复,大量血液从子宫涌入产妇体循环,同时由于解除了妊娠子宫的压迫,下腔静脉回流增加,加之妊娠期潴留的组织间液回吸收,产后 72 h 内,产妇循环血量增加 15%～25%,特别是产后 24 h 内心脏负荷加重,心脏病产妇此时极易发生心力衰竭。循环血量于产后 2～3 周恢复至未孕状态。

四、血液系统的变化

(一)凝血系统

产褥早期血液仍处于高凝状态,有利于胎盘剥离面形成血栓,减少产后出血量。妊娠晚期血小板下降在产褥期很快回升,血中纤维蛋白原仍处于高水平,凝血酶原和凝血活酶系统也增强,这些都对防止产后出血有利。但产褥期的高凝状态,以及下肢静脉血流缓慢,也可成为血栓形成的因素。因此产妇在产后应尽早下床活动,防止血栓形成。血纤维蛋白原、凝血酶、凝血酶原于产后 2～4 周内降至正常,因此这种高凝状态在产后 2～4 周逐渐恢复正常。

妊娠期体内凝血功能增强,而抗凝系统功能较低,有助于止血和血栓形成。此时,纤溶系统功能增强对已处于高凝血和低抗凝的状态,有调节内环境的意义。分娩后体内再次发生重大变化,促使体内抗凝和纤溶功能的增强,以利于恶露的排出。

(二)血常规

产褥期贫血常见,可能是妊娠贫血的继续,也可能由于产后出血所致,产后 72 h 以内血液稀释也有一定的影响。血红蛋白水平于产后 1 周左右回升。白细胞总数在产褥早期仍比较高,可达$(15\sim30)\times10^9$/L,中性粒细胞比例增加而淋巴细胞比例下降。这可能是由于产后子宫缩复和产时组织损伤,代谢产物进入血液循环引起的反应。通常在产后 1~2 周恢复至正常水平。

(三)血沉

产后由于高水平的血浆大分子蛋白(主要是免疫球蛋白)和纤维蛋白原,使红细胞的聚集性增加,血沉加快,至产后 3~4 周降至正常。

五、消化系统的变化

妊娠期胃酸减少,胃动素水平较低,胃肠道平滑肌收缩力下降,使胃肠道肌张力和蠕动力减退。产后由于孕酮水平下降,胃动素水平上升,促使消化功能逐渐恢复。产后 1~2 d 内产妇感口渴,喜进汤食,但食欲欠佳,以后逐渐好转。产褥期卧床多,活动少,腹直肌及盆底肌松弛,肠蠕动减弱,易发生便秘。如有便秘,应及时对症治疗。

六、泌尿系统的变化

由于妊娠期潴留的水分进入循环主要经肾排出,故在产后一周内血容量明显增加、尿量增加。由于产后子宫复旧时产生的代谢产物须经尿排出,故在产褥早期可出现蛋白尿,肌酐和肌酸的排出量也增加。在妊娠期发生的肾盂和输尿管的生理性扩张,于产后 2~8 周方能恢复正常。在产褥期,膀胱肌张力降低,对膀胱内压的敏感性降低,加之外阴切口疼痛、卧床排尿、器械助产、区域阻滞麻醉,均可能增加尿潴留的发生,尤其在产后 24 h 内,应密切关注。

七、内分泌系统的变化

(一)雌激素的变化

妊娠期母血雌激素主要来自胎儿——胎盘功能单位,分娩胎盘排出后,母血雌激素失去主要生成来源。产后 3 h,血浆 17β-雌二醇降至产前的 10%,产后 2~3 d,下降到卵泡发育的早期水平,但低于 100 pg/mL,产后 7 d 低于 50 pg/mL,此后逐渐开始恢复到卵泡中期水平。不哺乳者在产后 20 d 左右血 17β-雌二醇恢复到 100 pg/mL 左右,持续哺乳但月经恢复自然者这一段时间长达 60~80 d,而哺乳闭经者在产后 180 d 内 17β-雌二醇低于 10 pg/mL。母血浆雌三醇水平在产后 1 h 仅为产前的 15%左右,产后 12 h 仅为产前的 5%左右。产后雌激素的下降有利于正常泌乳。

(二)孕激素的变化

产后由于胎盘的排出和妊娠黄体的迅速萎缩,血浆孕激素的水平也很快下降,产后 1 d 降至非孕妇女的黄体期水平,产后 3 d 降至 1 ng/mL 以下。

(三)人绒毛膜促性腺激素(β-hCG)的变化

产前母血浆 β-hCG 水平约为 20 000 mIU/mL,β-hCG 的血浆清除半衰期平均约为 9 h,因此胎盘排出后的 2~3 d,母血浆 β-hCG 水平降至 1 000 mIU/mL 以下,产后第 7 d 降至 100 mIU/mL 左右,产后 2 周降至非孕水平。

(四)胎盘泌乳素(hPL)的变化

hPL 的血浆半衰期约 20 min,因此胎盘排出后第 2 天即降至目前检测能力水平以下。

(五)泌乳素(PRL)的变化

产前母血浆 PRL 水平 150~200 ng/mL,如果产后不哺乳,PRL 呈跳跃式降至非孕水平,哺乳妇女,母血 PRL 水平持续维持在 40~50 ng/mL,高于非孕水平上限 1 倍左右,哺乳期显著上升,哺乳后血浆浓度可升高 10~20 倍,但随着哺乳时间的逐渐延长,每次哺乳时 PRL 的释放量逐渐减少,每天哺乳 1~3 次,PRL 在 6 个月内恢复至非孕水平。如果每天哺乳 6 次以上,母血浆 PRL 水平要在 1 年左右才能降至平常非孕水平。

(六)促性腺激素

妊娠期由于高的体内性激素水平而使垂体促性腺激素分泌处于抑制状态,母血浆卵泡刺激素(FSH)和黄体生成素(LH)处于极低水平,这一状态维持至产后 10~12 d,此后逐渐上升,产后 3 周左右恢复至非孕妇女卵泡期水平。产褥期 FSH 的释放高于 LH。

(七)促性腺激素(Gn)和促性腺激素释放激素(GnRH)的变化

妊娠期高雌、孕激素对下丘脑的 Gn 和 GnRH 分泌起抑制作用,同时由雌、孕激素加强了活性的内源性阿片肽也抑制妊娠期和产褥早期的 GnRH 活性。

妊娠期高雌、孕激素除对 Gn 和 GnRH 的分泌产生抑制作用,也抑制垂体 GnRH 受体和卵巢上 Gn 受体,并持续至产后 10 d 左右。因此,产褥早期垂体对 GnRH、卵巢对 Gn 的刺激作用相对钝化,给予外源性的 GnRH 或 Gn 后,垂体或卵巢基本无反应或反应低下,但可加速垂体和卵巢对刺激激素的反应性的恢复。

(八)甲状腺功能指标的变化

产褥早期甲状腺功能指标波动很大,但总的变化趋势是母血浆 T_3、T_4 高于产前水平,产后 3~4 d 恢复到产前水平,甲状腺素结合球蛋白(TBG)和促甲状腺素(TSH)在产后 1 周左右恢复至非孕妇水平。

(九)肾上腺功能指标的变化

妊娠期肾上腺功能相关指标均明显上升,分娩期进一步升高,产后促肾上腺皮质激素释放激素(CRH)、促肾上腺皮质激素(ACTH)和 β-内啡肽迅速下降,产后 24 h 降至非孕妇女正常水平。产后第 1 天皮质醇降到产前水平,1 周左右降到非孕妇女水平。

(十)胰岛素敏感性变化

产后由于胎盘产生的抗胰岛素因子的迅速消失,胰岛素敏感性也得到迅速恢复,产后母血空腹血糖水平较低。即使为糖尿病患者,此时对胰岛素的需求量也减少,仅 39% 的妊娠糖尿病患者产后 3~5 d 的口服葡萄糖耐量试验(OGTT)或静脉葡萄糖耐量试验(IVGTT)异常,产后 6 周仅 20% 的妊娠糖尿病患者 OGTT 或 IVGTT 异常。

八、呼吸系统的变化

产后子宫迅速缩小,膈肌下降,腹压逐渐恢复,故产褥早期呼吸深而慢,每分钟 14~16 次。产后产妇由胸式呼吸变为胸腹式呼吸,使妊娠晚期和分娩造成的轻度碱中毒得以很快地消失。动脉二氧化碳分压(PCO_2)可升高 0.7~1.3 kPa(5~10 mmHg)。

九、免疫系统的变化

妊娠期母体免疫系统发生重大变化,孕妇体内产生大量免疫抑制物和抗父系细胞毒抗体,以保护胎儿不受排斥。妊娠晚期母血中淋巴细胞数和自然杀伤细胞(NK 细胞)的比例均下降,NK 细胞和淋巴因子激活的杀伤细胞(LAK 细胞)的活性也降低。孕妇血中 IgG 的浓度在妊娠晚期较妊娠中期降低 5%,而补体、中性粒细胞数和单核细胞数增加。此外,妊娠期胎盘和胎膜还产生很多免疫抑制因子,以维持局部的免疫抑制状态。

随着分娩的结束,上述这些变化迅速消失,产妇由维持妊娠的免疫状态转为增强机体的抵抗力。但总的来说,产褥期仍是机体免疫防御系统较为脆弱的时期。正常孕期 NK 细胞减少,在产后迅速增加,有利于防止产褥感染,但对患有自身免疫疾病的产妇也可能因此在产后发生病情的恶化。妊娠期大颗粒淋巴细胞(LGL)逐渐下降,妊娠晚期达最低点,在产褥期迅速恢复到未孕时的水平,产后 4 个月还可能有一过性的升高。LGL 的变化表明,在产褥期淋巴细胞介导的细胞毒活性[包括 NK 细胞活性、依赖抗体的细胞毒性(ADCC)等]呈动态升高,对防御产褥感染有利。产褥期免疫功能的变化与哺乳和血中 PRL 水平也有密切的关系。产褥期高 PRL 血症的产妇,PRL 可能对 NK 细胞的发生程序有直接的抑制作用。

十、腹膜和腹壁的变化

阔韧带和圆韧带在非妊娠状态是很松弛的,它们需要相当长一段时间从妊娠时那种伸长的松弛状态恢复回来,通常于产后 6~8 周时才逐渐恢复。分娩当时子宫急剧收缩,子宫表面浆膜层形成皱褶,膀胱子宫反折部也形成皱褶,随子宫复旧于产后数天消失。

因为妊娠子宫引起皮肤弹力纤维的断裂和过度延伸,腹壁变软、松弛。这些组织要恢复至正常需要几周的时间,其恢复与产妇在产后的营养、运动和适当的锻炼有关。除妊娠纹以外,腹壁通常是可以恢复到非妊娠状态的。但当腹肌无力时,腹壁也可以很松弛。可能会有明显的肌肉分离,即腹直肌分离。在这种情况下,腹中线附近腹壁就仅仅由腹膜、变纤弱的肌膜、皮下脂肪及皮肤所组成。

(张　敏)

第二节　产褥期的临床表现

一、生命体征

(一)血压

正常分娩无出血者,血压应平稳。产后血压下降的最常见原因是产后出血,严重者可以发生休克甚至死亡。对有合并症的妊娠尤其应注意血压的变化。子痫前期患者,产后血压不稳定,有可能发生产后子痫,或由于血压大幅度下降而导致休克。妊娠合并心脏病者也可能因产后心力衰竭造成血压下降。

（二）脉搏

产后当时,由于交感神经兴奋,脉搏慢,50～70次/分钟,于产后一周内可恢复正常。产后脉搏加快时应注意体温、出血和心脏的情况。产后体温不高而脉搏加快,常是产后出血的早期表现,应引起足够的重视。

（三）体温

产后体温多数在正常范围内。体温可在产后24 h内略升高,一般不超过38 ℃,可能与产程延长致过度疲劳有关。产后3～4 d出现乳房血管、淋巴极度充盈,乳房胀大,乳汁不能排出,伴37.8 ℃～39 ℃发热,称为泌乳热,一般持续4～16 h,体温即可下降,不属于病态,但需要排除其他原因尤其是感染引起的发热。

（四）呼吸

产后腹压降低,膈肌下降,由妊娠期的胸式呼吸变为胸腹式呼吸,呼吸深慢,每分钟14～16次。

二、子宫复旧

胎盘娩出后,子宫收缩,子宫体圆而硬,宫底在脐下一指。产后第一天因盆底肌肉张力的恢复,将子宫托上,故子宫底位置较产后当时高,可平脐。以后每天以1～2 cm速度下降,至产后7～10 d降至盆腔内,耻骨联合上不能触及,产后6～8周子宫恢复至未孕时大小(如图14-2)。产后哺乳者子宫复旧一般较不哺乳者快。

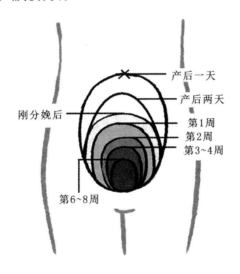

图 14-2　产褥期子宫的变化

三、产后宫缩痛

产褥早期因子宫收缩引起的疼痛称为产后宫缩痛,于产后1～2 d出现,持续2～3 d自然消退,多见于经产妇。哺乳时反射性催产素分泌增多使疼痛加重,不需要特殊用药。

四、恶露

产后随子宫蜕膜(特别是胎盘附着处蜕膜)的脱落,含有血液、坏死的蜕膜等组织经阴道排出,称为恶露。因其颜色、内容物及其时间不同,恶露可分为血性恶露、浆液恶露及白色恶露。

(一)血性恶露

因含大量血液得名。量多,色鲜红,含有较多的血液、小血块及少量的胎膜、胎脂和坏死的蜕膜组织。镜下可见多量的红细胞、坏死蜕膜及少量胎膜。血性恶露持续 3～4 d。出血逐渐减少,浆液增加,转变为浆液恶露。

(二)浆液恶露

因含多量浆液得名。色淡红,镜下见较多坏死蜕膜组织、宫腔渗出液、宫颈黏液,少量红细胞及白细胞,且有细菌。浆液性恶露持续 10 d 左右,浆液逐渐减少,白细胞增多,变为白色恶露。

(三)白色恶露

因含大量的白细胞,色泽较白得名。质黏稠,色泽较白,含大量白细胞、坏死蜕膜组织、表皮细胞及细菌等。大约持续 3 周。

正常恶露有血腥味,但无臭味,持续 4～6 周,总量为 250～500 mL。如血性恶露持续 2 周以上,常提示胎盘或胎膜残留、子宫复旧欠佳及轻度炎症存在;如恶露带有腐臭味,提示有感染存在,均应及时就医处理。

五、褥汗

产后气血津液虚损,身体多虚多瘀,产褥早期皮肤的排泄功能旺盛,排除大量汗液有助于孕期潴留的水分排出,尤其在睡眠和初醒时较为明显,称为褥汗,不属于病态,产后一周多可自行消失。如一周后仍有大量汗出,应及时就医调理。

六、泌乳

妊娠期大量的雌、孕激素的产生,促进垂体内 PRL 基因的转录,抑制下丘脑内多巴胺等 PRL 抑制因子的生成,促进垂体 PRL 的分泌。增多的雌、孕激素与 PRL 共同促进乳腺的发育。孕酮可促进辅阻遏物的合成,这种阻遏物结合酪蛋白基因启动子区后,产生抑制酪蛋白基因转录及蛋白合成效应。同时孕酮也可拮抗 PRL 对乳腺腺泡细胞上 PRL 受体生成的促进作用并直接抑制 PRL 与 PRL 受体在乳腺腺泡细胞上的结合,因此产生明显的抑制乳腺泌乳的作用。生理情况下的雌激素可促进 PRL 的释放,但孕期过高的雌激素水平或给予药理剂量的雌激素则抑制泌乳,其机制目前尚不明了。

分娩后雌、孕激素的快速消失,解除了其对 PRL 刺激泌乳作用,以及对乳腺酪蛋白生成的抑制作用,PRL 启动乳腺腺细胞乳汁生成并分泌入腺泡腔。产后 3～4 d,母血浆雌、孕激素已经降到非孕妇女卵泡早期水平以下,此时乳腺开始出现充血肿胀并开始泌乳。

七、闭经

产后低下的下丘脑-垂体-卵巢(H-P-O)轴功能状态、较高水平的 PRL,以及婴儿吸吮导致的下丘脑催产素和内源性阿片肽的阵发性释放,均可导致闭经。不哺乳的产妇,月经多在产后 2 个月内恢复;完全哺乳的妇女,产后 6 个月的闭经发生率达 70%,产后 1 年的闭经发生率为 37%。完全哺乳的产妇,由于类似于绝经后低下的卵巢功能,阴道窥镜检查时可见到类似于老年性阴道炎的改变,阴道黏膜出现明显的充血,甚至出血,这可能是产妇在浆液恶露转化成白色恶露后再次出现血性恶露甚至淋漓阴道流血的主要原因,这一时间可持续至产后 8 周左右。此后下丘脑-垂体-卵巢轴功能逐渐缓慢恢复,可出现无排卵月经或黄体功能不足等表现。

八、体重

分娩后由于胎儿及其附属物和羊水排出，以及产时出血和分娩过程中水分的丢失，体重可降低 6 kg 左右。产后 2～3 d 内体重下降 2～3 kg，这是由于大量的水分排出和恶露排出所致。约有 2/3 的产妇于产后第 4 d 开始，体重不再下降，反而由于运动、食欲的改善，进食增加而略有增加。体重下降程度个体差异很大，与恢复工作时间、哺乳、身体锻炼、职业、避孕方式、分娩季节等相关。

产褥期除体重下降外，如饮食运动不当、过度滋补，也可能造成产后体重滞留，也有发生肥胖的可能。因此要及时注意体重的变化，帮助产妇更好地恢复产前身材，以预防远期并发症。

（张　敏）

第三节　产褥期的易发疾病

产妇由于分娩时的产伤出血，产时用力、出汗，而致阴血骤虚，元气耗损，百脉空虚。新产后，因子宫渐渐缩复，出现宫缩痛；产后尚有恶露排出、泌乳等生理现象。凡与产后这些生理或病理变化有关而发生的疾病，称为产后病，即产褥期发生的疾病。

一、产褥期的"三病""三冲""三急"

产褥期疾病主要有产后血晕、产后痉证、产后发热、产后腹痛、产后恶露不绝、产后大便难、产后排尿异常、产后自汗盗汗、产后身痛、产后乳汁异常、产后郁证、产后血劳等。古代医家对产后常见病和危重症概括为"三病""三冲""三急"。汉代张仲景《金匮要略·妇人产后病脉证并治》指出："新产妇人有三病，一者病痉，二者病郁冒，三者大便难。"即为"三病"；清代《张氏医通·妇人门》所论的"三冲"，即：败血上冲，冲心、冲肺、冲胃；本书另有所论"三急"为："产后诸病，惟呕吐、盗汗、泄泻为急，三者并见必危。"根据现代临床的认识来看，古人所说的产后"三冲"，与西医的羊水栓塞、产后心力衰竭有相似之处，是产时危急重症。

二、产褥期疾病的病因病机

产褥期疾病总的机理归纳为三个方面：①亡血伤津；②瘀血内阻；③外感六淫或饮食房劳所伤。出现产后"三病"，即痉、郁冒、大便难。"痉"者，痉挛、抽搐。因产后血虚，筋脉失养，复加体虚感风，化燥伤筋所致。"郁冒"即头晕、目眩或不省人事也。皆因血虚则阴竭于下，孤阳上越而致。"大便难"乃因产后血虚津枯，肠燥失濡所致。三病证候各异，然病机却相同，都是亡血伤津所致。此外，产后阴血骤虚尚可导致产后血晕、产后腹痛、产后发热、产后盗汗、产后小便淋痛、产后血劳等证。因产时用力耗气，元气受损，同时分娩出血，气随血耗，故产后"血不足而气亦虚"；若因产程过长，或失血过多，或产后操劳过早，劳倦伤脾，而致气血俱损，可出现小便不通、自汗、产后恶露不绝、产后缺乳、产后乳汁自出、产后发热、产后血劳、产后血晕等证。

产后余血浊液停滞及排出不畅；产后元气亏虚，运血无力，气虚血滞；且产后百脉空虚，外邪乘虚入胞，寒凝热灼成瘀；或分娩创伤，脉络受损，血溢脉外，离经成瘀；或胞衣、胎盘残留，瘀血内阻，败血为患，出现产后血晕、产后腹痛、产后恶露不绝、产后发热、产后身痛、产后抑郁等，甚或败血上冲而致"三冲"危证。产后气血俱伤,元气受损,腠理疏松,脏腑功能降低,抵抗力减弱,所谓"产后百节空虚",稍有感触,或生活不慎,均可导致气血失调,营卫不和,脏腑功能失常,而出现产后痉证、产后腹痛、产后发热、产后身痛、产后恶露不绝、产后排尿异常等病证。

产后病源于气血津液虚损,正虚邪盛,故其发病特点总结为多虚多瘀(表 14-1)。

表 14-1 产褥期疾病的病因病机

产后气血变化	病因体质因素	调摄失慎	病机	病证
阴血骤虚元气亏损	素体阴血不足或气虚	过食辛燥伤阴或劳倦伤脾	亡血伤津阳气浮散气(血)虚弱	产后"三病"、产后发热、产后腹痛、产后身痛、盗汗产后恶露不绝、小便不通、自汗、乳汁自出、产后血晕
易于瘀血	素有气郁血瘀	七情过极外感邪气	瘀血内阻败血妄行	产后腹痛、血晕、产后发热、恶露不绝、产后"三冲"
百节空虚	素体虚弱	外感六淫饮食不节不慎房事	营卫(气血)失调脏腑功能失常	产后发热产后身痛

三、产褥期的"三审""三禁"

产妇生产后要注意"三审":先审小腹痛与不痛,以辨恶露有无停滞;次审大便通与不通,以验津液盛衰;再审乳汁行与不行和饮食多少,以察胃气强弱。因此产褥期疾病常用的具体治法有补气益血、养阴生津、活血化瘀、疏风解表、清热解毒等。

但需要注意的是发汗、通下、通小便不宜过度,即"三禁":禁大汗以防亡阳,禁峻下以防亡阴,禁通利小便以防亡津液。总之,选方用药,必须照顾气血,行气勿过耗散,化瘀勿过攻逐,消导必兼扶脾,祛寒不宜过于温燥,清热不宜过用苦寒,解表不过于发汗,攻里不过于削伐。掌握补虚不滞邪,攻邪不伤正的原则,勿犯虚虚实实之戒。

四、产褥期易发疾病

(一)产后腹痛

产后腹痛以新产后小腹疼痛为特点。多发于经产妇,其发生与产褥期胞宫缩复状态密切相关,若产妇身体健康,多可自我调节和适应。本病主要病机是产后胞脉气血运行不畅迟滞而痛。病位在子宫,症状是疼痛,致病因素为产后气血骤变,加之体质因素及产后调摄不慎所影响,而致血虚胞脉失养,或血瘀阻滞冲任。临证时应根据腹痛之特点,恶露之量、色、质等变化,及全身症状以分辨虚实(表 14-2)。治疗应抓住产后多虚多瘀的特点,以调养气血为主,血虚者补血益气;血寒者温经散寒;血瘀者活血祛瘀。然产后"诚多虚证",应注意于"补血之中,以行逐瘀之法"。中成药可用益母膏、益母丸等。若腹痛剧烈,经治不愈者,应配合检查,分别处理。

表 14-2 产后腹痛

辨证简表	腹痛	恶露	全身症状
血虚	隐痛,按之痛减	量少,色淡	面色萎黄,头晕眼花,心悸怔忡
血寒	呈绞痛,有冷感,得热则舒	量少,色紫黯有块	面色青白,四肢不温
血瘀	疼痛,拒按	量少,色黯有块	胸胁胀痛,舌质黯

(二)产后恶露不绝

恶露不绝是产后常见病,以产后血性恶露超过 10 d 仍淋漓不净为主要特点。其病机主要是冲任不固,气血运行失常。或气虚失摄,冲任不固;或热扰冲任,迫血妄行;或瘀阻冲任,血不归经。辨证时,重在根据恶露的量、色、质、臭气等以辨其寒、热、虚、实。治疗以调理气血,固摄冲任为主,根据虚、热、瘀之不同,分别采用益气、清热、化瘀之法。中成药可用益母草流浸膏、益母草口服液、生化丸、宫血宁等。必要时及时就医进行进一步诊治,以免变生他病。

(三)产后大便难

产后大便难为产后常见病之一,以饮食如常,排便艰难、干涩为特点。主要是产后营血骤虚,津液亏耗,肠道失濡;或阴虚火盛,内灼津液,津少液亏,肠道失濡;或元气不足,输送无力;或饮食不节,阳明腑实。治疗以养血益气,润肠通便为主。根据气血阴津的偏虚程度,及是否兼有虚热,而随证运用。本病多虚,用药不可妄投峻泻通下之品,以免重伤津液、中气。必要时可用灌肠等方法通便,以治其标。对便秘而兼腹胀、身热者,应注意热结阳明,当按法治之。

(四)产后自汗盗汗

产后自汗盗汗为产后常见病,均属"虚汗"范围,多为气虚不固或阴虚阳盛迫津外出所致。产时产后耗气失血伤津,虚汗不止,益伤津血,损伤阳气,故治疗要时时固护阳气和阴血。并要注意气血互生、阴阳互根的特点。治自汗时,益气固表,兼和营敛阴;治盗汗时,养阴生津,兼益气敛汗。

(五)产后发热

产后发热,以产褥期内,发热持续不退,或突然高热寒战,并伴其他症状为特点。本病的发生与产后多虚、多瘀的气血变化有关。主要是产后体虚,复感外邪;血虚阴亏,阳气浮散;瘀血内阻,营卫不通等。其辨证主要根据发热的类型、恶露变化及小腹疼痛等情况,并结合全身症状,以分辨寒、热、虚、实。中成药可用银翘解毒丸(功用清热解表,适用于外感风热发热证)、参苏饮(功用益气解表,适用于外感风寒发热证)、牛黄解毒丸(功用清热泻火解毒,适用于感染邪毒发热证初期)。但临床上由于病情复杂,各型可以相兼,如血虚兼外感,外感兼食滞,血瘀兼邪毒外感,亦可传变卫、气、营、血,甚则热陷心包,临证当仔细审因论治,分清主次,正确处理。应注意产褥期感染是危急重症,请尽早就医。

(六)产后抑郁

产后抑郁是以产妇在分娩后出现情绪低落、精神抑郁为主要症状的病证,一般在产后 1 周开始出现症状。本病相当于西医学的"产褥期抑郁症",其主要病机是血不养心,神明失守。本病辨证,应重视产后多虚多瘀的气血变化特点,辨明虚实及在气在血。治宜调和气血,安神定志。且须配合心理治疗,《妇人大全良方》曰"改易心志,用药扶持",即是用心理治疗先医其心,然后根据病情用药物调整,心态复常,才能取得较好的疗效。

(七)产后血劳

产后血劳是由产时、产后大出血所引起的一种脏腑、冲任功能衰退的严重疾病。临证应针对病因病机,以填精养血、补肾健脾、调理冲任为要。但需强调,五脏六腑之中,尤以脾肾为重,是由脾主运化,为气血生化之源;肾藏精,主生殖,为先天之本等生理特点所决定的。在恢复两脏功能的同时,亦应注意勿忘调理冲任、补气养血。补气养血与调理脏腑功能两者相辅相成。同时还应注意促进心、肝、肺等其他脏腑的功能恢复。在治疗用药上,除人参鳖甲散、黄芪散外,四君子汤、四物汤、八珍汤、十全大补汤、益气养荣汤等均为补气养血、调补阴阳的经典方,应结合运用,可奏效。

五、产后调护

产后病的预防,重在注意产后调护。产后调护应注意以下几个方面。

(1)起居谨慎,适当活动,勿过早重体力劳动,以防劳倦伤气以致恶露不绝、阴挺下脱等证。

(2)寒温适宜,居室避风,但空气须流通,不可当风睡卧,贪凉用扇,被服温凉适度,以免伤寒或中暑。

(3)饮食宜清淡而富营养易消化之品,不宜进食生冷或辛辣、肥腻之品,以防滋生寒热,内伤脾胃。

(4)应保持心情舒畅、安和,最忌大喜大怒,以防扰动气血,而致恶露不绝、产后血晕、产后缺乳等证。

(5)产后月内及百日内,应禁同房,以防冲任损伤,邪毒入胞,而生诸疾。

(6)讲究卫生,尤应注意阴户和乳房清洁,以免感染而致产后恶露不绝、乳痈。

(7)有产伤者,应及时修复。

此外,产后服药,亦当谨慎,一般健康产妇,经过调护,当能渐复,可不服药。唯生化汤可以祛瘀生新,适应产后气血变化,新产后服三、五剂,颇有裨益;而人参、鹿茸等峻补之品,必虚弱者方可用之。若不辨虚实寒热,随意滥投,反生后患,不可不知。

（张　敏）

第四节　产褥期的护理问题及评估

一、护理问题

(一)疼痛

疼痛与产后宫缩及剖宫产切口、剖宫产后子宫按压、产后哺乳乳房疼痛和皲裂、顺产会阴部切口或撕裂伤有关。

(二)躯体活动受限

躯体活动受限与产后虚弱、会阴部切口疼痛、会阴部水肿、撕裂伤或剖宫产术后体位、剖宫产切口有关。

(三)潜在的感染

潜在的感染与产道损伤、失血过多、贫血及营养不良等因素有关。

(四)便秘或尿潴留

便秘或尿潴留与产时操作、活动减少及不习惯床上大小便有关。产后产妇卧床时间长,进食多数以汤水和粥类为主,蔬菜、水果摄入量少,加上肠蠕动减弱,腹肌松弛等易发生便秘。

(五)父母不称职

父母不称职与现实和期望的分娩不符、缺乏抚育婴儿的知识和技能或缺乏社会支持系统有关。

(六)情境性自我贬低

情境性自我贬低与缺乏护理孩子的知识和技能有关。应涉及心理问题,如产后抑郁症。

（七）睡眠障碍

睡眠障碍与婴儿哭闹、夜间喂奶、产后身体不适等有关。

（八）知识缺乏

缺乏产后母子保健和抚育婴儿的医学知识。

1.产妇保健

口腔护理、恶露护理、乳房护理、伤口护理、妊娠纹护理、产后塑形、母乳喂养知识。

2.婴儿保健

婴儿沐浴、婴儿皮肤护理、婴儿脐部护理、婴儿黄疸监测、婴儿预防接种知识、婴儿哺乳知识、新生儿筛查、防止新生儿反流呕吐、新生儿大小便观察。

产后1～7 d,主要观察婴儿小便次数、颜色(无色或浅黄色)和大便次数及颜色,可以判断是否摄入足够的母乳,颜色明显偏离的,应及时与医护人员联系。

3.新生儿黄疸观察

一至两个星期内自然消退,可口服益生菌,家长无须过分担心,胆红素过高接受蓝光治疗。

4.母乳喂养——早接触、早吸吮、早开奶

分娩后5 d以内的乳汁为初乳,6～10 d为过渡乳,11 d至9个月的乳汁为成熟乳,10个月以后的乳汁为晚乳。初乳量少,呈淡黄色,蛋白质(主要为免疫球蛋白)含量高而脂肪含量低,维生素 A、牛磺酸和矿物质的含量丰富,并含初乳小球对新生儿的生长发育和抗感染能力十分重要。

（九）晚期产后出血危险性

晚期产后出血危险性与子宫复旧不全,胎膜、胎盘组织残留,产褥感染等因素有关。应予以重视,密切观察,发现问题及时就医。

（十）意外妊娠

意外妊娠与缺乏产后避孕知识有关。

二、护理评估

（一）病史

1.产妇个人的基本资料

产妇个人的背景、家庭对产后的文化价值观等均可能影响到其接受产后护理的方式,有必要先收集产妇的相关数据以进行相关的评估。这些数据包括姓名、年龄、教育程度、职业、婚姻状况、配偶的相关数据等。

2.健康史

健康史评估主要是产妇个人的既往病史及现病史,如心脏病、糖尿病、高血压、甲状腺疾病、免疫性疾病、传染病、其他遗传疾病,以及可能影响妊娠及分娩的重大感染疾病、既往手术史等。

3.孕产史及月经史

(1)妊娠史:包括每次妊娠之过程、孕期不适情形及处理方法,如有无妊娠期出血、前置胎盘、异位妊娠、葡萄胎等。

(2)生产史:包括自然流产、堕胎、死产、早产及每次生产状况(每次生产的经过、生产方式、生产时的特殊状况、产后的特殊状况等)。

(3)既往产后史:包括产妇过去所有生产的情形,如过去生产婴儿的性别、出生体重、出生周数、有无并发症、有无先天畸形、喂哺方式等。

（4）月经史：初潮年龄、月经周期、经期情况等。

（5）避孕史：过去避孕方式等。

4.此次妊娠状况

此次妊娠状况的资料包括此次妊娠期间产妇及其家庭成员的心理、产前检查的情形有无异常的情况及其处理措施等。例如：流产、早产迹象、妊娠期间严重的恶心、呕吐及特殊状况的处理等。此外，产妇及其家庭成员产前教育参与的情况也应给予关注。

5.此次分娩情况

有关分娩过程的资料，包括分娩时间、分娩方式、羊水与胎盘娩出情形、生命征象、新生儿健康状况、产妇身体状况，以及分娩过程中的相关照顾资料，需特别注意异常情况及其处理经过，如产时出血多、会阴撕裂、新生儿窒息等。

6.家庭状况

家庭评估的内容应包括产妇的家庭成员关系、家庭地位、家庭结构及家人对此次妊娠的态度和期盼程度等。

（二）机体状况

1.一般情况

（1）体温：大多数在正常范围，偶尔产后 1 d 内体温稍有升高，但一般不会超过 38 ℃；产后3～4 d 因乳房血管、淋巴极度充盈也可发热，不超过 38 ℃，且多在 24 h 后降至正常，这可能与产程延长、机体脱水或过度疲劳有关。而当产妇感染时，体温会更高或持续不退，应及时就医，做相关检查。

（2）呼吸：深慢，14～16 次/分钟，是因产妇妊娠期胸式呼吸变为胸腹式呼吸，当产妇有疼痛或焦虑等时，则呼吸频率会加快。

（3）心率：较缓慢，50～70 次/分钟，与子宫胎盘循环停止及卧床休息等原因有关，约产后1周恢复正常；心率可反映体温和血容量情况，当心率加快时，应注意有无感染和失血。

（4）血压：血压于产褥初期平稳，若血压下降，需警惕产后出血，对有妊娠期高血压疾病者，产后仍应监测血压，预防产后子痫的发生。

（5）褥汗：产褥早期，皮肤排泄功能旺盛，排出大量汗液，尤在睡眠和初醒时更明显，一般于产后 1 周左右自行好转。

（6）产后宫缩痛：产褥早期因宫缩引起下腹部阵发性剧烈疼痛，称为产后宫缩痛。疼痛时，子宫呈强直性收缩，于产后 1～2 d 出现，持续 2～3 d 后自然消失，多见于经产妇，哺乳时反射性催产素分泌增多可使疼痛加重。

（7）口渴、饥饿、疲劳：表现为口唇干裂、言语活动无力等。

2.生殖系统恢复的情况

详见其他相关内容。

（三）其他系统

评估身体其他多个系统的生理功能改变，及时发现问题，进行护理措施调整。如进行泌尿系统评估时，应注意产妇平常的排尿方式、尿道感染、膀胱胀满和尿潴留等病史，以及了解目前的排尿能力，有无尿急、灼热感、了解排尿次数、尿量、颜色、比重、尿胀时的感觉及尿液排空后的感觉等。进行消化系统的评估，应收集产妇孕前和产前的饮食状况，饮食习惯，以及排便习惯，最近一次大便的性质和时间，液体的摄取，身体活动程度，会阴和腹部不适的情形，以及各种用药对消化系统功能造成的影响等。

（四）心理状态

1.产妇对分娩经验的感受

产妇对分娩经验的感受是舒适或痛苦，这对产妇的产后心理适应关系重大，直接影响到产后母亲角色的获得。

2.产妇的自我形象

产妇对自己及孩子的感受，包括自己的体形恢复，多种孕期不适的恢复等，将关系到能否接纳孩子。

3.母亲的行为

评估母亲的行为是属于适应性的、还是不适应性的。母亲能满足孩子的需要并表现出喜悦，积极有效地锻炼身体，学习护理孩子的知识和技能等为适应性行为；相反，母亲不愿接触、喂养、护理孩子或表现出不悦、不愿交流、食欲差等为不适应性行为。

4.对孩子行为的看法和气质的了解

母亲能正确理解孩子的行为和气质将有利于建立良好的母子关系。了解到母亲是否一味地认为：孩子吃得好、睡得好又少哭，就是好孩子，因而自己是一个好母亲；而常哭、哺乳困难、常常需要换尿布的孩子就是"坏"孩子，因而自己是一个"坏"母亲。

5.家庭氛围

一个良好的家庭氛围，有利于家庭各成员角色的获得，有利于建立多种亲情关系。相反，各种冲突将不利于各种亲情关系的发展。

（五）诊断检查

（1）产后常规体检如 B 超，必要时进行血常规、尿常规、药物敏感试验等检查，但一定得警惕特殊检查和药物给母体及婴儿带来的毒副作用。

（2）霍曼征（Homan's sign）：产后下肢应无肿胀现象，膝反射良好且无血栓性静脉炎；有些产妇于分娩时因为双腿抬高固定在产台上过久而可能引起血栓性静脉炎。评估其霍曼征时产妇采取平躺姿势，检查者将脚掌向胫骨方向用力（如图 14-3）。若产妇主诉小腿腹部有疼痛感，即表示霍曼征（＋），有深部静脉血栓形成发生的可能；若有此现象，应及时就医。

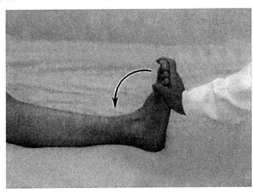

图 14-3　霍曼征

（张　　敏）

第五节　正常分娩产妇的产后护理

一、一般护理

(1)认真评估产妇的身心状况,提供一个舒适、安静的环境,室内应有良好通风,使空气清新,但应避免过堂风,防止感冒及中暑。

(2)保持床单的清洁、整齐、干燥,因产妇有恶露,出汗多,要及时更换会阴垫及衣服、被单,尽量保持外阴清洁干燥。

(3)保证产妇有足够的营养和睡眠,产妇每天保证 8～10 h 睡眠。产褥期的饮食应为高蛋白的平衡饮食,比平时增加蛋白质 15～20 g/d,授乳者加 25～30 g/d;不需增加脂肪的摄入量,因产妇活动少,孕期体内储备了一定量的脂肪,但也不能过少,因为高质量的脂肪有利于婴儿大脑的发育,也有助于维生素 A、维生素 D、维生素 E、维生素 K 的吸收。

(4)情况正常者,分娩 24 h 后可下地活动,以增强血液循环,防止产生血栓促进伤口愈合,亦可增强食欲,增加肠蠕动及腹肌收缩。

(5)保持大小便通畅,特别是产后 4～6 h 要鼓励产妇及时排尿,以防子宫收缩欠佳而发生产后出血。若不能自行排尿,可用热敷、暗示、针灸等方法,必要时导尿。同时,还应鼓励产妇多饮水,多吃含纤维素食物。

(6)耐心指导并帮助产妇哺乳,多于产后半小时内开始哺乳,此时乳房内乳汁量虽少,但通过新生儿吸吮动作可刺激泌乳。生后 1 周,哺乳次数应增加,每 1～3 h 哺乳一次,最初哺乳时间只需 3～5 min,以后逐渐延长至 15～20 min。哺乳时,母亲与新生儿均应选择舒适位置,乳头应放在新生儿古上方,用一手扶托并挤压乳房,协助乳汁排出,防止乳房堵住新生儿鼻孔。每次哺乳后,应将新生儿抱起轻拍背部 1～2 min,排出胃内空气,以防吐奶。

二、乳房护理

(1)分娩后第 1 次哺乳前用热毛巾清洁乳头,切忌用肥皂之类的物品清洁,以免引起局部皮肤干燥、皲裂。乳头处如有痂垢,应用油脂浸软后再用温水洗净。

(2)有些产妇的乳头凹陷,一旦受到刺激,乳头便呈现扁平或向内回缩的现象,婴儿会很困难含住乳头。此时应请专业人员指导产妇利用改变多种喂奶的姿势和使用假乳套以利婴儿含住乳头,也可以利用负压吸引作用使乳头突出。

(3)初产妇通常不知如何哺喂母乳,却不愿意请求帮忙。因此,家人可向专业人员学习协助她们或请专业人员帮助,提供一种关怀的气氛,以鼓励产妇表达出她们的思想和需要。

(4)对于母乳喂养的产妇,每天需要评估乳房的状况和产妇每天每餐的进食量及哺乳的情况。每天需检查两侧乳房,注意是否穿着适当的且具支托性的胸罩。而每次评估乳房时需要将胸罩移开,以便同时检视两侧乳房,注意乳房的形状、轮廓、对称性、乳头走向、乳头挺立程度,乳头和乳晕的状况,注意有无发红、发硬、结节充血、充盈或乳漏情形,然后再用手触摸乳房,检查两侧乳房的温度,乳罩周围的结节及胀奶情形。

（5）在整个触诊过程中，对于母乳喂养的产妇，还应该用双手去挤压乳汁，以证实乳房开始分泌初乳。产妇进行乳房评估的同时，也应该学习如何进行乳房护理工作。

（6）一般在产后 2～4 d，乳房便逐渐地充盈，许多产妇感觉到肿胀、发热、紧绷和疼痛感。这主要是因为乳房的血流和淋巴增加所致，这是乳汁开始分泌的一种正常现象。所以，一旦乳房挺立、变硬、摸起来温热、充血、明显发红，甚至乳汁自然渗出时，便是乳房充盈的时刻，这要求产妇穿着合适且具有支托性的胸罩以减轻乳房充盈时的沉重感。

（7）为了有效地处理乳房胀奶和乳房包块，产妇应加强婴儿喂养量，饮食上适当控制汤水摄入量，及时排空乳汁。乳房充盈时最有效的排空乳汁方法就是鼓励产妇尽量让婴儿吸吮两侧乳房、增加哺乳次数。

（8）哺乳前进行乳房按摩，刺激排乳反射；哺乳中注意婴儿是否将大部分乳晕吸吮住，如婴儿吸吮姿势不正确或母亲感到乳头疼痛应重新吸吮；哺乳结束时，用手指轻轻向下按压下颏，避免在口腔负压情况下提出乳头而引起局部疼痛或皮肤损伤。

（9）每次哺乳两侧乳房交替进行，并挤尽剩余乳汁，以促使乳汁分泌，预防乳腺管阻塞及两侧乳房大小不等的情况。

（10）当发生乳头皲裂时，首先应寻找原因，如婴儿吸奶时没有含住整个乳晕，乳头从婴儿口中不适当地拉出，或乳头的坚韧性不足等。而后针对原因采取办法：①母亲取正确舒适且松弛的喂哺姿势；②哺乳前用湿热毛巾敷乳房和乳头 3～5 min，同时按摩乳房；③挤出少量乳汁使乳晕变软较易被婴儿含吮；④先在损伤轻的一侧乳房哺乳，以减轻对另一侧乳房的吸吮力；⑤让乳头和大部分乳晕含吮于婴儿口内；⑥增加哺喂次数，确定每次的哺喂时间；⑦哺喂后挤出少许乳汁涂在乳头和乳晕上，短暂暴露乳头干燥，因乳汁具有抑菌作用且含有丰富蛋白质，能起修复皮肤作用；⑧出现皲裂时，产妇可戴上乳贴哺乳以减轻乳房疼痛；⑨皲裂严重时，停止婴儿直接吸吮，可用手直接挤奶或者吸奶器吸出后喂养婴儿。

（11）当发生乳腺炎时，产妇乳房出现红、肿、热、痛等症状，或有结节。乳腺炎轻度时：①哺乳前，用湿热毛巾敷乳房 3～5 min 并按摩乳房，轻轻拍打和抖动乳房；②哺乳时，先哺乳患侧，因饥饿时的婴儿吸吮力强，有利于吸通乳腺管；③每次喂哺充分地吸空乳汁，同时按摩患侧乳房，增加喂哺的次数，每次至少喂 20 min；④哺乳后，充分休息，清淡饮食。乳腺炎症状较重时应及时就医，体温高者多摄入水分，并按医嘱服用止痛剂或抗生素等药物；⑤产妇在用抗生素期间，严格按照医嘱规定的时间进行哺乳。

乳房的护理步骤见表 14-3。

表 14-3　乳房的护理步骤

步骤	说明
1.洗手及准备用物，并将用物携至床前	
2.明确乳房护理的目的及步骤	
3.围屏风或床帘	
4.采取舒适卧位	
5.露出乳房，在胸前盖上大浴巾	注意保护隐私
6.开始乳房护理步骤	
（1）清洁	

步骤	说明
①用脸盆取一盆清水至床前	水温约为40 ℃
②露出一侧乳房,以小毛巾蘸清水,由乳晕处以环形方式清洁一侧的乳头及乳房,重复此步骤数次后以干毛巾拭干后以大毛巾覆盖,以相同方式清洁另一侧乳房(图14-4)	
(2)热敷	
①洗净脸盆及毛巾后更换另一盆清水水温为50 ℃~60 ℃,视个人忍受程度而定	
②露出双侧乳房	不要太干,使毛巾的水分呈饱和而不滴水的程度
③将两条毛巾泡在清水中后拧干	
④分别叠成一字形后环形覆盖在两侧乳房上	注意将乳头露出,以免乳头疼痛皲裂
⑤毛巾温度若下降则随时更换温毛巾	维持毛巾的温度为45 ℃~50 ℃,热敷效果较好
⑥重复此步骤,热敷时间至少10 min	
(3)按摩:将双手用水蘸湿,开始按摩乳房	可用橄榄油代替,在按摩期间若感觉手部较干燥不够润滑时,可以再蘸湿双手
①环形按摩:露出一侧乳房,将双手拇指和四指分开置于乳房基部,以环形方式于乳房基部按摩1~2 min后换另一侧乳房,以相同方式按摩(图14-5)	
②螺旋形按摩:以一手固定乳房的一侧,另一手以中指及示指依照乳腺分布的位置,由乳房基部向乳头方向以螺旋形方式,按摩整个乳房1~2 min后换另一侧乳房,以相同方式按摩(图14-6)	
③挤压按摩:双手拇指和四指分开置于乳房基部,以挤压方式由乳房基部向乳头方向按摩1~2 min后换另一侧乳房,以相同方式按摩。按摩时可能有乳汁排出,以毛巾拭净即可(图14-7)	
④牵引乳头:乳房按摩最后一个步骤,以左手扶住乳房,并以右手示指及中指向外牵引乳头数次后换另一侧乳头,重复上述步骤	

7.以温毛巾拭净双侧乳房

8.更换舒适清洁的胸罩及上衣

9.熟悉母乳喂养及乳房护理的相关知识

10.收拾用物

11.洗手

三、心理护理

婴儿娩出后,产妇会感到精疲力竭,需要休息、睡眠和补充能量。通常产妇应该卧床休息一直到一切情况稳定,故此时应提供一个安适、温暖的环境以利于产妇身体复原,随后应依据产妇所面临的各种压力情境,如身体心理的改变,潜意识的内在冲突和为人母所需的情绪重整,还有家庭关系改变、经济需求增加、支持系统的寻求等,特殊设计护理方案,帮助产妇保持心情愉快、精神放松,指导喂养技能,有效地获得和执行母亲角色,顺利度过产后适应期。

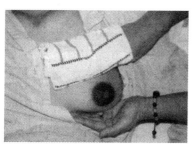

图 14-4　清洁乳房

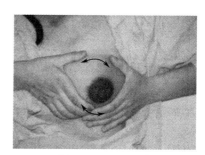

图 14-5　环形按摩

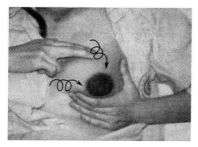

图 14-6　螺旋形按摩

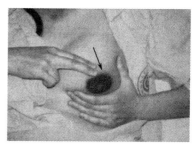

图 14-7　挤压按摩

四、腹部观察

(一)子宫复旧

在医院分娩后,有关产妇的子宫复旧、子宫按摩等知识,医护人员必须逐一评估,而且产后痛的主观和客观资料也需要加以收集。分娩后医护人员通常通过子宫底的触诊以了解产妇子宫复旧进行的情况。先嘱产妇自解小便后,平躺在床上,医护人员用一只手支撑在产妇的下腹部,另一只手从产妇肚脐上几厘米处逐渐地往下触诊子宫底后用皮尺测量,一般刚分娩过后,产后 2 h 易发生产后出血。子宫缩复成圆而硬的球形,位于肚脐与耻骨联合连线的中点处,产后 12 h 后子宫底便升至肚脐或稍上的位置(约 14 cm),之后子宫底每天下降 1~2 cm(约 1 指宽)。如发现子宫底升高或不清,子宫体大而松,阴道流血量多,则是子宫收缩不好的表现。应该用手指按摩子宫底,使子宫收缩变硬,排出宫腔内积血。另外,认真评估恶露情况也能了解子宫复旧情形。入休养室后 30 min、60 min、90 min、120 min 均各观察一次。每次观察均按压宫底以免血液积压影响子宫收缩,更换会阴垫并记录宫底高及出血量。以后每天均应评估子宫复旧情况及恶露,如发现异常及时排空膀胱、按摩腹部(子宫部位)、按医嘱给予宫缩剂。如恶露有异味时常提示有感染可能,应及时报告医师,做进一步检查和治疗。

(二)膀胱

医护人员检查膀胱时,先了解目前产妇尿胀情况,再让产妇平躺下来,视诊其腹部是否膀胱有膨胀。如果膀胱排空,那么腹部将呈现平坦,只要膀胱充满了尿液,腹部就会显得凸出。当充满 500 mL 以上的尿液时,就可以在产妇的下腹部看到一凸出状的团块,而且胀满的膀胱会把子宫挤压至腹部的一侧,子宫呈现柔软的状态。医护人员也可以在产妇耻骨联合上 5 cm 处往下的方向进行叩诊和触诊,胀满的膀胱会叩出实音。一般而言,产妇产后 4~8 h 就能恢复其解尿能力,其后尿量增多,如此可将妊娠晚期体内潴留的大量水分排出体外。

（三）促进肠蠕动

医护人员可行腹部听诊以了解肠蠕动情况,在肠蠕动功能恢复后鼓励产妇多食蔬菜瓜果,做到荤素搭配、粗细搭配,保证充足的水分(2 000～2 500 mL)的摄入,以保持大便软化,而且保持每天运动的习惯以促进肠蠕动。如已发生便秘,则应采取缓泻剂口服、开塞露塞肛或肥皂水灌肠处理,以通畅大便。

五、会阴护理

分娩后生殖器官尚未恢复正常,宫腔内有较大创面,子宫口松弛,阴道黏膜有擦伤,会阴部可能有侧切伤口,因此必须做好会阴护理,以防引起感染。首先仔细评估会阴切口有无渗血、血肿、水肿等,如有异常应及时报告医师。水肿者,可用 95％乙醇或 50％硫酸镁湿热敷,每天 2～3 次,每次 20 min。血肿小者可用湿热敷或远红外灯照射,大的血肿需配合医师切开处理。有硬结者则用大黄芒硝外敷。会阴部每天 2 次用 1∶5 000 高锰酸钾溶液、1∶2 000 苯扎溴铵(新洁尔灭)或用 1∶5 000 左右的稀释聚维酮碘液冲洗或擦洗,且应勤换会阴垫,大便后用水清洗会阴,保持会阴部清洁,嘱产妇向会阴伤口对侧侧卧休息。侧切伤口拆线一周内避免下蹲姿势,以防伤口裂开。有痔疮的产妇应格外注意,由于妊娠子宫压迫下腔静脉,影响痔静脉血液回流,加之分娩时的用力,常诱发或加重痔的发作,有肿痛症状者,可作湿热敷或 50％硫酸镁热敷,也可涂以 20％鞣酸软膏,或戴橡皮手套将痔核轻轻推入肛门内,分娩 7～10 d 后,亦可每天热水坐浴,保持大便通畅,防止便秘。

六、下肢血液循环观察和护理

应重视患者主诉,经常观察下肢温度及脉搏,并作比较,鼓励产妇卧床时经常做下肢的伸屈和翻转动作,如体力和病情允许,应尽早离床活动。

（张　敏）

第六节　剖宫产产妇的产后护理

一、一般护理

剖宫产完全不同于自然分娩,它是要在小腹部做一条长为 10 cm 左右的切口,打开腹腔,切开子宫取出胎儿然后缝合。手术伤口较大,创面较广,子宫又和阴道相连通,所以剖宫产有可能引发很多并发症和后遗症,因此产科医师在有适应证的情况下才会建议剖宫产。其常见的并发症有发热、子宫出血、尿潴留、肠粘连等;最严重的并发症有肺栓塞、羊水栓塞,可导致猝死;远期后遗症有慢性输卵管炎及由此导致的宫外孕;另外还有子宫内膜异位症等。这些并发症的预防,一方面靠医师,另一方面更需要产妇及家属的配合。所以术后加强自我保健,对于顺利康复是很重要的。首先是对上述并发症应有所了解,知道其严重性,才能重视预防措施。

（一）术后 6 h 内禁饮禁食

术后 6 h 内禁食主要是因为麻醉期未过,进食过多易引起呼吸道误吸和呕吐。6 h 后可进食些温开水、小米汁等流质食物。

(二)术后 24～48 h 多可正常排气

在排气后可以食用大米粥、小米粥,鲫鱼汤、乌鱼汤、蔬菜汤、排骨汤等食物,但忌食奶类、油腻肉汤、甜食等易产气食物。产妇经过床上翻身运动、下床活动、腹部热敷按摩后多可正常排气,排气后给予半流食或软食(如粥类、蒸蛋、面条、馄饨、汤肉类)。

(三)忌食胀气食物

剖宫产术后约 24 h 内,胃肠功能还未恢复排气,给予产妇米汤、蔬菜汤、萝卜水、鱼汤等流质食物。待胃肠功能恢复后,应该先进食半流食 1 d,观察产妇有无腹胀、腹泻、肠粘连发生。食物给予粥类、蒸蛋、软面条、少量进食肉类喝汤等,忌食牛奶、豆浆、大量蔗糖甜食。肠道气体排通后,改用半流质食物 1～2 d,注意食物的选择、烹调、性状,饮食由半流食再转为软食,最后过渡到普通饮食。

(四)坚持补液

坚持补液,防止血液浓缩、血栓形成。产妇在产期内消耗多、进食少,血液浓缩,加之孕期血液呈高凝状,故易形成血栓,诱发肺栓塞,导致猝死。故术后 3 d 需补液,纠正脱水状态,防止血栓形成。

(五)及早活动

麻醉消失后,上下肢肌肉可以做一些收放动作,不要以伤口疼痛为借口而逃避运动。只要体力允许,产后应该尽量早下床活动,并逐渐增加活动量。这样,可以促进血液流动,防止血栓形成,还可以增加胃肠的蠕动功能,促进子宫复位,而且还可以避免发生肠粘连、血栓性静脉炎、下肢血栓,下床时先行侧卧,以手支撑身体起床,避免直接用腹部力量坐起。在咳嗽、笑、下床前等,可用手及束腹带固定伤口部位。

(六)注意阴道出血,尤其要当心产后晚期出血

剖宫产子宫出血较多,产妇及家属应时常注意阴道出血量,如超过月经量,要通知医师,及时采取止血措施。剖宫产产妇子宫有伤口,较易造成产后大出血,产后晚期出血亦较多见。出院后应注意观察阴道流血情况,如恶露明显增多,如月经一样,应及时就医。

(七)预防腹部伤口裂开

术后第一天开始绑收腹带,减轻伤口疼痛,防止子宫下垂。咳嗽、活动时应压住伤口两侧,可用束腹带固定伤口部位,防止牵扯伤口引起疼痛,甚至裂开。

(八)及时排尿

留置导尿管一般在手术后第 2 d 补液结束后拔除,拔除后 3～4 h 应及时排尿。若卧床排不出时,应起床去厕所;若仍排不出,应告知医师,及时做相应处理。

(九)注意体温

停用抗生素后可能出现低热,这常是生殖道炎症的早期表现。如果体温超过 37.5 ℃,则不宜强行出院。无低热出院者,回家 1 周内,最好每天下午测体温 1 次,以便及早发现低热,及时处理。

(十)采取有效且合适的避孕措施

禁房事一般于恶露完全干净后 3 d 解除。解除初期同房宜用工具避孕(如避孕套)。

(十一)妊娠纹护理

妊娠纹指随妊娠子宫的逐渐增大和糖皮质激素增多,孕妇腹壁皮肤张力加大,使皮肤的弹力

纤维断裂,呈多量紫色不规律平行凹陷的条纹。

妊娠纹预防:均衡饮食、体重控制 、使用托腹带、妊娠纹按摩霜(16 周起开始使用)。

(十二)产后盆底康复

腹部恢复、盆骨恢复。

(十三)产后营养门诊

月子食谱、减肥食谱、催乳食谱、增重食谱。

二、预防感染

剖宫产分娩后,产妇身体抵抗力较弱,易引起伤口感染。因此,一定要细心呵护伤口,保持伤口清洁干燥和会阴消毒。

(一)少用止痛药物

剖宫产术后麻醉药的作用慢慢地消失了,于是腹部伤口的痛觉开始恢复,一般在术后数小时,伤口开始疼痛。为了能够很好休息,使身体尽快复原,可以请医师在手术当天或当夜用一些止痛药物。在此之后,就要多忍耐一些,最好不要再使用药物止痛,以免影响肠蠕动功能的恢复。一般来讲,伤口的疼痛在 3 d 后便会逐渐消失。

(二)术后多翻身

麻醉药物对肠蠕动有一定的抑制作用,可以引起不同程度的肠胀气,因而发生腹胀,因此,术后 6 h 麻药过后宜适当做翻身动作,促进麻痹的肠蠕动功能及早恢复,使肠道内的气体尽快排出,术后 6 h,可以煮一些萝卜水喝,以帮助减轻腹胀。

(三)卧床宜取半卧位

剖宫产术后的产妇身体恢复与自然分娩的产妇相比要慢得多,因此,剖宫产者易发生恶露不易排出的情况。产妇宜采取半卧位,配合多翻身,促使恶露排出,避免恶露淤积在子宫腔内,引起感染而影响子宫复旧。同时,半卧位也有利于子宫切口的愈合。

(四)保持腹部切口清洁干燥

手术后 1 周内,要避免沾湿腹部的伤口,在此之后可以淋浴,但恶露未排干净之前一定要禁止盆浴。伤口未愈合前若不小心弄湿的话,应立即擦干,并用碘伏消毒。每天淋浴清洗外阴 1~2 次,注意不要让脏水进入阴道,后保持外阴清洁干燥。如果伤口发生红、肿、热、痛,不要随意挤压敷贴,应该及时就医,以免伤口感染,延误治疗。

(五)尽早顺畅排尿

在拔除尿管后,要多喝水,稍有尿意就要试着去排小便。产妇第一次排尿可能会稍有不适,要多喝水,多排小便,不适感就会慢慢消失,还要注意排尿一定要顺畅,如果膀胱不能将尿完全排净,有较多的剩余尿液,就是膀胱功能没有恢复好,常要重新插尿管,锻炼膀胱功能之后就可以顺利排尿了。注意清洁,防止尿路感染。

三、剖宫产后尽快恢复身体

(一)产后 6 h 以内

(1)产后 6 h 以内宜去枕平卧,头可偏向一侧。

(2)腹部放置沙袋按压,减少腹部伤口的渗血。

(3)及时哺乳,给宝宝喂初乳,可以促进子宫收缩,减少子宫出血,使伤口尽快复原。

(4)术后 6 h 内应当禁食。

(二)产后第 1 d

(1)产后第 1 d 可以用枕头,最好采用侧卧位。

(2)麻药药效过后可以请医师开些处方药,或者使用阵痛泵缓解痛苦,但不宜使用太久。

(3)剖宫产 6 h 后可以饮用一些排气类的汤,如萝卜汤等,以增强肠蠕动,促进排气,减少肚胀,同时也可以补充体内的水分。

(4)注意保暖,保持清洁。

(5)腹部的沙袋需放置 6 h。

(6)剖宫产 12 h 后,产妇在家人或护士的帮助下可以改变体位,翻翻身,动动腿。

(7)术后知觉恢复后,就应该进行肢体活动,24 h 后应该练习翻身、坐起,并下床慢慢活动,条件允许的话还应该下地走一走,运动能够促进血液循环,使伤口愈合更加迅速,并能增强胃肠蠕动,尽早排气,预防肠粘连及血栓形成而引起其他部位的栓塞。

(三)产后第 1 周

(1)大量饮水、喝汤。

(2)大量补充蔬菜、水果和粗粮,及时排便。

(3)请家人帮忙,共同分担家务劳动、做饭和带孩子。

(4)当产妇排气后,饮食可由流质改为半流质,食物宜富有营养且容易消化,这个阶段不要急于喝油腻的下奶汤,如鸡汤、肉汤等。

(四)产后 2 个月内

(1)不要负重。

(2)不要自己开车。

(3)注意适当锻炼。

(4)观察剖宫产切口的恢复情况,以及恶露是否正常。

(5)按时去医院复诊。

(张　敏)

第七节　晚期产后出血

晚期产后出血是指分娩 24 h 后,在产褥期内发生的子宫大量出血,出血量超过 500 mL。产后 1~2 周发病最常见,亦有迟至产后 6 周发病,又称产褥期出血。晚期产后出血发生率的高低与各地产前保健及产科质量水平密切相关。近年来,随着各地剖宫产率的升高,晚期产后出血的发生率有上升趋势。

一、病因

(一)胎盘、胎膜残留

胎盘、胎膜残留是最晚期产后出血常见的病因,多发生于产后 10 d 左右。黏附在子宫腔内的小块胎盘组织发生变性、坏死、机化,可形成胎盘息肉。当坏死组织脱落时,基底部血管开放,引起大量出血。

(二)蜕膜残留

产后 1 周内正常蜕膜脱落并随恶露排出,若蜕膜剥离不全或剥离后长时间残留在宫腔内诱发子宫内膜炎症,影响子宫复旧,可引起晚期产后出血。

(三)子宫胎盘附着部位复旧不全

胎盘娩出后,子宫胎盘附着部位即刻缩小,可有血栓形成,随着血栓机化,可出现玻璃样变,血管上皮增厚,管腔变窄、堵塞,胎盘附着部位边缘有内膜向内生长,内膜逐渐修复,此过程需 6～8 周。如果胎盘附着面复旧不全,可使血栓脱落,血窦重新开放,导致子宫大量出血。

(四)感染

以子宫内膜炎为多见,炎症可引起胎盘附着面复旧不全及子宫收缩不佳,导致子宫大量出血。

(五)剖宫产术后

子宫切口裂开多见于子宫下段剖宫产横切口两侧端,其主要原因有感染与伤口愈合不良。

(六)其他

妊娠合并凝血功能障碍性疾病;胎盘部位滋养细胞肿瘤、子宫黏膜下肌瘤、子宫内膜息肉、宫腔内异物、宫颈糜烂、宫颈恶性肿瘤等均可能引起晚期产后出血。诊断依靠妇科检查血或尿 HCG 测定、X 线或 CT 检查、B 超检查及宫腔刮出物病理检查等。

二、临床表现

产后出血的主要临床表现为阴道流血过多,产后 24 h 内流血量超过 500 mL,继发出血性休克及易于发生感染。随病因的不同,其临床表现亦有差异。

(一)阴道流血

胎盘胎膜残留、蜕膜残留表现为血性恶露持续时间延长,以后反复出血或突然大量流血。检查发现:①子宫复旧不全,宫口松弛,有时可触及残留组织。②子宫胎盘附着面感染或复旧不全,表现为突然大量阴道流血,检查发现子宫大而软、宫口松弛,阴道及宫口有血块堵塞。③剖宫产术后,子宫伤口裂开多发生于术后 2～3 周,出现大量阴道流血,甚至引起休克。

(二)腹痛和发热

常合并感染,伴有恶露增加,有恶臭。

(三)全身症状

继发性贫血,甚至出现失血性休克而危及生命。

三、处理原则

针对不同出血原因引起的产后出血,采取以下相应的措施。

(一)少量或中等量阴道流血

应给予足量广谱抗生素及子宫收缩剂。

(二)疑有胎盘、胎膜、蜕膜残留或胎盘附着部位复旧不全者

应行刮宫术。刮宫前做好备血,建立静脉通路及开腹手术准备,刮出物送病理检查,以明确诊断。刮宫后应继续给予抗生素及子宫收缩剂。

(三)疑有剖宫产后子宫切口裂开

仅少量阴道流血可先住院给予广谱抗生素及支持疗法,密切观察病情变化;若阴道流血多量,可作剖腹探查;若切口周围组织坏死范围小,炎症反应轻微,可作清创缝合及髂内动脉、子宫动脉结扎止血或行髂内动脉栓塞术;若组织坏死范围大,酌情作子宫次全切除术或子宫全切术。

四、护理

(一)护理评估

1.病史

详细询问患者有无产后出血史、剖宫产史等,询问产妇在分娩过程中有无胎盘、胎膜残留,有无下腹痛、低热或产后低热史。若为剖宫产术后,应注意剖宫产前或术中特殊情况及术后恢复情况,尤其应注意术后有无发热等情况,同时应排除全身出血性疾病。

2.身心状况

症状和体征除阴道流血外,一般可有腹痛和发热。双合诊检查应在严密消毒、输液、备血等有抢救条件下进行。检查可发现子宫增大、软,宫口松弛,可以食指轻触子宫下段剖宫产者切口部位,了解切口愈合情况。

3.辅助检查

(1)血常规:了解贫血和感染情况。

(2)超声检查:了解子宫大小、宫腔有无残留物及子宫切口愈合情况。

(3)病原菌和药物敏感性试验:选择有效广谱抗生素。

(4)血 β-HCG 测定:有助于排除胎盘残留及绒毛膜癌。

(5)病理学检查:宫腔刮出物或切除子宫标本,送病理检查。

(二)护理诊断

1.组织灌注不足

与阴道大量出血有关。

2.潜在并发症

出血性休克。

3.恐惧

与阴道大量出血致生命威胁有关。

(三)护理目标

(1)产妇经过治疗,出血能得到控制,生命体征恢复正常。

(2)产妇的血容量恢复,组织灌注良好。

(3)产妇能积极配合治疗及护理,生理及心理上的舒适感增加。

(四)护理措施

1.预防

(1)术前预防:剖宫产时做到合理选择切口,避免子宫下段横切口两侧角部撕裂及合理缝合。

(2)产后检查:产后应仔细检查胎盘、胎膜,如有残缺,应及时取出。在不能排除胎盘残留时,以进行宫腔探查为宜。

(3)预防感染:术后应用抗生素预防感染,严格无菌操作。

2.产后 24 h 后的护理

应严密观察产妇恶露量颜色、气味及子宫复旧情况,保持会阴及切口清洁干燥,严密观察体温、脉搏、呼吸、血压变化,必要时对产妇做进一步的相关检查,例如 B 超检查,以检查宫内情况。

3.失血性休克患者的护理

为患者提供安静的环境,保证其舒适和休息。严密观察出血征象,观察皮肤颜色、血压、脉搏。观察子宫复旧情况、有无压痛等。遵医嘱使用抗生素防治感染,遵医嘱进行输血。

4.心理护理

绝大多数患者对出血存在恐慌心理,应在做好抢救及护理下作的同时,安慰患者,做好解释工作,对患者细心、热情,解除其紧张心理,保持镇静,积极配合医师、护士进行诊治。

(五)护理评价

(1)产妇经过治疗出血得到控制,生命体征恢复正常。

(2)产妇的血容量恢复,组织灌注良好。

(3)产妇积极配合治疗及护理,主诉生理及心理上的舒适感增加。

(张　敏)

第八节　产后乳腺炎

产后乳腺炎是乳腺的化脓性感染,初产妇常见,多为凝固酶阳性的金黄色葡萄球菌感染,通常在产后 2～3 周时发生。

急性乳腺炎常发生在初产妇产后哺乳期,由于婴儿吸吮乳头时致使乳头裂伤,乳汁淤滞,如不注意哺乳前后乳头卫生,细菌可以沿乳腺管致乳腺感染,引起乳腺急性炎症。

来自婴儿鼻咽部的细菌,婴儿吸吮时,通过乳头皮肤裂口,经乳腺导管侵入乳腺小叶或经淋巴浸润到间隙而发生急性乳腺炎。

一、护理评估

(一)病史

询问产妇系经产妇或初产妇;妊娠期(尤其妊娠中、晚期)乳房保健的情况,发生异常时如乳头凹陷等,是否作过相应的矫正和处理;产后哺乳的姿势、习惯,婴儿衔接的姿势,是否做到有效吸吮,每次哺乳后乳汁排空的情况;哺乳前后乳头的清洁卫生,发现乳头破损或皲裂是否及时处理。另外,婴儿的口腔卫生亦不容忽视。

(二)身心状况

最初感乳房肿胀疼痛,患处出现有压痛的硬块,表面皮肤红热,同时可有发热、无力、酸痛等全身表现。若炎症继续发展,则上述征象加重,此时疼痛呈搏动性,患者可有寒战、高热、脉率加快。患侧腋窝淋巴结常肿大,并有压痛,炎块常在数天内软化而形成脓肿。

(三)实验室检查

血常规检查示白细胞计数明显增高,母乳细菌培养可找出致病菌的种类。

二、护理诊断

(一)疼痛

感染后乳房肿胀、压痛。

(二)体温过高

其与乳房创伤有关。

(三)母乳喂养中断

其与乳腺炎需暂停哺乳有关。

三、护理目标

(1)患者主诉疼痛减轻或消失。

(2)患者的体温尽快恢复正常。

(3)母亲维持正常的乳汁分泌,好转或痊愈后能继续进行母乳喂养。

四、护理措施

(1)安排时间与患者及其家属交谈,听取他们诉说所忧虑的事情。

(2)纠正乳头裂伤、乳腺管阻塞情形,护理人员协助产妇做到正确的喂养姿势,体位舒适,婴儿含接姿势正确,有效母乳喂养,让母亲心情愉快,体位舒适和全身肌肉松弛,有益于乳汁排出。

(3)产妇要认真做好乳房的保健和护理,喂奶前清洁双手、热敷乳房,柔和地按摩乳房再让婴儿吸吮,喂完奶后挤出少量乳汁涂搽在乳头上,防止乳头裂伤,待其干燥后再穿上棉制胸罩,以托起乳房和改善乳房的血液循环,哺乳结束时,不要强行用力拉出乳头,因在口腔负压情况下拉出乳头,易引起局部疼痛或皮损,应让婴儿自己张口,乳头自然地从口中脱出。

(4)炎症早期,乳房胀痛时,可给予冰敷减轻疼痛,直至症状改善,但不可按摩,以免炎症扩散。

(5)炎症严重的乳房应停止母乳喂养,将母乳用人工或吸奶器抽空,并用柔软的棉垫支托患侧。

(6)如已有脓肿形成,则用湿热敷,以抑制脓肿扩大,减轻水肿,可切开引流排脓。

(7)使用止痛剂、镇静剂,以缓解疼痛,促进其休息和睡眠。

(8)症状出现,应及时、足量地给予有效的广谱抗生素,以保证炎症及时控制。

(9)炎症反应引起的发热,可用温水擦浴,以缓解体温升高,严密地观察体温、脉搏、呼吸、血压。

(10)患侧乳房用合适的胸罩托起,鼓励产妇进食,以保证良好的营养,有利于健康的恢复。

(11)产妇暂停喂养,无法满足新生儿的需要,而降低了产妇的自信心,影响母亲角色的自我概念,可向产妇提供有关乳腺炎及乳腺脓肿的相关知识,尽快帮助产妇恢复喂奶。

(12)向产妇解释,乳腺炎治疗好后,不会影响哺喂母乳的能力。

(13)增进自我照顾的能力,预防乳腺炎的复发,告知乳腺炎的预防方法与症状出现的处理。

(14)预防乳头破裂,新生儿吸吮时间不要过长,吸吮姿势要正确,喂养时尽量使乳房与新生儿紧贴,以免拉扯乳头。

(15)每次哺乳,应两侧乳房交替进行,排空乳房,防止乳腺管被阻塞,保持乳头柔软干燥,注意乳房的护理。

(16)如有复发应及时随诊。

(张　敏)

第九节　产后泌尿系统感染

有 2％～4％ 的产后妇女发生泌尿系统感染,常见的类型有膀胱炎和肾盂肾炎。产后泌尿系统感染的原因通常有下列几种。①分娩前后的导尿、导尿管消毒不全或手不洁,无菌技术执行不彻底。②膀胱过度膨胀因尿道周围组织受压而发生水肿,产妇于分娩后第一天至五六天不能自解小便,引起尿潴留。另一种导致膀胱过度膨胀的因素是分娩时膀胱受压迫,肌肉失去收缩力,不能将膀胱内的尿液完全排出,引起尿潴留(往往患者自解小便后尚可导尿出 50 至数百毫升的尿液)。以上无论是无法排尿或余尿,均会造成膀胱过度膨胀,而易引起膀胱炎。③产后受伤的膀胱黏膜水肿、充血,是细菌易滋生的原因。④因黄体素的影响使膀胱张力变差。⑤由于子宫的压迫,又因右侧输尿管在解剖上的位置(较左侧肾脏低),而使右侧肾脏有暂时性肥大,易被细菌感染,临床上称之为肾盂肾炎。⑥产后因腹腔压力的改变,不知尿胀或上厕所解不干净。⑦上厕所擦拭卫生纸的方向不对,应由尿道口往肛门口方向擦拭,以免将肛门口的大肠埃希菌带至尿道口,造成上行性感染至膀胱,引起膀胱炎,再感染到肾脏引起肾盂肾炎。

一、护理评估

(一)病史
患者过去是否有泌尿系统感染史,本次分娩的情况及分娩后膀胱功能的恢复情况。

(二)诱发因素
了解分娩前后泌尿系统感染的诱发因素。

(三)症状、体征

1.膀胱炎

其症状在产后 2～3 d 出现。患者表现为尿频、尿急、尿痛、尿潴留、耻骨联合上方或会阴处不适,解到最后会出现排尿困难,有烧灼感,甚至有血尿出现,可有低热。

2.肾盂肾炎

症状通常在产后第 3 d 出现,亦会迟至第 21 d 才出现。患者表现为腰部疼痛(一侧或两侧)、寒战、高热、尿频、排尿困难、恶心、呕吐等。

(四)心理变化
患者出现症状后,可表现出焦虑、烦躁不安等不良心理反应,急切盼望解除症状,增加舒适。

(五)实验室检查
(1)尿液检查:尿常规检查可见许多脓细胞、白细胞、红细胞,尿液的颜色亦变得混浊,有臭味。

(2)尿液细菌培养:取清洁中段尿培养,若 1 mL 尿液中的细菌数大于 10 万个则表示有感染。

二、护理诊断

(一)排尿异常

其与泌尿系统感染引起排尿困难、尿频、尿急等有关。

(二)疼痛

其与肾盂肾炎、膀胱炎有关。

(三)尿潴留

其与产后尿道和膀胱张力降低、对充盈不敏感或因会阴部创伤疼痛使产妇不敢排尿等有关。

三、护理目标

(1)患者的排尿功能恢复正常。

(2)患者的泌尿系统感染症状消失。

(3)患者能陈述预防泌尿系统感染的有关知识。

四、护理措施

(一)排空膀胱,预防泌尿系统感染

1.分娩中

分娩过程中尽量排空膀胱

2.产后膀胱排空

至少每 2～4 h 督促产妇排空膀胱一次,可除去感染尿液,避免尿液淤积和膀胱过度膨胀。

3.及时检查产后膀胱

膀胱是否充盈过度,若触到耻骨联合上方有一肿块凸出、胀满、且叩诊出现过度回响声时,应及时处理:可利用各种方法鼓励排尿,如听流水声、会阴冲洗、下床至厕所解尿、于耻骨联合处加压、提供排尿隐秘性等,必要时遵医嘱给予新斯的明 0.5 mg,肌内注射或导尿处理。

4.无法自行排尿者

无法自行排尿且有持续余尿 60 mL 以上者则给予留置导尿,待膀胱水肿减轻后(约两天内)可拔除留置导尿。

(二)减轻症状,控制感染,防止病情恶化

1.急性感染期应卧床休息

卧床休息能减少废物产生,待症状减轻后再下床活动。

2.鼓励患者多饮水

每天需饮 4 000 mL 以上,以稀释尿液中的细菌,达到冲洗膀胱的目的。鼓励摄取营养丰富、易消化、少刺激的食物。

3.遵医嘱使用敏感、有效的抗生素

通常需持续使用 10～14 d,直到症状完全消失。服药的同时定期做尿液培养,及时更换有效的抗生素。

4.必要时遵医嘱使用抗痉挛和止痛剂

以缓解患者的疼痛不适。

5.湿热敷

在下腹部可给予湿热敷,以减少腹部受压及减轻疼痛和痉挛。

6.加强会阴部的护理

每天可予会阴部抹洗两次,并告之排便后需冲洗会阴部,使用卫生纸必须按由前往后的方向擦拭,以免大肠埃希菌感染。

7.发热的护理

若有发热,则按发热患者进行护理,如调节被盖、室温、多喝水,必要时给予温水擦浴、静脉输液或使用退热剂等。

(三)健康教育和出院指导

1.做好解释工作

向患者解释泌尿系统感染的诱发因素、症状及治疗,说明按时服药的重要性。指导其在症状消失后需继续服用抗生素二周,停药一周后应再做一次尿液培养,于治疗后一年内仍应定期追踪检查。

2.指导产妇建立良好的个人卫生习惯

平时注意多饮水,及时排空膀胱;勤换内裤,注意会阴部卫生;性交前后均需多喝水并排尿,有助于冲走尿道口的细菌,以减少泌尿系统感染的机会。

五、评价

(1)患者恢复正常的排尿功能。

(2)患者出院时泌尿系统感染的症状完全消失,尿液检查和细菌培养阴性。

(3)患者能列举预防泌尿系统感染的措施。

(张　敏)

第十节　产褥期保健

产褥期保健的目的:防止产后出血、感染等并发症发生,促进产后生理功能恢复。

一、适当活动及做产后保健操

产后尽早适当活动。经阴道自然分娩的产妇,产后 6~12 h 内起床轻微活动,产后第 2 d 可在室内适当活动,按时做产后保健操。进行会阴后侧切或进行剖宫产的产妇,可适当推迟下床活动时间,拆线后伤口不感疼痛时,也应做产后保健操。做产后保健操,有利于体力恢复、利于恶露及大小便排出,预防静脉栓塞发生,还能使骨盆底及腹肌的肌张力恢复。产后保健操的运动量应循序渐进。

二、计划生育指导

产褥期内禁止性生活,产后 6 周,生殖器官已恢复可进行性生活,但应采取避孕措施。不哺乳者可选用药物避孕,哺乳者以工具避孕为宜。

三、产后检查

包括产后访视和产后健康检查。产妇访视至少3次,分别在产妇出院后3 d内、产后14 d、产后28 d,了解产妇和新生儿的健康情况、母乳喂养情况、产妇心理状况等。产妇应于产后6周携带婴儿去医院做常规检查,了解全身及生殖器官恢复情况,婴儿应进行全面检查。

四、母乳喂养

世界卫生组织(WHO)已将保护、促进和支持母乳喂养作为卫生工作的重要环节。母乳喂养对母婴的身心健康均有益处。

(一)对产妇的益处

(1)婴儿的吸吮过程反射性地促进产妇分泌催产素,减少产后出血,促进子宫收缩和早日恢复,减少产后并发症。

(2)母乳喂养有利于消耗掉孕期体内堆积的脂肪,促进产妇形体恢复。

(3)母乳喂养在某种程度上可抑制排卵和月经的到来,可达到产后避孕的目的。

(4)母乳喂养的过程也是妈妈和宝宝肌肤、目光、语言的接触与交流,可促进母子感情的建立,也可使妈妈得到心理上的满足。

(5)母乳喂养能够降低母亲乳腺癌与卵巢癌发生的概率。

(6)母乳温度适宜,喂养方便。

(二)对婴儿的益处

1.提供营养及促进发育

母乳中所含营养物质最适合新生儿的消化吸收,其质与量随新生儿生长和需要发生相应改变。

2.提高免疫功能

母乳中含有丰富的免疫细胞和免疫蛋白,前者如巨噬细胞、淋巴细胞等;后者如分泌型 IgA、溶菌酶、乳铁蛋白、双歧因子、纤维连接蛋白等。母乳喂养能明显降低婴儿腹泻、呼吸道和皮肤感染率。

3.增进母婴感情

母乳喂养时,婴儿与母亲皮肤频繁接触,母婴间情感建立,有利于婴儿建立和谐、健康的心理。

4.有利于牙齿的发育和保护

吸吮时,面部的肌肉运动有助于面部正常发育,预防因奶瓶喂养引起的龋齿。

(张　敏)

第十五章

老年护理

第一节　老年心律失常

心律失常是指心脏冲动的频率、节律、起源部位、传导速度或激动次序的异常。正常的心脏激动起源于心脏的窦房结。

病态窦房结综合征(SSS)是由窦房结病变导致功能减退,产生多种心律失常的综合表现。

预激综合征是指窦房结发出的激动不仅通过正常的房室传导系统下传到心室,而且通过一条异常的附加旁路,绕过正常房室传导通道以短路方式较早地传到一部分心室所造成的综合征。

房室传导阻滞是由房室交界区不应期延长所引起的房室间传导延迟或阻断。

一、病因

老年人心律失常最常见的病因是各种器质性心脏病,冠心病、急性肌梗死是主要原因,其次为原发性高血压、肺源性心脏病、心功能不全、风湿性心脏病、甲状腺功能亢进症、糖尿病。如合并肺部感染、电解质紊乱、药物使用不当等,可是老年人心律失常的病因更为复杂。

大多数心房扑动和心房纤颤主要发生于器质性心脏病的患者,多见于风湿性心脏病二尖瓣狭窄和冠心病,也可见于甲状腺功能亢进症。

二、心律失常的分类

(一)冲动形成异常

1.窦房结心律失常

包括:①窦性心动过速;②窦性心动过缓;③窦性心律不齐;④窦性停搏。

2.异位心律

包括:①被动性异位心律:包括逸搏(房性、房室交界区性、室性)、逸搏心律(房性、房室交界区性、室性);②主动性异位心律:包括期前收缩(房性、房室交界区性、室性)、阵发性心动过速(房性、房室交界区性、房室折返性、室性)、心房颤动、心房扑动、心室扑动、心室颤动。

（二）冲动传导异常

1.生理性

干扰及房室分离。

2.病理性

包括：①窦房传导阻滞；②房内传导阻滞；③房室传导阻滞；④室内传导阻滞（左、右束支及左束支分支传导阻滞）。

3.房室间传导途径异常

预激综合征。

三、临床表现

（一）症状

临床表现是突然发生的规律的或不规律的心悸、胸痛、眩晕、心前区不适感、憋闷、气急、手足发凉或晕厥，甚至神志不清。老年患者往往自觉症状不明显，有的患者仅有乏力和烦躁的感觉，有的患者虽然存在频繁期前收缩或房颤，但无明显不适。

（二）体征

（1）心率缓慢（<60次/分钟）而规则，以窦性心动过缓、2：1或3：1房室传导阻滞、房室交界处心律多见。

（2）心率过快（>100次/分钟）而规则，以窦性心动过速、心房扑动、房性或室性心动过速常见。

（3）心率正常而不规则的心律，以期前收缩为最常见。

（4）心率慢而不规则者，以心房颤动、窦性心动过缓伴窦性心律不齐、窦性心律合并不规则窦房或房室传导阻滞为多。

3.并发症

并发症包括栓塞、心力衰竭、心源性休克、猝死等。

四、实验室检查

心律失常的诊断主要根据心电图检查。动态心电图和运动试验，弥补了常规心电图的不足。复杂的心律失常需借助电生理检查来判定，但不作为常规。

五、诊断要点

病史、完整及时的心电图及动态心电图检查是诊断的关键。心律失常的诊断包括四点。

（1）明确是否存在心律失常。

（2）尽可能明确心律失常的性质和机制。

（3）判断心律失常的严重程度。

（4）寻找心律失常的病因和诱因。

六、治疗原则及要点

（一）治疗原则

（1）消除诱因，积极治疗原发病。

(2)终止心律失常的发作,使心律失常获得根治。

(3)努力预防心律失常复发,防止心脏性猝死。

(二)治疗要点

(1)药物治疗。

(2)物理刺激迷走神经反射。

(3)直流电复律、人工心脏起搏、经导管射频消融等。

(4)外科手术治疗。

七、护理措施

(一)心电监护

1.密切注意有无下列恶性心律失常先兆

(1)潜在引起猝死危险的心律失常,如频发性、多源性、成对或连续出现的室性期前收缩,R-on-T,阵发性室上性心动过速,心房纤颤,二度Ⅱ型房室传导阻滞。

(2)随时有猝死危险的心律失常,如阵发性室性心动过速、心室颤动、三度房室传导阻滞等。

2.根据心律失常类型,准备好药物和抢救仪器

(1)对于阵发性室性心动过速患者备好利多卡因、除颤仪。

(2)对于房性、结性心律失常患者备好洋地黄、β受体阻滞剂。

(3)对于心动过缓患者备好阿托品、异丙肾上腺素。

(4)对于心率少于45次/分钟、药物疗效不佳的患者准备安装起搏器。

(5)对于心室颤动患者立即进行电除颤和心肺复苏。

(二)电复律的护理

1.复律前的护理

包括:①加强心理支持;②检查并记录患者的一般情况及生命体征;③吸氧;④建立静脉通路;⑤准备器械、药品,备好复苏所用的器械和抢救药品。

2.复律后的护理

(1)转复后配合心电监护,密切观察心律、血压、呼吸及神志变化。

(2)因电复律后窦性心律不稳定,嘱患者卧床休息1～2 d。

(3)严密观察肢体活动情况和神志改变,观察有无脑栓塞或周围血管栓塞的症状和体征。

(4)注意观察与电极接触的皮肤有无灼伤。

3.健康教育

(1)预防复发,心房纤颤患者需严格遵医嘱规律用药。

(2)预防栓塞,嘱患者定时、定量服抗凝剂,定期检查凝血酶原时间。

(3)嘱患者避免劳累、紧张、情绪激动等诱发因素,防止心律失常复发。

(4)定期到医院复查心电图。

(三)射频消融术

射频消融术能根治多种快速心律失常,如房室折返性心动过速、房室结内折返性心动过速、预激综合征、心房扑动、局灶性心房颤动、室性心动过速等。并发症有血管损伤、出血、栓塞、气胸、心脏压塞、房室传导阻滞、心肌穿孔、瓣膜损害等。

(四)安置人工心脏起搏器

1.术前护理

做好患者心理护理,讲解手术方式、目的及注意事项,解除患者的顾虑及紧张情绪。备皮部位为双侧颈胸部。

2.术后护理

(1)观察起搏器功能:连续心电监护,了解心律及心率的情况,有无起搏信号,患者对起搏器是否适应。

(2)观察伤口有无渗血。

(3)防止电极脱落:术后平卧24 h,术侧上肢避免过度运动;避免剧烈咳嗽。

(4)预防感染:观察体温及伤口处有无红、肿、热、痛,使用抗生素3~5 d。

3.健康教育

(1)术后6周内术侧上肢活动要受限,因为任何手臂和肩膀用力的活动都可能使电极移位。

(2)指导患者远离带高压电的设备。

(3)指导患者及其家属每天定时测量脉搏并记录下来,若发现脉搏次数高于或低于设定的范围,一定及时通知医师。

(4)当电池快耗尽时,每分钟心率大约会减少8次,这是更换电池的依据。

(5)随身携带"安装卡",以便在发生意外时,可立即得到救助。

(6)定期返院追踪检查。

(蒋萍萍)

第二节 老年糖尿病

老年糖尿病(diabetes mellitus,DM)是指年龄≥60岁的老年人,由于体内胰岛素分泌不足、胰岛素作用障碍或两者同时存在缺陷,导致代谢紊乱,出现血糖、血脂及蛋白质、水与电解质等紊乱的代谢病。

糖尿病已成为老年人的常见病、多发病,其患病率随年龄增长而上升,我国老年人糖尿病的患病率约为16%,占糖尿病患者总数的40%以上。慢性长期高血糖为老年人糖尿病的主要共同特征,长期糖尿病可引起多个系统器官的慢性并发症,导致功能衰竭,是致残、病死的主要原因。

一、健康史

(一)现病史

询问老年人有无糖尿病代谢紊乱症状群的表现;有无心脑血管疾病、糖尿病肾病、视力下降、周围神经病变、糖尿病足、皮肤瘙痒或皮肤破损久不愈合等并发症的相应症状;本次发病后是否使用过降糖药,效果如何;了解老年人的体重、营养状况。

(二)既往史

询问老年人有无糖尿病、高血压、心脑血管疾病等病史及首次发现时间、治疗护理经过和转归情况;了解日常休息、活动量及活动方式;既往的饮食习惯、饮食结构及患病后的饮食情况;每天的摄入量和排出量。

（三）用药史

了解老年糖尿病患者本次发病前曾用药物的名称、剂量、效果及不良反应。尤其注意使用降糖药、胰岛素的情况，老年人及家属对药物知识的掌握情况。

（四）家族健康史

是否有家族性糖尿病、心脑血管疾病等病史。

二、分型

糖尿病分四种类型：1 型糖尿病（T_1DM）；2 型糖尿病（T_2DM）；其他特殊型糖尿病；妊娠糖尿病（GDM）。老年糖尿病患者中 90% 以上为 2 型糖尿病（T_2DM）。

三、老年人 2 型糖尿病的主要病因

（1）有明显的遗传基础。

（2）危险因素：老龄化、高热能饮食、体力活动减少、肥胖、糖耐量降低（IGT）和空腹血糖调节受损（IFG）。

四、老年人糖尿病的临床特点

（一）起病隐匿且症状不典型

仅有 1/4 或 1/5 的老年糖尿病患者有多饮、多尿、多食及体重减轻的症状，多数在查体或治疗其他疾病时才发现血糖增高。

（二）并发症多

常有皮肤、呼吸、消化、泌尿生殖等系统的感染，且感染可作为疾病的首发症状出现；老年糖尿病患者更易发生高渗性非酮症糖尿病昏迷和乳酸酸中毒；老年糖尿病患者易并发各种大血管或微血管病变的症状，如高血压、冠心病、脑卒中、糖尿病性肾脏病变、糖尿病视网膜病变等。

（三）病死率、致残率高

据统计，约 70% 的老年糖尿病患者死于心脑血管并发症。病史超过 3 年的老年糖尿病患者，约有 60% 合并周围神经病变，主要表现糖尿病足。病史为 10～15 年的老年糖尿病患者，50% 以上出现视网膜病变、白内障或青光眼等，导致视力下降，甚至失明。

（四）多种老年病并存

易并存各种慢性非感染性疾病，如心脑血管病、糖尿病性肾病、白内障等。

（五）易发生低血糖

因老年糖尿病患者的自我保健能力及依从性差，可导致血糖控制不良，引起低血糖的发生。

（六）尿糖和血糖常不成正比

老年人并发肾小球硬化时，肾小球滤过率下降，肾糖阈升高，尿糖与血糖常不成正比。

五、辅助检查

尿糖测定、血糖测定、口服葡萄糖耐量试验、血浆胰岛素和 C-肽测定、糖化血红蛋白、血脂等相关检查。

六、心理-社会状况

长期控制饮食是老年糖尿病治疗的重点,老年人常感到被剥夺了生活的权利与自由,部分患者因治疗效果不明显、病情易波动反复、出现并发症等产生悲观情绪。因缺乏有关糖尿病治疗和自我护理知识,需长期治疗而增加老年人及家庭的经济负担等易使老年糖尿病患者产生无助、焦虑、恐惧。

七、常见护理问题

(一)营养失调

高于机体需要量,与物质代谢异常、活动减少有关。

(二)有感染的危险

与血糖增高、微循环障碍和营养不良有关。

(三)有受伤的危险

与低血糖反应、末梢感觉功能障碍有关。

(四)知识缺乏

缺乏有关糖尿病治疗和自我护理知识。

(五)潜在并发症

高渗性非酮症糖尿病昏迷。

八、护理实施

治疗和护理目标:控制血糖,减少及延缓各种并发症的发生,提高老年糖尿病患者的生活质量。

(一)一般护理

1.休息

老年人糖尿病除严重并发症需卧床休息外,一般可适当活动,劳逸结合,避免过度紧张。

2.皮肤护理

保持皮肤清洁,避免皮肤抓伤、刺伤和其他伤害;每天观察老年人皮肤有无发红、肿胀、发热、疼痛等感染迹象,一旦皮肤受伤或出现感染立即给予诊治。

3.足部护理

(1)选择合适的鞋袜,不宜过紧。

(2)坚持每天用温水洗脚,水温不宜超过 40 ℃,浸泡时间一般为 5～10 min,洗净后用洁净柔软的毛巾轻轻擦干足部皮肤,特别注意保持足趾间皮肤的清洁干燥。

(3)教会患者足部自查的方法,检查双足有无皮肤发红、肿胀、破裂、水疱、小伤口等,尤其要注意足趾间有无红肿等异常。

(4)避免损伤:足部禁用强烈刺激性药水(如碘酊);剪趾甲时注意剪平,不宜过短;不可使用热水袋、电热毯,以防烫伤。

(5)每天从趾尖向上轻按足部多次。

(6)积极治疗鸡眼、胼胝和足癣等足部疾病。

(二)饮食护理

饮食调理是治疗糖尿病的基本措施,尤其是老年 2 型糖尿病患者存在肥胖或超重时,饮食疗法有利于减轻体重,改善高血糖、脂代谢紊乱等症状,减少降糖药物的剂量。因此,应使老年糖尿病患者长期、严格地执行饮食治疗方案。

(1)首先使老年患者了解饮食治疗的意义,自觉遵守饮食规定,不吃超量食物。

(2)每天总热能控制同一般正常人,给予低糖、低脂、富含蛋白质和膳食纤维的食物,饮食应定量,按一日四餐或五餐分配,这对预防低血糖十分有效。

(三)运动指导

运动能增强机体对胰岛素的敏感性,有利于葡萄糖的利用,使血糖水平下降。糖尿病患者具体情况设计运动计划,宜选择散步、打太极拳、做健身操、干家务等活动方式,餐后 1 h 进行,并随身携带糖块、饼干等,以身体微汗、不疲劳为度。有严重糖尿病并发症者不宜剧烈活动。

(四)用药护理

老年糖尿病患者应避免使用大剂量、长效降糖药,避免使用经肾脏排泄、半衰期长的降糖药。加用胰岛素时,应从小剂量开始,逐步增加。血糖控制不可过分严格,空腹血糖宜控制在 9 mmol/L 以下,餐后 2 h 血糖在 12.2 mmol/L 以下即可。

(五)心理护理

老年糖尿病患者常存在焦虑及悲观等不良心理,护士应重视患者的情绪反应,向患者说明积极的生活态度对疾病康复的重要性。鼓励老年人参加糖尿病教育活动,运用疏导、分散和转移等法,克服消极情绪,积极配合治疗与护理。

(六)健康指导

糖尿病作为一种慢性病,增强老年人的自我护理能力是提高生活质量的关键。因老年人有理解力差、记忆力减退等特点,应注意使用通俗易懂的语言,配合录像等电教手段,耐心细致地讲解、演示,教会老年人及家属正确使用血糖仪等进行血糖测试,必要时教会他们自我注射胰岛素等糖尿病的自我护理技术;教会老年人及其家属识别常见糖代谢紊乱的表现及预防、处理方法,并发症的防治及护理等。

(七)低血糖的预防和处理

低血糖症状经常出现在老年糖尿病患者治疗过程中,与剂量过大、饮食不配合、使用长效制剂、肝肾功能不全等有关。低血糖比高血糖对老年糖尿病患者的危害更大。低血糖时可出现虚汗、面色苍白、眩晕、心慌、颤抖、饥饿、视物模糊或复视、烦躁焦虑、嗜睡、反应迟钝、行为改变等。每个人的低血糖症状不尽相同,要密切注意老年糖尿病患者的症状,及时发现并处理低血糖症状。出现低血糖时,可口服 10~20 g 糖、1~2 块糖果、200 mL 果汁或一杯饮料,必要时可静脉补充糖。

九、护理评价

患者是否能合理控制饮食,将体重维持在理想范围;患者是否能描述诱发感染的危险因素,感染已控制或住院期间未发生感染;患者是否了解自我护理知识,是否学会了血糖的自我监测;患者是否能描述预防急、慢性并发症的护理措施,并发症已控制或住院期间未发生并发症。

(1)糖尿病足与下肢远端神经异常和不同程度的周围血管病变相关的足部(踝关节或踝关节

以下的部分)感染、溃疡和深层组织破坏。

（2）糖尿病现代治疗要点国际糖尿病联盟（IDF）提出了糖尿病现代治疗的 5 个要点，即饮食控制、运动疗法、血糖监测、药物治疗和糖尿病教育。

（蒋萍萍）

第三节　老年骨质疏松症

一、基本概念

骨质疏松症（osteoporosis，OP）是一种以低骨量和骨组织微结构破坏为特征，导致骨脆性增加或骨折的全身性代谢性疾病。OP 是一种由多因素所致的慢性疾病，分为原发性和继发性，其中老年人骨质疏松主要是原发性骨质疏松。原发性骨质疏松又分为 2 种亚型：Ⅰ型由雌激素缺乏导致；Ⅱ型多见于 60 岁以上的老年人，主要累及的部位是脊柱和髋骨。继发性骨质疏松症多继发于其他疾病，如性腺功能减退症、甲状腺功能亢进症、1 型糖尿病、尿毒症等。

二、流行病学

随着年龄的增长，骨质疏松患病率增加，女性多于男性，60 岁以上人群的患病率约为 50％，75 岁以上人群患病率可达到 80％，患病后致残率高达 53％。其中，原发Ⅰ型骨质疏松女性的发病率是男性的 6 倍以上，以绝经后发病为主；Ⅱ型多见于 60 岁以上的老年人，女性的发病率是男性的 2 倍以上。

三、临床表现与并发症

（一）骨痛和肌无力

早期无症状，多数患者在严重的骨痛或者是骨折之后才确诊骨质疏松。较重者常诉腰背疼痛或全身骨痛。骨痛通常为弥漫性，无固定的部位，劳累或活动后加重，不能负重或负重能力下降。

（二）身高变矮

椎体骨折可引起驼背和身高变矮。腰椎压缩性骨折常导致胸廓畸形，可出现胸闷、气短、呼吸困难等，严重的畸形可引起心排血量下降，心血管功能障碍。

（三）骨折

当骨量丢失严重时会发生骨折。老年骨质疏松患者常常因轻微活动或创伤诱发骨折。骨折部位多见于脊柱、髋部和前臂。其中髋骨骨折最常见，危害也最大。

四、治疗原则

（一）一般治疗

1.适当运动

适当的运动可以增加和保持骨量，老年人的躯体和四肢的协调性和应变力会在运动中得以加强,从而减少意外的发生。

2.合理膳食

老年人的饮食中应适当增加含钙丰富的食物,减少饮酒和咖啡等刺激性饮料,少吸烟。

3.补充钙剂和维生素 D

老年骨质疏松患者应适当补充钙剂,并同时补充维生素 D,以利于钙的吸收。

(二)对症治疗

对于疼痛的老年骨质疏松患者,应给予对症治疗,给予适当的非甾体类镇痛药,如阿司匹林或吲哚美辛,随后也可考虑短期应用降钙素制剂。出现骨骼畸形者应局部固定或用矫形器矫形。有骨折时给予牵引、固定、复位或者是手术治疗。

(三)药物治疗

1.性激素补充疗法

雌激素是女性绝经后骨质疏松的首选药物。妇女绝经后如无禁忌证可应用激素替代治疗。雄激素则可用于老年男性患者。按患者的具体情况选择性激素的种类、用药剂量和途径。

2.抑制骨吸收药物

二磷酸盐能抑制破骨细胞的生成和骨吸收,增加骨密度,缓解骨痛。服药期间不加钙剂,停药期间则可给予钙剂和维生素 D。

3.其他

降钙素对骨质疏松患者有镇痛作用,能抑制骨吸收,促进钙在骨中的沉着。对继发性 OP 应针对病因治疗。

五、护理干预

老年骨质疏松患者的护理干预以减轻疼痛和保障安全为主。老年骨质疏松患者同时也会存在一定的心理负担,护理人员要及时发现老年骨质疏松患者的心理问题,并采取有效措施,增强老年骨质疏松患者战胜疾病的信心。

(一)疼痛的护理

1.卧床休息

使用硬板床或者是加薄垫的木板床,取仰卧或者是侧卧位,可以缓解腰部和脊柱肌肉的紧张。

2.对症护理

合理使用骨科的辅助用物,必要时使用背架、紧身衣等,以限制脊椎的活动度和给予脊椎支持,从而减轻疼痛。此外,还可以进行物理疗法,对疼痛部位进行热湿敷,或者给予局部按摩,以减少肌肉僵直所引发的疼痛。也可以采取超短波、微波或分米波疗法,电频疗法等理疗。

3.用药

药物的使用包括止疼药、肌肉松弛剂和抗炎药物,要正确评估患者疼痛的程度,遵医嘱用药。

(二)安全护理

保证生活环境的安全,在楼梯、卫生间设置扶手;保持地面干燥,生活环境的灯光明暗适宜。家具简单,且不可经常变换位置。指导患者合理变换体位,改变姿势宜缓慢。衣服鞋子大小适宜且有利于活动。加强巡视、照顾。当患者使用利尿剂、降糖药、镇静剂或扩血管药物时,注意宣教,保障活动的安全。

（三）饮食

饮食中宜增加富含钙质和维生素 D 的食物,补充足够的维生素 A、维生素 C 及含铁的食物,以利于钙质的吸收。适度摄取蛋白质及脂肪。戒烟酒,避免咖啡摄入过多。

（四）用药护理

1.钙剂

服用钙剂时应增加饮水量,以增加尿量,减少泌尿系统结石形成的危险。因空腹时钙剂的吸收效果最好,故服用钙剂最好与用餐时间分开。钙剂应避免和绿叶蔬菜一起服用,以免形成钙螯合物而减少钙的吸收。

2.激素

激素必须在医师指导下使用,剂量要准确,不可自行停药。激素与钙剂、维生素 D 同时服用时,效果更好。服用雌激素应定期进行妇科检查和乳腺检查,若出现反复阴道出血应及时就诊,在医师指导下减少用药或停药。使用雄激素的患者应定期检测肝功能。

3.二磷酸盐

护士应指导患者空腹服用,同时饮清水 200～300 mL,服药结束保持站位或坐位至少半小时,且不能进食或喝饮料,以减轻药物对食管的刺激。同时,应嘱患者不可咀嚼或吸吮药片,以防止发生口咽部溃疡。此外,服用该药物还易引起发热、呕吐、皮疹、腹泻、头晕、腹痛、肌肉骨骼痛、头痛、过敏样反应,应及时给予对症处理。

4.降钙素

观察是否出现不良反应,如食欲减退、恶心、颜面潮红等。

（五）运动干预

老年骨质疏松患者应减少不合理的运动,适量活动,避免不良的姿势及长时间地跑、跳、蹲,减少或避免爬楼梯。每周进行 4～5 次负重运动,比如快步走、哑铃操等。每周进行 2～3 次抗阻力运动,比如划船、蹬踏运动等。每次运动时间以 30 min 左右为宜。同时要接受适量阳光照射,促进体内维生素 D 的生成,每天下午 4 时以后到傍晚时分,是晒太阳的最佳时段,每天晒太阳 20～30 min,并要根据天气进行合理的调节。

（六）心理干预

老年骨质疏松患者常因疼痛或活动不便而不敢运动或影响日常生活。护士应和老年人倾心交谈,鼓励其表达内心感受,并对其进行疏导,增强面对疾病的信心。

六、延续护理

延续护理是为老年骨质疏松患者提供一种延伸式的健康教育形式,护士的健康教育从医院走到家庭,为老年骨质疏松患者及家庭成员提供康复知识,培养患者养成良好的生活习惯,指导用药和日常护理,从而帮助患者和家属更好地进行护理。

（一）建立老年骨质疏松延续护理管理小组

小组成员包括主治医师、护士、药剂师、营养师、老年骨质疏松患者及其家属等,延续护理小组的医师、护士、药师、营养师应对患者进行分组负责,对患者进行培训。医师及护士应向患者讲解骨质疏松相关知识,确保老年骨质疏松患者对疾病有正确的认识,并鼓励患者积极配合治疗与康复。药剂师与医师根据老年骨质疏松患者的具体情况,为其制订用药方案,并与患者进行沟通。确保其能够正确使用药物。营养师应根据老年骨质疏松患者的具体情况,为其制订可行性的饮食方案。

(二)根据老年骨质疏松患者情况、确定延续护理开展的方式

在患者出院前应评估老年骨质疏松患者对疾病知识的了解情况,建立随访资料方案,针对个体差异,确定延续护理的方法及内容。小组成员在患者出院后定时对其进行回访。

(三)延续护理的主要内容

1.药物指导

根据患者的治疗方案,向患者详细解释所用药物的相关机制、使用方法、不良反应等,嘱患者及其家属观察药物治疗效果及反应。注意对不良反应的观察。骨质疏松的用药比较特殊,护士应重点强调用药的事项,确保老年骨质疏松患者能够掌握用药方法。

2.饮食指导

营养科医师应根据患者的情况,为其制订详细的饮食计划,饮食中注意进食含钙高的食物。护士应向患者介绍饮食方案,并对患者的遵医情况进行评估。

3.运动指导

针对患者的情况,制订适宜的运动方案。必要时对患者进行运动示范。

4.心理指导

倾听患者主诉,多与患者进行沟通与宣教。加强与患者及其家属的沟通,增强患者战胜疾病的信心。

七、居家护理

老年骨质疏松患者的居家护理至关重要,家庭的环境、饮食等对老年骨质疏松患者的影响是极大的。

(一)改善居家环境

老年人生活的环境需以安全、方便为首要条件。患者及其家属应在日常生活中,特别关注安全。老年骨质疏松患者的生活环境需要注意保持地面干燥,及时清理过道上的杂物。老年人的座椅不能软,太低、太软的椅子或沙发均不适合老年人。浴室及厕所应有防滑地垫,应加装稳固的扶手。且老年人应选择合脚的鞋子和合适的衣物,必要时外出使用手杖。

(二)合理饮食

老年骨质疏松患者的饮食应首选含钙量高的食物,如奶制品、豆类、海产品、芝麻酱等。此外,还应摄入足够的维生素 C 和维生素 D,保证每天蛋白质的摄入。少食用含磷高的食物和饮料,如可乐、汽水等。老年人应养成良好的生活方式和习惯,戒烟、限制饮酒、少喝咖啡。

(三)药物指导

老年骨质疏松患者应按照医师指导服药,不可过量服用钙剂,避免高钙血症出现,增加肾结石和心血管疾病的风险。

(四)生活方式调整

老年骨质疏松患者应坚持锻炼及日光浴,从而增强骨骼和肌肉力量。

(五)心理支持

家属及社会支持对患者的疾病治疗起着关键的作用,老年骨质疏松患者作为社会的弱势群体,需要家人及社会的支持,从而帮助老年人妥善处理各种不良情绪,减轻精神压力。

(蒋萍萍)

第十六章

重症监护室护理

第一节 危重患者的基础护理

一、危重患者基础护理要求

凡入 ICU 病室的患者至少为一级护理。为危重患者做好基础护理是防止各种并发症,决定总体治疗成功与否的基本条件。ICU 护士一律在患者床头交接班,因仪器使用条件及治疗用药繁杂多变,交班必须详细、完整。

二、各种危重症监护患者的基础护理技术

(一)重症卧床患者床单位的清洁整理

1.目的

使病床平整无皱褶,患者睡卧舒适,保持病室整齐划一。

2.操作准备

(1)患者准备:病情稳定,允许整理或更换床单且能主动配合。

(2)用物准备。①卧床患者床整理用物:床刷、扫床巾,必要时备便器。②卧床患者床更换床单用物:清洁的大单、中单、被套、枕套、床刷、扫床巾、污物袋,需要时备衣裤。

3.操作要点

(1)卧床患者床整理法。①核对解释:携用物至床旁,向患者解释,以取得合作。②移开桌椅:病情许可,放平床头及床尾支架,移开床旁桌椅。③清扫床单:松开床尾盖被,协助患者翻身背向护士,松开近侧各单,用床刷套上湿的扫床巾分别扫净中单、橡胶单,依次搭在患者身上,再自床头至床尾扫净大单,注意枕下及患者身下部分彻底扫净,将各单逐层拉平铺好。协助患者翻身至近侧并躺稳,护士转至对侧,同法逐层扫净并拉平铺好。④整理盖被:患者仰卧,将被套与棉胎同时拉平,叠成被筒,为患者盖好。取出枕头,揉松后放回患者头下。⑤整理用物:还原床旁桌、椅。扫床巾集中消毒清洗。

(2)卧床患者床更换床单法。①安置用物:将清洁被服按更换顺序放于床尾椅上。②更换床单:铺床单,松开床尾盖被,协助患者侧卧背向护士,枕头随患者翻身移向对侧;松开近侧各层床

单,将中单卷入患者身下,扫净橡胶中单,搭于患者身上,再将污大单卷入身下,扫净褥垫上的渣屑;将清洁大单的中线与床的中线对齐,一半塞于患者身下,靠近侧的半幅大单自床头、床尾、中间按序铺好;放平橡胶中单,铺上清洁中单,一半塞于患者身下,近侧中单连同橡胶中单一起塞于床垫下。铺对侧,协助患者侧卧于铺好的清洁大单上,面向护士;护士转至对侧,将污中单卷起撤出,扫净橡胶中单,搭于患者身上,将污大单卷起,连污中单一同放于污物袋中;扫净褥垫上的渣屑,依次将清洁大单、橡胶中单、中单逐层拉平,一起塞于床垫下,协助患者取仰卧位。③更换被套:取出棉胎,解开盖被尾端带子,被套的尾端打开约 1/3,将棉胎在污被套内竖叠三折后按"S"形折叠拉出放在床尾的椅子上。套被套,以清洁被套正面向外铺于患者身上;将棉胎套入清洁被套内,拉平已套的棉胎与被套,并系上被套尾端带子,卷出污被套放入污物袋内。将盖被叠成被筒,尾端向内折叠与床尾齐,并塞于床尾的床垫下。④更换枕套:一手托起患者头部,另一手迅速取出枕头,更换枕套后,再放回患者头下。⑤整理用物:协助患者取舒适卧位,必要时拉起床档,还原床旁桌椅,清理用物,整理床单位。

4.注意事项

(1)若监护室中有治疗操作,或有患者进餐,不宜整理床铺。

(2)操作时,动作应轻稳、节力,不宜过多翻动和暴露患者,避免受凉,防止患者翻身时坠床。

(3)病床应用湿式清扫,一床一巾用后均需消毒。

(二)口腔护理技术

1.目的

(1)保持口腔清洁、湿润,预防口腔感染及其他并发症,使患者感到舒适。

(2)防止口臭、牙垢,促进食欲。

(3)观察口腔黏膜和舌苔的变化、口腔气味,提供病情变化的动态信息。

2.操作准备

(1)患者准备:了解口腔护理的目的,愿意合作,有安全感。

(2)用物准备。①治疗盘内置:治疗碗(内盛含有漱口溶液的棉球约 16 个,弯血管钳、镊子)治疗巾、弯盘、压舌板、纱布、棉签、吸水管、漱口杯、手电筒,需要时可备张口器。②外用药:如液状石蜡、冰硼散、锡类散、西瓜霜、金霉素甘油、制霉菌素甘油等。③常用漱口溶液及作用:见表 16-1。

表 16-1　常用漱口溶液及作用

名称	作用
生理盐水	清洁口腔,预防感染
多贝尔溶液(复方硼酸溶液)	轻微抑菌,除臭
1%～3%过氧化氢溶液	遇到有机物时,放出新生氧,抗菌除臭
2%～3%硼酸溶液	为酸性防腐剂,抑菌
1%～4%碳酸氢钠溶液	为碱性防腐剂,抑菌
0.02%呋喃西林溶液	清洁口腔,广谱抗菌
0.1%醋酸溶液	用于铜绿假单胞菌感染
0.08%甲硝唑溶液	适用于厌氧菌感染

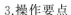

3.操作要点

(1)核对解释:携用物至床旁,核对并向患者及其家属解释。

(2)安置体位:协助患者侧卧或头偏向护士,铺治疗巾于患者颌下及胸前,置弯盘于口角旁。

(3)观察口腔:湿润口唇、口角,观察口腔黏膜有无出血、溃疡等,对长期使用激素、抗生素的患者,应观察其有无真菌感染。昏迷、牙关紧闭及无法自行开口的患者,可用张口器。若光线不足,可使用手电筒辅助,再以压舌板由患者口腔侧面轻轻置入。

(4)取下义齿:取下活动义齿,先取上面义齿,后取下面义齿,并放置容器内用冷水冲洗刷净,待口腔护理后戴上或浸入冷水中保存。

(5)擦洗口腔:协助患者用温水漱口(昏迷患者除外)。嘱患者咬合上下齿,用压舌板轻轻撑开一侧颊部,用弯血管钳夹含有漱口液的棉球由内向外(磨牙至切牙)纵向擦洗;同法擦洗对侧。每擦一个部位,更换一个棉球。嘱患者张口,依次擦洗一侧牙齿的上内侧面、上咬合面、下内侧面、下咬合面,再弧形擦洗颊部。同法擦洗另一侧。再依次擦洗舌面及硬腭部。勿触及咽部,以免引起患者恶心。

(6)漱口涂药:意识清醒者用吸水管吸漱口水漱口,用治疗巾拭去患者口角处水渍。口腔黏膜如有溃疡、真菌感染,酌情涂药于患处,口唇干裂者可涂液状石蜡。

(7)整理用物:协助患者取舒适卧位,清理用物,整理床单。

4.注意事项

(1)操作时动作要轻,以免损伤口腔黏膜及牙龈。

(2)需用张口器时,应从臼齿处放入,不可用暴力助其张口。

(3)为昏迷患者清洁口腔时,棉球需夹紧,每次一个,棉球不可过湿,防止将漱口液吸入呼吸道,并不予漱口。

(4)每天进行口腔护理2~3次。

(5)患者若有活动义齿要取下,浸于冷水中,并于每晨更换清水1次。

(6)操作完毕记录口腔护理的日期、时间、口腔局部用药的名称,护士签名。

(三)床上擦浴

1.目的

(1)使患者清洁、舒适,预防皮肤感染。

(2)促进皮肤血液循环,预防压疮。

(3)观察和了解患者的一般情况,满足其身心需要。

2.操作准备

(1)患者准备:让患者及其家属了解擦浴的目的及步骤,并能主动配合。

(2)用物准备。①治疗盘内置:毛巾2条、肥皂、浴巾、梳子、小剪刀、50%乙醇、清洁衣裤和被服、爽身粉。②治疗车下置:脸盆、热水桶(水温为47 ℃~50 ℃,并根据年龄、季节、生活习惯增减水温)、污水桶、便盆等。③女患者备会阴冲洗物:弯盘、长镊子、大棉球数个。

3.操作要点

以女患者为例。

(1)备齐用物携至床旁,做好解释,询问需要。

(2)热水桶、污水桶放于床旁,移开桌椅,备好脸盆、水、毛巾、肥皂。调整患者为舒适体位并易于擦洗。将毛巾叠成手套状,包在手上。

（3）为患者擦洗脸部及颈部。浴巾铺于颈前，松开领口，依次擦洗眼（由内向外擦拭）、额、鼻翼、面颊部、嘴部、耳后直至颌及颈部。

（4）为患者脱下上衣，在擦洗部位下面铺上浴巾，按顺序擦洗两上肢、胸腹部。先用涂肥皂的湿毛巾擦洗，再用湿毛巾擦净肥皂，清洗拧干毛巾后再擦洗，最后用浴巾擦干。协助患者侧卧，背向护士，依次擦洗颈、背、臀部。擦洗毕，可在骨突处用 50% 乙醇做按摩。为患者换上清洁上衣。

（5）清洗会阴部。脱下裤子，腿用盖被包裹，便盆放于臀下，倾倒温开水自阴部流过，同时用长镊子夹大棉球自上而下分别擦洗两侧阴唇，最后用棉球自阴阜擦向肛门，边擦边冲洗，洗毕用纱布将流水擦干，将镊子置于弯盘，撤去便盆。

（6）更换温水及毛巾后，擦洗双下肢，用温水泡洗双脚擦干，再为患者换上清洁的裤子。

（7）梳头，需要时修剪指甲、更换床单，整理好床单位，清理用物，放回原处。

4.注意事项

（1）床上擦浴时间不超过 30 min。

（2）每擦洗一处，均在下面垫浴巾，避免弄湿床铺，注意擦净腋窝、脐部、腹股沟等皱褶处。

（3）擦洗动作要敏捷，减少翻身和暴露，以免患者受凉。按摩时可适当用力，不宜过重。

（4）擦洗过程中注意观察病情，若患者出现寒战、面色苍白等情况时，应立即停止擦浴，给予适当处理。

（5）操作前后测量、记录生命体征，记录任何异常的皮肤发现。

（四）排痰

1.目的

（1）清除咽、喉、气管内分泌物，保持呼吸道通畅。

（2）避免或解除痰液窒息，防止吸入性肺部感染。用物准备电动吸痰器、吸痰用物（吸痰导管、玻璃接头、镊子、压舌板、开口器、牙垫、纱布、手套、治疗碗、生理盐水）。

2.操作要点

（1）协助排痰法：摇高床头，使患者处坐位，护士立于患者左侧，左手扶住患者肩部，右手呈杯状、有规律地自下而上叩打患者两侧背部，手腕用力要适当，避免叩打脊柱部，叩打约 30 s，然后嘱患者做深呼吸约5次，最后一次深吸气后嘱患者屏气，护士立即用右手扶住患者肩部，左手示指与中指并拢触摸患者气管，刺激其咳嗽将痰排出（图 16-1）。

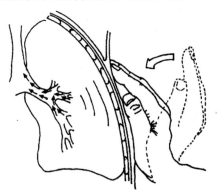

图 16-1　胸背部扣打法

（2）负压吸痰法：①插上电源，将吸痰导管通过玻璃接头、胶管与吸痰器紧密连接，不可漏气。

②打开吸引器开关,用镊子将吸痰管端置于生理盐水中,检测有无阻塞及吸引力大小。③对昏迷患者,应先用开口器、压舌板张开其口腔,并置以牙垫。④左手持吸痰管与玻璃接头处,右手用镊子夹住吸痰管前 1/3 处,徐徐自患者的口腔或鼻腔插至咽部;同时,间歇用开关启动吸痰器进行吸痰(气管插管或气管切开患者可将吸痰管由插管或套管内插入)。吸痰时,吸痰管应自下慢慢上移,并左右旋转,以吸净痰液。⑤吸痰完毕后,将吸痰管抽出,并置于清水中开动吸引器冲净吸痰管、胶管等处的分泌物;用纱布擦拭管外面分泌物;最后将吸痰管置于消毒瓶中浸泡,以备下次使用。⑥若在吸痰过程中,痰量较多而黏,或吸痰管被阻塞,应取出吸痰管,并在清水或生理盐水中进行冲洗,直至痰液被清除或吸痰管通畅为止。

3.注意事项

(1)用前检查吸引器性能是否良好,各导管连接是否正确。

(2)吸痰动作要轻柔,防止损伤黏膜。抽吸前,应给患者吸纯氧或至少让患者做深呼吸 5 次,抽吸时间不超过 15 s,以免造成缺氧。

(3)储液瓶内液体不得超过 2/3,以防止液体进入电动机内损坏机器,储液瓶及其连接的橡胶管应每天更换清洁、消毒 1 次。

(4)治疗盘内吸痰用品应每天更换 1 次。

(韩春梅)

第二节　危重患者的心理护理

心理护理是指护理人员运用心理知识,以科学的态度、恰当的方法、美好的语言对患者的精神痛苦、心理顾虑、思想负担、疑难问题等进行疏导,帮其解决心身症结、克服心理障碍、提高战胜疾病的信心和勇气,促进康复。

一、环境对 ICU 患者心理的影响

(一)物理环境的影响

(1)设施:ICU 病房摆放了各种各样的仪器设备,如氧气管道、吸引器、呼吸机、监护仪、除颤器等高新技术设备,会让患者产生思想上的压力。

(2)噪声:床位之间距离较近,无隔音装置,各种各样的仪器运作声、报警声、吸痰声甚至夜间谈话及走路声等都可成为噪声来源。有调查发现 ICU 噪声一般为 63～92 dB。噪声超过 60 dB 会使患者感到烦躁不安,降低其对疼痛的耐受阈值,使其产生较强的压力感和焦虑感,导致心理紧张,影响正常生活节奏、休息及睡眠。因此,WHO 建议白天监护室内环境的噪声强度不可超过 48 dB,晚上不超过 35 dB。

(3)光线:ICU 白天室内光线较暗,夜间室内光线较亮,易改变患者的睡眠形态,给患者造成不适感。因此,保持室内光线柔和,以安抚神经系统,改善患者的睡眠,稳定情绪。

(4)温度、湿度、清洁度:监护室内温度、湿度、清洁度的不适当均会使患者产生不良心理反应。过热会使患者烦躁,影响食欲和睡眠;过冷会使肌肉紧张,影响其睡眠。科学测定表明,当空气湿度高于 65% 或低于 38% 时,病菌繁殖滋生最快;空气湿度过小,容易造成痰液黏稠或结成干痂

不排出,从而进一步加重感染,导致患者产生焦虑。不洁的病室环境会使患者感到压抑。

(二)ICU 社会环境的影响

1.工作人员的影响

个别医护人员对各种监护抢救仪器的使用和调整不熟练,对监护仪器显示的数据不能够正确分析,在抢救危重患者时表情紧张,回答不确定,惊呼随口而出或者进行护理操作时工作程序不流畅,"三查八对"不严格,无菌操作观念不强等,都会给患者心理上造成不信任感、紧张感。医护人员的注意力往往被监护仪所引导,关注的常常是患者的疾病和损伤,较少同患者沟通交流,会使患者感到医护人员更关心的是他们身旁的仪器而不是患者本身。

2.特殊环境的影响

患者对各种监护仪器、抢救仪器和环境的陌生,对各种侵入性操作的不理解,以及限制探视无陪护、限制活动或进行强制约束等易使患者感到不安和恐惧。尤其是夜幕降临,ICU 内仍然警报声、呻吟声不断,此时患者恐惧感骤然上升。

3.同病室患者的影响

当患者看到同病室的其他患者病情变化或死亡,看到医护人员紧张而严肃的表情时不禁会为自己的疾病担忧,而造成负性心理影响。同病室患者存在性别差异,在接受某些治疗或检查时,如果医护人员不能充分重视对患者个人隐私的保护,未能满足患者的需求会引起患者的尴尬、窘迫和心理紧张。

二、ICU 患者的心理需求

(一)安静环境的需求

ICU 病房的患者,大多处于被动状态。ICU 病房环境嘈杂,各种仪器的运作声、报警声、监护仪光信号、昼夜不息的灯光及医务人员忙碌的工作,这些都使 ICU 的氛围变得紧张,造成了患者视觉、听觉超负荷。因此,患者需要一个安静的环境。

(二)安全的需求

安全感是所有患者最普遍、最重要的心理需求。由于受到疾病的威胁,随时会发生病情变化,患者极易产生不安全感,他们希望生命不再受到威胁,迫切希望得到准确、可靠、安全的治疗。因而进行任何技术操作和治疗前,医护人员均应事先进行耐心细致的解释,以增强患者的安全感。

(三)尊重的需求

ICU 患者病情危重,自我评价往往较低,但却对别人如何看待自己极为敏感,自尊心格外易受伤害,因此,希望得到医务人员的尊重、关心和重视。医务人员应当尊重患者,避免伤害自尊心的表情、语言及行为。

(四)被关心和接纳的需求

由于突然改变了原来的生活习惯和规律,进入陌生的 ICU 病房环境,患者需要尽快地熟悉环境,需要被新的群体接受;患者有时不能通过语言表达自己的感受和意愿,需要有效的交流沟通,在情感上被接纳。

(五)信息的需求

和普通病房患者一样,ICU 患者也需要了解自己生的是什么病、为什么要住进 ICU、疾病会发生什么变化、疾病的预后如何,以及采用什么治疗手段等。总之,患者需要来自医院、社会和家庭的信息刺激及情感交流。

三、ICU 患者心理护理原则

(一)尊重和爱护

入住 ICU 的患者,活动受限,自我感受性增强,易敏感、恐惧和情绪不稳定等使他们更易把注意力集中在自身与疾病。关心、体谅、爱护、尊重患者,建立良好的护患关系,使其增强战胜疾病的信心,是做好心理护理的前提。

(二)理解与沟通

护士通过语言交流(如谈心、说话等)和非语言交流(如观察患者的面部表情、眼神、肢体动作等方法)来了解 ICU 患者的感受和需求,从而采取相应措施开导患者和帮助其解决问题。护士应理解和同情患者的烦恼、顾虑与痛苦,尽力帮助和支持患者,改善其心境,提高其信心,促进其身心健康。

(三)满足需要

ICU 患者对尽早诊断、准确治疗的心理需要大都比较直接、迫切;对疼痛的耐受性降低,希望得到及时的止痛处理;他们的需要在得不到满足时容易产生抑郁、愤怒等消极情绪,加重病情,从而产生恶性循环。故心理需要满足与否是做好心理护理的关键。

(四)个体化

ICU 患者的心理护理不能千篇一律,患者的文化层次、心理特征、生理及年龄状况等不同,以及疾病种类、病史长短、病程进展、疗效状况不同,其心理需求不同,心理护理的重点也不同。因此要强调心理护理的个体化,即不同的患者采取不同的护理方法。

(五)共同参与

ICU 患者是社会的一员,因此心理护理不仅仅是医护人员的专职,家庭所有成员,包括邻居、同事和朋友,都要积极参与和配合,才能收到更好的效果。

(韩春梅)

第三节　危重患者的疼痛护理

一、危重患者疼痛的评估

相对于全身麻醉患者的镇静与镇痛,对 ICU 患者的镇静和镇痛治疗更加强调"适度"概念,"过度"或"不足"都可能给患者带来损害。因此,需要对重症患者的疼痛与意识状态,以及镇痛和镇静疗效进行准确评价。对疼痛程度与意识状态的评估是进行镇痛和镇静的基础,是合理、恰当使用镇痛、镇静治疗的保证。

(一)疼痛评估

疼痛评估包括疼痛的部位、特点、加重或减轻因素和强度,最可靠和有效的评估标准是患者的自我描述。应用各种评分方法进行评估疼痛程度与治疗反应,应定期进行并有完整的记录。常用评分方法包括以下方面。

1.语言评分法(verbal rating scale,VRS)

按疼痛以最轻到最重的顺序,从 0 分(不痛)至 10 分(疼痛难忍)的分值代表不同疼痛的程度,由患者选择不同分值来量化疼痛程度。

2.视觉模拟法(visual analogue scale,VAS)

用一条 100 mm 的水平直线,将两端分别定为不痛到最痛。由被测试者自己在最接近疼痛程度的地方画垂直线标记,由此量化其疼痛强度。VAS 已被证实是一种评价老年患者急、慢性疼痛的有效且可靠方法。

3.数字评分法(numerical rating scale,NRS)

NRS 是指一个从 0～10 的点状标尺,其中 0 代表不痛,10 代表疼痛难忍,由测试者从上面选一个数字来描述疼痛。其在评价老年患者的急、慢性疼痛的有效性与可靠性上已获得证实。

4.面部表情评分法(faces pain scale,FPS)

FPS 是指由 6 种面部表情及 0～10 分(或 0～5 分)构成,程度分别从不痛到疼痛难忍。由患者选择图像或者数字来反映最接近其疼痛的程度。FPS 与 VAS、NRS 有很好的相关性,并且可重复性也较好。

5.术后疼痛评分法(Prince-Henry 评分法)

此方法主要用于胸腹部手术后疼痛的测量。由 0～4 分共分为 5 级,评分方法见表 16-2。

表 16-2　术后疼痛评分法

分值	描述
0	咳嗽时无疼痛
1	咳嗽时有疼痛
2	安静时无疼痛,深呼吸时有疼痛
3	安静状态下有交情疼痛,可以忍受
4	安静状态下有剧烈疼痛,难以忍受

对于术后因气管切开或者因保留气管导管不能说话的患者,可在术前训练患者用 5 个手指来表达自己从 0～4 分的选择。

疼痛评估可采用上述多种的方法来进行,但最可靠的方法仍是患者的主诉。VAS 或 NRS 评分法依赖于患者与医护人员之间交流的能力。当患者处在较深镇静、麻醉或吸收肌松剂的情况下,往往不能主观表达疼痛的强度。此种情况下,患者的相关行为(如面部表情、运动和姿势)与生理指标(如心率、血压和呼吸频率)的变化同样可反映疼痛的程度,需要定时及仔细观察来判断疼痛的程度及变化。但这些非特异性的指标容易被曲解或受观察者的主观影响。

(二)镇静评估

定时进行镇静程度评估有利于镇静药物及其剂量的调整以达到预期的目标。理想的镇静评分系统应便于各参数易于计算与记录,有助于准确判断镇静程度并能指导治疗。现在临床常用的镇静评分系统包括 Ramsay 评分、Riker 镇静躁动评分(sedation agitation scale,SAS)和肌肉活动评分法(motor activity assessment scale,MAAS)等主观性镇静评分方法,以及脑电双频指数(bispectral index,BIS)等客观性镇静评分方法。

1.镇静和躁动的主观评估

(1)Ramsay 评分:指临床上使用最广泛的镇静评分标准,其分为 6 级,分别反映出 3 个层次的清醒状态与 3 个层次的睡眠状态(表 16-3)。Ramsay 评分法被认为是一种可靠的镇静评分标准,但是缺乏特征性指标来区分不同的镇静水平。

表 16-3　Ramsay 评分

分数	描述
1	患者焦虑、躁动不安
2	患者配合,有定向力、安静
3	患者对指令有反应
4	嗜睡,对轻扣眉间或大声听觉刺激反应敏捷
5	嗜睡,对轻扣眉间或大声听觉刺激反应迟钝
6	嗜睡,无任何反应

(2)Riker 镇静躁动评分(SAS):SAS 是根据患者的 7 项不同行为对其意识和躁动程度进行评分(表 16-4)。

表 16-4　Riker 镇静躁动评分(SAS)

分值	描述	定义
7	危险躁动	拉拽气管内插管,试图拔除各种管道,翻阅床栏,攻击医护人员,在床上辗转挣扎
6	非常躁动	需要保护性束缚病反复语言提示劝阻,咬气管插管
5	躁动	焦虑或身体躁动,经言语提示劝阻可安静
4	安静合作	安静,容易唤醒,服从指令
3	镇静	嗜睡,语言刺激或轻轻摇动可唤醒并能服从简单指令,但又迅速入睡
2	非常镇静	对躯体刺激有反应,不能交流及服从指令,有自主运动
1	不能唤醒	对恶性刺激无或仅有轻微反应,不能交流及服从指令

注:恶性刺激是指吸痰或用力按压眼眶、胸骨或甲床 5 s。

(3)肌肉活动评分法(MAAS):是自 SAS 演化而来,MAAS 通过 7 项指标来描述患者对刺激的行为反应(表 16-5),对重症患者的评分也有很好的可靠性和安全性。

表 16-5　肌肉运动评分法(MAAS)

分值	定义	描述
6	危险躁动	无外界刺激就有活动,不配合,拉扯气管插管及各种导管,在床上翻来覆去,攻击医务人员,试图翻越床栏,不能按要求安静下来
5	躁动	无外界刺激就有活动,试图坐起或将肢体伸出床沿。不能始终服从指令(如能按要求躺下,但很快又坐起或将肢体伸出床沿)
4	烦躁但能配合	无外界刺激就有活动,摆弄床单或插管,不能盖好被子,能服从指令
3	安静、配合	无外界刺激就有活动,但有目的的整理床单或衣服,能服从指令
2	触摸、叫姓名有反应	可睁眼,抬眉,向刺激方向转头,触摸或大声叫名字时有肢体运动
1	仅对恶性刺激有反应	可睁眼,抬眉,向刺激方向转头,恶性刺激时有肢体运动
0	无反应	恶性刺激时无运动

ICU 患者的理想镇静水平,是指既能保证患者安静入睡、又能够容易被唤醒。应该在镇静治疗开始前就明确所需的镇静水平,定时、系统地进行评估和记录,并且随时调整镇静用药及

剂量以达到并维持所需的镇静水平。

2.镇静的客观评估

客观性的评估是镇静评估重要的组成部分。但现有的镇静客观评估方法的临床可靠性尚需进一步验证。目前报道的方法主要有脑电双频指数(BIS)、心率变异系数及食管下段收缩性等。

二、重症患者疼痛的处理与护理

(一)准确评估疼痛程度

1.患者的主诉

患者的主诉是判断患者疼痛的黄金标准,疼痛是一种主观的感觉,必须依靠患者的主诉来判断疼痛是否存在及其疼痛的部位、性质、程度、有无不良反应。护士要主动询问,耐心倾听患者主诉并且做好记录。

2.选择适合的疼痛评估量表

应根据患者的特点选择适合的疼痛量表进行评估。疼痛程度精确化、统一化。呼吸机治疗的患者无法进行语言交流时可采取用手势、写字等非语言交流的方式。对于极度虚弱患者应通过观察与疼痛相关的行为(如面部表情、运动和姿势等)和生理指标(如心率、血压和呼吸频率等)。并且监测镇痛治疗后这些参数的变化来评估疼痛。

3.避免评估的偏差性

通常护理人员认为主诉多的患者比主诉少的患者经历着更为剧烈的疼痛,往往低估了主诉少的患者的疼痛程度。因此,护士应尽量避免由此而造成评估的偏差性。

(二)选用恰当的镇痛、镇静措施

1.祛除或减轻导致疼痛的诱因

有很多焦虑与躁动的诱因会加重重危患者的疼痛。在实施镇痛和镇静治疗前应预先将其排除。这些诱因包括以下几点。

(1)精神因素:精神压力过重、极度悲伤、性格忧郁。

(2)环境因素:气温、强光、噪声、人多嘈杂等。

(3)身体因素:不良姿势、过度疲劳、低氧状态等。

2.遵医嘱予镇痛、镇静治疗

应遵医嘱按时给药,并且根据病情估计可能经历较严重疼痛的患者,给予预防性地使用镇痛药。并且在麻醉药物作用未完全消失时重复给药。对于合并有疼痛因素的患者,在实施镇静治疗之前首先给予充分镇痛治疗,护士还可在自己的职权范围内应用一些非药物的方法为患者减轻疼痛,减少其对止痛药的需求。常用的方法有热敷、冷敷、改变卧位、按摩、活动肢体、呼吸调整、分散注意力等。

3.根据镇痛和镇静效果不断调整用药剂量

在采取了镇痛、镇静措施后,应及时观察并评估镇痛与镇静的效果。并根据疗效制订下一步的治疗护理措施,以达到较满意的治疗目的。

4.镇静过程中实施每天唤醒计划

为避免药物蓄积和药效延长,应采取每天定时中断输注镇静药物(宜在白天进行),并且评估患者的精神与神经功能状态。应用该方案可减少用药量,减少机械通气时间和重症监护病房停留时间。但患者清醒期间须严密监测和护理,以防止患者自行拔除气管插管等意外的发生。

5.健康教育

护士应负责患者及其家属的宣教。让那些不愿意报告疼痛、担心出现不良反应、害怕成瘾的患者采取正确的态度对待疼痛、配合治疗。指导患者应如何表达自己的疼痛性质、程度、持续时间和部位。对于使用 PCA 的患者,还应教其正确的使用方法,让患者学会自我缓解疼痛的方法如放松、想象、分散注意力等。患者家属的安慰和鼓励对提高患者的痛阈起着不可替代的作用。

(三)不良反应及并发症的观察及处理

1.呼吸抑制

患者可能表现为呼吸频率减慢、幅度减小、缺氧和/或二氧化碳蓄积等。因此,需注意呼吸运动的监测,密切观察患者的呼吸频率、节律、幅度、呼吸周期比和呼吸形式。常规监测氧饱和度,酌情监测呼气末二氧化碳,定时监测动脉血氧分压和二氧化碳分压。对机械通气患者应定期监测自主呼吸潮气量、每分通气量等。应结合镇痛和镇静状态评估,及时对治疗方案进行调整,避免发生不良事件。尤其是无创通气患者应该引起注意,加强呼吸道的护理,缩短翻身和拍背的间隔时间。酌情给予背部叩击治疗和肺部理疗,结合体位引流的方法,促进呼吸道分泌物排出,可在必要时应用纤维支气管镜协助治疗。

2.过度镇静

应选用恰当的镇静状态评分标准定时进行镇静评分。使用麻醉性镇痛及镇静药后第 1 个 4 h 内,应每 1 h 监测 1 次,然后每 2 h 监测 1 次,连续使用 8 h 以后只要继续给药,就应每 4 h 监测镇静程度 1 次,根据评分结果及时调整药物及剂量。

3.谵妄

在 ICU 的患者谵妄发生率为 11%～90%,导致谵妄的危险因素主要存在患者自身的状况、疾病因素及医源性因素(药物苯二氮䓬类、制动及睡眠紊乱)等。防治方法主要是减少或避免使用苯二氮䓬类药物、氟哌啶醇及综合治疗。

4.ICU 获得性神经肌肉障碍

危险因素主要包括多器官功能衰竭(multiple organ failure,MOF)、高血糖、激素治疗、不活动、肌松剂镇静引起的制动。其主要预防治疗包括积极治疗脓毒症、控制血糖、早期活动等;恰当且有计划的镇静治疗,避免发生过度镇静;及尽早停用镇静药物。

(韩春梅)

第四节　休　克

休克是一个由多种病因引起的、以循环障碍为主要特征的急性循环衰竭。在休克时,由于组织的灌注不良,而引起组织血、氧及营养物质供应不充足,并产生代谢方面的异常。细胞代谢异常将导致细胞的功能异常、炎性递质释放和细胞损伤。如果组织的灌注能得以迅速恢复,细胞的损伤将可得到控制;如果细胞的损伤和代谢功能方面的异常严重或广泛,则休克就不可逆转。因此,对于休克的现代解释为持续的、血液灌注不足的多器官功能障碍综合征(multiple organ dysfunction syndrome,MODS)的亚临床病变。休克典型的临床表现是意识障碍、皮肤苍白、湿冷、血压下降、脉压减小、脉搏细速、发绀及尿少等。

一、病因

(一)血容量不足

由于大量出血(内出血或外出血)、失水(呕吐、腹泻、大量排尿等)、失血浆(如烧伤、腹膜炎、创伤、炎症)等原因,血容量突然减少。

(二)创伤

多因撕裂伤、挤压伤、爆炸伤、冲击波伤引起内脏、肌肉和中枢神经系统损伤。此外,骨折和手术亦可引起创伤性休克,属于神经源性休克。

(三)感染

细菌、真菌、病毒、立克次体、衣原体、原虫等感染,亦称中毒性休克。

(四)变态反应

某些药物或生物制品使机体发生变态反应,尤其是青霉素过敏,常引起血压下降、喉头水肿、支气管痉挛、呼吸极度困难,甚至死亡。

(五)心源性因素

常继发于急性心肌梗死、心脏压塞、心瓣膜口堵塞、心肌炎、心肌病变和严重心律失常等。

(六)神经源性因素

剧痛、麻醉意外、脑脊髓损伤等刺激,致使反射性周围血管扩张,有效血容量相对减少。

二、分类

休克分类方法很多,目前尚无一致的意见。传统的休克分类法主要按病因及病理生理学分类。

(一)按病因分类

(1)失血性休克(低血容量性休克)。

(2)感染性休克。

(3)心源性休克。

(4)过敏性休克。

(5)神经源性休克。

(6)内分泌性休克(黏液性水肿、嗜铬细胞瘤和肾上腺皮质功能不全等)。

(7)伴血流阻塞的休克(肺栓塞、夹层动脉瘤)。

(二)按病理生理学分类

根据血流动力学机制、血容量分布的改变,Weil提出了一种新的休克早期分类的方法(表16-6)。

表 16-6 休克分类

休克类型	特征
Ⅰ.低血容量性	
A.外源性	出血引起的全血丢失,烧伤、炎症引起的血浆丧失,腹泻、脱水引起的电解质丧失
B.内源性	炎症、创伤、过敏、嗜铬细胞瘤、蜇刺毒素作用引起的血浆外渗
Ⅱ.心源性	心肌梗死、急性二尖瓣关闭不全、室间隔破裂、心力衰竭、心律失常

休克类型	特征
Ⅲ.阻塞性(按解剖部位)	
A.腔静脉	压迫
B.心包	压塞
C.心腔	环状瓣膜血栓形成、心房黏液瘤
D.肺动脉	栓塞
E.主动脉	夹层动脉瘤
Ⅳ.血流分布性(机制不十分清楚)	
A.高或正常阻力(静脉容量增加,心排血量正常或降低)	杆菌性休克(革兰氏阴性肠道杆菌)、巴比妥类药物中毒、神经节阻滞(容量负荷后)、颈脊髓横断
B.低阻力(血管扩张、体循环动静脉短路伴正常高心排血量)	炎症(革兰氏阳性菌肺炎)、腹膜炎、反应性充血

传统的分类方法过于繁杂,完全可以将这些种类的休克浓缩集中,以便于临床分类与治疗。美国克氏外科学(第 15 版)中将休克按病原分类的方法,克服了传统分类法的不利面,有明显的优越性。但在实际临床应用时,仍会有一定的限制,因为常有休克患者的病因包括多种致病因素,如创伤休克者可能同时伴有败血症,或同时存在神经方面的因素,判断这种患者的休克分类是比较困难的,故在临床诊断和治疗各种休克时,一定要综合分析判断其病因病原,以便使患者得到最有效的治疗。以下将参考新的休克分类法进行叙述。

(1)低血容量性休克:出血和血浆容量丢失。

(2)心源性休克:本身因素和外来因素。

(3)神经源性休克。

(4)血管源性休克:①全身性炎症反应综合征、感染(脓毒血症)、非感染;②过敏;③肾上腺皮质功能不全;④创伤。

三、休克的分期

不同原因造成的休克过程是十分复杂的,不论什么原因造成的心功能不全及外周组织器官的灌注差,均可产生一系列组织低灌注的临床症状。休克的发生是有一定阶段性的,了解其各个阶段的特点和临床表现对于指导抢救治疗是非常有益的。一般情况下,休克时微循环的变化分为 3 个阶段。

(一)缺血缺氧期

由于组织的低灌注,使氧供明显减少。此期心排血量明显下降,临床表现为血压下降、脉压小、脉搏频速、尿量减少、心烦气躁、皮肤苍白、出冷汗、四肢发凉、四肢末梢出现轻度缺氧性发绀等。参与此期机体代偿的病理生理机制有如下几个方面。

1.交感-肾上腺髓质系统兴奋

由于该系统的激活,使内源性儿茶酚胺类物质的释放增加,以利增加心肌收缩力、增快心率、收缩外周血管使血压回升。

2.肾素-血管紧张素系统的作用

该系统兴奋后肾素的释放增多,在血管紧张素转化酶的作用下,肾素转化为血管紧张素Ⅱ和血管紧张素Ⅲ,在精氨酸加压素(arginine vasopressin,AVP)和肾上腺释放的醛固酮协同作用下,使腹腔脏器和外周大血管的阻力增加,使血压回升。

3.血管活性脂的作用

细胞膜磷脂在磷脂酶 A_2 作用下生成的几种具有广泛生物活性的物质:血小板激活因子(PAF)、花生四烯酸环氧合代谢产物中的血栓素(TXA_2)、白三烯(LTC_4,LTD_4,LTE_4,LTB_4),可使全身的微血管收缩,但同时也有抑制心肌的作用。

4.溶酶体水解酶-心肌抑制因子系统

在该系统的作用下,溶酶体膜不稳定以致肠、肝、胰释放溶酶体酶类。胰腺则产生心肌抑制因子(MDF)并可使腹腔脏器小血管收缩。该系统的激活也可以代偿性地使回心血量增加以达到回升血压的目的。

此阶段系休克的早期代偿阶段,如果病变不十分严重,或其他因素干扰较小及原有的病因解除得好,那么患者的情况经紧急处理与对症对因治疗后可较快好转。例如,患者是因为外伤后所造成的大失血等原因而致休克,在此休克的代偿期给予补充血容量和有效的伤部处理止痛等,患者的休克状态可以很快恢复到正常循环功能。但如果是严重感染后的细菌内外毒素所造成的休克,由于病因不可能马上解除,因此有可能休克的治疗效果就不那么明显或迅速。此期的正确判定与治疗是十分重要的,如果不能很好地控制病情,而使之进入淤血缺氧期(即失代偿期),则治疗的难度更大。

(二)淤血缺氧期

此期是指休克进入失代偿期,由于缺氧情况的进一步加重,组织的灌注状态更加不好,由于明显的缺氧代谢,致组织器官产生酸中毒现象,各器官的功能进一步减退,机体的代偿功能也明显转向失代偿,其临床表现为血压下降、脉搏细速、四肢末梢表现为严重的发绀及皮肤花斑、全身湿冷、尿量减少等。参与此期的病理生理机制有如下几个方面。

1.氢离子的作用

由于组织的供氧不足,造成严重的酸性代谢产物增加,同时也由于血供不足而造成酸性代谢产物不能及时排出,血液中缓冲物质减少、肾功能不全和肺功能不全等,氢离子大量蓄积,致使体内的各种酶类的功能下降、器官功能不全,此时机体的心血管系统对于各种药物的敏感性明显下降而疗效不佳,休克的程度逐渐加重。

2.血管活性物质的作用

由于各种致病因子的作用,血压降低和炎性物质的进一步刺激,前列腺素的释放增加,组胺、缓激肽、腺苷、PAF 等逐渐增多,而且代偿期的几个加压系统功能不全,升血压物质,心血管系统对于血管活性物质的反应减弱致使全身的血管扩张、血小板趋于聚集而使微循环状态更差甚至造成微循环衰竭。

3.自由基的作用

由于组织的严重缺氧和酸中毒,使之产生大量的氧自由基和羟自由基,促使脂质过氧化加剧,对于组织细胞造成严重的损伤而加重器官的功能不全或衰竭。

4.其他

由于血管内皮细胞的损伤,使白细胞易于附壁黏着,大量的细胞因造成血管功能的改变,使毛细血管后阻力增加,加重微循环的障碍。

淤血缺氧期是休克的严重病变期,此期内如果不能除去病因和进行有效的对症治疗,将不可避免地使休克进入终末期,即 DIC 期。因此,在此期的救治过程中,要确实地除去病因,纠正缺氧与酸中毒,使病情向好的方面转化,而不使之进入下一期。

(三)微循环凝血期(DIC 期)

微循环凝血期是休克的终末期,由于微血管内广泛血栓形成,使组织已经无法得到充分的血供氧供,也不能排出体内或组织器官的酸性代谢产物,各器官的功能已基本走向衰竭。临床表现为患者严重的烦躁不安,有的患者表现为意识不清或出现昏迷等,血压显著下降甚至测不到、肺出血或消化道出血、皮肤出现出血点或者瘀斑、无尿。患者于此期已处于濒死状态。化验室检查示凝血因子减少、血小板减少、3P 试验阳性等。

四、临床表现

按照休克的发病过程可分为休克代偿期、休克抑制期和休克失代偿期,或称休克早期、休克期和休克晚期(表 16-7)。

表 16-7　休克的临床表现

分期	意识	口渴	皮肤黏膜 色泽	皮肤黏膜 温度	脉搏	血压	体表血管	尿量	估计血量
休克代偿期	神志清楚,伴有痛苦表情,精神紧张	口渴	开始苍白	正常发凉	100 次/分钟以下,尚有力	收缩压正常或稍升高,舒张压升高,脉压缩小	正常	正常	20%以下(800 mL 以下)
休克抑制期	神志尚清楚,表情淡漠	很口渴	苍白	发冷	100~200 次/分钟	收缩压为 12.0~9.3 kPa(90~70 mmHg),脉压小	表浅静脉塌陷,毛细血管充盈迟缓	尿少	20%~40%(800~1 600 mL)
休克失代偿期	意识模糊	非常口渴可能无主诉	显著苍白,肢端发紫	厥冷(肢端更明显)	速而细弱,或模糊不清	收缩压在 9.3 kPa(70 mmHg)以下或测不到	毛细血管充盈非常迟缓,表浅静脉塌陷	尿少或无尿	40%以上(1 600 mL 以上)

(一)休克代偿期

当血容量丧失未超过总血容量的 20%时,机体处于代偿阶段,患者的中枢神经系统兴奋性提高,交感神经的活动增强,患者表现为精神紧张、兴奋、烦躁不安、面色苍白、四肢湿冷、脉搏细速、呼吸增快血压正常或稍高,但脉压缩小,肾血管收缩,尿量减少,每小时尿量少于 30 mL,在此期间如能及时正确处理,补足血容量,休克可迅速纠正,反之,如处理不当导致病情发展,进入休克抑制期。

(二)休克抑制期

当血容量丧失达到总血容量的 20%~40%时,患者由兴奋转为抑制,表现为神志淡漠、反应迟钝,口唇和肢端发绀。皮肤出现花斑纹,四肢厥冷,出冷汗,脉搏细速,血压下降,收缩压下降至10.7 kPa(80 mmHg)以下病情严重时,全身皮肤黏膜明显发绀,脉搏摸不清,无创血压测不到,体内组织严重缺氧,大量乳酸及有机酸增加。出现代谢性酸中毒。若抢救及时,仍可好转;若处理不当,病情迅速恶化,出现进行性呼吸困难。脉速或咳出粉红色痰,动脉血氧分压降至8.0 kPa(60 mmHg)以下虽大量给氧也不能改善呼吸困难症状,提示已发生呼吸窘迫综合征,如皮肤、黏膜出现瘀斑或发生消化道出血,则表示病情已发展至弥散性血管内凝血阶段,常继发有心、脑、肾等器官的功能衰竭而死亡。

(三)休克失代偿期

当血容量丧失超过总血容量的40%,由于组织缺少血液灌注,细胞因严重缺氧而发生变性坏死;加之严重的酸中毒又可使细胞内的溶酶体膜破裂,释出的溶酶体酶(如蛋白水解酶等)和某些休克动因(如脂多糖等)都可使细胞发生严重的乃至不可逆的损害,从而使包括脑、心在内的各重要器官的功能代谢障碍也更加严重,这样就给治疗造成极大的困难,故本期又称休克难治期。

五、治疗

尽管引起休克的原因不同,但都有共同的病理生理变化,即存在有效循环血量不足,微循环障碍和程度不同的体液代谢变化,故治疗的原则是针对引起休克的原因和休克不同发展阶段的生理紊乱,争取相应的治疗。

(一)一般措施

一般措施包括积极处理引起休克的原发伤、病。适当应用镇痛剂。采取头和躯干抬高20°~30°,下肢抬高15°~20°体位,以增加回心血量,减轻呼吸负荷。及早建立静脉通路,并注意保温。病情危重者,可考虑作气管内插管或气管切开。休克患者气管内插管和机械通气的指征如下。

(1)每分通气量<9 L/min 或>18 L/min。

(2)潮气量<4 mL/kg。

(3)肺活量<10 mL/kg。

(4)$PaCO_2$>6.0 kPa(45 mmHg),合并代谢性酸中毒;或 $PaCO_2$>7.3 kPa(55 mmHg),碳酸氢盐正常。

(5)吸入氧浓度为40%时,PaO_2<8.0 kPa(60 mmHg);或吸入氧浓度为100%时,PaO_2<26.7 kPa(200 mmHg)。

(6)呼吸频率>35 次/分钟。

(7)呼吸困难。

(二)补充血容量

纠正休克引起的组织低灌注及缺氧的关键,应在连续监测动脉血压、尿量和CVP的基础上,结合患者皮肤温、末梢循环、脉搏幅度及毛细血管充盈时间等微循环情况,观察补充血容量的效果。通常首先采用晶体液,但由于其维持扩容作用的时间仅1 h左右,故还应准备全血、血浆、压缩红细胞、清蛋白或血浆增量剂等胶体液输注。也有用3%~7.5%高渗溶液进行休克复苏治疗。通过高渗液的渗透压作用,吸出组织间隙和肿胀细胞内的水分,从而起到扩容的效果;高钠还可增加碱储备及纠正酸中毒。

(三)积极处理原发病

外科疾病引起的休克,如内脏大出血的控制、坏死肠襻切除、消化道穿孔修补和脓液引流等,

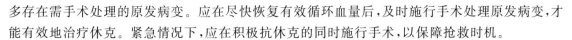

多存在需手术处理的原发病变。应在尽快恢复有效循环血量后,及时施行手术处理原发病变,才能有效地治疗休克。紧急情况下,应在积极抗休克的同时施行手术,以保障抢救时机。

(四)纠正酸碱平衡失调

由于休克患者组织灌注不足和细胞缺氧,常伴有不同程度的酸中毒,而酸性内环境均抑制心肌、血管平滑肌和肾功能。在休克早期,又可能因过度通气,引起低碳酸血症、呼吸性碱中毒。根据血红蛋白氧解离曲线的规律,碱中毒使血红蛋白氧解离曲线左移,氧不易从血红蛋白中释出,可使组织缺氧加重。故不主张早期使用碱性药物。而酸性环境有利于氧与血红蛋白解离,从而增加组织供氧。机体在获得充足血容量和微循环改善后,轻度酸中毒得到缓解而不需再用碱性药。但重度休克合并酸中毒经扩容治疗不满意时,仍需使用碱性药物。用药前需保证呼吸功能正常,以免引起 CO_2 潴留和继发呼吸性酸中毒。给药后应按血气分析的结果调整剂量。

(五)血管活性药物的应用

严重休克时,单靠扩容治疗不易迅速改善循环和升高血压。若血容量已基本补足,但循环状态仍未好转表现为发绀、皮肤湿冷时,则应选用下列血管活性药物。

1.血管收缩剂

包括去甲肾上腺素、间羟胺和多巴胺等。

去甲肾上腺素是以兴奋 α 受体为主、轻度兴奋 β 受体的血管收缩剂,能兴奋心肌,收缩血管,升高血压及增加冠状动脉血流量,作用时间短。常用量为 0.5～2 mg,加入 5% 葡萄糖溶液 100 mL 静脉滴注。

间羟胺间接兴奋 α、β 受体,对心脏和血管的作用同去甲肾上腺素,但作用弱,维持时间约 30 min。常用量 2～10 mg 肌内注射或 2～5 mg 静脉注射;也可 10～20 mg 加入 5% 葡萄糖溶液 100 mL 静脉滴注。

多巴胺是最常用的血管收缩剂,具有兴奋 α、$β_1$ 和多巴胺受体作用,其药理作用与剂量有关。当剂量每分钟 <10 $μg/kg$ 时,主要作用 $β_1$ 受体,可增强心肌收缩力和增加 CO,并扩张肾和胃肠道等内脏器官血管;剂量每分钟 >15 $μg/kg$ 时则为 α 受体作用,增加外周血管阻力;抗休克时主要用其强心和扩张内脏血管的作用,宜采取小剂量。为提升血压,可将小剂量多巴胺与其他缩血管药物合用,从而不增加多巴胺的剂量。

多巴酚丁胺对心肌的正性肌力作用较多巴胺强,能增加 CO,降低 PCWP,改善心泵功能。常用量为每分钟 2.5～10 $μg$。小剂量有轻度缩血管作用。

异丙肾上腺素是能增强心肌收缩和提高心率的 β 受体兴奋剂,剂量 0.1～0.2 mg 溶于 100 mL 输液中。但对心肌有强大收缩作用和容易发生心律失常,不能用于心源性休克。

2.血管扩张剂

分 α 受体阻滞剂和抗胆碱能药两类。α 受体阻滞剂包括酚妥拉明、酚苄明等,能解除去甲肾上腺素所引起的小血管收缩和微循环淤滞并增强左心室收缩力。

抗胆碱能药物包括阿托品、山莨菪碱和东莨菪碱。临床上较多用于休克治疗的是山莨菪碱,可对抗乙酰胆碱所致平滑肌痉挛使血管舒张,起到改善微循环的作用。用法是每次 10 mg,每 15 min 一次,静脉注射,或者每小时 40～80 mg 持续泵入,直到临床症状改善。

硝普钠也是一种血管扩张剂,作用于血管平滑肌,能同时扩张小动脉和小静脉,但对心脏无直接作用。剂量为 100 mL 液体中加入 5～10 mg 静脉滴注。滴速应控制在每分钟 20～100 $μg$,以防其中的高铁离子转变为亚铁离子。用药超过 3 d 者应每天检测血硫氰酸盐浓度,血硫氰酸盐浓度超过 12.8% 时即应停药。

3.强心药

包括兴奋 α 和 β 肾上腺素能受体兼有强心功能的药物,如多巴胺和多巴酚丁胺等,其他还有可增强心肌收缩力,减慢心率作用的强心苷,如毛花苷 C。当在中心静脉压监测下,输液量已充分,当动脉压仍低而其中心静脉压显示已达 1.5 kPa(11 mmHg)以上时,可经静脉注射毛花苷 C 行快速洋地黄化(每天 0.8 mg),首次剂量为 0.4 mg、缓慢静脉注射,有效时可再给维持量。

休克时应结合当时的主要病情选择血管活性药物,如休克早期主要病情与毛细血管前微血管痉挛有关;后期则与微静脉和小静脉痉挛有关。固应采用血管扩张剂配合扩容治疗。在扩容尚未完成时,如有必要,可适量使用血管收缩剂,应抓紧时间扩容,所用血管收缩剂的剂量不宜太大,时间不能太长。

为了兼顾各重要脏器的灌注水平,常将血管收缩剂与扩张剂联合应用。例如:去甲肾上腺素每分钟 0.1～0.5 μg/kg 和硝普钠每分钟 1.0～10 μg/kg 联合静脉滴注,可增加心脏指数 30%,减少外周阻力 45%,使血压提高到 10.7 kPa(80 mmHg)以上,尿量维持在每天 40 mL 以上。

(六)皮质类固醇和其他药物的应用

皮质类固醇可用于感染性休克及其他较严重的休克。其作用主要如下。

(1)阻断 α 受体兴奋作用,使血管扩张,降低外周血管阻力,改善微循环。

(2)保护细胞内溶酶体,防止溶酶体破裂。

(3)增强心肌收缩力,增加心排血量。

(4)增进线粒体功能和防止白细胞凝集。

(5)促进糖异生,使乳酸转化为葡萄糖,减轻酸中毒。一般主张应用大剂量,静脉滴注,一次滴完。为了防止多用皮质类固醇后可能产生的不良反应,一般只用 1～2 次。

(七)治疗 DIC 改善微循环

对诊断明确的 DIC,可用肝素抗凝,成人首次可用 10 000 U(1 mg 相当于 125 U 左右),一般 1.0 mg/kg,6 h 一次;有时还使用抗纤溶药如氨甲苯酸、氨基己酸,抗血小板黏附和聚集的阿司匹林、双嘧达莫和小分子右旋糖酐。

(八)营养支持

休克患者行合理的营养支持有助于保护胃肠黏膜完整性、提高免疫功能、促进伤口愈合和减少脓毒血症的发生。严重创伤或感染时,机体呈高分解状态,每天所供热量应在(125～146 kJ/kg)。发生呼吸衰竭时,碳水化合物供给过多会加重二氧化碳潴留,可用长链脂肪酸来提供部分热量。增加蛋白质供应以维持正氮平衡。补充各种维生素和微量元素。维生素 C 和维生素 E 是氧自由基清除剂,可适当增加用量。

肠道淋巴组织控制病原菌的局部免疫反应。休克时,缺血、应激和应用抗生素、H_2 受体阻断药、抗酸药和糖皮质激素治疗常破坏肠道免疫防御功能,易发生细菌易位。长期肠外营养可导致胃肠黏膜萎缩。肠道营养能刺激 IgA 和黏液分泌,保护胃肠黏膜免遭损伤,防止细菌易位和脂多糖吸收进入血液循环。只要胃肠功能存在,可开始肠道营养。

其他类药物包括:①钙离子阻滞如维拉帕米、硝苯地平和地尔硫草等,具有防止钙离子内流、保护细胞结构与功能的作用;②吗啡类拮抗剂纳洛酮,可改善组织血液灌流和防止细胞功能异常;③氧自由基清除剂如超氧化物歧化酶(SOD),能减轻缺血再灌注损伤中氧自由基对组织的破坏作用;④调节体内前列腺素(PGS),如输注依前列醇(PGI₂)以改善微循环。

六、病情监测和护理

根据病因,结合临床表现,通过监测,不但可了解患者病情变化和治疗反应,为休克的早期诊治争取有利时机,为调整治疗方案提供客观依据。

(一)病情监测

1.一般监测

(1)精神状态:是脑组织有效血液灌流和全身循环状况的反映。例如,患者意识清楚,对外界的刺激能正常反应,说明患者循环血量已基本恢复;相反,若患者表情淡漠、不安、谵妄或嗜睡、昏迷,反映大脑因循环不良而发生障碍。

(2)皮肤温度、色泽:是体现灌流情况的标志。如患者的四肢暖,皮肤干,轻压甲床或口唇时,局部暂时缺血呈苍白,松压后色泽迅速转为正常,可判断末梢循环已恢复、休克好转;反之,说明休克情况仍存在。

(3)血压:维持血压稳定在休克治疗中十分重要。但是,血压并不是反映休克程度最敏感的指标。例如,心排血量已有明显下降时,血压的下降常滞后约40分钟;当心排血量尚未完全恢复时,血压可已趋正常。因此,在判断病情时,还应兼顾其他的参数进行综合分析。在观察血压情况时,还要强调定时测量、比较血压情况。通常认为收缩压＜12.0 kPa(90 mmHg)、脉压＜2.7 kPa(20 mmHg)是休克的表现;血压回升、脉压增大则是休克好转的征象。

(4)脉率:脉率的变化多出现在血压变化之前。脉率已恢复且肢体温暖者,虽血压还较低,但常表示休克趋向好转。常用脉率/收缩压(mmHg)计算休克指数,帮助判定休克的有无及轻重。指数为0.5多表示无休克;＞1.5有休克;＞2.0为严重休克。

(5)尿量:是反映肾血液灌注情况的有用指标。早期休克和休克复苏不完的表现通常是少尿。对疑有休克或已确诊者,应观察每小时尿量,必要时留置导尿管。尿量＜25 mL/h、比重增加者表明仍存在肾血管收缩和供血量不足;血压正常但尿量仍少且比重偏低者,提示有急性肾衰竭可能。当尿量维持在30 mL/h以上时,则休克已得到纠正。此外,创伤危重患者复苏时使用高渗溶液者可能有明显的利尿作用;涉及垂体后叶的颅脑损伤可出现尿崩现象;尿路损伤可导致少尿与无尿。判断病情时应予注意。

2.特殊监测

(1)中心静脉压(CVP):中心静脉压代表右心房或者胸腔段腔静脉内压力的变化,一般比动脉压要早,反映全身血容量及心功能状况。CVP的正常值为0.5～1.0 kPa(3～8 mmHg)。当CVP＜0.5 kPa(3 mmHg)时,表示血容量不足;高于1.5 kPa(11 mmHg)时,则提示心功能不全、肺循环阻力增高或静脉血管床过度收缩;若CVP超过2.0 kPa(14 mmHg),则表示存在充血性心力衰竭。临床实践中,通常进行连续测定,动态观察其变化趋势以准确反映右心前负荷的情况(表16-8)。

表16-8　休克时中心静脉压与血压变化的关系及处理原则

CVP	血压	原因	处理原则
低	低	血容量相对不足	充分补液
低	正常	心收缩力良好,血容量相对不足	适当补液,注意改善心功能
高	低	心功能不全或血容量相对过多	强心剂、纠正酸中毒、扩张血管

CVP	血压	原因	处理原则
高	正常	容量血管过度收缩,肺循环阻力增高	扩张血管
正常	低	心功能不全或血容量不足	补液试验

(2)肺毛细血管楔压(PCWP):应用 Swan-Ganz 漂浮导管可测得肺动脉(PAP)和肺毛细血管楔压(PCWP),可反映左心房、左心室压和肺静脉。PCWP 的正常值为 0.8~2.0 kPa(6~15 mmHg),与左心房内压接近;PAP 的正常值为 1.3~2.9 kPa(10~22 mmHg)。PCWP 增高常见于肺循环阻力增高例如肺水肿时,PCWP 低于正常值反映血容量不足(较 CVP 敏感)。因此,临床上当发现 PCWP 增高时,即使 CVP 尚属正常,也应限制输液量以免发生或加重肺水肿。此外,还可在作 PCWP 时获得血标本进行混合静脉血气分析,了解肺内通气/灌流比或肺内动静脉分流的变化情况。但必须指出,肺动脉导管技术是一项有创性检查,有发生严重并发症的可能(发生率为 3%~5%),故应当严格掌握适应证。

(3)心排血量(CO)和心脏指数(CI):CO 是心率和每搏排出量的乘积,可经 Swan-Ganz 倒灌应用热稀释法测出。成人 CO 的正常值为每分钟 4~6 L;单位体表面积上的 CO 便称作心脏指数(CI),正常值为每分钟 2.5~3.5 L/m²。此外,还可按下列公式计算出总外周血管阻力(SVR):SVR=(平均动脉压-中心静脉压)/心排血量×80。

SVR 正常值为 100~130 kPa(750~975 mmHg)。S/L 了解和监测上述各参数对于抢救休克时及时发现和调整异常的血流动力学有重要意义。CO 值通常在休克时均较正常值有所降低;有的感染性休克时却可能高于正常值。因此在临床实践中,测定患者的 CO 值并结合正常值。

(二)休克护理

1.一般护理

(1)将患者安置在单间病房,室温 22 ℃~28 ℃,湿度 70%左右,保持通风良好,空气新鲜。

(2)设专人护理,护理人员不离开患者身边,保持病室安静,避免过多搬动患者,建立护理记录,详细记录病情变化及用药。

(3)体位:休克患者体位很重要,最有利的体位是头和腿均适当抬高 30°,松解患者紧身的领口、衣服,使患者平卧,立即测量患者的血压、脉搏、呼吸,并在以后每 5~10 min 重复 1 次,直至平稳。

(4)保温:大多数患者有体温下降、怕冷等表现,需要适当保暖,但不需在体表加温,不用热水袋。因体表加温可使皮肤血管扩张,减少了生命器官的血液供应,破坏了机体调节作用,对抗休克不利。但在感染性休克持续高热时,可采用降温措施,因低温能降低机体对氧的消耗。

(5)吸氧与保持呼吸道通畅:休克患者都有不同程度缺氧症状,应给予氧气吸入。吸入氧浓度 40%左右,并保持气道通畅。必要时可以建立人工气道。用鼻导管或面罩吸氧时,尤应注意某些影响气道通畅的因素,如舌后坠,有颌面、颅底骨折,咽部血肿,鼻腔出血的患者,吸入异物及呕吐物后的患者;气道灼伤,变态反应引起的喉头水肿的患者;颈部血肿压迫气管及严重的胸部创伤的患者,为防止出现气道梗阻,应给予必要的急救护理措施。如用舌钳将舌头拉出;清除患者口中异物、分泌物;使患者侧卧头偏向一侧;尽可能建立人工气道,确保呼吸道通畅。

(6)输液:开放两条及以上静脉通路,尽快进行静脉输液。必要时可采用中心静脉置管输液。

深静脉适宜快速输液,浅表静脉适宜均匀而缓慢地滴入血管活性药物或其他需要控制滴速的药物。输液前要采集血标本进行有关化验,并根据病情变化随时调整药物。低血容量性休克且无心脏疾病的患者,速度可适当加快,老年人或有心肺疾病患者速度不宜过快,避免发生急性肺水肿。抗休克时,输液药物繁多,要注意药物间的配伍禁忌、药物浓度及滴速。此外,抢救过程中常有大量的临时口头医嘱,用药后及时记录,且执行前后应及时查对,避免差错。意识不清、烦躁不安患者输液时,肢体应以夹板固定。输液装置上应写出床号、姓名、药名及剂量等。

(7)记出入液量:密切观察病情变化,准确记录 24 h 出入液量,以供补液计划参考。放置导尿管,以观察和记录单位时间尿量,扩容的有效指标是每小时尿量维持在 30 mL 以上。

2.临床护理

(1)判断休克的前期、加重期、好转期护理人员通过密切观察病情,及早发现与判断休克的症状,与医师密切联系,做到及早给予治疗。①休克前期:护理人员要及早判断患者病情,在休克症状未充分表现之前,就给予治疗,往往可以使病情向有利方面转化,避免因治疗不及时而导致病情恶化。患者意识清醒,烦躁不安,恶心、呕吐,略有发绀或面色苍白,肢体湿冷,出冷汗,心搏加快,但脉搏尚有力,收缩压可接近正常,但不稳定,遇到这些情况,应考虑到休克有早期表现,及时采取措施,使患者病情向好的方面发展。②休克加重期:表现为烦躁不安,表情淡漠,意识模糊甚至昏迷,皮肤发紫,冷汗或出现出血点,瞳孔反射迟钝,脉搏细弱,血压下降,脉压变小,尿少或无尿。此时医护人员必须密切合作,采取各种措施,想方设法挽救患者生命。③休克好转期:表现为神志逐渐转清、表情安静、皮肤转为红润、出冷汗停止,脉搏有力且变慢,呼吸平稳而规则,脉压增大,血压回升,尿量增多且每小时多于 30 mL,皮肤及肢体变暖。

(2)迅速除去病因,积极采取相应措施:临床上多种多样的原因可导致休克,积极而又迅速除去病因占重要地位。如立即对开放伤口进行包扎、止血、固定伤肢,抗过敏、抗感染治疗,给予镇静、镇痛药物,使患者能安静接受治疗等。如过敏性休克患者,在医师未到之前,应立即给予皮下或肌内注射 0.1% 肾上腺素 1 mL,并且给予氧气吸入及建立输液通道。如外科疾病,内脏出血、肠坏死、急性化脓性胆管炎等及妇产科前置胎盘、宫外孕大出血等。应一方面及时地恢复有效循环血量;另一方面要积极地除去休克的病因,即施行手术才能挽救患者生命。护理人员在抗休克治疗的同时,必须迅速做好术前准备,立即将患者送至手术室进行手术。

(3)输液的合理安排:护理人员在执行医嘱时,要注意输液速度及量与质的合理安排,开始输液时决定量和速度比决定补什么溶液更为重要。在紧急情况下,血源困难抢救休克时,可立即大量迅速输入 0.9% 氯化钠溶液。输入单纯的晶体液虽然能补充血容量,但由于晶体液很快转移到血管外,不能有效地维持血管内的血容量。应将该晶体液与胶体液交替输入,以便保持血管胶体渗透压来维持血容量。在输入血管收缩剂或血管扩张剂时,如去甲肾上腺素、多巴胺等,因这些药物刺激性强,对注射局部容易产生坏死,而休克患者反应迟钝,故护理患者要特别谨慎,经常观察输液局部变化,发现异常要及时处理和更换部位。

(4)仔细观察病情变化:休克是一个严重的变化多端的动态过程,要取得最好的治疗效果,必须注意加强临床护理中的动态观察。护理人员在精心护理的过程中,从病床边可以随时获得可靠的病情进展的重要指标。关键是对任何细微的变化都不能放过,同时,要作出科学的判断。其观察与判断的内容如下。

意识表情:患者的意识表情的变化能反映中枢神经系统血液灌流情况。脑组织灌注不足、缺氧,表现为烦躁、神志淡漠、意识模糊或昏迷等。严重休克时细胞反应降低,患者由兴奋转为抑制,表示脑缺氧加重病情恶化。患者经治疗后意识转清楚,反应良好,提示循环改善。早期休克患者有时需要心理护理,耐心劝慰患者,使之配合治疗与护理。另外对谵妄、烦躁、意识障碍者,应给予适当约束加用床档,以防坠床发生意外。

末梢循环:患者皮肤色泽、温度、湿度能反映体表的血液灌注情况。正常人轻压指甲或唇部时,局部因暂时缺血而呈苍白色,松压后迅速转为红润。轻压口唇、甲床苍白色区消失时间超过 1 s,为微循环灌注不足或有瘀滞现象。休克时患者面色苍白、皮肤湿冷表明病情较重,患者皮色从苍白转为发绀,则提示进入严重休克,由发绀又出现皮下瘀点、瘀斑,注射部位渗血,则提示有 DIC 的可能,应立即与医师联系。如果患者四肢温暖、皮肤干燥,压口唇或指甲后苍白消失快(<1 s),迅速转为红润,表明血液灌注良好,休克好转。

颈静脉和周围静脉:颈静脉和周围静脉充盈常提示高血容量的情况。休克时,由于血容量锐减,静脉瘪陷,当休克得到纠正时,颈静脉和周围静脉充盈;若静脉怒张,则提示补液量过多或心功能不全。

体温:休克患者体温常低于正常,但感染性休克有高热。护理时应注意保暖,如盖被、低温电热毯或空气调温等,但不宜用热水袋加温,以免烫伤和使皮肤血管扩张,加重休克。高热患者可以采用冰袋、冰帽或低温等渗盐水灌肠等方法进行物理降温,也可配合室内通风或药物降温法。

脉搏:休克时脉率增快,常出现于血压下降之前。随着病情恶化,脉率加速,脉搏变细弱甚至摸不到。若脉搏逐渐增强,脉率转为正常,脉压由小变大,提示病情好转。为准确起见,有时需结合心脏听诊和心电图监测。若心率超过每分钟 150 次或高度房室传导阻滞等,可降低心排血量,值得注意。

呼吸:注意呼吸次数,有无节律变化,呼吸增速、变浅、不规则,说明病情恶化;反之,呼吸频率、节律及深浅度逐渐恢复正常,提示病情好转。呼吸增至每分钟 30 次以上或降至每分钟 8 次以下,表示病情危重。应保持呼吸道通畅,有分泌物及时吸出,鼻导管给氧时用每分钟 6~8 L 的高流量(氧浓度为 40%~50%),输入氧气应通过湿化器或在患者口罩处盖上湿纱布,以保持呼吸道湿润,防止黏膜干燥。每 2~4 h 检查鼻导管是否通畅。行气管插管或切开、人工辅助通气的患者,更应注意全面观察机器工作状态和患者反应两方面的变化。每 4~6 h 测量全套血流动力学指标、呼吸功能及血气分析 1 次。高流量用氧者停用前应先降低流量,逐渐停用,使呼吸中枢逐渐兴奋,不能骤停吸氧。

瞳孔:正常瞳孔两侧等大、圆形。若双侧瞳孔不等大,应警惕脑疝的发生。如双侧瞳孔散大,对光反射减弱或消失,说明脑组织缺氧,病情危重。

血压与脉压:观察血压的动态变化对判断休克有重要作用。脉压越低,说明血管痉挛程度越重。而脉压增大,则说明血管痉挛开始解除,微循环趋向好转。此外,在补充血容量后,血流改善,血压也必然上升。通常认为上肢收缩压低于 12.0 kPa(90 mmHg)、脉压小于 2.7 kPa (20 mmHg),且伴有毛细血管灌流量减少症状,如肢端厥冷、皮肤苍白等是休克存在的证据。休克过程中,血流和血压是成正比的。因此,对休克患者的血压观察不能忽视。但治疗休克原则的目的在于改善全身组织血液灌注,恢复机体的正常代谢。不能单纯以血压高低来判断休克的治疗效果。在休克早期或代偿期,由于交感神经兴奋,儿茶酚胺释放,舒张压升高,而收缩压则无明显改变,故应注意脉压下降和交感兴奋的征象。相反,如使用血管扩张剂或硬膜外麻醉时,收缩压 12.0 kPa(90 mmHg)左右而脉压正常为 4.0~5.3 kPa(30~40 mmHg),且无其他循环障碍表现,则为非休克状态。此外,平时患高血压的患者,发生休克后收缩压仍可能大于 16.0 kPa

（120 mmHg），但组织灌注已不足。因此，应了解患者基础血压。致休克因素使收缩压降低20％以上时考虑休克。重度休克患者，袖带测压往往不准确，可用桡动脉穿刺直接测压。休克治疗过程，定时测压，对判断病情、指导治疗很有价值。若血压逐渐下降、甚至不能测知，且脉压减小，则说明病情加重。血压回升到正常值，或血压虽低，但脉搏有力，手足转暖，则休克趋于好转。

尿量：观察尿量就是观察肾功能的变化，也是护理人员对休克患者重点观察的内容之一。尿量和尿比重是反映肾脏毛细血管的灌流量，也是内脏血液流量的一个重要指标。在休克过程，长时间的低血容量和低血压，或使用了大量血管收缩剂后，可使肾脏灌流量不足，肾缺血而影响肾功能。此时，患者肾小球滤过率严重下降，临床出现少尿或无尿。如经扩容治疗后，尿量仍每小时少于 25 mL，应与医师联系，协助医师进行利尿试验。用 20％甘露醇溶液 100～200 mL 于15～30 min 内静脉滴注，或用呋塞米 20～40 mg 于 1～2 min 内静脉注入。如不能使尿量改善，则表示已发生肾衰竭。此时应立即控制入量，补液应十分慎重。急性肾衰竭时，肾小管分泌钾的功能下降，同时大量组织破坏，蛋白质分解代谢亢进，钾从细胞内大量溢出进入细胞外液，故急性肾衰竭少尿期，血钾必然升高。当血钾升高超过 7 mmol/L 时，如不积极治疗，可发生各种心室颤动和心搏停止，因此要限制钾的摄入。反复测定血钾、钠、氯，根据化验报告和尿量的情况来考虑钾的应用。可给予碳酸氢钠纠正酸中毒，使钾离子再进入细胞内，或给予葡萄糖加胰岛素静脉滴入，可使血清钾离子暂时降低。如果经过治疗尿量稳定在每小时 30 mL 以上时，提示休克好转。因此，严格、认真记录尿量极为重要。

除此之外，还应注意并发症的观察，休克肺、心力衰竭、肾衰竭及 DIC 是休克死亡的常见并发症。①成人呼吸窘迫综合征（ARDS，又称休克肺）：应注意观察有无进行性呼吸困难、呼吸频率加快（每分钟＞35 次）；有无进行性严重缺氧，经一般氧疗不能纠正，PaO_2＜9.3 kPa（70 mmHg）并有进行性下降的趋势。特别常见于原有心、肾功能不全的患者，过度输入非胶体溶液更易发生。如有上述表现立即报告医师，及时处理。②急性肾衰竭：如血容量已基本补足，血压已回升接近正常或已达正常，而尿量仍＜20 mL/h，并对利尿剂无反应者，应考虑急性肾衰竭的可能。③心功能不全：如血容量已补足，中心静脉压达 1.2 kPa（8 mmHg），又无酸中毒存在，而患者血压仍未回升，则提示心功能不全，尤其老年人或原有慢性心脏病的患者有发生急性肺水肿的可能，应立即减慢输液速度或暂停输液。④DIC：如休克时间较长的患者，应注意观察皮肤有无痕点、瘀斑或血尿、便血等，如有以上出血表现，则需考虑并发 DIC，应立即取血作血小板、凝血酶原时间、纤维蛋白原等检查，并协助医师进行抗凝治疗。

（5）应用血管活性药物的护理：①开始用升压药或更换升压药时血压常不稳定，应每 5～10 min 测量血压 1 次，有条件的连续监测动脉压。随血压的高低调节药物浓度。对升压药较敏感的患者，收缩压可由测不到而突然升高甚至可达 26.7 kPa（200 mmHg）。在患者感到头痛、头晕、烦躁不安时应立即停药，并报告医师。用升压药必须从最低浓度且慢速开始，每 5 min 测血压 1 次，待血压平稳及全身情况改善后，改为 30 分钟/次，并按药物浓度及剂量计算输入量。②静脉滴注升压药时，切忌使药物外渗，以免导致局部组织坏死。③长期输液的患者，应每 24 h 更换一次输液管，并注意保护血管及穿刺点。选择血管时先难后易，先下后上。输液肢体应适当制动，但必须松紧合适，以免回流不畅。

（6）预防肺部感染：病房内定期空气消毒并控制探视，定期湿化消毒。避免交叉感染，进行治疗操作时，注意遮挡，适当暴露以免受凉。如有人工气道，注意口腔护理，鼓励患者有效咳痰。痰不易咳出时，行雾化吸入。不能咳痰者及时吸痰，保证呼吸道通畅，以防止肺部并发症。

(7)心理护理:经历休克繁多而紧急的抢救后,患者受强烈刺激,易使患者倍感自己病情危重与面临死亡而产生恐惧、焦虑、紧张、烦躁不安。这时亲属的承受能力、应变能力也随之下降,则将严重影响与医护人员的配合。因此,护士应积极主动配合医疗,认真、准确无误地执行医嘱;紧急情况下医护人员也要保持镇静,快而有序、忙而不乱地进行抢救工作,以稳定患者及其家属的情绪,并取得他们的信赖感和主动配合;待患者病情稳定后,及时做好安慰和解释工作,使患者积极配合治疗及护理,树立战胜疾病的信心;保持安静、整洁舒适的环境,减少噪声,让患者充分休息;应将患者病情的危险性和治疗、护理方案及期望治疗前途告诉患者家属,在让他们心中有数的同时,协助医护人员做好患者的心理支持,以利于早日康复。

(韩春梅)

第五节　多器官功能障碍综合征

多器官功能障碍综合征(multiple organ dysfunction syndrome,MODS)是指在严重创伤、感染和休克时,原无器官功能障碍的患者同时或者在短时间内相继出现两个以上器官系统的功能障碍以致机体内环境的稳定必须靠临床干预才能维持的综合征。

MODS 的原发致病因素是急性而继发受损器官可在远隔原发伤部位,不能将慢性疾病、组织器官退化、机体失代偿时归属其中。常呈序惯性器官受累,致病因素与发生 MODS 必须＞24 h。发生 MODS 前,机体器官功能基本正常,功能损害呈可逆性,一旦发病机制阻断、及时救治,器官功能有望恢复。

一、病因

(一)严重创伤

严重创伤是诱发 MODS 的常见因素之一,主要见于复合伤、多发伤、战地伤、烧伤及大手术创伤,并由此可引起心、肺、肝、肾、造血系统、消化道等多个组织器官系统的功能障碍。

(二)休克

各种原因导致的休克是引起 MODS 的重要发病因素,尤其是出血性休克和感染性休克更易引发 MODS。休克过程中机体各重要器官血流不足而呈低灌注状态,引起广泛性全身组织缺氧、缺血,代谢产物蓄积,影响细胞代谢、损害器官的功能,最后导致 MODS。

(三)严重感染

严重感染是引发 MODS 的最主要因素之一,尤其是腹腔感染,是诱发 MODS 的重要原因。据相关资料统计,腹腔感染在多种 MODS 致病因素中占首位。其中革兰氏阴性杆菌占大多数,如腹腔内脓肿、急性化脓性阑尾炎、急性坏死性胰腺炎、急性腹膜炎、急性胆囊炎等更易导致 MODS 的发生。有报道 MODS 患者 69%～75% 的病因与感染有关。

(四)医源性因素

医源性因素也是造成 MODS 的一个重要因素。尤其是急危重症患者,病情错综复杂,如治疗措施应用不当,对脏器容易造成不必要的损伤而引发 MODS。较常见的因素如下。

(1)长时间(＞6 h)高浓度给氧可破坏肺表面活性物质,损害肺血管内皮细胞。

（2）大量输血、输液可导致急性肺水肿、急性左心功能不全。

（3）药物使用不当可导致肝、肾等重要脏器功能障碍。

（4）不适当的人工机械通气可造成心肺功能障碍。

（5）血液吸附或血液透析造成的不均衡综合征、出血和血小板减少。

（五）心搏、呼吸骤停

心搏、呼吸骤停致使机体各重要脏器严重缺血、缺氧,若能在短时间内得到有效及时的抢救,复苏成功后,血流动力学改善,各大器官恢复灌流,形成"缺血-再灌注",但同时也可能引发"再灌注"损伤,导致 MODS。

二、临床表现

MODS 多以某一器官功能受损开始发病,并序贯地影响到其他器官,由于首先受累器官的不同及受累器官组合的不同,因此,其临床表现也不尽相同,下面将各器官受累时的主要表现分别介绍(表 16-9)。

表 16-9　MODS 的临床表现

项目	休克	复苏	高分解代谢	MOF
全身情况	萎靡、不安	差、烦躁	很差	终末
循环	需输液	依赖容量	CO↓,休克	药物依赖
呼吸	气促	呼碱低氧	ARDS	O_2↓,CO_2↑
肾脏	少尿	氮↑	氮↑,需透析	恶化
胃肠	胀气	摄食↓	应激性溃疡	功能紊乱
肝脏	肝功能轻度↓	中度↓	严重↓	衰竭
代谢	血糖↑需胰岛素	高分解代谢	代谢性酸中毒,血糖↑	肌萎缩,酸中毒
CNS	模糊	嗜睡	昏迷	深昏迷
血液	轻度异常	BPC↓,WBC↑	凝血异常	DIC

（一）心脏

心脏的主要功能是泵功能,并推动血液在体内进行周而复始的循环,无论是心脏发生继发性损伤或原发性损伤都能够引起泵功能障碍,从而引起急性心功能不全,主要临床特征表现为急性肺循环淤血和供血不足。

急性心功能不全可概括为急性右心功能不全和急性左心功能不全,临床上急性右心功能不全极为少见,因此,一般急性心功能不全即泛指急性左心功能不全,临床上最常见的是急性左心室功能不全。临床症状及体征表现如下。

1.呼吸困难

按诱发呼吸困难急性程度的不同又可分为劳力性呼吸困难、夜间阵发性呼吸困难和端坐呼吸,而端坐呼吸和夜间阵发性呼吸困难是急性左心功能不全早期或急性发作时的典型表现之一,必须给予高度重视。

2.咳嗽与咯血

急性心功能不全引起的咳嗽主要特征为无其他原因可解释的刺激性干咳,尤以平卧或活动时为明显,半卧位或坐起及休息时咳嗽可缓解。若发生肺水肿时可见大量白色或粉红色泡沫样痰,严重者可发生咯血。

心排血量急剧下降是严重急性左心功能不全可引起的病变,从而引起心源性晕厥、心源性休克及心搏骤停。

(二)呼吸功能

临床特征表现为发绀和呼吸困难,血气分析检查常呈现为低氧血症。严重者可出现急性呼吸窘迫综合征(ARDS)或急性呼吸功能不全。ARDS 是 MODS 常伴发的一种临床表现,其病理改变为急性非心源性肺水肿。临床特点如下。

(1)起病急,呼吸极度困难,经鼻导管高流量吸氧不能缓解。

(2)呼吸频率加快,常超过每分钟 28 次,并进行性加快,严重者可达每分钟 60 次以上,患者所有呼吸肌都参与了呼吸运动,仍不能满足呼吸对氧的需求而呈现为窘迫呼吸。

(3)血气分析呈现为 $PO_2 < 8.0$ kPa(60 mmHg),并呈进行性下降,高流量氧疗也难以使 PO_2 提高,而必须采用人工机械通气。

(三)肝

当肝脏功能遭到严重损害时,临床表现为肝细胞性黄疸,巩膜、皮服黄染,尿色加深呈豆油样,血清生化检查显示:总胆红素升高(直接胆红素与间接胆红素均升高)并伴有肝脏酶学水平升高,同时 ALT、AST、LDH 均大于正常值的 2 倍以上,还可伴有清蛋白含量、血清总蛋白下降及凝血因子减少,既往有肝病史者或病情严重者即可发生肝性脑病。

(四)肾

在急危重症的抢救过程中,多种原因都可能造成肾小管功能受损或急性肾小球功能受损,从而引起急性肾功能不全,其临床表现主要为氮质血症、少尿、无尿和水、电解质及酸碱平衡失调。当发生急性肾功能不全后,常易导致病情急剧进展或明显恶化,在以各种原因所导致的休克为 MODS 的原发病变时,肾功能不全也可能为最早的表现。

(五)胃肠道

各种原因引起的胃肠黏膜缺血及病变、治疗过程中的应激,导致的胃泌素与肾上腺皮质激素分泌增加,而导致胃黏膜病变,引起消化道大出血;或者其他因素所致的胃肠道蠕动减弱,从而发生胃肠麻痹。

(六)凝血功能

毛细血管床开放,血流缓慢或淤积,致使凝血系统被激活,引起微循环内广泛形成微血栓,导致弥散性血管内凝血可由任何原因所致的组织微循环功能障碍造成。进一步使大量凝血因子和血小板被消耗,引发全身组织发生广泛出血。临床常表现为黏膜、皮肤形成花斑,皮下出血,注射部位或手术切口、创面自发性弥漫性渗血,术后引流管内出血量增多,严重者内脏器官也发生出血。化验检查可见血浆蛋白原含量降低,纤维组织蛋白原降解产物增加,血小板计数呈进行性减少,凝血酶原时间延长。

(七)脑

由于危重病病变发生发展过程中的多种因素影响而使脑组织发生缺血、缺氧和水肿,从而在临床上引起患者意识障碍。如出现淡漠、烦躁、自制力和定向力下降,对外界环境、自己及亲人不能确认,甚至出现嗜睡、昏睡、昏迷。同时常伴有瞳孔、出现神经系统的病理反射及呼吸病理性变化等。

三、护理

(一)一般护理

1.饮食护理

MODS患者机体常处于全身炎性反应高代谢状态,机体消耗极度升高,免疫功能受损,内环境紊乱,因此保证营养供应至关重要。根据病情选择进食方式,尽量经口进食,必要时给予管饲或静脉营养,管饲时注意营养液的温度及速度,避免误吸及潴留。

(1)肠道营养:根据患者病情选择管饲途径:口胃管、鼻胃管、鼻肠管、胃造口管、空肠造瘘等。

(2)肠外营养:根据患者病情给予不同成分的 TPN 治疗。

2.环境管理

病室清洁安静,最好住单人房间,室内每天消毒 1 次。

3.心理护理

因患者起病突然、病情严重,容易恐惧,护士应耐心解释疾病发生发展的原因,帮助患者树立信心并取得积极配合,保证患者情绪稳定。

(二)重症护理

1.病情观察

全面观察,及早发现、预防各器官功能不全征象。

(1)循环系统:血压,心率及心律,CVP,PCWP 的监测,严格记录出入液量。

(2)呼吸系统:呼吸频率及节律,动脉血气分析,经皮血氧饱和度的监测。

(3)肾功能监测:监测尿量,计算肌酐清除率,规范使用抗生素,避免使用肾毒性强的药物,必要时行 CRRT 治疗。

(4)神经系统:观察患者的意识状态、神志、瞳孔、反应等的变化。

(5)定时检测肝功能,注意保肝,必要时行人工肝治疗。加强血糖监测。

(6)肠道功能监测与支持:根据医嘱正确给予营养支持,合理使用肠道动力药物,保持肠道通畅。

(7)观察末梢温度和皮肤色泽。

2.各脏器功能的护理

(1)呼吸功能的护理:加强呼吸道的湿化与管理,合理湿化,建立人工气道患者及时吸痰。根据患者病情,及时稳定脱机。多次进行机械通气、病情反复的患者,对脱机存在恐惧感,得知要脱机即表现为紧张、恐惧,这种情绪将影响患者的正常生理功能,如产生呼吸、心率加快、血压升高等,影响脱机的实施。需对患者实施有效的心理护理。

(2)循环功能的护理:MODS患者在抢救治疗过程中,循环系统不稳定,血压波动大且变化迅速,需通过有创动脉测压及时、可靠、准确地连续提供动脉血压,为及时发现病情变化并给治疗提供可靠的资料。同时注意观察患者痰液色质量,及时发现心力衰竭早期表现。严格控制出入液量。

(3)肝、肾功能的护理:注意肝、肾功能化验指标的变化,严密监测尿量、尿色、尿比重,保持水、电解质平衡。避免使用肝肾毒性药物。维持血容量及血压,保证和改善肾脏血流灌注。严重衰竭患者及时采用连续血液净化治疗。

(4)胃肠道功能的护理:应激性溃疡出血是 MODS 常见的胃肠功能衰竭症状,早期进行胃肠道内营养,补充能量,促进胃肠蠕动的恢复,维持菌群平衡,保护胃黏膜。观察患者是否存在腹胀,及时听诊肠鸣音,观察腹部体征的变化。患者发生恶心、呕吐时及时清理呕吐物,避免误吸。发生腹泻时,及时清理,保持床单位清洁,观察大便性状、色质量,留取异常大便标本并及时送检。

3.药物治疗的护理

(1)根据医嘱补液,为避免发生肺水肿,可在 PCWP 及 CVP 指导下调整补液量及速度。

(2)按常规使用血管活性药物。

(3)血压过低时不可使用利尿剂,用后观察尿量变化。

(4)使用制酸剂和胃黏膜保护剂后,要监测胃液 pH。

(5)观察要点:持续心电监护,监测体温。

(韩春梅)

第六节 重 症 哮 喘

支气管哮喘(简称哮喘)是常见的慢性呼吸道疾病之一。近年来,其患病率在全球范围内有逐年增加的趋势,参照全球哮喘防治创议(GINA)和我国 2008 年版支气管哮喘防治指南,将定义重新修订为:哮喘是由多种细胞包括气道的炎性细胞和结构细胞(如嗜酸性粒细胞、肥大细胞、T 淋巴细胞、中性粒细胞、平滑肌细胞、气道上皮细胞等)和细胞组分参与的气道慢性炎症性疾病。这种慢性炎症导致气道高反应性,通常出现广泛多变的可逆性气流受限,并引起反复发作性的喘息、气急、胸闷或咳嗽等症状,常在夜间和/或清晨发作、加剧,多数患者可自行缓解或经治疗缓解。如果哮喘急性发作,虽经积极吸入糖皮质激素($\leqslant 1\ 000\ \mu g/d$)和应用长效 β_2 受体激动剂或茶碱类药物治疗数小时,病情不缓解或继续恶化;或哮喘呈暴发性发作,哮喘发作后短时间内即进入危重状态,则称为重症哮喘。如病情不能得到有效控制,可迅速发展为呼吸衰竭而危及生命,故需住院治疗。

一、病因和发病机制

(一)病因

哮喘的病因还不十分清楚,目前认为同时受遗传因素和环境因素的双重影响。

(二)发病机制

哮喘的发病机制不完全清楚,可能是免疫-炎症反应、神经机制和气道高反应性及其之间的相互作用。重症哮喘目前已经基本明确的发病因素主要有以下几种。

1.诱发因素的持续存在

诱发因素的持续存在使机体持续地产生抗原-抗体反应,发生气道炎症、气道高反应性和支气管痉挛,在此基础上,支气管黏膜充血水肿、大量黏液分泌并形成黏液栓,阻塞气道。

2.呼吸道感染

细菌、病毒及支原体等的感染可引起支气管黏膜充血肿胀及分泌物增加,加重气道阻塞;某些微生物及其代谢产物还可以作为抗原引起免疫-炎症反应,使气道高反应性加重。

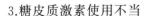

3.糖皮质激素使用不当

长期使用糖皮质激素常常伴有下丘脑-垂体-肾上腺皮质轴功能抑制,突然减量或停用,可造成体内糖皮质激素水平的突然降低,造成哮喘的恶化。

4.脱水、痰液黏稠、电解质紊乱

哮喘急性发作时,呼吸道丢失水分增加、多汗造成机体脱水,痰液黏稠不易咳出而阻塞大小气道,加重呼吸困难,同时由于低氧血症可使无氧酵解增加,酸性代谢产物增加,合并代谢性酸中毒,使病情进一步加重。

5.精神心理因素

许多学者提出心理-社会因素通过对中枢神经、内分泌和免疫系统的作用而导致哮喘发作,是使支气管哮喘发病率和死亡率升高的一个重要因素。

二、病理生理

重症哮喘的支气管黏膜充血水肿、分泌物增多甚至形成黏液栓,以及气道平滑肌的痉挛导致呼吸道阻力在吸气和呼气时均明显升高,小气道阻塞,肺泡过度充气,肺内残气量增加,加重吸气肌肉的负荷,降低肺的顺应性,内源性呼气末正压(PEEPi)增大,导致吸气功耗增大。小气道阻塞,肺泡过度充气,相应区域毛细血管的灌注减低,引起肺泡通气/血流(V/Q)比例的失调,患者常出现低氧血症,多数患者表现为过度通气,通常$PaCO_2$降低。若$PaCO_2$正常或升高,应警惕呼吸衰竭的可能性或是否已经发生了呼吸衰竭。重症哮喘患者,若气道阻塞不迅速解除,潮气量将进行性下降,最终将会发生呼吸衰竭。哮喘发作持续不缓解,也可能出现血液循环的紊乱。

三、临床表现

(一)症状

重症哮喘患者常出现极度严重的呼气性呼吸困难、被迫采取坐位或端坐呼吸,干咳或咳大量白色泡沫痰,不能讲话、紧张、焦虑、恐惧、大汗淋漓。

(二)体征

患者常出现呼吸浅快,呼吸频率增快(>30次/分钟),可有三凹征,呼气期两肺满布哮鸣音,也可哮鸣音不出现,即所谓的"寂静胸",心率增快(>120次/分钟),可有血压下降,部分患者出现奇脉、胸腹反常运动、意识障碍,甚至昏迷。

四、实验室检查和其他检查

(一)痰液检查

哮喘患者痰涂片显微镜下可见到较多嗜酸性粒细胞、脱落的上皮细胞。

(二)呼吸功能检查

哮喘发作时,呼气流速指标均显著下降,第1s用力呼气容积(FEV_1)、第1s用力呼气容积占用力肺活量比值($FEV_1/FVC\%$,即1秒率),以及呼气峰值流速(PEF)均减少。肺容量指标可见用力肺活量减少、残气量增加、功能残气量和肺总量增加,残气占肺总量百分比增高。大多数成人哮喘患者呼气峰值流速<50%预计值则提示重症发作,呼气峰值流速<33%预计值提示危重或致命性发作,需做血气分析检查以监测病情。

(三)血气分析

由于气道阻塞且通气分布不均,通气/血流比例失衡,大多数重症哮喘患者有低氧血症,$PaO_2 < 8.0\ kPa(60\ mmHg)$,少数患者 $PaO_2 < 6.0\ kPa(45\ mmHg)$,过度通气可使 $PaCO_2$ 降低,pH 直上升,表现为呼吸性碱中毒;若病情进一步发展,气道阻塞严重,可有缺氧及 CO_2 潴留,$PaCO_2$ 上升,血 pH 下降,出现呼吸性酸中毒;若缺氧明显,可合并代谢性酸中毒。$PaCO_2$ 正常往往是哮喘恶化的指标,高碳酸血症是哮喘危重的表现,需给予足够的重视。

(四)胸部 X 线检查

早期哮喘发作时可见两肺透亮度增强,呈过度充气状态,并发呼吸道感染时可见肺纹理增加及炎性浸润阴影。重症哮喘要注意气胸、纵隔气肿及肺不张等并发症的存在。

(五)心电图检查

重症哮喘患者心电图常表现为窦性心动过速、电轴右偏,偶见肺性 P 波。

五、诊断

(一)哮喘的诊断标准

(1)反复发作喘息、气急、胸闷或咳嗽,多与接触变应原、冷空气、物理、化学性刺激,以及病毒性上呼吸道感染、运动等有关。

(2)发作时双肺可闻及散在或弥漫性,以呼气相为主的哮鸣音,呼气相延长。

(3)上述症状和体征可经治疗缓解或自行缓解。

(4)除去其他疾病所引起的喘息、气急、胸闷和咳嗽。

(5)临床表现不典型者(如无明显喘息或体征),应至少具备以下 1 项试验阳性。①支气管激发试验或运动激发试验阳性。②支气管舒张试验阳性,第 1 s 用呼气容积增加≥12%,且第 1 s 用呼气容积增加绝对值≥200 mL。③呼气峰值流速日内(或 2 周)变异率≥20%。

符合(1)~(4)条或(4)~(5)条者,可以诊断为哮喘。

(二)哮喘的分期及分级

根据临床表现,哮喘可分为急性发作期、慢性持续期和临床缓解期。急性发作是指喘息、气促、咳嗽、胸闷等症状突然发生,或原有症状急剧加重,常有呼吸困难,以呼气流量降低为其特征,常因接触变应原、刺激物或呼吸道感染诱发。哮喘急性发作时病情严重程度可分为轻度、中度、重度、危重(表 16-10)。

六、鉴别诊断

(一)左侧心力衰竭引起的喘息样呼吸困难

(1)患者多有高血压、冠状动脉粥样硬化性心脏病、风湿性心脏病和二尖瓣狭窄等病史和体征。

(2)阵发性咳嗽,咳大量粉红色泡沫痰,两肺可闻及广泛的湿啰音和哮鸣音,左心界扩大,心率增快,心尖部可闻及奔马律。

(3)胸部 X 线及心电图检查符合左心病变。

(4)鉴别困难时,可雾化吸入 β_2 受体激动剂或静脉注射氨茶碱缓解症状后,进一步检查,忌用肾上腺素或吗啡,以免造成危险。

(二)慢性阻塞性肺疾病

(1)中老年人多见,起病缓慢、病程较长,多有长期吸烟或接触有害气体的病史。

(2)慢性咳嗽、咳痰,晨间咳嗽明显,气短或呼吸困难逐渐加重。有肺气肿体征,两肺可闻及湿啰音。

表 16-10　哮喘急性发作时病情严重程度的分级

临床特点	轻度	中度	重度	危重
气短	步行、上楼时	稍事活动	休息时	
体位	可平卧	喜坐位	端坐呼吸	
谈话方式	连续成句	常有中断	仅能说出字和词	不能说话
精神状态	可有焦虑或尚安静	时有焦虑或烦躁	常有焦虑、烦躁	嗜睡、意识模糊
出汗	无	有	大汗淋漓	
呼吸频率(次/分钟)	轻度增加	增加	>30	
辅助呼吸肌活动及三凹征	常无	可有	常有	胸腹矛盾运动
哮鸣音	散在,呼气末期	响亮、弥漫	响亮、弥漫	减弱、甚至消失
脉率(次/分钟)	<100	100~120	>120	脉率变慢或不规则
奇脉(深吸气时收缩压下降,mmHg)	无,<10	可有,10~25	常有,>25	无
使用 β_2 受体激动剂后呼气峰值流速占预计值或个人最佳值%	>80%	60%~80%	<60% 或 < 100 L/min 或作用时间<2 h	
PaO_2(吸空气,mmHg)	正常	≥60	<60	<60
$PaCO_2$(mmHg)	<45	≤45	>45	>45
SaO_2(吸空气,%)	>95	91~95	≤90	≤90
pH				降低

注:1 mmHg=0.133 kPa。

(3)慢性阻塞性肺疾病急性加重期和哮喘区分有时十分困难,用支气管扩张药和口服或吸入激素做治疗性试验可能有所帮助。慢性阻塞性肺疾病也可与哮喘合并同时存在。

(三)上气道阻塞

(1)呼吸道异物者有异物吸入史。

(2)中央型支气管肺癌、气管支气管结核、复发性多软骨炎等气道疾病,多有相应的临床病史。

(3)上气道阻塞一般出现吸气性呼吸困难。

(4)胸部 X 线摄片、CT、痰液细胞学或支气管镜检查有助于诊断。

(5)平喘药物治疗效果不佳。

此外,应和变态反应性肺浸润、自发性气胸等相鉴别。

七、急诊处理

哮喘急性发作的治疗取决于发作的严重程度及对治疗的反应。对于具有哮喘相关死亡高危因素的患者,应给予高度重视。高危患者包括:①曾经有过气管插管和机械通气的濒于致死性哮喘的病史;②在过去 1 年中因为哮喘而住院或看急诊;③正在使用或最近刚刚停用口服糖皮质激素;④目前未使用吸入糖皮质激素;⑤过分依赖速效 β₂ 受体激动剂,特别是每月使用沙丁胺醇(或等效药物)超过 1 支的患者;⑥有心理疾病或心理-社会问题,包括使用镇静药;⑦有对哮喘治疗不依从的历史。

(一)轻度和部分中度急性发作哮喘患者可在家庭中或社区中治疗

治疗措施主要为重复吸入速效 β₂ 受体激动剂,在第 1 h 每次吸入沙丁胺醇 $100\sim200~\mu g$ 或特布他林 $250\sim500~\mu g$,必要时每 20 min 重复 1 次,随后根据治疗反应,轻度调整为 3~4 h 再用 2~4 喷,中度 1~2 h 用 6~10 喷。如果对吸入性 β₂ 受体激动剂反应良好(呼吸困难显著缓解,呼气峰值流速占预计值>80%或个人最佳值,且疗效维持 3~4 h),通常不需要使用其他药物。如果治疗反应不完全,尤其是在控制性治疗的基础上发生的急性发作,应尽早口服糖皮质激素(泼尼松龙 $0.5\sim1~mg/kg$ 或等效剂量的其他激素),必要时到医院就诊。

(二)部分中度和所有重度急性发作均应到急诊室或医院治疗

1.联合雾化吸入 β₂ 受体激动剂和抗胆碱能药物

β₂ 受体激动剂通过对气道平滑肌和肥大细胞等细胞膜表面的 β₂ 受体的作用,舒张气道平滑肌、减少肥大细胞脱颗粒和介质的释放等,缓解哮喘症状。重症哮喘时应重复使用速效 β₂ 受体激动剂,推荐初始治疗时连续雾化给药,随后根据需要间断给药(1 日 6 次)。雾化吸入抗胆碱药物,如溴化异丙托品(常用剂量为 $50\sim125~\mu g$,1 日 3~4 次)、溴化氧托品等可阻断节后迷走神经传出支,通过降低迷走神经张力而舒张支气管,与 β₂ 受体激动剂联合使用具有协同、互补作用,能够取得更好的支气管舒张作用。

2.静脉使用糖皮质激素

糖皮质激素是最有效的控制气道炎症的药物,重度哮喘发作时应尽早静脉使用糖皮质激素,特别是对吸入速效 β₂ 受体激动剂初始治疗反应不完全或疗效不能维持者。如静脉及时给予琥珀酸氢化可的松($400\sim1~000~mg/d$)或甲泼尼龙($80\sim160~mg/d$),分次给药,待病情得到控制和缓解后,改为口服给药(如静脉使用激素 2~3 d,继之以口服激素 3~5 d),静脉给药和口服给药的序贯疗法有可能减少激素用量和不良反应。

3.静脉使用茶碱类药物

茶碱具有舒张支气管平滑肌作用,并具有强心、利尿、扩张冠状动脉、兴奋呼吸中枢和呼吸肌等作用。临床上在治疗重症哮喘时静脉使用茶碱作为症状缓解药,静脉注射氨茶碱[首次剂量为 $4\sim6~mg/kg$,注射速度不宜超过 0.25 mg/(kg·min),静脉滴注维持剂量为 0.6~0.8 mg/(kg·h)],茶碱可引起心律失常、血压下降,甚至死亡,其有效、安全的血药浓度范围应在 $6\sim15~\mu g/mL$,在有条件的情况下应监测其血药浓度,及时调整浓度和滴速。发热、妊娠、抗结核治疗可以降低茶碱的血药浓度;而肝疾病、充血性心力衰竭及合用西咪替丁(甲氰咪胍)、喹诺酮类、大环内酯类药物等可影响茶碱代谢而使其排泄减慢,增加茶碱的毒性作用,应引起重视,并酌情调整剂量。

4.静脉使用 β₂ 受体激动剂

平喘作用较为迅速,但因全身不良反应的发生率较高,国内较少使用。

5.氧疗

使 $SaO_2 \geqslant 90\%$，吸氧浓度一般为 30% 左右，必要时增加至 50%，如有严重的呼吸性酸中毒和肺性脑病，吸氧浓度应控制在 30% 以下。

6.气管插管机械通气

重度和危重哮喘急性发作经过氧疗、全身应用糖皮质激素、β_2 受体激动剂等治疗，临床症状和肺功能无改善，甚至继续恶化，应及时给予机械通气治疗，其指征主要包括意识改变、呼吸肌疲劳、$PaCO_2 \geqslant 6.0 \ kPa(45 \ mmHg)$ 等。可先采用经鼻（面）罩无创机械通气，若无效应及早行气管插管机械通气。哮喘急性发作机械通气需要较高的吸气压，可使用适当水平的呼气末正压治疗。如果需要过高的气道峰压和平台压才能维持正常通气容积，可试用允许性高碳酸血症通气策略以减少呼吸机相关肺损伤。

八、急救护理

（一）护理目标

（1）及早发现哮喘先兆，保障最佳治疗时机，终止发作。

（2）尽快解除呼吸道阻塞，纠正缺氧，挽救患者生命。

（3）减轻患者身体、心理方面的不适及痛苦。

（4）提高患者的活动能力，提高生活质量。

（5）健康指导，提高自护能力，减少复发，维护肺功能。

（二）护理措施

（1）院前急救时的护理：①首先做好出诊前的评估。接到出诊联系电话时询问患者的基本情况，做出预测评估及相应的准备。除备常规急救药外，需备短效的糖皮质激素及 β_2 受体激动剂（气雾剂）、氨茶碱等。做好机械通气的准备，救护车上的呼吸机调好参数，准备吸氧面罩。②到达现场后，迅速评估病情及周围环境，判断是否有诱发因素。简单询问相关病史，评估病情。立即监测生命体征、意识状态的情况，发生呼吸、心搏骤停时立即配合医师进行心肺复苏，建立人工气道进行机械辅助通气。尽快解除呼吸道阻塞，及时纠正缺氧是抢救患者的关键。给予氧气吸入，面罩或者用高频呼吸机通气吸氧。遵医嘱立即帮助患者吸入糖皮质激素和 β_2 受体激动剂定量气雾剂，氨茶碱缓慢静脉滴注，肾上腺素 0.25～0.5 mg 皮下注射，30 min 后可重复 1 次。迅速建立静脉通道。固定好吸氧、输液管，保持通畅。重症哮喘病情危急，严重缺氧导致极其恐惧、烦躁，护士要鼓励患者，端坐体位做好固定，扣紧安全带，锁定担架平车与救护车定位把手，并在旁扶持。运送途中，密切监护患者的呼吸频率及节律、血氧饱和度、血压、心率、意识的变化，观察用药反应。

（2）到达医院后，帮助患者取坐位或半卧位，放移动托板，使其身体伏于其上，利于通气和减少疲劳。立即连接吸氧装置，调好氧流量。检查静脉通道是否通畅。备吸痰器、气管插管、呼吸机、抢救药物、除颤器。连接监护仪，监测呼吸、心电、血压等生命体征。观察患者的意识、呼吸频率、哮鸣音高低变化。一般哮喘发作时，两肺布满高调哮鸣音，但重危哮喘患者，因呼吸肌疲劳和小气道广泛痉挛，使肺内气体流速减慢，哮鸣音微弱，出现"沉默胸"，提示病情危重。护士对病情变化要有预见性，发现异常及时报告医师处理。

（3）迅速收集病史、以往药物服用情况，评估哮喘程度。如果哮喘发作经数小时积极治疗后病情仍不能控制，或急剧进展，即为重症哮喘，此时病情不稳定，可危及生命，需要加强监护、治疗。

(4)确保气道通畅维护有效排痰、保持呼吸道通畅是急重症哮喘的护理重点。①哮喘发作时,支气管黏膜充血水肿,腺体分泌亢进,合并感染更重,产生大量痰液。而此时患者因呼吸急促、喘息,呼吸道水分丢失,致使痰液黏稠不易咳出,大量黏痰形成痰栓阻塞气管、支气管,导致严重气道阻塞,加上气道痉挛,气道内压力明显增加,加重喘息及感染。因此,必须注意补充水分、湿化气道,积极排痰,保持呼吸道通畅。②按时协助患者翻身、叩背,加强体位引流;雾化吸入,湿化气道,稀释痰液,防止痰栓形成。采用小雾量、短时间、间歇雾化方式,湿化时密切观察患者呼吸状态,发现喘息加重、血氧饱和度下降等异常立即停止雾化。床边备吸痰器,防止痰液松解后大量涌出导致窒息。吸痰时动作轻柔、准确,吸力和深度适当,尽量减少刺激并达到有效吸引。每次吸痰时间≤15 s,该过程中注意观察患者的面色、呼吸、血氧饱和度、血压及心率的变化。严格无菌操作,避免交叉感染。

(5)吸氧治疗的护理:①给氧方式、浓度和流量根据病情及血气分析结果予以调节。一般给予鼻导管吸氧,氧流量4~6 L/min;有二氧化碳潴留时,氧流量2~4 L/min;出现低氧血症时改用面罩吸氧,氧流量6~10 L/min。经过吸氧和药物治疗病情不缓解,低氧血症和二氧化碳潴留加剧时进行气管插管呼吸机辅助通气。此时应做好呼吸机和气道管理,防止医源性感染,及时有效地吸痰和湿化气道。气管插管患者吸痰前后均应吸入纯氧3~5 min。②吸氧治疗时,观察呼吸窘迫有无缓解,意识状况,末梢皮肤黏膜颜色、湿度等,定时监测血气分析。高浓度吸氧(>60%)持续6 h以上时应注意有无烦躁、情绪激动、呼吸困难加重等中毒症状。

(6)药物治疗的护理:终止哮喘持续发作的药物根据其作用机制可分为:具有抗炎作用和缓解症状作用两大类。给药途径包括吸入、静脉和口服。①吸入给药的护理。吸入的药物局部抗炎作用强,直接作用于呼吸道,所需剂量较小,全身性不良反应较少。剂型有气雾剂、干粉和溶液。护士指导患者正确吸入药物。先嘱患者将气呼尽,然后开始深吸气,同时喷出药液,吸气后屏气数秒,再慢慢呼出。吸入给药有口咽部局部的不良反应,包括声音嘶哑、咽部不适和念珠菌感染,吸药后让患者及时用清水含漱口咽部。密切观察与用药效果和不良反应,严格掌握吸入剂量。②静脉给药的护理。经静脉用药有糖皮质激素、茶碱类及β受体激动剂。护士要熟练掌握常用静脉注射平喘药物的药理学、药代动力学、药物的不良反应、使用方法及注意事项,严格执行医嘱的用药剂量、浓度和给药速度,合理安排输液顺序。保持静脉通路畅通,药液无外渗,确保药液在规定时间内输入。观察治疗反应,监测呼吸频率、节律、血氧饱和度、心率、心律和哮喘症状的变化等。应用拟肾上腺素和茶碱类药物时应注意观察有无心律失常、心动过速、血压升高、肌肉震颤、抽搐、恶心、呕吐等不良反应,严格控制输入速度,及时反馈病情变化,供医师及时调整医嘱,保持药物剂量适当;应用大剂量糖皮质激素类药物应观察是否有消化道出血或水钠潴留、低钾性碱中毒等表现,发现后及时通知医师处理。③口服给药。重度哮喘吸入大剂量激素治疗无效的患者应早期口服糖皮质激素,一般使用半衰期较短的糖皮质激素,如泼尼松、泼尼松龙或甲泼尼龙等。每次服药护士应协助,看患者服下,防止漏服或服用时间不恰当。正确的服用方法是每天或隔天清晨顿服,以减少外源性激素对脑垂体-肾上腺轴的抑制作用。

(7)并发症的观察和护理:重危哮喘患者主要并发症是气胸、皮下气肿、纵隔气肿、心律失常、心功能不全等,发生时间主要在发病48 h内,尤其是前24 h。在入院早期要特别注意观察,尤应注意应用呼吸机治疗者及入院前有肺气肿和/或肺心病的重症哮喘患者。①气胸是发生率最高的并发症。气胸发生的征象是清醒患者突感呼吸困难加重、胸痛、烦躁不安,血氧饱和度降低。由于胸膜腔内压增加,使用呼吸机时机器报警。护士此时要注意观察有无气管移位,血流动力学是否稳定等,并立即报告医师处理。②皮下气肿一般发生在颈胸部,重者可累及到腹部。表现为颈胸部肿胀,触诊有握雪感或捻发感。单纯皮下气肿一般对患者影响较轻,但是皮下气肿多来自气胸或纵隔气肿,如处理不及时,可危及生命。③纵隔气肿是最严重的并发症,可直接影响到循环系统,导致血压下降、心律失常,甚至心搏骤停,短时间内导致患者死亡。发现皮下气肿,同时有血压、心律的明显改变,应考虑到纵隔气肿的可能,立即报告医师急救处理。④心律失常患者存在的低氧及高碳酸血症、氨茶碱过量、电解质紊乱、胸部并发症等,均可导致各种期前收缩、快速心房纤颤、室上速等心律失常。发现新出现的心律失常或原有心律失常加重,要针对性地观察是否存在上述原因,做出相应的护理并报告医师处理。

(8)出入量管理:急重症哮喘发作时因张口呼吸、大量出汗等原因容易导致脱水、痰液黏稠不易咳出,必须严格出入量管理,为治疗提供准确依据。监测尿量,必要时留置导尿,准确记录24 h出入量及每小时尿量,观察出汗情况、皮肤弹性,若尿量少于30 mL/h,应通知医师处理。神志清醒者,鼓励饮水。对口服不足及神志不清者,经静脉补充水分,一般每天补液2 500~3 000 mL,根据患者的心功能状态调整滴速,避免诱发心力衰竭、急性肺水肿。在补充水分的同时应严密监测血清电解质,及时补充纠正,保持酸碱平衡。

(9)基础护理:哮喘发作时,患者生活不能自理,护士要做好各项基础护理。尽量维护患者的舒适感。①保持病室空气新鲜流通,温度(18 ℃~22 ℃)、相对湿度(50%~60%)适宜,避免寒冷、潮湿、异味。注意保暖,避免受凉感冒。室内不摆放花草,整理床铺时防止尘埃飞扬。护理操作尽量集中进行,保障患者休息。②帮助患者取舒适的半卧位和坐位,适当用靠垫等维持,减轻患者体力。每天3次进行常规口腔、鼻腔清洁护理,有利于呼吸道通畅,预防感染并发症。口唇干燥时涂液状石蜡。③保持床铺清洁、干燥、平整。对意识障碍加强皮肤护理,保持皮肤清洁、干燥,及时擦干汗液,更换衣服,每2 h翻身一次,避免局部皮肤长期受压。协助床上排泄,提供安全空间,尊重患者,及时清理污物并清洗会阴。

(10)安全护理:为意识不清、烦躁的患者提供保护性措施,使用床挡,防止坠床摔伤。哮喘发作时,患者常采取强迫坐位,给予舒适的支撑物,如移动餐桌、升降架等。哮喘缓解后,协助患者侧卧位休息。

(11)饮食护理:给予高热量、高维生素、易消化的流质食物,病情好转后改半流质、普通饮食。避免产气、辛辣、刺激性食物及容易引起过敏的食物,如鱼、虾等。

(12)心理护理:严重缺氧时患者异常痛苦,有窒息和濒死感,患者均存在不同程度的焦虑、烦躁或恐惧,后者诱发或加重哮喘,形成恶性循环。护士应主动与患者沟通,提供细致护理,给患者精神安慰及心理支持,说明良好的情绪能促进缓解哮喘,帮助患者控制情绪。

(13)健康教育:为了有效控制哮喘发作、防止病情恶化,必须提高患者的自我护理能力,并且鼓励亲属参与教育计划,使其准确了解患者的需求,能提供更合适的帮助。患者经历自我处理成功的体验后会增加控制哮喘的信心,改善生活质量,提高治疗依从性。具体内容主要有:哮喘相关知识,包括支气管哮喘的诱因、前驱症状、发作时的简单处理、用药等;自我护理技能的培养,包括气雾剂的使用、正确使用峰流速仪监测、合理安排日常生活和定期复查等。

指导环境控制:识别致敏源和刺激物,如宠物、花粉、油漆、皮毛、灰尘、吸烟、刺激性气体等,尽量减少与之接触。居室或工作学习的场所要保持清洁,常通风。

呼吸训练:指导患者正确的腹式呼吸法、轻咳排痰法及缩唇式呼吸等,保证哮喘发作时能有效地呼吸。

病情监护指导：指导患者自我检测病情,每天用袖珍式峰流速仪监测最大呼出气流速,并进行评定和记录。急性发作前的征兆有：使用短效 β 受体激动剂次数增加、早晨呼气峰流速下降、夜间苏醒次数增加或不能入睡、夜间症状严重等。一旦有上述征象,应及时复诊。嘱患者随身携带止喘气雾剂,一出现哮喘先兆时立即吸入,同时保持平静。通过指导患者及照护者掌握哮喘急性发作的先兆和处理常识,把握好急性加重前的治疗时间窗,一旦发生时能采取正确的方式进行自救和就医,避免病情恶化或争取抢救时间。

指导患者严格遵医嘱服药：患者应在医师指导下坚持长期、规则、按时服药,向患者及照护者讲明各种药物的不良反应及服用时注意事项,指导其加强病情观察。如疗效不佳或出现严重不良反应时,应立即与医师联系,不能随意更改药物种类、增减剂量或擅自停药。

指导患者适当锻炼,保持情绪稳定：在缓解期可做医疗体操、呼吸训练、太极拳等,戒烟,减少对气道的刺激。避免情绪激动、精神紧张和过度疲劳,保持愉快情绪。

指导个人卫生和营养：细菌和病毒感染是哮喘发作的常见诱因。哮喘患者应注意与流感者隔离,定期注射流感疫苗,预防呼吸道感染。保持良好的营养状态,增强抗感染的能力。胃肠道反流可诱发哮喘发作,睡前 3 h 禁饮食、抬高枕头可预防。

（韩春梅）

第七节　重症肌无力

重症肌无力(MG)是乙酰胆碱受体抗体(AchR-Ab)介导的,细胞免疫依赖及补体参与者的神经-肌肉接头处传递障碍的自身免疫性疾病。病变主要累及神经-肌肉接头突触后膜上乙酰胆碱受体(AchR)。临床特征为部分或全身骨骼肌易疲劳,通常在活动后加重、休息后减轻,具有晨轻暮重等特点。MG 在一般人群中发病率为 $8/10$ 万～$20/10$ 万,患病率约为 $50/10$ 万。

一、病因

(1)重症肌无力确切的发病机制目前仍不明确,但是有关该病的研究还是很多的,其中,研究最多的是有关重症肌无力与胸腺的关系,以及乙酰胆碱受体抗体在重症肌无力中的作用。大量的研究发现,重症肌无力患者神经-肌肉接头处突触后膜上的乙酰胆碱受体(AchR)数目减少,受体部位存在抗 AchR 抗体,且突触后膜上有 IgG 和 C_3 复合物的沉积。

(2)血清中的抗 AchR 抗体的增高和突触后膜上的沉积所引起的有效的 AchR 数目的减少,是本病发生的主要原因。而胸腺是 AchR 抗体产生的主要场所,因此,本病的发生一般与胸腺有密切的关系。所以,调节人体 AchR,使之数目增多,化解突触后膜上的沉积,抑制抗 AchR 抗体的产生是治愈本病的关键。

(3)很多临床现象也提示本病和免疫机制紊乱有关。

二、诊断要点

(一)临床表现

本病根据临床特征诊断不难。起病隐袭,主要表现受累肌肉病态疲劳,肌肉连续收缩后出现严重肌无力甚至瘫痪,经短暂休息后可见症状减轻或暂时好转。肌无力多于下午或傍晚劳累后加重,晨起或休息后减轻,称之为"晨轻暮重"。首发症状常为眼外肌麻痹,出现非对称性眼肌麻痹和上睑下垂,斜视和复视,严重者眼球运动明显受限,甚至眼球固定,瞳孔光反射不受影响。面肌受累表现皱纹减少,表情困难,闭眼和示齿无力;咀嚼肌受累使连续咀嚼困难,进食经常中断;延髓肌受累导致饮水呛咳,吞咽困难,声音嘶哑或讲话鼻音;颈肌受损时抬头困难。严重时出现肢体无力,上肢重于下肢,近端重于远端。呼吸肌、膈肌受累,出现咳嗽无力、呼吸困难,重症可因呼吸肌麻痹继发吸入性肺炎可导致死亡。偶有心肌受累可突然死亡,平滑肌和膀胱括约肌一般不受累。感染、妊娠、月经前常导致病情恶化,精神创伤、过度疲劳等可为诱因。

(二)临床试验

肌疲劳试验,如反复睁闭眼、握拳或两上肢平举,可使肌无力更加明显,有助诊断。

(三)药物试验

1.新斯的明试验

以甲基硫酸新斯的明 0.5 mg 肌内注射或皮下注射。如肌力在 0.5～1 h 内明显改善时可以确诊,如无反应,可次日用 1 mg、1.5 mg,直至 2 mg 再试,如 2 mg 仍无反应,一般可排除本病。为防止新斯的明的毒碱样反应,需同时肌内注射阿托品 0.5～1.0 mg。

2.依酚氯铵试验

适用于病情危重、有延髓性麻痹或肌无力危象者。用 10 mg 溶于 10 mg 生理盐水中缓慢静脉注射,至 2 mg 后稍停 20 s,若无反应可注射 8 mg,症状改善者可确诊。

(四)辅助检查

1.电生理检查

常用感应电持续刺激,受损肌反应及迅速消失。此外,也可行肌电图重复频率刺激试验,低频刺激波幅递减超过 10% 以上,高频刺激波幅递增超过 30% 以上为阳性。单纤维肌电图出现颤抖现象延长,延长超过 50 μs 者也属阳性。

2.其他

血清中抗 AchR 抗体测定约 85% 患者增高。胸部 X 线摄片或胸腺 CT 检查,胸腺增生或伴有胸腺肿瘤,也有辅助诊断价值。

三、鉴别要点

(1)本病眼肌型需与癔症、动眼神经麻痹、甲状腺毒症、眼肌型营养不良症、眼睑痉挛鉴别。

(2)延髓肌型者,需与真假延髓性麻痹鉴别。

(3)四肢无力者需与神经衰弱、周期性瘫痪、感染性多发性神经炎、进行性脊肌萎缩症、多发性肌炎和癌性肌无力等鉴别。特别是由支气管小细胞肺癌所引起的 Lambert-Eaton 综合征与本病十分相似,但药物试验阴性。肌电图(EMG)有特征异常,静息电位低于正常,低频重复电刺激活动电位渐次减小,高频重复电刺激活动电位渐次增大。

四、规范化治疗

(一)胆碱酯酶抑制剂

主要药物是溴吡斯的明,剂量为 60 mg,每天 3 次,口服。可根据患者症状确定个体化剂量,若患者吞咽困难,可在餐前 30 min 服药;如晨起行走无力,可起床前服长效溴吡斯的明 180 mg。

(二)皮质激素

皮质激素适用于抗胆碱酯酶药反应较差并已行胸腺切除的患者。由于用药早期肌无力症状可能加重,患者最初用药时应住院治疗,用药剂量及疗程应根据患者具体情况做个体化处理。

1.大剂量泼尼松

开始剂量为 60～80 mg/d,口服,当症状好转时可逐渐减量至相对低的维持量,隔天服5～15 mg/d,隔天用药可减轻不良反应发生。通常 1 个月内症状改善,常于数月后疗效达到高峰。

2.甲泼尼龙冲击疗法

反复发生危象或大剂量泼尼松不能缓解,住院危重病例、已用气管插管或呼吸机可用,每天1 g,口服,连用 3～5 d。如 1 个疗程不能取得满意疗效,隔 2 周可再重复 1 个疗程,共治疗 2～3 个疗程。

(三)免疫抑制剂

严重的或进展型病例必须做胸腺切除术,并用抗胆碱酯酶药。症状改善不明显者可试用硫唑嘌呤;小剂量皮质激素未见持续疗效的患者也可用硫唑嘌呤替代大剂量皮质激素,常用剂量为2～3 mg/(kg·d),最初自小剂量 1 mg/(kg·d) 开始,应定期检查血常规和肝、肾功能。白细胞低于 $3×10^9$/L 应停用;可选择性抑制 T 和 B 淋巴细胞增生,每次 1 g,每天 2 次,口服。

(四)血浆置换

用于病情急骤恶化或肌无力危象患者,可暂时改善症状,于胸腺切除术前处理,避免或改善术后呼吸危象,疗效持续数天或数月,该法安全,但费用昂贵。

(五)免疫球蛋白

通常剂量为 0.4 g/(kg·d),静脉滴注,连用 3～5 d,用于各种类型危象。

(六)胸腺切除

60 岁以下的 MG 患者可行胸腺切除术,适用于全身型 MG 包括老年患者,通常可使症状改善或缓解,但疗效常在数月或数年后显现。

(七)危象的处理

1.肌无力危象

肌无力危象最常见,常因抗胆碱酯药物剂量不足引起,注射依酚氯铵或新斯的明后症状减轻,应加大抗胆碱酯药的剂量。

2.胆碱能危象

抗胆碱酯酶药物过量可导致肌无力加重,出现肌束震颤及毒蕈碱样反应,依酚氯铵静脉注射无效或加重,应立即停用抗胆碱酯酶药,待药物排出后重新调整剂量或改用其他疗法。

3.反拗危象

抗胆碱酯酶药不敏感所致。依酚氯铵试验无反应。应停用抗胆碱酯酶药,输液维持或改用其他疗法。

(八)慎用和禁用的药物

奎宁、吗啡及氨基苷类抗生素、新霉素、多黏菌素、巴龙霉素等应禁用,地西泮、苯巴比妥等应慎用。

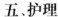

五、护理

(一)护理诊断

1.活动无耐力

与神经-肌肉联结点传递障碍;肌肉萎缩、活动能力下降;呼吸困难、氧供需失衡有关。

2.废用综合征

与神经肌肉障碍导致活动减少有关。

3.吞咽障碍

与神经肌肉障碍(呕吐反射减弱或消失;咀嚼肌肌力减弱;感知障碍)有关。

4.生活自理缺陷

与眼外肌麻痹、眼睑下垂或四肢无力、运动障碍有关。

5.营养不足,低于机体需要量

与咀嚼无力、吞咽困难致摄入减少有关。

(二)护理措施

(1)轻症者适当休息,避免劳累、受凉、感染、创伤、激怒。病情进行性加重者须卧床休息。

(2)在急性期,鼓励患者充分卧床休息。将患者经常使用的日常生活用品(如便器、卫生纸、茶杯等)放在患者容易拿取的地方。根据病情或患者的需要协助其日常生活活动,以减少能量消耗。

(3)指导患者使用床档、扶手、浴室椅等辅助设施,以节省体力和避免摔伤。鼓励患者在能耐受的活动范围内,坚持身体活动。患者活动时,注意保持周围环境安全,无障碍物,以防跌倒,路面防滑,防止滑倒。

(4)给患者和家属讲解活动的重要性,指导患者和家属对受累肌肉进行按摩和被动/主动运动,防止肌肉萎缩。

(5)选择软食或半流质食物,避免粗糙干硬、辛辣等刺激性食物。根据患者需要,供给高蛋白、高热量、高维生素的食物。吃饭或饮水时保持端坐、头稍微前倾的姿势。给患者提供充足的进餐时间、喂饭速度要慢,少量多餐,交替喂液体和固体食物,让患者充分咀嚼、吞咽后再继续喂。把药片碾碎后制成糊状再喂药。

(6)注意保持进餐环境安静、舒适;进餐时,避免讲话或进行护理活动等干扰因素。进食宜在口服抗胆碱酯酶药物后 30～60 min,以防呛咳。如果有食物滞留,鼓励患者把头转向健侧,并控制舌头向受累的一侧清除残留的食物或喂数口汤,让食物咽下。如果误吸液体,让患者上身稍前倾,头稍微低于胸口,便于分泌物引流,并擦去分泌物。在床旁备吸引器,必要时吸引。患者不能由口进食时,遵医嘱给予营养支持或鼻饲。

(7)注意观察抗胆碱酯酶药物的疗效和不良反应,严格执行用药时间和剂量,以防因用量不足或过量导致危象的发生。

(三)应急措施

(1)一旦出现重症肌无力危象,应迅速通知医师;立即给予吸痰、吸氧、简易呼吸器辅助呼吸,做好气管插管或切开,人工呼吸机的准备工作;备好新斯的明等药物,按医嘱给药,尽快解除危象。

(2)避免应用一切加重神经肌肉传导障碍的药物,如吗啡、利多卡因、链霉素、卡那霉素、庆大霉素和磺胺类药物。

(四)健康指导

1.入院教育

(1)给患者讲解疾病的名称,病情的现状、进展及转归。

(2)根据患者需要,给患者和家属讲解饮食营养的重要性,取得他们的积极配合。

2.住院教育

(1)仔细向患者解释治疗药物的名称、药物的用法、作用和不良反应。

(2)告知患者常用药治疗方法、不良反应、服药注意事项,避免因服药不当而诱发肌无力危象。

(3)肌无力症状明显时,协助做好患者的生活护理,保持口腔清洁,防止外伤和感染等并发症。

3.出院指导

(1)保持乐观情绪、生活规律、饮食合理、睡眠充足,避免疲劳、感染、情绪抑郁和精神创伤等诱因。

(2)注意根据季节、气候,适当增减衣服,避免受凉、感冒。

(3)按医嘱正确服药,避免漏服、自行停服和更改药量。

(4)患者出院后应随身带有卡片,包括姓名、年龄、住址、诊断证明,目前所用药物及剂量,以便在抢救时参考。

(5)病情加重时及时就诊。

(韩春梅)

第八节　弥散性血管内凝血

一、概述

弥散性血管内凝血(disseminated intravascular coagulation,DIC)是一种综合征,不是一个独立的疾病;是在各种致病因素的作用下,在毛细血管、小动脉、小静脉内广泛纤维蛋白沉积和血小板聚集,形成广泛的微血栓,导致循环功能和其他内脏功能障碍,消耗性凝血病,继发性纤维蛋白溶解,产生休克、出血、栓塞、溶血等临床表现。

DIC患者发病的严重程度不一,有的患者临床症状十分轻微,体征也不是很明显;而急性DIC在ICU病房中的发病率较高,或一般都会运送患者到ICU中进行抢救。DIC起病急、病情危重且进展快、预后差,病死率高达50%～60%,临床上应做到早诊断、早处理。

二、常见病因及发病机制

造成DIC的病因很多。根据资料分析,在中国以感染最常见,恶性肿瘤(包括急性白血病)次之,两者占病因的2/3。而国外报告中则以恶性肿瘤,尤其是有转移病变者占首位。DIC发病的常见病因也有广泛组织创伤、体外循环及产科意外。

（一）血管内皮损伤和组织创伤

1.感染各种严重的细菌感染

如金黄色葡萄球菌、革兰氏阴性杆菌、中毒性菌痢、伤寒等均可导致 DIC。

2.抗原-抗体复合物的形成

如移植物排斥反应、系统性红斑狼疮或其他免疫性疾病,各种免疫反应及免疫性疾病都能损伤血管内皮细胞,激活补体,也能引起血小板聚集及释放反应,激活凝血机制。

3.其他

如酸中毒、体温升高、休克或持续性缺氧、低血压等均可损伤血管壁内皮细胞。

（二）红细胞破坏

红细胞大量破坏,血小板活化,白细胞激活或破坏可加速凝血反应。

（三）大量促凝物质进入血液循环

大量促凝物质进入血液循环常见于如羊水栓塞、胎盘早期剥离、死胎滞留等病例的产科意外。如严重烧伤、广泛性外科手术、挤压综合征、毒蛇咬伤等严重创伤也是常见的 DIC 病因,均可由受损的组织中释放出大量组织因子进入血液,促发凝血。此外,化疗及放疗杀灭肿瘤细胞释放出其中的促凝物质,更容易导致 DIC 的发生。

（四）凝血系统激活

凝血系统最先被过度激活,血液中凝血酶大量形成,加上多种细胞因子的作用,导致 DIC 早期以血液凝固性升高为主,出现广泛的微血栓形成。

（五）微血栓形成

广泛的微血栓形成必然消耗大量的凝血因子和血小板,加上继发性纤溶功能亢进,从而使血液由高凝状态进入低凝状态,纤维蛋白原裂解,出现多部位出血。

三、影响 DIC 发生发展的因素

（一）单核吞噬细胞系统受损

全身性施瓦兹曼现象:第一次注入小剂量脂多糖,使单核吞噬细胞系统封闭,第二次注入脂多糖易引起休克。

（二）血液凝固的调控异常

抗凝机制:以蛋白酶 C 为主体的蛋白酶类凝血抑制机制;以抗凝血酶Ⅲ为主的蛋白酶抑制物类凝血抑制机制。

（三）肝功能障碍

肝功能严重障碍可使凝血、抗凝、纤溶过程失调。

（四）血液的高凝状态

如妊娠妇女、酸中毒及抗磷脂抗体综合征。

（五）微循环障碍

血流缓慢和产生旋涡时,被激活的凝血因子和凝血酶能在局部达到凝血过程所必需的浓度;血流缓慢导致血液氧分压降低和酸性代谢产物滞留,可以损伤血管内皮细胞,触发凝血。

（六）纤溶抑制剂使用不当

纤溶抑制剂使用不当也可导致 DIC 的发生。

四、临床表现

(一)DIC 的分期和发展过程

1.高凝期

各种病因导致凝血系统被激活,凝血酶生成增多,微血栓大量形成,血液处于高凝状态,仅在抽血时凝固性增高,多见于慢性型、亚急性型,急性型不明显。

2.消耗性低凝期

凝血酶和微血栓的形成使凝血因子和血小板因大量消耗而减少,同时因继发性纤溶系统功能增强,血液处于低凝状态,因而此时出血症状明显。

3.继发性纤溶亢进期

凝血酶及凝血因子Ⅻa 等激活了纤溶系统,使大量的纤溶酶原变成纤溶酶,再加上 FDP 形成,使纤溶和抗凝作用大大增强,故此期出血十分明显。

(二)DIC 的分型及各型的特点

根据 DIC 发病的快慢和病程长短可分为 3 型,主要和致病因素的作用方式、强度与持续时间长短有关。

(1)急性型:①突发性起病,一般持续数小时或数天。②病情凶险,可呈暴发型。③出血倾向严重。④常伴有休克。⑤常见于暴发型流脑、流行型出血热、病理产科、败血症等。

(2)亚急性型:①急性起病,在数天或数周内发病。②进展较缓慢,常见于恶性疾病,如急性白血病(特别是早幼粒细胞白血病)、肿瘤转移、主动脉弓动脉瘤、死胎滞留及局部血栓形成等。

(3)慢性型:临床上少见。①起病缓慢。②病程可达数月或数年。③高凝期明显,出血不重,可仅有瘀点或瘀斑。④常见于恶性肿瘤、胶原病、慢性溶血性贫血、巨大血管瘤等疾病。

(三)常见临床表现

DIC 的发病原因虽然不同,但其临床表现均相似,除原发病的征象外,主要有出血、休克、栓塞及溶血四方面的表现。

DIC 的临床表现主要为出血、多脏器功能障碍、休克和贫血。其中最常见者为出血。

1.出血

DIC 患者有 70%~80%以程度不同的出血为初发症状,如紫癜、血疱、皮下血肿、采血部位出血、手术创面出血、外伤性出血和内脏出血等。DIC 引起的出血特点如下。

(1)突然出现是 DIC 最早的临床表现。

(2)多部位严重出血倾向是 DIC 的特征性表现。

(3)出血的原因不易用原发病或原发病当时的病情来解释。

(4)常合并休克、栓塞、溶血等 DIC 的其他表现。

(5)常规止血药治疗效果欠佳,往往需要肝素抗凝、补充凝血因子、血小板等综合治疗。

2.休克

DIC 病理过程中有许多因素与引起休克有关。

(1)出血可影响血容量。

(2)微血栓形成,使回心血量减少。

(3)DIC 时可通过激活激肽和补体系统产生血管活性介质如激肽和组胺,使外周阻力降低,引起血压下降;也可引起肾上腺素能神经兴奋。

（4）心功能降低：除心内微血栓形成直接影响心泵功能外,肺内微血栓形成导致肺动脉高压,增加右心后负荷;DIC 时因组织器官缺血、缺氧可引起代谢性酸中毒,酸中毒可使心肌舒缩功能发生障碍。于是,血容量减少、回心血量降低、心功能降低和心排血量减少,加上血管扩张和外周阻力降低,则血压可明显降低。

DIC 引起的休克特点:①突然出现或与病情不符;②伴有严重广泛的出血及四肢末梢的发绀;③有多器官功能不全综合征出现;④对休克的综合治疗缺乏反应,病死率高。

3.微血管病性溶血性贫血

DIC 时红细胞可被阻留于微血管内。当红细胞受血流冲击、挤压,引起对红细胞的机械性损伤,因而在循环中出现各种形态特殊的变形红细胞或呈盔形、星形、多角形、小球形等不同形态的红细胞碎片,称为裂细胞。这些红细胞及细胞碎片的脆性明显增高,很易破裂发生溶血。DIC 早期溶血较轻,不易察觉,后期易于在外周血发现各种具特殊形态的红细胞畸形。外周血破碎红细胞数大于 2% 对 DIC 有辅助诊断意义,这种红细胞在微血管内大量破坏引起的贫血称为微血管病性溶血性贫血。

4.多器官功能障碍综合征(multiple organ dysfunction syndrome,MODS)

由于 DIC 发生的原因和受累脏器及各脏器中形成微血栓的严重程度不同,故不同器官系统发生代谢与功能障碍或缺血性坏死的程度也可不同,受累严重者可导致脏器功能不全甚至衰竭。MODS 常是 DIC 引起死亡的重要原因。临床上常见器官功能障碍的表现如下。

（1）肾脏:严重时可导致双侧肾皮质坏死及急性肾衰竭。

（2）肺:出现肺出血、呼吸困难和呼衰。

（3）肝脏:黄疸和肝功能衰竭。

（4）消化道:呕吐、腹泻和消化道出血。

（5）肾上腺:出血性肾上腺综合征(沃-弗综合征)。

（6）垂体:席汉综合征。

（7）神经系统:神志改变。

（8）心血管:休克。

五、治疗

由于 DIC 的病情严重,发展迅速,病势凶险,必须积极抢救,否则病情发展为不可逆性。原发病与 DIC 两者互为因果,治疗中必须严密观察临床表现及实验室化验结果的变化,做到同时兼顾。

(一)消除病因及原发病的治疗

治疗原发病是治疗 DIC 的根本措施,也是首要原则,控制原发病的不利因素也有重要意义,例如积极控制感染、清除子宫内死胎及抗肿瘤治疗等。输血时应预防溶血反应。其他如补充血容量、防治休克、改善缺氧及纠正水、电解质紊乱等,也有积极作用。消除 DIC 的诱因也有利于防止 DIC 的发生和发展。

(二)肝素治疗

在 DIC 后期,病理变化已转为以纤维蛋白溶解为主而出血主要涉及纤溶及大量 FDP 的关系,而不是凝血因子的消耗;有明显肝、肾功能不良者;原有严重出血如肺结核咯血、溃疡病出血或脑出血等;手术创口尚未愈合;原有造血功能障碍和血小板减少者。有上列情况时,应用肝素要特别谨慎,以免加重出血。

(三)抗血小板凝集药物

低分子右旋糖酐降低血液黏滞度,抑制血小板聚集,一般用量为 $500\sim1\,000$ mL 静脉滴注,主要用于早期 DIC,诊断尚未完全肯定者。

(四)合成抗凝血酶制剂的应用

日本最近合成抗凝血酶制剂,对 DIC 有明显的疗效,而且不良反应少。

(五)补充血小板及凝血因子

DIC 时凝血因子和血小板被大量消耗,是 DIC 出血的主要因素。所以,积极补充凝血因子和血小板是 DIC 治疗的一项重要且十分必要的措施。

在临床上也有部分学者和专家认为,在未用肝素前输血或给纤维蛋白原时,可为微血栓提供凝血的基质,促进 DIC 的发展。所以,他们觉得这种外源性的补充可能"火上浇油"。但当凝血因子过低时,应用肝素可加重出血。所以在凝血指标和凝血因子、血小板极度消耗的情况下,仍应积极补充新鲜血浆、凝血酶原复合物,单采血小板、纤维蛋白原等血制品,同时进行抗凝治疗,以期减少微血栓的形成。

(六)抗纤溶药物的应用

在 DIC 后期继发性纤溶成为出血的主要矛盾,可适当应用抗纤溶药物;但在 DIC 早期,纤溶本身是一种生理性的保护机制,故一般不主张应用抗纤溶药物。早期使用反而有使病情恶化可能。这类药物应在足量肝素治疗下应用。只有当已无凝血消耗而主要为继发性纤溶继续进行时,方可单独应用抗纤溶药物。常用的药物包括氨甲苯酸(对羧基苄胺,PAMBA)或氨甲环酸(AMCHA)等。

(七)其他

国内在治疗 DIC 并发休克的病例中,有人报道用山莨菪碱、东莨菪碱或酚苄明能解除血管痉挛。对于疏通血脉,低分子右旋糖酐有良好疗效。

六、护理要点

(一)心理护理

因为 DIC 的病情变化极迅速,患者及其家属都会出现焦虑、恐惧等心理。

(1)护士应对清醒的患者进行心理护理,并对家属做好安抚工作,及时向患者解释病情,在解释时还应注意减少疑虑,避免使用一些难懂的专业术语,更不能有一些不良的情绪影响到患者。

(2)抢救时应保持安静,医护人员态度要认真、亲切、细心,护理操作时要准确、敏捷,以增强患者的信任感和安全感。

(3)指导患者一些适用的放松技巧等,若患者病情允许,可以在病床上读书或看报纸等。

(二)基础护理

(1)按原发性疾病患者常规护理。

(2)卧床休息,保持病室环境清洁舒适并安静。定期开窗通风,减少刺激。

(3)给予高蛋白、高维生素、易消化的食物,有消化道出血的患者应禁食,不能进食者可给予鼻饲或遵医嘱给予静脉高营养。

(4)定期采集血标本,通过实验室检查协助临床诊断,以判断病情变化和治疗的综合疗效。

(5)做好口腔、会阴等基础护理,预防并发症的发生。

(6)保持呼吸道通畅,对于昏迷的患者应及时清理口腔、鼻腔内的分泌物。

(7)对于意识障碍且躁动的患者,可在家属知情同意后采取适当的安全保护措施,如使用床护栏、约束带等。

(三)病情观察

(1)观察出血症状:患者可能出现广泛自发性出血,皮肤黏膜瘀斑,伤口、注射部位渗血,内脏出血如呕血、便血、泌尿系统出血、颅内出血、意识障碍等症状。应观察出血部位、出血量。

(2)观察有无微循环障碍症状:皮肤黏膜发绀缺氧、尿少无尿、血压下降、呼吸循环衰竭等症状。

(3)观察有无高凝和栓塞症状:如静脉采血时,血液迅速凝固应警惕血液高凝状态。内脏栓塞可引起相关的症状,如肾栓塞引起腰痛、血尿、少尿,肺栓塞引起呼吸困难、发绀,脑栓塞引起头痛、昏迷等。

(4)观察有无黄疸、溶血症状。

(5)观察实验室临床诊断结果,如血小板计数、凝血酶原时间、血浆纤维蛋白含量等。

(6)观察原发性疾病的病情有无进展。

(四)对症护理

1.出血患者的护理

(1)保持患者皮肤清洁、干燥,避免用力抓、碰。

(2)按医嘱给予抗凝剂、补充凝血因子、成分输血或抗纤溶中医药治疗。按时给药,严格控制剂量如肝素,监测凝血时间等实验室各项指标,周密观察治疗综合疗效,随时按医嘱调整剂量,预防患者出现不良反应。

(3)凡是执行有创操作时,都应避免反复穿刺,力争一针见血,并在操作后妥善按压,如有渗血应加压包扎。

(4)吸痰时动作轻柔,防止损伤气道黏膜。

(5)保持口腔、鼻腔的湿润,防止出血。

2.微循环衰竭患者的护理

(1)使患者处于休克体位,以利于回心血量和呼吸的改善。

(2)建立两条或两条以上的静脉通道,按医嘱给药,纠正酸中毒,保持水、电解质平衡,保持血压稳定。

(3)严密监测体温、心率、脉搏、呼吸、血压、皮肤色泽及温度、尿量、尿色变化,准确记录 24 h 的出入液量。

(4)保持呼吸道通畅,吸氧,改善患者的缺氧症状。

(5)随时准备好各种抢救仪器和设备,如抢救车、喉镜、气管插管、呼吸机、吸引器等。

3.使用肝素的护理要点

(1)用药前要先测定凝血时间,用药后 2 h 再次测定凝血时间。凝血时间在 20 min 左右表示肝素剂量合适;凝血时间短于 12 min,提示肝素剂量不足;若超过 30 min,则提示过量。

(2)注意变态反应的发生,轻者出现鼻炎、荨麻疹和流泪,重者可引起过敏性休克、支气管痉挛。

(3)正确按时给药,严格掌握剂量。肝素使用过量可引起消化道、泌尿系统、胸腔或颅内出血,部分患者还可能发生严重出血。若大出血不止,则须用等量的鱼精蛋白拮抗。注射鱼精蛋白速度不宜太快,以免抑制心肌,引起血压下降、心动过缓和呼吸困难。

(韩春梅)

第十七章

介 入 护 理

第一节　冠状动脉粥样硬化性心脏病的介入护理

一、基本操作

（一）动脉入路
动脉入路包括股动脉入路和桡动脉入路两种。

（二）指引导管
指引导管是冠脉内治疗的输送管道，一般由 3 层构成，最内层为滑润的聚四氟乙烯，中层为钢丝或其他编织材料，外层为聚乙烯。为适合不同冠脉的解剖特点，有很多种构形的指引导管，常用：①Judkins 系列，包括 JL 和 JR，可以用于大多数正常形态且病变较为简单的冠脉；②Amplatz 系列，包括 AL 和 AR，主要用于开口异常的冠脉和需要强支撑的病变；③XB 和 EBU，支撑力强，用于困难的左冠状动脉病变。另外，指引导管还有不同的外径，常用的为 6 F 和 7 F。在经冠状动脉介入术（PCI）时，需根据冠脉形态、病变特征和操作者的熟练程度等方面来选择指引导管，选择合适的指引导管可以起到事半功倍的效果。

（三）指引导丝
冠脉内指引导丝为球囊、支架和其他器械到达病变提供轨道，由导丝头、中心钢丝和润滑涂层组成，其直径现多为 0.036 cm，长度有 175～180 cm 和 300 cm，有不同的硬度、表面涂层和尖端构形，以适用于不同的病变。导丝功能的优劣主要体现在其调节力、柔顺性、推送力和支撑力四个方面，需根据不同病变选择不同特性导丝。对普通病变应选择既具有良好的支持力，又具备优异的操纵性和顺应性、尖端柔软的导丝；对于扭曲成角病变要求导丝具有易于通过扭曲血管的柔软尖端，还应具备良好的血管跟踪性及顺应性，同时应有较强的拉伸扭曲血管的能力，以使球囊、支架能够顺利通过扭曲、成角血管到达病变处；对于冠状动脉分叉病变，特别是边支血管粗大、供血范围广泛的血管，在对主支血管进行介入治疗时，往往需要对边支血管送入导丝进行保护，另外当主支血管置入支架影响边支血流或主、边支血管以特殊的术式进行支架置入治疗后，需对吻球囊扩张时，往往需要选择一些操控灵活、顺应性、支持力均好的导丝，以求顺利穿过支架网孔到达边支；对于重度狭窄和急性闭塞病变，尽量不主张使用聚合物涂层的超滑导丝（特别是对于初学者),因为超滑导丝的尖端触觉反馈性能差,导丝极易进入假腔而术者浑然不觉,故对急性闭塞病变建议使用缠绕型导丝,增加尖端的触觉反馈能力,减少进入夹层的概率,而对于慢性完全闭塞病变,需要操纵性强,通过病变能力好、尖端硬度选择范围宽的导丝。

(四)球囊导管

目前最常用的球囊导管是快速交换球囊,包括球囊、导管杆部、抽吸和加压口、导丝腔四部分,其主要作用就是对血管病变进行扩张。

根据其顺应性可分为预扩张球囊(高顺应性)和后扩张球囊(低顺应性),前者在置入支架前对病变进行预扩张,而后者一般是在置入支架后对支架进行再次扩张以使其贴壁良好。球囊导管根据球囊的扩张后外径和长度有多种型号,应具体根据病变的情况来进行选择。

(五)支架

单纯球囊扩张(PTCA)有可能造成血管急性闭塞,而且扩张效果往往不理想,再狭窄比例过高,而冠脉内支架的应用可以有效地避免这些问题的发生。目前使用的支架绝大多数是球囊扩张支架,主要有金属裸支架和药物洗脱支架两大类。金属裸支架的优点是血栓发生率较低、双联抗血小板药物治疗时程短、价格相对便宜,但是再狭窄发生率较高;药物洗脱支架的优点是再狭窄发生率低,但需要一年以上双联抗血小板治疗,并有一定的血栓发生率。

二、适应证

(一)稳定性冠心病的介入治疗

(1)具有下列特征的患者进行血运重建可以改善预后:左主干病变直径狭窄>50%(ⅠA);前降支近段狭窄≥70%(ⅠA);伴左心室功能减低的2支或3支病变(ⅠB);大面积心肌缺血(心肌核素等检测方法证实缺血面积大于左心室面积的10%,ⅠB)。非前降支近段的单支病变,且缺血面积小于左心室面积10%者,则对预后改善无助(ⅢA)。

(2)具有下列特征的患者进行血运重建可以改善症状:任何血管狭窄≥70%伴心绞痛,且优化药物治疗无效者(ⅠA);有呼吸困难或慢性心力衰竭,且缺血面积大于左心室的10%,或存活心肌的供血由狭窄≥70%的罪犯血管提供者(ⅡaB)。优化药物治疗下无明显限制性缺血症状者则对改善症状无助(ⅢC)。

(二)非ST段抬高型急性冠状动脉综合征(NSTE-ACS)的介入治疗

对NSTE-ACS患者应当进行危险分层,根据危险分层决定是否行早期血运重建治疗。推荐采用全球急性冠状动脉事件注册(GRACE)危险评分作为危险分层的首选评分方法。

冠状动脉造影若显示适合冠状动脉介入术,应根据冠状动脉影像特点和心电图来识别罪犯血管并实施介入治疗;若显示为多支血管病变且难以判断罪犯血管,最好行血流储备分数检测以决定治疗策略。建议根据GRACE评分是否>140及高危因素的多少,作为选择紧急(<2 h)、早期(<24 h)及延迟(72 h内)有创治疗策略的依据。

需要行紧急冠状动脉造影的情况:①持续或反复发作的缺血症状;②自发的ST段动态演变(压低>0.1 mV或短暂抬高);③前壁导联V_2~V_4深的ST段压低,提示后壁透壁性缺血;④血流动力学不稳定;⑤严重室性心律失常。

(三)急性ST段抬高型心肌梗死(STEMI)的介入治疗

对STEMI的再灌注策略主要建议如下:建立院前诊断和转送网络,将患者快速转至可行直接冠脉介入术的中心(ⅠA)。若患者被送到有急诊冠脉介入术设施但缺乏足够有资质医师的医疗机构,也可考虑上级医院的医师(事先已建立好固定联系者)迅速到该医疗机构进行直接冠脉介入术(ⅡbC);急诊冠脉介入术中心须建立每天 24 h、每周 7 d 的应急系统,并能在接诊 90 min 内开始直接冠脉介入术(ⅠB);如无直接冠脉介入术条件,患者无溶栓禁忌者应尽快溶栓治疗,并考虑给予全量溶栓剂(ⅡaA);除心源性休克外,冠脉介入术(直接、补救或溶栓后)应仅限于开通罪犯病变(ⅡaB);在可行直接冠脉介入术的中心,应避免将患者在急诊科或监护病房进行不必要的转运(ⅢA);对无血流动力学障碍的患者,应避免常规应用主动脉内球囊反搏(ⅢB)。

(四)心源性休克

对 STEMI 合并心源性休克患者不论发病时间也不论是否曾溶栓治疗,均应紧急冠状动脉造影,若病变适宜,立即直接冠脉介入术(ⅠB),建议处理所有主要血管的严重病变,达到完全血管重建;药物治疗后血流动力学不能迅速稳定者应用主动脉内球囊反搏支持(ⅠB)。

(五)特殊人群血运重建治疗

1.糖尿病

冠心病合并糖尿病患者无论接受何种血运重建治疗,预后都较非糖尿病患者差,再狭窄率也高。对于 STEMI 患者,在推荐时间期限内冠脉介入术优于溶栓(ⅠA);对于稳定的、缺血范围大的冠心病患者,建议行血运重建以增加无主要不良心脑血管事件生存率(ⅠA);使用药物洗脱支架以减少再狭窄及靶血管再次血运重建(ⅠA);对于服用二甲双胍的患者,冠状动脉造影/冠脉介入术术后应密切监测肾功能(ⅠC);缺血范围大者适合于行冠脉搭桥术(特别是多支病变),如果患者手术风险评分在可接受的范围内,推荐行冠脉搭桥术而不是冠脉介入术;对已有肾功能损害的患者行冠脉介入术,应在术前停用二甲双胍(ⅡbC),服用二甲双胍的患者冠状动脉造影或冠脉介入术术后复查发现肾功能有损害者,亦应停用二甲双胍。

2.慢性肾病

慢性肾病患者心血管病死率增高,特别是合并糖尿病者。若适应证选择正确,心肌血运重建可以改善这类患者的生存率。建议术前应用估算的肾小球滤过率(eGFR)评价患者的肾功能。对于轻、中度慢性肾病,冠状动脉病变复杂且可以耐受冠脉搭桥术的患者,建议首选冠脉搭桥术(ⅡaB);若实施冠脉介入术应评估对比剂加重肾损害的风险,术中尽量严格控制对比剂的用量,且考虑应用药物洗脱支架,而不推荐用裸金属支架(ⅡbC)。

3.合并心力衰竭

冠心病是心力衰竭的主要原因。合并心力衰竭者行血运重建的围术期死亡风险增加30%～50%。对心力衰竭合并心绞痛的患者,推荐冠脉搭桥术应用于明显的左主干狭窄、左主干等同病变(前降支和回旋支的近段狭窄),以及前降支近段狭窄合并 2 支或 3 支血管病变患者(ⅠB)。左心室收缩末期容积指数＞60 mL/m² 和前降支供血区域存在瘢痕的患者,可考虑行冠脉搭桥术,必要时行左心室重建术(ⅡbB)。如冠状动脉解剖适合,预计冠脉搭桥术围术期病死率较高或不能耐受外科手术者,可考虑行冠脉介入术(ⅡbC)。

4.再次血运重建

对于冠脉搭桥术或冠脉介入术后出现桥血管失败或支架内再狭窄、支架内血栓形成的患者,可能需要再次冠脉搭桥术或冠脉介入术。选择再次冠脉搭桥术或冠脉介入术应由心脏团队或心内、外科医师会诊决定。

(六)特殊病变的冠脉介入治疗

1.慢性完全闭塞病变(CTO)的冠脉介入术

CTO 定义为＞3 个月的血管闭塞。疑诊冠心病的患者约1/3造影可见≥1 条冠状动脉 CTO 病变。虽然这部分患者大多数(即使存在侧支循环)负荷试验阳性,但是仅有 8％～15％的患者接受冠脉介入术。这种 CTO 发病率和接受冠脉介入术的比例呈明显反差的原因,一方面是开通 CTO 病变技术要求高、难度大,另一方面是因为开通 CTO 后患者获益程度有争议。因此目前认为,若患者存在临床缺血症状,血管解剖条件合适,由经验丰富的术者(成功率＞80％)开通 CTO 是合理的(ⅡaB)。CTO 开通后,与置入金属裸支架或球囊扩张对比,置入药物洗脱支架能显著降低靶血管重建率(ⅠB)。

2.分叉病变的介入治疗

如边支血管不大且边支开口仅有轻中度的局限性病变,主支置入支架、必要时边支置入支架的策略应作为分叉病变治疗的首选策略(ⅠA)。若边支血管粗大、边支闭塞风险高或预计再次送入导丝困难,选择双支架置入策略是合理的(ⅡaB)。

3.左主干病变 PCI

冠状动脉左主干病变占全部冠脉造影病例的 3％～5％,一般认为左主干狭窄＞50％需行血运重建。冠脉搭桥术(CABG)一直被认为是左主干病变的首选治疗方法。球囊扩张治疗无保护左主干病变在技术上是可行的,但手术中和术后 3 年的病死率很高,不推荐使用。支架的应用有效解决了冠状动脉弹性回缩和急性闭塞的问题,使手术即刻成功率大幅提高,但是术后再狭窄依然是一个重要问题。在药物洗脱支架时代,PCI 的结果和风险得到改善,可以明显减少再狭窄的发生率,有关试验显示左主干 PCI 具有与 CABG 相当的近中期甚至远期疗效。多中心注册资料显示:心功能障碍时预测无保护左主干病变 PCI 不良临床事件的主要危险因素,因而绝大多数学者主张对无保护左主干病变的患者行 PCI 宜选择 LVEF＞40％的患者。由于左主干病变多合并其他血管病变,应尽可能达到完全血运重建。此外,左主干病变的其他特征如病变位于体部、开口抑或末端分叉、左主干直径、右冠脉情况等同样是决定能否进行 PCI 的重要因素。血管内超声(intravas-cular ultrasound,IVUS)能准确提供病变的信息,判断支架是否贴壁良好,故在左主干 PCI 时是必需的手段。

三、围术期药物治疗

(一)阿司匹林

术前已接受长期阿司匹林治疗的患者应在冠脉介入术前服用阿司匹林 100～300 mg。以往未服用阿司匹林的患者应在冠脉介入术术前至少 2 h,最好 24 h 前给予阿司匹林 300 mg 口服。

(二)氯吡格雷

冠脉介入术术前应给予负荷剂量氯吡格雷,术前 6 h 或更早服用者,通常给予氯吡格雷 300 mg 负荷剂量。如果术前 6 h 未服用氯吡格雷,可给予氯吡格雷 600 mg 负荷剂量,此后给予 75 mg/d 维持。冠状动脉造影阴性或病变不需要进行介入治疗可停用氯吡格雷。

(三)肝素

肝素是目前标准的术中抗凝药物。与血小板糖蛋白(GP)Ⅱb/Ⅲa 受体拮抗药合用者,围术期普通肝素剂量应为 50～70 U/kg;如未与 GPⅡb/Ⅲa 受体拮抗药合用,围术期普通肝素剂量应为 70～100 U/kg。

(四)双联抗血小板药物应用持续时间

术后阿司匹林 100 mg/d 长期维持。接受金属裸支架的患者术后合用氯吡格雷的双联抗血小板药物治疗至少 1 个月，最好持续应用 12 个月（ⅠB）。置入药物洗脱支架的患者双联抗血小板治疗至少 12 个月（ⅠB）。但对 ACS 患者，无论是置入金属裸支架还是药物洗脱支架，双联抗血小板药物治疗至少持续应用12 个月（ⅠB）。

四、常见并发症及其处理

(一)急性冠状动脉闭塞

急性冠状动脉闭塞指 PCI 时或 PCI 后靶血管急性闭塞或血流减慢至 TIMI 0～2 级。急性冠状动脉闭塞常由冠状动脉夹层、痉挛或血栓形成所致。某些临床情况、冠状动脉解剖和 PCI 操作技术因素可增加急性冠状动脉闭塞发生的危险性。明确潜在夹层存在，及时应用支架植入术，通常是处理急性冠状动脉闭塞的关键。高危患者（病变）PCI 前和术中应用血小板糖蛋白Ⅱb/Ⅲa受体拮抗药有助于预防血栓形成导致的急性冠状动脉闭塞。

(二)慢血流或无复流

慢血流或无复流指冠状动脉狭窄解除，但远端前向血流明显减慢（TIMI 2 级，慢血流）或丧失（TIMI 0～1 级，无复流）。多见于急性心肌梗死、血栓性病变、退行性大隐静脉旁路血管 PCI、斑块旋磨或旋切术时，或将空气误推入冠状动脉。目前认为，无复流的治疗包括冠状动脉内注射硝酸甘油、钙通道阻滞药维拉帕米或地尔硫䓬、腺苷、硝普钠、肾上腺素等，必要时循环支持（包括多巴胺和主动脉内球囊反搏）以维持血流动力学稳定。若为气栓所致，则自引导导管内注入动脉血，以增快微气栓的清除。大隐静脉旁路血管 PCI 时，应用远端保护装置可有效预防无复流的发生，改善临床预后。对慢血流或无复流的处理原则应是预防重于治疗。

(三)冠状动脉穿孔

冠状动脉穿孔可引起心包积血，严重时产生心脏压塞。慢性完全闭塞性病变 PCI 时使用中度、硬度导引钢丝或亲水涂层导引钢丝，钙化病变支架术时高压扩张，球囊（支架）直径与血管大小不匹配，可能增加冠状动脉穿孔、破裂的危险性。一旦发生冠状动脉穿孔，先用球囊长时间扩张封堵破口，必要时应用适量鱼精蛋白中和肝素，这些对堵闭小穿孔常有效。对破口大、出血快、心脏压塞者，应立即行心包穿刺引流，置入冠状动脉带膜支架（大血管）或栓塞剂（小血管或血管末梢）。必要时行紧急外科手术。

(四)支架血栓形成

支架血栓形成是一种少见但严重的并发症，常伴急性心肌梗死或死亡。美国学术研究联合会建议对支架血栓形成采用新的定义：①肯定的支架血栓形成，即有急性冠状动脉综合征并经冠脉造影证实存在血流受阻的血栓形成或病理证实的血栓形成。②可能的支架血栓形成，即冠脉介入治疗后 30 d 内不能解释的死亡，或未经冠脉造影证实靶血管重建区域的心肌梗死。③不能排除的支架血栓形成，即冠脉介入治疗 30 d 后不能解释的死亡。同时，根据支架血栓形成发生的时间分为四类：急性，发生于介入治疗后 24 h 内；亚急性，发生于介入治疗后 24 h～30 d；晚期，发生于介入治疗后 30 d～1 年；极晚期，发生于 1 年以后。

支架血栓形成可能与临床情况、冠状动脉病变和介入操作等因素有关。急性冠状动脉综合征、合并糖尿病、肾功能减退、心功能障碍或凝血功能亢进及血小板活性增高患者，支架血栓形成危险性增高。弥散性、小血管病变、分叉病变、严重坏死或富含脂质斑块靶病变，是支架血栓形成的危险因素。介入治疗时,支架扩张不充分、支架贴壁不良或明显残余狭窄,导致血流对支架及血管壁造成的剪切力可能是造成支架血栓形成的原因。介入治疗后持续夹层及药物洗脱支架长期抑制内膜修复,使晚期和极晚期支架血栓形成发生率增高。一旦发生支架血栓形成,应立即行冠脉造影,对血栓负荷大者,可用血栓抽吸导管做负压抽吸。PCI时,常选用软头导引钢丝跨越血栓性阻塞病变,并行球囊扩张至残余狭窄<20%,必要时可再次植入支架。通常在PCI同时静脉应用血小板糖蛋白Ⅱb/Ⅲa受体拮抗药(如替罗非班)。对反复、难治性支架血栓形成者,则需外科手术治疗。

支架血栓形成的预防包括控制临床情况(如控制血糖、纠正肾功能和心功能障碍)、充分抗血小板和抗凝治疗,除阿司匹林和肝素外,对高危患者、复杂病变(尤其是左主干病变)PCI术前、术中或术后应用血小板糖蛋白Ⅱb/Ⅲa受体拮抗药(如替罗非班)。某些血栓负荷增高病变PCI后可皮下注射低分子肝素治疗。PCI时,选择合适的支架,覆盖全部病变节段,避免和处理好夹层撕裂。同时,支架应充分扩张,使其贴壁良好;在避免夹层撕裂的情况下,减低残余狭窄。必要时在IVUS指导下行药物洗脱支架植入术。长期和有效的双重抗血小板治疗对预防介入术后晚期和极晚期支架血栓形成十分重要。

(五)支架脱载

较少发生,多见于以下情况:病变未经充分预扩张(或直接支架术);近端血管扭曲(或已植入支架);支架跨越狭窄或钙化病变阻力过大且推送支架过于用力;支架植入失败回撤支架至导引导管时,因管腔内径小、支架与导引导管同轴性不佳、支架与球囊装载不牢,导致支架脱落。仔细选择器械和严格操作规范,可预防支架脱落。一旦发生支架脱落,可操作取出,但需防止原位冠状动脉撕裂。也可沿引导钢丝送入小剖面球囊将支架原位扩张或植入另一支架将其在原位贴壁。

五、介入护理

(一)护理评估

1.评估患者的心理

急性心肌梗死来势都比较急,大多数患者是在清醒的精神状态下,是非常紧张的;处于心源性休克的患者只要有意识也是非常恐惧的。我们必须对患者的心理状态和配合能力给予客观的评估。

2.了解患者的病史

了解患者的既往史、现病史、药物过敏史、家族史及治疗情况,根据患者的一般情况,评估介入手术的风险,并发症的发生概率,对比剂的使用种类。尤其是要了解本次心肌梗死的部位,以评估再灌注心律失常的种类。

3.了解社会的支持系统

虽然急性心肌梗死的介入治疗风险很高,但患者的受益比溶栓得到的快而彻底,不能忽略的是患者的家属虽然也是非常着急和恐惧,但他们来自社会的不同阶层,对介入治疗和疾病的认识程度不一,经济承受能力不同,承担风险的意识也不同,需给予正确的评估,并注意观察签署知情同意书等相关医疗文件有无疑虑。

4.身体评估

观察患者的一般状态及生命体征等是否符合手术要求。

5.实验室检查及其他检查结果

了解心电图及心肌酶普等情况,评估介入手术的风险、发生再灌注心律失常的种类,心肺复苏的发生概率及术中备药情况。了解患者肝脏、肾脏的功能,血糖情况,选择合适的对比剂。

6.术中评估

了解穿刺入路、麻醉方式、介入医师的操作技能,根据心肌梗死发病到数字减影血管造影术(DSA)的时间,评估血管再通后再灌注心律失常的发生概率,根据心电图上的变化和造影的情况评估病变的部位和再灌注心律失常的种类,以及相关的备用药品、物品是否齐全。

7.物品和材料

急性心肌梗死的导管材料同冠状动脉的介入治疗。所需评估的是通过造影了解病变的部位,冠状动脉开口的情况。药品和抢救物品的评估,要根据患者的一般情况、术前诊断或造影的结果,进行整体的评估。

(二)护理措施

1.术前护理干预

(1)患者的心理干预:我们必须对患者的心理状态有针对性地给予个体认知干预、情绪干预及行为干预。具体做法:根据患者的意识、生命指征的情况,有针对性地提供心理疏导,解除患者焦虑、恐惧的心理,让患者树立起信心,保证患者以最佳的心理状态接受治疗。调整导管室内的温度,安排患者平卧与 DSA 床上,保证体位舒适,解开患者的上衣,暴露患者的胸部和需要穿刺的部位,注意保暖。保持环境的舒适,整洁安静,为舒适护理创造条件。

(2)根据病史给予相关的护理干预:造影是发现病变的重要手段,根据冠状动脉介入治疗指南与标准,结合患者的造影情况,给予相关的护理干预,首先限定对比剂的使用种类,在做好细化护理准备的同时进行有序地护理,并随时观察患者的状态和感觉,注视生命指征的变化,保持输液通路的通畅,及时做好再灌注心律失常等并发症的准备。

(3)物品的准备。①导管材料:除了按冠状动脉介入治疗的物品准备外,还要备好抽吸导管等材料,并根据造影的结果、介入治疗的顺序,将所需导管材料(常用的和不常用的都需备全)有序地摆放好,用后要做好登记,贵重材料要将条形码一份粘贴在耗材登记本上,一份粘贴在患者巡回治疗单上。②设备:急救设备必须在备用状态并放在靠近患者左侧、但不能影响球管转动的位置上;电极贴导联连线必须安放在不影响影像质量的位置上;氧饱和感应器、有无创压力连线传感器、微量输液泵的连线要有序,不能影响球管的转动,整个环境应该是紧张、安静、有序、整洁,并做好心肺复苏的准备。

(4)药品的准备:急性心肌梗死的介入治疗的药物准备,主要是及时有效地处理再灌注心律失常和心肺复苏的用药,常用药物都要精确配备,阿托品、多巴胺、硝酸甘油等按要求稀释好,并注明每毫升所含的浓度。需要替罗非班治疗时,配药要精确,给药要及时。

2.术中护理要点

(1)时间的重要:根据时间就是心肌的理念,急患者所急,因为能挽救心肌的时间窗很窄,必须把握每一个环节争取时间。

(2)掌握再灌注心律失常的规律:术前不管是从心电图还是从医师的诊断中必须了解心肌梗死的部位,便于血管再通后再灌注心律失常的处理。因为直接 PTCA 与再灌注心律失常的危险和获益有着直接相关的因素,心肌缺血的时间越短再灌注心律失常的发生率就越高,但这是开通闭塞血管重建有效的心肌灌注最快最可靠的手段。

一般情况下右冠状动脉或左冠状动脉的回旋支闭塞,血运再通后通常出现的心律失常是缓慢心律失常,高度房室传导阻滞较常见。可能是窦房结缺血或迷走神经过度兴奋所致,阿托品是一种 M 胆碱受体阻滞药,能拮抗迷走神经过度兴奋所致的传导阻滞和心律失常,必要时置入临时起搏器,但起搏器电极常常可以诱发快速室性心律失常,导致心室颤动(室颤),其发生率统计在 35.3%,并且起搏器电极还可以导致心脏穿孔,必须谨慎使用。

前降支闭塞或广泛前壁心肌梗死的患者血运重建后的再灌注心律失常,多以室性心律失常常见,出现室性心动过速的机制包括跨膜静息电位降低,梗死组织与非梗死组织间不应期差异造成的折返和局灶性自律性增高。自主节律可能只是一种再灌注心律失常,并不提示室颤发生的危险会增加。非持续性心动过速持续时间<30 s,最佳处理应该是先观察几分钟,血流动力学稳定后心律可恢复正常,持续性心动过速持续时间是>30 s,发作时迅速引起血流动力学改变,应立即处理,尤其室性心动过速为多源性发作>5 次搏动应给予高度重视。利多卡因有抗室颤的作用,必要时可直接静脉注射,或静脉注射胺碘酮,出现室颤时如果室颤波较细,直接除颤效果可能不好,可首先选择心前区叩击或使用副肾上腺素让室颤波由细变粗,此时采取非同步除颤。

(3)静脉通路及要求:不管患者是从急诊室带来的输液通路,还是我们建立的,其原则都必须保证其通畅,如果通路在患者的右侧,必须用连接管延长到患者的左侧并连接三通,这是患者的生命线,是决定能否及时给药挽救患者生命的关键。

(4)护士站立的位置:跟台护士一般都是安排一人,尤其是在夜间所有的护理工作都由一个护士来承担,这样护士很难固定自己的位置,患者和医师的需要会给护理工作带来非常烦琐和忙碌的场面。首先,护士要分清主次并给予有序的护理干预。传递完医师相关的材料后,马上站到患者的左侧,将除颤仪调试好,并排放在与患者胸部接近的位置,术前配置好的药物随身携带到患者的左侧,检查患者的输液通路、氧饱和度及有创压力的衔接情况,随时观察患者的生命征象。

(5)备好抽吸导管:如 FFCA 后,罪犯血管无血流,有可能是患者血管内有大量的血栓,在备好抽吸导管的同时,将替罗非班12.5 mg 稀释成 10 mL,让台上的医师抽吸 1.25 mg 再稀释到10 mL经导管直接注入冠状动脉,剩余的 11.25 mg 再稀释到 50 mL 的空针中,用微量输液泵以2 mL/h 的速度给患者输入,如是夹层的原因应立即植入支架。

(6)给予全方位的评估:当急性心肌梗死的患者造影结果与患者的症状不相符合时,应给予全方位的评估,在患者血压及生命指征相对稳定的情况下,将硝酸甘油 $100 \sim 200 \ \mu g$ 经导管直接注入冠状动脉,避免因血管痉挛或血栓的形成导致冠状动脉某支血管的缺如或不显影,尤其是在主支与分支分叉的位置,容易将显影的分支误认为是主支,而错过了真正的主支最佳的血管再通的时机甚至延误了治疗。

(李香艳)

第二节　心脏瓣膜病的介入护理

一、二尖瓣狭窄的介入治疗

(一)病因

绝大多数二尖瓣狭窄是风湿热的后遗症,极少数为先天性狭窄或老年性二尖瓣环或环下钙化。好发于 20～40 岁的青壮年,其中 2/3 为女性,约有 40％的风湿性心脏病患者为单纯性二尖瓣狭窄。

(二)病理

由于瓣膜交界处和基底部炎症水肿和赘生物形成,纤维化和/或钙质沉着,瓣叶广泛粘连,腱索融合缩短,瓣叶僵硬,导致瓣口变形和狭窄,狭窄显著时成为一个裂隙样的孔。按病变进程分为隔膜型和漏斗型。隔膜型主瓣体无病变或病变较轻,活动尚可;漏斗型瓣叶明显增厚和纤维化,腱索和乳头肌粘连和缩短,整个瓣膜变硬呈漏斗状,活动明显受限,常伴有不同程度的关闭不全。瓣叶钙化进一步加重狭窄,并可引起血栓形成和栓塞。

(三)临床症状与体征

1.症状

通常情况下,从初次风湿性心肌炎到出现明显二尖瓣狭窄的症状可长达 10 年,此后 10～20 年逐渐丧失活动能力。常见的症状有呼吸困难、咳嗽、咯血、疲乏无力等。左心房扩大和左肺动脉扩张压迫喉返神经可引起声音嘶哑,左心房明显扩大可压迫食管引起吞咽困难,右心衰竭时可出现食欲缺乏、腹胀、恶心等症状。

2.体征

(1)心尖区舒张中晚期低调的隆隆样杂音是其最重要的体征。

(2)心尖区第 1 心音亢进及开瓣音常见于隔膜型,高度提示狭窄的瓣膜仍有一定的柔顺性和活动力,有助于隔膜型二尖瓣狭窄的诊断,对决定手术治疗的方法有一定意义。

(3)肺动脉瓣区第二心音亢进、分裂,是肺动脉高压的表现。

(4)其他,二尖瓣面容,表现为面颊、口唇及耳垂发绀,这是心排血量降低、末梢血氧饱和度降低的结果,是中重度的表现。右心室扩大时可产生三尖瓣相对关闭不全的体征,右心功能不全时可出现体循环淤血的体征。

(四)影像学检查

1.心电图检查

左心房显著扩大时,可出现二尖瓣型 P 波。当合并肺动脉高压时,则显示右心室增大,电轴亦可右偏。

2.X 线检查

X 线所见与二尖瓣狭窄的程度和疾病的发展阶段有关。仅中度以上狭窄病例在检查时方可发现左心房增大,肺动脉段突出,左支气管抬高,并可有右心室增大等。后前位心影呈梨状,右前斜位显示左心房向后增大,充钡的食管向后移位。其他尚有肺淤血、间质性肺水肿等征象。

3.超声心动图

超声心动图为定性和定量诊断二尖瓣狭窄的可靠方法。二维超声心动图可显示狭窄瓣膜的形态和活动度,测绘二尖瓣口面积。用连续和脉冲多普勒可测定二尖瓣口血流速度,计算跨瓣压差和二尖瓣口面积,还可提供房室大小、室壁厚度和运动、心功能、肺动脉压等信息。

(五)诊断与鉴别诊断

1.诊断

中青年患者有风湿热史,心尖区舒张期隆隆样杂音伴X线、心电图及食管钡餐检查显示左心房扩大,一般可做出诊断,确诊有赖于超声心动图。

2.鉴别诊断

(1)可引起心尖区舒张期杂音的疾病:如重度主动脉瓣关闭不全产生的Austin-Flint杂音、风湿性心瓣膜炎产生的Carey-Coombs杂音等,应结合各特点加以鉴别。

(2)左心房黏液瘤,可产生类似二尖瓣狭窄的症状和体征,但其杂音往往间歇出现,随体位而改变。超声心动图可见二尖瓣前叶后方的云团状肿瘤反射回声,在收缩期退入左心房。

(六)经皮穿刺球囊二尖瓣成形术(PBMV)

PBMV是一种非外科手术治疗二尖瓣狭窄的新技术,于1982年由Inoue等首先报道,方法为经静脉穿刺房间隔后进行二尖瓣球囊扩张术。迄今,PBMV已积累了不少临床经验,取得了较满意的近期临床疗效。

1.适应证

有症状的二尖瓣狭窄患者,心功能在Ⅱ～Ⅲ级,二尖瓣口面积0.5～1.5 cm^2,瓣叶较柔软、有弹性、无明显增厚及钙化,左心房内无血栓是理想的病例。

2.禁忌证

(1)合并中度或中度以上二尖瓣关闭不全者。

(2)二尖瓣有显著的钙化或硬化者。

(3)右心房巨大者。

(4)心房内有血栓形成或最近6个月内有体循环栓塞者。

(5)有严重心脏或大血管转位者。

(6)升主动脉明显扩张者。

(7)脊柱畸形者。

(8)进行抗凝治疗的患者。

(9)有风湿活动者。

(10)全身情况差、不能耐受心导管手术者。

3.操作要点

患者仰卧位,右股静脉穿刺,将直径为0.81 mm的导丝送至上腔静脉,沿导丝将心房间隔穿刺导管送至上腔静脉,退出指引导丝,在透视下行房间隔穿刺。房间隔穿刺成功的标志:穿刺针的压力监测显示心房压力增高,波形变为左心房压力波形曲线;从穿刺针腔抽出的血流为动脉血,颜色鲜红;从穿刺针注射对比剂时在左心房中弥散。退出穿刺针,注射肝素抗凝,插入专用导丝,扩张股静脉及房间隔穿刺孔,选择Inoue球囊导管,一般选26～29 mm直径的球囊,送球囊进入左心房,再进入左心室,向球囊注入稀释的对比剂充盈球囊前半部,并在心室内来回移动2～3次以防球囊卡在腱索间。然后将球囊导管回拉致使球囊中央正好嵌在二尖瓣口,助手迅速将事先准备好的稀释对比剂推进球囊,使之完全充盈,充盈后立即回抽排空球囊,一次扩张即告完成。球囊在充盈初期因受狭窄的二尖瓣口挤压而呈腰状征,在扩张后期随球囊膨胀力的增加,使二尖瓣口扩大而显示腰状征消失。如一次扩张不满意,可如上反复扩张4~8次。在整个操作过程中需持续监测血压和心电,同时应有心外科医师做好紧急开胸的手术准备,以协助处理可能发生的严重并发症。

4.并发症

(1)心脏压塞:多由于房间隔穿刺所引起。

(2)二尖瓣反流:多因球囊过大、钙化的联合部扩张后不能对合所引起。如有严重二尖瓣反流者,应及时进行二尖瓣置换术。

(3)栓塞:术前通过食管超声心动图检查观察心房内有无血栓,有助于减少并发症。

(4)心律失常:可能发生多种心律失常,一般不需特殊处理。

(5)其他:短暂低血压、胸痛、短暂意识障碍、血肿和感染等。

二、主动脉瓣狭窄的介入治疗

(一)病因和病理

1.风湿性心脏病

风湿性炎症导致瓣膜交界处粘连融合,瓣叶纤维化、僵硬、钙化和挛缩畸形,因而瓣口狭窄。几乎无单纯的风湿性主动脉瓣狭窄,大多伴有关闭不全和二尖瓣损害。

2.先天性畸形

先天性二叶瓣畸形为最常见的先天性主动脉瓣狭窄的病因。单叶、四叶主动脉瓣畸形偶有发生。

3.退行性老年性主动脉瓣狭窄

为65岁以上老年人单纯性主动脉瓣狭窄的常见原因。无交界处融合,瓣叶主动脉面有钙化结节限制瓣叶活动,常伴有二尖瓣环钙化。

(二)临床症状与体征

1.症状

大多数狭窄较轻的病例无症状。但如瓣膜口有足够的狭窄,则可发生心绞痛、眩晕、昏厥,并可引起心力衰竭。左心衰竭表现为活动后气促、阵发性呼吸困难、端坐呼吸及肺水肿,随后出现右心衰竭的症状。

2.体征

最主要的体征是主动脉瓣区粗糙的喷射性Ⅲ级以上收缩期杂音,常伴有收缩期震颤;杂音沿动脉传导,甚至达肱动脉;一般杂音越长、越响,收缩高峰出现越迟,狭窄越严重。动脉血压差缩小。

(三)影像学与实验检查

1.心电图

可有左室肥厚、劳损。

2.X线检查

显示不同程度的左心室增大,在侧位透视下可见主动脉瓣钙化。

3.超声心动图

超声心动图为定性和定量主动脉瓣狭窄的重要方法。二维超声心动图可探测主动脉瓣异常,有助于确定狭窄和病因;借助于连续多普勒可计算出跨瓣压差和瓣口面积。

(四)诊断及鉴别诊断

1.诊断

根据主动脉瓣区收缩期杂音的特点及伴有的震颤,不难做出诊断。确诊有赖于超声心动图。

2.鉴别诊断

(1)先天性主动脉瓣狭窄:本病于幼年便可发现,超声心动图可发现畸形。

(2)肥厚型梗阻性心肌病:由于收缩期二尖瓣前叶前移至左室流出道梗阻,产生收缩中期或晚期喷射性杂音,最响部位在胸骨左缘,不向颈部传导,有快速上升的重搏脉。超声心动图可助诊断。

(五)经皮腔内球囊主动脉瓣成形术(PBAV)

虽然 PBAV 已经成为常规介入治疗手段,但仍然存在许多重要限制。例如,多数患者术后仍有较明显的残余狭窄、主动脉瓣口面积增加幅度有限、远期再狭窄率和病死率相对较高。但对于一些经过慎重选择的病例,仍然是一种可以选择的有效治疗手段。

1.适应证

(1)主动脉瓣明显狭窄但存在主动脉瓣置换术禁忌证,如高龄、一般情况差或伴有其他重要脏器疾病。

(2)需优先进行非心脏手术,可以先进行 PBAV 改善心功能,保证非心脏手术的安全进行,术后再酌情保守治疗或行主动脉瓣置换术。

(3)重度主动脉狭窄引发严重心力衰竭或心源性休克,对这种患者可行急诊 PBAV 稳定血流动力学,为择期主动脉瓣置换术创造条件。

(4)主动脉瓣狭窄合并的充血性心力衰竭原因不明,对这种患者可先行 PBAV,如果术后心功能明显改善,说明主动脉瓣狭窄是充血性心力衰竭的主要原因。如果术后瓣口面积扩大,但心功能却改善不明显,则表明充血性心力衰竭是由其他原因所致。

2.禁忌证

主动脉瓣狭窄合并中度以上主动脉瓣关闭不全,或合并严重的冠心病,以及有一般心导管手术禁忌证者,则不能行 PBAV。

3.操作步骤(经动脉逆行法)

(1)进行左心导管检查和升主动脉造影,测量主动脉跨瓣压差、瓣环直径,计算瓣口面积。

(2)进行冠状动脉造影,检查冠状动脉供血情况。

(3)经猪尾导管将导丝送入左心室,退出猪尾导管,保留导丝。

(4)根据主动脉瓣环直径选择球囊导管,球囊直径与主动脉瓣环直径的比值为 1.1~1.2 较为合适。多数患者选用直径为 15~23 mm 的球囊。

(5)多数术者习惯选用 Inoue 球囊导管,因为其球囊导管直径能准确控制,扩张时球囊能良好固定于主动脉瓣口。如果单球囊扩张效果不满意,可换用双球囊技术进行扩张。

(6)沿导丝将球囊导管送至主动脉瓣口,注射少量对比剂确定球囊位置合适。

(7)手推注射器充盈球囊,扩张 3~5 s 后排空球囊。扩张中透视观察球囊最大充盈时腰部凹陷消失的程度。一般扩张 2~3 次后球囊腰部凹陷即完全消失。

(8)如果单球囊扩张效果不满意,可换用双球囊技术扩张。第二根球囊导管可经对侧股动脉或肱动脉送入,两个球囊直径之和应等于主动脉瓣环直径的 1.2~1.3 倍。通常双球囊技术仅限于单球囊扩张后主动脉瓣压力阶差下降不满意的病例。

4.并发症

(1)血管损伤最常见,主要是由于穿刺和扩张动脉所引起。其中 9％～15％的患者需行血管修补术或输血处理。近年来,随着球囊外径减小,其发生率已明显下降。

(2)严重主动脉瓣反流,发生率为 1％～2％,主要原因是球囊直径过大,尤其是当球囊直径大于主动脉瓣环直径 1.3 倍时更易发生。

(3)猝死发生率为 4％～5％,手术病死率为 1％。死因包括难治性心力衰竭、严重主动脉瓣反流、心脏压塞、脑栓塞、内出血及感染等。心功能差、重度主动脉瓣狭窄,以及合并严重冠状动脉病变者病死率较高。

三、肺动脉瓣狭窄的介入治疗

(一)病因及病理

肺动脉瓣狭窄最常见的病因为先天性畸形;风湿性极少见。本病的主要病理变化在肺动脉瓣及其上下,分为三型:瓣膜型表现为瓣膜肥厚、瓣口狭窄,重者瓣叶可融合成圆锥状;瓣下型为右心室流出道漏斗部肌肉肥厚造成梗阻;瓣上型指肺动脉主干或主要分支有单发或多发性狭窄,此型较少见。

(二)临床症状与体征

轻中度肺动脉瓣狭窄一般无明显症状,其平均寿命与常人相似;重度狭窄运动耐力差,可有胸痛、头晕、晕厥等症状。主要体征是肺动脉瓣区响亮、粗糙、吹风样收缩期杂音,肺动脉瓣区第二心音减弱伴分裂,吸气后更明显。

(三)影像学及实验室检查

1.心电图

轻度狭窄时可正常,中度以上狭窄可出现右心室肥大、右房增大。也可见不完全性右束支传导阻滞。

2.X 线检查

X 线检查可见肺动脉段突出,此为狭窄后扩张所致。肺血管影细小,肺野异常清晰;心尖左移上翘为右心室肥大的表现。

3.超声心动图

可见肺动脉瓣增厚,可定量测定瓣口面积;瓣下型漏斗状狭窄也可清楚判定其范围;应用多普勒技术可计算出跨瓣或狭窄上下压力阶差。

(四)诊断及鉴别诊断

典型的杂音、X 线表现及超声心动图检查可以确诊。鉴别诊断应考虑原发性肺动脉扩张,房间隔、室间隔缺损等。

(五)经皮穿刺球囊肺动脉瓣成形术(PBPV)

1.适应证

凡先天性肺动脉瓣膜型狭窄且需进行治疗者,均可采用本法作为首选的治疗方案。若其跨瓣膜收缩期压力阶差＞4.0 kPa(30 mmHg)或右心室收缩压＞6.7 kPa(50 mmHg),均有做PBPV 的指征。

2.禁忌证

如果患者的全身情况很差,有严重肝功能、肾功能损害及对碘过敏者,不宜行 PBPV。

3.操作步骤

(1)常规右心导管检查和右心造影,测定血流动力学参数,计算跨瓣压差,测量肺动脉瓣环直径等,为选择球囊和判断成形效果提供参考。

(2)经股静脉送入右心导管,经下腔静脉、右心房、右心室、跨越肺动脉瓣进入左上肺动脉。

(3)通过右心导管送入 0.81 mm 或 0.97 mm 的 J 形交换导丝,进入左上肺动脉末端。

(4)保留导丝,撤出右心导管。间断透视防止导丝移位。

(5)根据肺动脉瓣环直径选择球囊,原则是球囊直径与瓣环直径比值为 1.1～1.3。

(6)经导丝送入球囊导管,根据球囊导管的透视影像或标志将球囊中部定位在狭窄的瓣膜处。

(7)术者固定球囊导管,助手快速推注对比剂使球囊充盈,5 s 后迅速排空。一般扩张 3～5 次,直到球囊中部的凹陷消失。撤出球囊导管,重复肺动脉造影和血流动力学参数测量,评价成形效果。

4.注意事项

对于心脏显著扩大和严重肺动脉瓣狭窄的患者,有时右心导管难以跨越肺动脉瓣,此时可采取以下几种方法。

(1)将右心导管送到肺动脉瓣下,再经右心导管送入直导丝,协调配合操作导管和导丝跨越肺动脉瓣。

(2)先将漂浮导管漂至肺动脉瓣下,然后迅速排空气囊,使导管随血流进入肺动脉。

(3)将右冠状动脉指引导管送至肺动脉瓣下,使其顶端开口指向肺动脉瓣口,再沿指引导管送入直导丝,协调操作指引导管和导丝跨越肺动脉瓣。

四、心脏瓣膜疾病的介入护理

(一)护理要点

(1)向患者介绍介入治疗的目的、方法、注意事项,消除顾虑,使其积极配合治疗。

(2)执行术前常规准备。

(3)注意观察听诊心脏杂音的变化,以利于术中、术后对照。

(4)行股动脉穿刺者,穿刺侧肢体制动 12 h,穿刺点沙袋压迫 6 h;行股静脉穿刺者,穿刺侧肢体制动 6 h,穿刺点沙袋压迫 2 h。观察穿刺点有无渗血、出血及足背动脉搏动和皮肤颜色等情况。

(5)遵医嘱应用药物。

(6)术后注意观察有无二尖瓣反流、瓣叶撕裂或穿孔等并发症。一旦穿刺心房间隔引起心包积血而造成心脏压塞时,需做紧急处理。

(7)注意观察心电监护和心电图的变化,以便及时发现各种类型的心律失常。

(二)健康教育

(1)根据患者的情况指导活动,预防感冒。

(2)遵医嘱应用抗凝药物。

(3)饮食以清淡、低盐易消化为宜,避免过饱。

(4)定期门诊复查心电图、心脏彩色多普勒、出凝血试验等。

(李香艳)

第三节　心脏临时起搏术的护理

一、目的与适应证

(一)目的

急症情况需临时起搏,以度过最危险时期,或作为一种过渡方式,以争取时间置入适应于病情的永久起搏器。

(二)适应证

(1)三度房室传导阻滞(三度 AVB)或窦房结功能不全。

(2)急性心肌炎、急性心肌梗死所致三度房室传导阻滞。

(3)药物中毒所致的心律失常。

(4)预防性安置临时起搏器,以预防在检查治疗及手术麻醉时发生意外。①各种重症或复杂的心脏直视手术后可能会出现高度 AVB 可给予房室顺序起搏,保持正常的心排血量,以度过术后的危险期。②冠状动脉造影患者原有双束支或三束支阻滞或显著心动过缓,需要用大量心脏抑制药者。③需做心导管检查的先天性心脏病患者伴三度 AVB。④需置入永久性起搏器,三度AVB、高龄或病情危重。⑤心脏扩大明显的心脏疾病,发生房颤、顽固室上速确需作电复律者。⑥急需做较大外科手术而患者有高度 AVB。

二、术前准备

(1)急症情况需安置临时起搏器,要在最短时间内,完善必要的检查,确定适应证后,腹股沟备皮,立即施行临时起搏术。

(2)预防性安置临时起搏器,可根据病情需要做其术前准备,腹股沟备皮。

三、手术备品

(1)无菌血管造影器械包内有小孔巾一块,尺寸为 100 cm×100 cm,中间有 10 cm×7 cm 小孔。大孔巾一块,尺寸为 250 cm×150 cm,于 1/3 处中间有 10 cm×7 cm 小孔。中敷布一块,盐水盆一个,换药碗两个,麻醉杯一个,弯盘一个,敷布钳、刀柄、蚊式钳各一把。将上述物品包在器械包里层,外层放消毒弯盘一个,组织钳一把。打开器械包,术者即能拿到弯盘和组织钳进行皮肤消毒。

(2)无菌手术衣、手套、纱布、10 mL 注射器、20 mL 注射器各一支。

(3)药品包括局麻药、造影剂、0.9%NaCl 及各种抢救药品,如升压药、呼吸兴奋剂、强心药、抗过敏药、镇痛药、镇静药等。

(4)心肺复苏所需用品,如气管插管、呼吸囊、氧气、吸痰器等。

四、器材准备

临时起搏器材:17 G 穿刺针,6 F 静脉导管鞘(由外鞘、扩张器、直径为 0.09 cm 或 0.10 cm 短导丝组成)。6 F 临时起搏电极,按需型体外心脏起搏器及其延长导线。11 号手术尖刀片,缝合线,缝合针,持针器。

五、术中配合

(1)建立一条有效的静脉通路,急症患者可对症滴入抗心律失常药物。

(2)做好心电监护,术中密切观察患者生命体征变化。

(3)将临时起搏器材置于台上,协助术者穿手术衣,戴手套。

(4)穿刺点皮肤常规消毒,铺盖无菌敷料。

(5)局麻。右股静脉穿刺,经 6 F 静脉导管鞘送 6 F 起搏电极导管,置其先端位于右心室心尖部,外接按需型起搏器,确认起搏器有效后。根据病情需要将频率调至 60～70 次/分钟。急症或预防性临时起搏需留置者,缝皮一针固定起搏电极,敷盖无菌纱布包扎。不留置者,拔出临时起搏电极导管和导管鞘,穿刺点按压 20 min 后,弹力绷带加压包扎。

六、术后护理

(1)做好心电监护,密切观察病情变化。

(2)术后患者绝对卧床休息,防止临时起搏电极移位。

(3)注意观察穿刺点有无出血。

(李香艳)

第四节 永久性起搏器埋藏术的护理

应用永久性起搏器埋藏术是治疗和抢救某些危及生命的心律失常患者的重要措施。通过起搏器用特定频率的脉冲电流,经电极导管刺激心脏,代替心脏的起搏点发放冲动,达到心脏有规律地收缩。由于不同类型起搏器具有不同的功能,在不同病情下可选择应用不同类型的起搏器,并要有相应的程控仪等支持设施,使各种起搏器发挥最完美的功能,达到最佳的治疗效果。

现在常用的永久心脏起搏器有以下几种。①心房起搏器(AAI),起搏心房、感知心房、R 波抑制型。②心室起搏器(VVI),起搏心室,感知心室、R 波抑制型。③频率反应性单腔起搏器(AAIR、VVIR),R 代表频率调制。④双腔起搏器(DDD),心房心室双腔顺序起搏,心房心室双腔感知,双重感知方式。⑤频率反应性双腔起搏器(DDDR),R 代表频率调制。

一、适应证

三度房室传导阻滞;双束支或三束支阻滞;病窦综合征;颈动脉高敏综合征伴心脏抑制;心动过速;QT 延长综合征。

二、术前准备

(1)做好患者思想工作,向患者介绍手术过程及安装人工心脏起搏器的必要性,取得患者的理解和配合。

(2)完善术前各项检查(血常规、电解质、血清肌酐、出凝血时间,胸片及心电图)。

(3)术日晨禁食、水。

(4)术前 10 min 肌内注射地西泮 10 mg。

(5)术区备皮:上至下颌至肋缘,内至胸部正中线,外至腋中线。

(6)检查起搏器的包装日期,检查完善各种抢救措施。

三、手术备品

(1)无菌血管造影器械包内有小孔巾一块,尺寸为 100 cm×100 cm,中间有 10 cm×7 cm 小孔。大孔巾一块,尺寸为 250 cm×150 cm,于 1/3 处中间有 10 cm×7 cm 小孔。中敷布一块,盐水盆一个,换药碗两个,麻醉杯一个,弯盘一个,敷布钳、刀柄、蚊式钳各一把。将上述物品包在器械包里层,外层放消毒弯盘一个,组织钳一把。打开器械包,术者即能拿到弯盘和组织钳进行皮肤消毒。

(2)无菌手术衣、手套、纱布,10 mL 注射器、20 mL 注射器各一支。

(3)药品包括局麻药、造影剂、0.9%NaCl 及各种抢救药品,如升压药、呼吸兴奋剂、强心药、抗过敏药、镇痛药、镇静药等。

(4)心肺复苏所需用品,如气管插管、呼吸囊、氧气、吸痰器等。

四、器材准备

9 F 起搏器专用套管,17 G 锁骨下静脉穿刺针,0.09 cm 短导丝。

起搏器埋藏术器械:蚊式钳、小拉钩、止血钳、敷布钳备二把。有钩镊子、无钩镊子、刀柄、持针器、乳突扩张器各一把。10 号手术刀片,手术缝合针,手术缝合线。

五、术中配合

(1)建立一条有效的静脉通道,如术前即有频发室性心律失常的患者。应予以有效的抗心律失常药物控制。在整个手术过程中,要密切注意观察患者的生命体征变化,要设专人负责心电监测,备好心肺复苏抢救药品和器械。

(2)将起搏器材置于台上,协助术者穿手术衣,戴手套。

(3)术区用 2%碘酒、75%乙醇消毒,铺无菌敷料。患者头部戴消毒帽。

(4)局麻锁骨下静脉穿刺,可用插管的静脉共有八条,左右各四条,浅静脉为头静脉和颈外静脉,深静脉为锁骨下静脉和颈内静脉,临床常用锁骨下静脉穿刺,穿刺部位在锁骨下第一肋骨下缘,相当于锁骨中内 1/3 处,患者取头低位,肩背部垫一小的枕头,利于刺进血管。用 17 G 锁骨下静脉穿刺针紧贴皮肤或与皮肤呈 30°,针头指向胸骨上凹或喉结刺进皮肤。

(5)右心室电极安置锁骨下静脉穿刺成功后,借助于指引钢丝、扩张管和套管的办法,将电极导管送入右心室,电极头位于稳定的部位,阈值测试符合要求,导管保持合适的张力,通过患者的翻身活动、咳嗽等检验电极头固定是否牢靠。

(6)右心房电极安置右心房壁平滑肌小梁不发达,不易使电极固定,通过将电极放入右心耳、冠状静脉窦或采用螺旋电极直接拧入右心房间隔的方法,使电极固定满意,阈值测试符合要求。

(7)双腔起搏器需插入右心房和右心室两条电极导管,由于心房电极固定较困难,容易移位,故先将心室电极固定好再固定心房电极。

(8)起搏器埋藏过程中起搏阈值的测试阈值测试是埋藏心脏起搏器的一个重要步骤,影响到术后起搏器的正常工作。因为心肌应激阈值是决定能否起搏的重要内在因素,阈值超过起搏器的有效输出强度就不能起搏,且在同一患者心腔内不同部位阈值也不尽相同。测试项目包括电压、电流、心肌阻抗,P 波和 R 波振幅。

(9)起搏阈值把心内电极导管连接起搏测试仪的负极,起搏测试仪正极连接于切口皮下,构成回路。起搏脉宽调节与置入起搏器相同,一般为 0.5~0.6 ms。起搏阈值,心室起搏要求小于 1 V,心房起搏要求小于 1.5 V。起搏系统阻抗,要求在 500~1 000 Ω 范围内。心内电图幅度,心室 V 波幅度大于 5 mV,心房 A 波幅度大于 2.5 mV。

(10)起搏器埋植于乳房上方 5~7 cm 做 5 cm 长的横切口,切开皮肤,皮下组织,暴露胸大肌肌膜,用中、食指钝性剥离外周组织,做与起搏器大小合适的囊袋,注意彻底止血,防止形成血肿,继发感染。起搏器囊袋不宜过大或过小,囊袋过大有可能使其在内翻动牵拉导管而移位,老年人因皮肤松弛容易发生。囊袋过小,起搏器对外周组织压迫紧,甚至磨破皮肤,使起搏器外露。起搏器置于胸大肌肌膜面,避免过深或过浅,起搏器完全埋植于囊袋后,其上缘应在切口之下 2 cm 左右,避免高于切口或与切口平等,影响伤口愈合。在静脉穿刺点与起搏器置入切口之间做一皮下隧道,使电极导管与起搏器连接,剩余之导管盘旋后置于起搏器下面,逐层缝合,刀口用 75％乙醇消毒后,上面敷盖 75％乙醇纱布条,敷盖无菌纱布封闭加压包扎。

六、意外情况处理

(1)锁骨下静脉穿刺可造成以下结果。①锁骨下动脉损伤。穿刺针刺破锁骨下动脉后果并不严重,重要的是扩张管损伤血管,导致大出血。因此,在插入扩张管前必须在透视下弄清导引钢丝是否在下腔静脉,确认后方可插入扩张管。②气胸、臂丛神经损伤。由于穿刺针方向不正确刺破肺脏和损伤神经引起。③空气栓塞。由于深部静脉与外界大气压交通,插管时应避免咳嗽和深呼吸,防止空气栓塞。

(2)术后平卧不宜翻动以免电极移位,密切观察生命体征变化,随时发现起搏系统的故障,了解药物的影响及患者使用起搏器的情况,从而可调整起搏器的工作参数。

(3)根据埋藏日期与起搏器设计的使用寿命,计算出电池将要耗尽的日期,适当提早为患者做好更换起搏器的准备。

(4)安置起搏器的患者可能发生快速型房性或室性心律失常,需要用体外电击除颤或复律,虽然大多数起搏器内都具有除颤保护电路,但并不绝对保险,因此在给患者除颤或复律时,电极应尽量远离埋藏起搏器的位置,以免损坏起搏器。

(5)术后常规应用抗生素预防感染。

七、术后护理

人工心脏起搏器不但不能根治心脏病,而且起搏器本身也可能发生故障及产生并发症,因此术后的观察和护理十分重要。

(1)将患者安置在冠心病监护病房内,进行特别监护 48 h,如病情不稳定,可适当延长监护时间。室内应设置有完整的监护措施,备好一切抢救物品。

（2）切口护理密切观察手术切口有无渗血渗液，如有敷料污染应及时更换；常规用 0.9～1.4 kg 沙袋压迫 6～8 h，以减少其渗血；术后 1 周每 1～2 d 用消毒剂消毒，并使用抗生素预防感染的发生；保持病室及床单的整洁，同时应指导患者注意个人卫生。

（3）休息卧床休息是预防电极脱位最有效的方法之一。因为心内膜电极需要胶原纤维形成包裹，使之不易脱落移位，一般胶原纤维在损伤后 6～7 d 明显出现，2 周内达高峰。因而患者宜卧床 2 周左右，采用平卧或左侧卧位，每 2 h 交替 1 次。翻身时，动作需轻稳，但应鼓励患者活动除安装起搏器侧以外的肢体，以防静脉血栓的形成。

（4）饮食及排便的护理由于患者生活习惯的改变，常易引起便秘，而用力屏气易造成电极脱位及原有心脏病加重。因此，除了做好饮食护理，多食含纤维素类食物外，还应指导患者正确使用便器及排便方法，特别是术前即进行床上使用便器训练。如出现便秘，可根据医嘱给予缓泻剂，大黄片口服、开塞露注肛等及时纠正。

（5）观察体温：观察体温能及时发现机体的全身反应情况。一般术后 3 d 内有低热，体温＜38.5 ℃，如果持续时间长，应考虑为感染可能。如果切口感染重，持续高热，应考虑为沿导管所致的内膜炎之可能，必要时需拔除导管。

（6）脉搏、心率、心律的观察：安装起搏器患者的脉搏和心率应与起搏频率相一致，且心率和脉搏不会因为发热而增加。如果测得动脉搏或心率超出或少于预置心率的 5 次/分钟以上者，即为异常。如果脉搏、心率＜40 次/分钟时，往往导致阿-斯综合征的发生。遇此情况，应立即给予静脉滴注异丙肾上腺素，通知医师紧急处理。同时，还要注意搏动强度及心律之变化。如果发现心律不齐、期前收缩等，应立即加以处理，避免发生危及生命的严重心律失常。

（7）呼吸监护：观察呼吸频率、节律、强度的变化，及时发现呼吸衰竭而对心脏的严重影响。如果突然出现呼吸急促和不能解释的胸痛时应观察有无心律失常、咯血、低血压、发绀等症状，如果出现上述症状，则提示有肺梗死的可能。

（8）血压监护：术后应常规测量血压，如发现不明原因的低血压，起搏随着体位或呼吸运动而改变，并出现胸痛或上腹部疼痛，听诊闻及心包摩擦音时，应考虑心肌穿孔的可能，应立即做床边X 光摄片，观察电极的位置。如发现休克症状，静脉压增高、奇脉时，应考虑心脏压塞可能，此时应严格监护心律，立即做好抢救工作。

八、出院指导

由于起搏器安置术后可能有一定的并发症，而且有效使用期有一定期限，加之起搏器的使用只在一定程度上改善了循环功能，对其心脏病的基本病因未加消除，因此安装起搏器后，对患者必须做好出院指导。

（1）出院前，应向患者及其家属仔细交代有关起搏治疗的知识和注意事项，告知患者随身携带简明卡片，内容包括姓名、年龄、疾病诊断、安装起搏器日期及类型、家庭及单位地址等，并带好阿托品、异丙肾上腺素，以备起搏器故障时临时应用。

（2）注意切口部位之清洁，防止感染的发生。

（3）指导患者每天自行检测脉搏，并注意记录，以利及时发现心率的改变。如脉搏的频率和节律异常时，及时到医院检查。

（4）避免进入有电磁场的环境，如理疗室、高电压区，避免使用电动剃头、剃须刀、口腔电钻、电磁炉等，禁做磁共振，超声波检查并避免进入该区，以防起搏电路受影响而失效。同时，应避免手术侧肢体过度上提下拉,以防电极脱位。

(5)继续治疗原有的心脏疾病。

(6)能否从事家务、工作或旅游,必须根据自身的心脏功能量力而行,不能勉强。

(7)定期复查,由于安装人工心脏起搏器的并发症最常见发生于手术后 2 个月内,应每周随访,其后每 3 个月随访一次,3 年后可改为每半年一次。

(8)每个患者要掌握起搏器的工作年限,在起搏器工作后期,应嘱患者勤去医院检查,以防发生意外。

(李香艳)

参 考 文 献

［1］张世叶.临床护理与护理管理［M］.哈尔滨:黑龙江科学技术出版社,2020.

［2］窦超.临床护理规范与护理管理［M］.北京:科学技术文献出版社,2020.

［3］王婷,王美灵,董红岩,等.实用临床护理技术与护理管理［M］.北京:科学技术文献出版社,2020.

［4］方习红,赵春苗,高莹.临床护理实践［M］.长春:吉林科学技术出版社,2019.

［5］赵安芝.新编临床护理理论与实践［M］.北京:中国纺织出版社,2020.

［6］蒙黎.现代临床护理实践［M］.北京:科学技术文献出版社,2018.

［7］王林霞.临床常见病的防治与护理［M］.北京:中国纺织出版社,2020.

［8］沈燕.实用临床护理实践［M］.北京:科学技术文献出版社,2019.

［9］程娟.临床专科护理理论与实践［M］.开封:河南大学出版社,2020.

［10］张文燕,冯英,柳国芳,等.护理临床实践［M］.青岛:中国海洋大学出版社,2019.

［11］彭旭玲.现代临床护理要点［M］.长春:吉林科学技术出版社,2019.

［12］尹玉梅.实用临床常见疾病护理常规［M］.青岛:中国海洋大学出版社,2020.

［13］姜永杰.常见疾病临床护理［M］.长春:吉林科学技术出版社,2019.

［14］管清芬.基础护理与护理实践［M］.长春:吉林科学技术出版社,2020.

［15］孙彩粉,李亚兰.临床护理理论与实践［M］.南昌:江西科学技术出版社,2018.

［16］万霞.现代专科护理及护理实践［M］.开封:河南大学出版社,2020.

［17］刘有林.实用临床护理实践［M］.哈尔滨:黑龙江科学技术出版社,2018.

［18］任潇勤.临床实用护理技术与常见病护理［M］.昆明:云南科技出版社,2020.

［19］吴欣娟.临床护理常规［M］.北京:中国医药科技出版社,2020.

［20］孙平.实用临床护理实践［M］.天津:天津科学技术出版社,2018.

［21］吕巧英.医学临床护理实践［M］.开封:河南大学出版社,2020.

［22］徐宁.实用临床护理常规［M］.长春:吉林科学技术出版社,2019.

［23］孙丽博.现代临床护理精要［M］.北京:中国纺织出版社,2020.

［24］赵倩.现代临床护理实践［M］.北京:科学技术文献出版社,2019.

［25］池末珍,刘晓敏,王朝.临床护理实践［M］.武汉:湖北科学技术出版社,2018.

［26］张铁晶.现代临床护理常规［M］.汕头:汕头大学出版社,2019.

［27］周英,赵静,孙欣.实用临床护理［M］.长春:吉林科学技术出版社,2019.

［28］邵小平，杨丽娟，叶向红，等.实用急危重症护理技术规范［M］.上海：上海科学技术出版
　　社，2020.

［29］黄俊蕾，赵娜，李丽沙.新编实用临床与护理［M］.青岛：中国海洋大学出版社，2019.

［30］伍海燕，贺大菊，金丹.临床护理技术实践［M］.武汉：湖北科学技术出版社，2018.

［31］许家明.实用临床护理实践［M］.北京：中国纺织出版社，2019.

［32］张俊花.临床护理常规及专科护理技术［M］.北京：科学技术文献出版社，2020.

［33］王绍利.临床护理新进展［M］.长春：吉林科学技术出版社，2019.

［34］刘淑芹.综合临床护理实践［M］.北京：科学技术文献出版社，2020.

［35］明艳.临床护理实践［M］.北京：科学技术文献出版社，2019.

［36］邓莉莉，谈迎，陈梦凌.护理干预对高压氧治疗急性一氧化碳中毒患者的效果［J］.实用临床
　　护理学杂志，2020,5(24):24-25.

［37］赵蓓，徐艳.协同护理在脑卒中后吞咽障碍患者康复训练中的应用效果［J］.实用心脑肺血
　　管病杂志，2020,28(S2):214-215.

［38］仇海燕，杜红娣，武曌，等.基于保护动机理论的护理干预对老年帕金森病患者服药依从性
　　和生命质量的影响［J］.实用护理杂志，2020,36(26):2001-2005.

［39］张红，王月.心理护理对急性阑尾炎手术患者负性情绪的影响［J］.中西医结合心血管病电子
　　杂志，2020,8(34):156-157.

［40］刘尚丽，陈思伶，曾勤.综合护理干预对切开复位骨盆骨折患者骨盆功能障碍与恢复的影响
　　［J］.四川医学，2020,41(12):1299-1302.